湖南雪峰山
药用植物

上册

主编　刘光华　廖晓敏

西南大学出版社
国家一级出版社 全国百佳图书出版单位

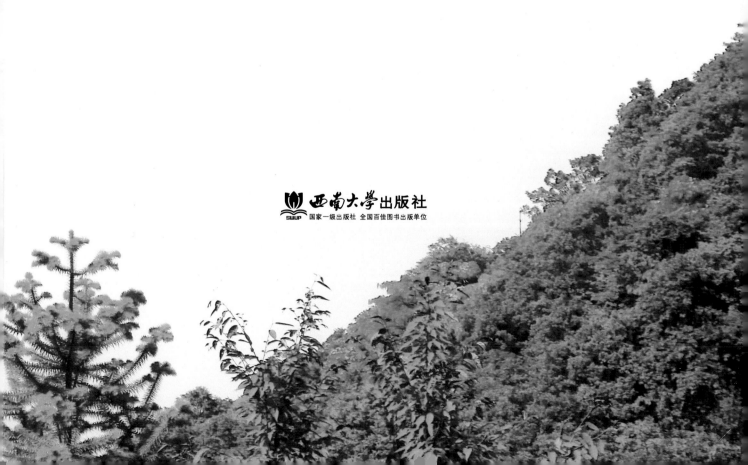

图书在版编目(CIP)数据

湖南雪峰山药用植物 / 刘光华,廖晓敏主编. -- 重庆:西南大学出版社,2023.12
ISBN 978-7-5697-2128-7

Ⅰ.①湖… Ⅱ.①刘… ②廖… Ⅲ.①药用植物 – 湖南 Ⅳ.①R282.71

中国国家版本馆CIP数据核字(2023)第250960号

湖南雪峰山药用植物
HUNAN XUEFENG SHAN YAOYONG ZHIWU

刘光华　廖晓敏　主　编

责任编辑：杜珍辉
责任校对：秦　俭
特约编辑：蒋云琪
装帧设计：夊十堂_朱　璇
照　　排：王　兴
出版发行：西南大学出版社(原西南师范大学出版社)
　　　　　网　址：http://www.xdcbs.com
　　　　　地　址：重庆市北碚区天生路2号
　　　　　邮　编：400715
　　　　　电　话：023-68868624
经　　销：新华书店
印　　刷：重庆新生代彩印技术有限公司
幅面尺寸：210 mm × 285 mm
印　　张：46.75
插　　页：29
字　　数：1500千字
版　　次：2023年12月　第1版
印　　次：2023年12月　第1次印刷
书　　号：ISBN 978-7-5697-2128-7

定　　价：200.00元(上下册)

编　委　会

主　编：刘光华（湖南省怀化学院）

　　　　廖晓敏（湖南医药学院总医院）

编　委：唐　楠　易　睿　伍贤进　姚元枝　邹　娟

　　　　李佳希　陈　莹　龚心怡　杨玉冰　吉柳珍

　　　　陈　洋　魏梦君　王佳斓　廖得意　万高成

　　　　瞿　莹　文湘钰　向勇祥

序言

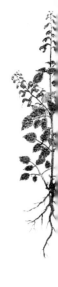

　　中国是世界上传统医药大国,中医药历史十分悠久,中国各民族对药用植物的认识和利用源远流长,药用植物资源是我国人民预防疾病、康复保健的物质基础,值得深入调查和系统挖掘,从多方面开展研究,揭示其丰富的科学内涵、发现其更多的利用价值。

　　湖南省雪峰山是中国地理台阶过渡的标志性大山,其亚热带常绿阔叶林生态区被世界自然基金会纳入全球200个生物多样性优先保护区域,是世界珍贵的生物基因库,药用植物资源十分丰富。怀化学院刘光华团队在长期的实地调查和研究工作基础上,总结分析了雪峰山地区种子植物和药用植物多样性特征,全面整理了雪峰山地区习见药用植物知识。对药用植物的描述,涵盖了药材名称、学名及分类、俗名、习性及生境、识别特征、药用部位、采收加工、产地及分布、性味归经、功用主治、用法用量、选方等方面,全书除注重科学性外,也注重实用性。在形态特征上按照野外识别要点进行了归纳和梳理;在产地分布中罗列了药用植物的地方性分布;药材的使用上吸收传统经典选方,也选录了当地各民族常用的中草药偏方。

　　《湖南雪峰山药用植物》一书内容丰富,条理清楚,具有较高的学术和应用价值。该书的出版,为雪峰山地区各民族药材产业发展做了一项非常重要的基础性工作,该书可供中药材及药用植物领域的科研工作者和生产管理者参考使用。在该书出版之际,谨作此序,特予推介。

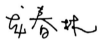

中央民族大学　二级教授

民族地区生态环境国家民委重点实验室主任

2024 年 1 月

前言

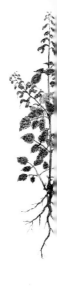

　　雪峰山,巍巍屹立于湖南省中部到西南部,从邵阳绥宁到洞庭湖南岸的益阳,长350 km、宽80~120 km,是湖南省境内延伸最长的大山,主峰苏宝顶海拔1 934 m。雪峰山作为中国人民抗日战争正面战场的最后一次会战——湘西会战的主战场之一,在国内山脉中,却可谓默默无闻。雪峰山古称梅山,相传为"蚩尤屋场",莫徭故里,文化底蕴深厚。

　　雪峰山是中国地势阶梯第二级向第三级过渡的标志性大山,分隔了云贵高原与江南丘陵。依照水系,雪峰山将湖南省分为东、西两半:湘资流域与沅澧流域。湘资流域经济发达,而沅澧流域经济相对滞后,是湖南省绝大多数少数民族集中生活的区域。雪峰山是湖南省重要的中药材供应产区,中药材种植、采集、加工、销售是当地农民重要的经济活动和收入来源,系统介绍雪峰山药用植物资源是促进当地各民族共同发展的基础性工作,意义深远。

　　雪峰山地区植物多样性十分丰富,据不完全统计仅种子植物就有170科,1 013属,2 862种。本书宏观分析了雪峰山种子植物多样性、区系特征和药用植物多样性,系统介绍了雪峰山地区习见药用植物1 020种,主要按照恩格勒系统排列,文后有药用植物中文名笔画索引,方便查找。药用植物分别从药材名称、学名及分类、俗名、习性及生境、识别特征、药用部位、采收加工、产地及分布、性味归经、功用主治、用法用量、选方等方面进行了系统描述(根据各种植物的特性,选择以上不同方面进行描述),丰富的药用植物知识和大量的选方,将为本地区的发展提供有力的理论支持。

　　本书在编写过程中承蒙西南大学邓洪平教授的帮助和指导,怀化学院皮建辉教授、肖龙骞研究员的鼓励和大力支持,在此谨致衷心的感谢。另外,笔者在写作中参考了大量的古籍等各类文献,参考文献中如有遗漏者,在此一并表示谢意。由于编者水平所限,不足之处敬请读者批评指正。

刘光华

2023年6月于怀化学院

目录

湖南雪峰山药用植物·上册

第①章
自然地理概况

1.1 地理位置

　　雪峰山,南接邵阳,北到常德,西到怀化沅陵,东到益阳和长沙宁乡西部,古称梅山。雪峰山是其中的主峰地带,民国时期才以雪峰山之名取代梅山。雪峰山主山为狭义雪峰山脉,与平常说的雪峰山脉(广义雪峰山脉)是不同概念:①雪峰山是大型山脉,也是次级山脉,是跨越湖南省怀化市东部与邵阳市西部—娄底市新化县—益阳市安化县—益阳市赫山区的大山,因主峰常年积雪而得名;②广义雪峰山脉还包括雪峰山的旁支和余脉,主要是八十里大南山、金龙山—天龙山等。雪峰山是东北—西南走向,南接湘桂间的八十里大南山,西南起于邵阳市绥宁县城的巫水北岸,北到益阳市赫山区,西部在湖南省沅江以东(包括资水流域的北部),西侧是丘陵级的武陵山脉(雪峰山的西翼),东部伸出巨大支脉到新邵县的金龙山—天龙山,还有一批褶皱断块山。资水把雪峰山脉分为北段和南段。南段山势陡峻,北段被资水穿切后,渐降为丘陵。雪峰山系南北长350 km、东西宽80~120 km,是湖南省延伸最长的大山,是中国三级地势阶梯里第二级向第三级过渡的标志性大山。主峰苏宝顶,位于洪江市与洞口县之间。

1.2 地形地貌

　　雪峰山位于湖南省中部偏西,是湖南省东西两部分不同自然景观及沅江和资水之间的一条明显分水岭。雪峰山是湖南省较为独特的地理单元,是云贵高原东坡过渡到江南丘陵的东侧边缘以及中国第二级地势阶梯的南段转折带。雪峰山为正向构造的古老隆起山地,连亘300余千米,中段山脊标高1 200~1 700 m。其中雪峰山主峰苏宝顶海拔1 934 m;次高峰白马山,海拔1 780 m。雪峰山脉整体受外力作用和继承间歇式抬升活动的影响,分别呈现900~1 100 m、650~800 m、450~550 m、240~350 m等多级剥夷面。沟谷切割深度自150~750 m不等,又因为断层发育以及岭壑交替起伏,所以整个山体两侧大致呈现出东坡陡峻、西坡缓倾的地势。雪峰山是湖南省两条较大的干流资水和沅江的分水岭,资水西源及其支流辰溪、平溪,沅江支流溆水、巫水、夷望溪等均出自雪峰山山地两侧。且这两条干流切过雪峰山山体中北段,其河道呈"S"状转折,形成峡谷。雪峰山在怀化市溆浦县处有一个较大的盆地,该盆地北起低庄镇,南接桐木溪乡。而溆浦县则坐落于盆地的南部。

1.3 土壤、植被类型

　　雪峰山地区土壤成分较复杂,一共包括3种:其主要土壤为黄壤,主要分布于海拔200~1 000 m的地带;黄棕壤分布于海拔1 000~1 400 m的地带,而山地草甸土则主要分布在其顶部。土层厚度在50~90 cm之间,其中腐殖质层厚达5~20 cm,pH值一般在5.5~6.5之间。其土壤肥力中等偏上,适宜多种植物生长与发育。矿产有铁、锰、锑、钨、铅、锌、铜、金等。

植被以亚热带常绿阔叶林及各种杉木林为主,垂直分布明显。森林植被具有较明显的垂直带谱,植被处于华中区系与华南区系的交会地带,并具有较多的黔桂区系成分,属中亚热带常绿阔叶林带。雪峰山森林资源约占湖南省的50%~60%,在分布广泛的原始次生林区,可见三尖杉、香果树、银木荷、红豆杉、鹅掌楸、光叶水青冈、长苞铁杉、银杏、伯乐树(钟萼木)、椴树(云山椴)、银杉等若干特有树种和珍稀树种。红腹锦鸡、黄腹角雉、白鹇、相思鸟及林麝、毛冠鹿、水鹿、金钱豹等珍禽异兽常栖息其间。

1.4 水文、气候特点

雪峰山地区属于亚热带季风气候区,但是由于其处于高山地带,所以本地区霜期较长,全年多雨多雾,日照时间偏短,气温低,总的来说,雪峰山地区具有"冬冷夏凉、冬干夏湿"的特点。据气象部门统计,本地区年平均气温12.7 ℃,年最高气温27.3 ℃,而年最低气温 - 10.1 ℃;全年雾罩期252 d,年平均降雨量1 810 cm,平均相对湿度87%以上。本地区每年11月开始下雪,次年3月开始融化,平均冰冻期55 d。全年雾日247 d,无霜期293 d,年积雪日数19 d,年日照时数1 144 h。而且本地区气候受山势影响,随着海拔的增减,其气候特征明显不同。

第 2 章
种子植物多样性

2.1 研究方法

2.1.1 文献收集

全面整理收集植物区系分析相关的文献资料,包括《中国植物志》《中国植物红皮书——稀有濒危植物》《湖南省地方重点保护野生动植物名录》、植物区系分析的相关论文、雪峰山地区相关文献、中国种子植物科的分布区类型以及中国种子植物属的分布区类型相关资料等。

2.1.2 野外调查

在全面掌握相关资料的基础上,主要对雪峰山重点地区进行详细调查,采用样方法和路线调查法,在不同的季节以及不同的物候期对雪峰山地区进行实地植物调查。在调查过程中,采集植物标本,尽量在有花或有果实的时期进行采集,尽量采集具有花或者果实的植物标本,并拍摄植株局部照片以及标本的生境照片。

2.1.3 标本鉴定

参照《中国植物志》和《中国高等植物图鉴》等对所采集的标本进行鉴定,整理出雪峰山地区种子植物调查名录,并以此名录作为雪峰山地区植物区系统计分析的数据基础。

2.1.4 区系分析

(1)根据恩格勒被子植物分类系统对雪峰山地区的种子植物进行统计分析,整理名录。

(2)根据整理的雪峰山地区种子植物名录,对本地区科、属、种的数量以及特性进行统计分析。

(3)按照吴征镒先生《世界种子植物科的分布区类型系统》和《中国种子植物属的分布区类型》对中国种子植物 15 个大类型以及相关变型分布区类型的划分,对雪峰山地区种子植物科、属的分布区类型进行分类统计分析。

2.2 种子植物的种类组成

2.2.1 种类的组成

雪峰山地区种子植物种类十分丰富,根据统计共有种子植物 170 科,1 013 属,2 862 种。其中包括裸子植物 6 科,17 属,31 种;单子叶植物 25 科,202 属,460 种;双子叶植物 139 科,794 属,2 371 种。本地区种子植物科数占全国种子植物总科数的 49.56%,属数占全国种子植物总属数的 32.16%,种数占全国种子植物总种数的 9.37%。(见表1)

表1　雪峰山地区种子植物种类在全国种子植物中的比例

项目	裸子植物	被子植物		合计
		双子叶植物	单子叶植物	
科数	6	139	25	170
占雪峰山地区总科数百分比/%	3.53	81.76	14.71	100
全国总科数	11	272	60	343
占全国总科数百分比/%	54.55	51.10	41.67	49.56*
属数	17	794	202	1 013
占雪峰山地区总属数百分比/%	1.68	78.38	19.94	100
全国总属数	36	2 469	645	3 150
占全国总属数百分比/%	47.22	32.16	31.32	32.16*
种数	31	2 371	460	2 862
占雪峰山地区总种数百分比/%	1.08	82.84	16.07	100
全国总种数	195	24 639	5 706	30 540
占全国总种数百分比/%	15.90	9.62	8.06	9.37*

注:表中带*数据分别为雪峰山地区所有种子植物科数、属数、种数占全国种子植物科数、属数、种数的百分比,而非三种类型植物各自占比的总和。

2.2.2　科的类型

雪峰山地区种子植物一共170科,根据各科包含植物的种数,将全地区的170科种子植物划分为区域大科(20种以上),区域较大科(11~20种),区域中等科(6~10种),区域寡种科(2~5种),区域单种科(1种)5个等级(见表2)。

从表2中可知:区域单种科共24科,包括24种,分别占总科数的14.12%和总种数的0.84%;区域寡种科共46科,包括143种,分别占总科数的27.06%和总种数的5.00%;区域中等科共30科,包括241种,分别占总科数的17.65%和总种数的8.42%;区域较大科共30科,包括448种,分别占总科数的17.65%和总种数的15.65%;区域大科共40科,包括2 006种,分别占总科数的23.53%和总种数的70.09%。区域大科中优势科为蔷薇科(31属129种)、豆科(52属127种)、菊科(82属176种)以及禾本科(76属133种)。

表2　雪峰山地区种子植物科的类型

不同种数的科	科数	所占比例/%	举例	总种数	所占比例/%
区域单种科(1种)	24	14.12	杜仲科(1种)	24	0.84
			白花菜科(1种)		
区域寡种科(2~5种)	46	27.06	红豆杉科(4种)	143	5.00
			马齿苋科(3种)		
区域中等科(6~10种)	30	17.65	柏科(6种)	241	8.42
			牻牛儿苗科(6种)		
			秋海棠科(9种)		
区域较大科(11~20种)	30	17.65	瑞香科(11种)	448	15.65
			猕猴桃科(19种)		
			野牡丹科(16种)		
区域大科(20种以上)	40	23.53	蔷薇科(129种)	2 006	70.09
			豆科(127种)		
			菊科(176种)		

雪峰山地区种子植物中菊科植物有82属,176种,是本地区的优势科。3个中国特有属——毛冠菊属、紫菊属以及虾须草属在此都有分布,这与中国是世界菊科植物的起源与进化中心之一相符合。

本地区蔷薇科为优势科,有31属,129种。我国各气候带中,蔷薇科集中分布于亚热带气候区,且其"四类热点"地区(园林绿化植物资源、食用植物资源、水果种质资源及药用植物资源集中分布地区)主要位于四川盆地的东部、西部和北部,尤其是大巴山、巫山山脉以及秦岭区域,其"三类热点"地区集中分布于横断山脉及其周围。具体比较而言,园林绿化植物资源、食用植物资源以及药用植物资源集中分布地区在东北平原与华北平原的比例最高,而水果种质资源集中分布地区在云贵高原东部与华北平原东部的比例最高。雪峰山地区位于我国第二级阶梯与第三级阶梯的分界线上,地处四川盆地、云贵高原、东北平原以及华北平原边缘地带,因此蔷薇科作为雪峰山地区优势科,亦与我国的"热点"地区植物多样性分布格局相一致。

雪峰山地区豆科植物包括52属,127种,也是本地区的优势科。根据资料记载,豆科植物中最原始的亚科为云实亚科,此亚科中的云实属、肥皂荚属以及老虎刺属均在本地区有较大量的分布,腊肠树属和紫荆属在本地区有一定分布,而含羞草亚科中较原始的相思树属和合欢属在本地区也有代表物种。吴征镒先生曾提出"我国西南地区可能是华夏植物区系的发源地",本地区的数据从一定程度上验证了该结论的可能性,也说明本地区是豆科植物华夏起源地的重要组成部分。

2.3 种子植物的区系分析

2.3.1 区系特征——珍稀植物丰富,区系起源古老

根据《中国植物红皮书——稀有濒危植物》和《湖南省地方重点保护野生动植物名录》整理分析,雪峰山地区一共具有国家珍稀保护植物23科、51属、96种。如水杉(*Metasequoia glyptostroboides*)、伯乐树(钟萼木)(*Bretschneidera sinensis*)、中华水韭(*Isoetes sinensis*)、篦子三尖杉(*Cephalotaxus oliveri*)、福建柏(*Chamaecyparis hodginsii*)、南方红豆杉(*Taxus wallichiana* var. *mairei*)、巴山榧(*Torreya fargesii*)、榧(香榧)(*Torreya grandis*)、鹅掌楸(*Liriodendron chinense*)以及部分兰科(Orchidaceae)植物等。在珍稀保护植物中鹅掌楸属于第四纪孑遗植物。因板块漂移导致我国的鹅掌楸与北美洲的鹅掌楸之间发生地理隔离,从而衍变为两个物种。因此本地区的植物区系与北美洲之间具有一定程度上的联系。木兰科中最原始的木莲属,在本地区有所分布。木兰科中较为稀少的拟单性木兰属在本地区也有分布。豆科中小凤花属、肥皂荚属、腊肠树属以及相思树属等原始属在本地区均有分布。这些都说明雪峰山地区植物起源具有一定的古老性。

2.3.2 科的区系分布类型

植物区系分布的划分与地理环境有着密切的关系。我国疆域广袤,自然条件多变,因此我国植物区系分布类型也多种多样。雪峰山地区170科种子植物依据吴征镒《世界种子植物科的分布区类型系统》被划分为15个大类型以及相应变型(见表3)。

表3　雪峰山地区种子植物科的区系分布类型表

分布区类型	科数	占总科数的百分比/%	世界总科数	占世界总科数的百分比/%
1.广布(世界广布)	45	26.47	63	71.43
2.泛热带(热带广布)	48	28.24	84	57.14
2-1.热带亚洲—大洋洲和热带美洲(南美洲和/或墨西哥)	1	0.59	5	20.00
2-2.热带亚洲—热带非洲—热带美洲(南美洲)	3	1.76	9	33.33
2S.以南半球为主的泛热带	6	3.53	10	60.00
3.东亚(热带、亚热带)及热带南美间断	11	6.47	24	45.83

分布区类型	科数	占总科数的百分比/%	世界总科数	占世界总科数的百分比/%
(3i)热带以外的中、南美(沿安第斯山脉)	1	0.59	2	50.00
4.旧世界热带	4	2.35	13	30.77
5.热带亚洲至热带大洋洲	6	3.53	17	35.29
(5a)澳大利亚东部和/或东北部	1	0.59	10	10.00
6.热带亚洲至热带非洲	0	0.00	5	0.00
(6d)南非(主要是好望角)	1	0.59	12	8.33
7.热带亚洲(即热带东南亚至印度—马来西亚,太平洋诸岛)	0	0.00	1	0.00
7-3.缅甸、泰国至华西南分布	1	0.59	5	20.00
7-4.越南(或中南半岛)至华南或西南分布	1	0.59	2	50.00
(7d)全分布区东达新几内亚	1	0.59	6	16.67
8.北温带	6	3.53	17	35.29
8-4.北温带和南温带间断分布	19	11.18	28	67.86
8-5.欧亚和南美洲温带间断	1	0.59	3	33.33
8-6.地中海、东亚、新西兰和墨西哥—智利间断分布	1	0.59	1	100.00
9.东亚及北美间断	6	3.53	18	33.33
10.旧世界温带	2	1.18	4	50.00
11.温带亚洲	0	0.00	1	0.00
12.地中海区、西亚至中亚	0	0.00	1	0.00
12-4.巴尔干半岛至西喜马拉雅间断于索科特拉岛(Socotra)分布	1	0.59	1	100.00
13.中亚	0	0.00	1	0.00
14.东亚	3	1.76	6	50.00
15.中国特有	1	0.59	4	25.00

1.世界广布型

世界广布型的科是指植物中在全世界普遍分布的科,它们大多广泛分布于世界上的各个大洲,但是多数也有其一定的热点分布区。实际上植物中并没有绝对的世界广布的科,世界广布型的含义只是相对而言的。这一分布区类型在本地区有45科,占本地区总科数的26.47%以及世界广布型世界总科数的71.43%,如车前科(Plantaginaceae)、杨梅科(Myricaceae)、马齿苋科(Portulacaceae)、桑科(Moraceae)、蔷薇科(Rosaceae)、菊科(Asteraceae)、苋科(Amaranthaceae)等。

2.热带分布型

热带分布型的科是指植物中广泛分布于全球热带和亚热带的科,该类型可具体划分为泛热带分布型、东亚及热带南美间断分布型、旧世界热带分布型、热带亚洲至热带大洋洲分布型、热带亚洲至热带非洲分布型和热带亚洲分布型。

(1)泛热带分布型是指植物中广泛分布于南北半球热带至亚热带地区的科,该分布区类型在本地区植物中有48科,占本地区总科数的28.24%以及泛热带分布型世界总科数的57.14%,如蒺藜科(Zygophyllaceae)、檀香科(Santalaceae)、无患子科(Sapindaceae)、马兜铃科(Aristolochiaceae)、卫矛科(Celastraceae)、防己科(Menispermaceae)等。

热带亚洲—大洋洲和热带美洲(南美洲和/或墨西哥)分布型属于泛热带分布型的变型,这一分布类型在本地区植物中只有1科,占本地区总科数的0.59%以及热带亚洲—大洋洲和热带美洲(南美洲和/或墨西哥)分布型世界总科数的20%,即山矾科(Symplocaceae)。

热带亚洲—热带非洲—热带美洲(南美洲)分布型属于泛热带分布型的变型,这一分布类型在本地区植物中有3科,占本地区总科数的1.76%以及热带亚洲—热带非洲—热带美洲(南美洲)分布型世界总科数的33.33%,即马钱科(Loganiaceae)、椴树科(Tiliaceae)、鸢尾科(Iridaceae)。

以南半球为主的泛热带分布型属于泛热带分布型的变型,这一分布类型在本地区植物中有6科,占本地区总科数的3.53%以及以南半球为主的泛热带分布型世界总科数的60%,如罗汉松科(Podocarpaceae)、商陆科(Phytolaccaceae)、桃金娘科(Myrtaceae)等。

(2)东亚(热带、亚热带)及热带南美间断分布型是指植物中间断分布在东亚以及热带南美的热带科,此分布类型在本地区植物中有11科,占本地区总科数的6.47%以及东亚(热带、亚热带)及热带南美间断分布型世界总科数的45.83%,如紫茉莉科(Nyctaginaceae)、仙人掌科(Cactaceae)等。

热带以外的中、南美(沿安第斯山脉)分布型在本地区植物中有1科,占本地区总科数的0.59%以及热带以外的中、南美(沿安第斯山脉)分布型世界总科数的50%,即旱金莲科(Tropaeolaceae)。

(3)旧世界热带分布型主要分布于亚洲、大洋洲以及非洲的热带和亚热带地区,有的甚至可以抵达温带。此分布类型在本地区植物中有4科,占本地区总科数的2.35%以及旧世界热带分布型世界总科数的30.77%,如海桐科(Pittosporaceae)、芭蕉科(Musaceae)等。

(4)热带亚洲至热带大洋洲分布型是指植物中分布于旧大陆热带分布区东翼,以及其西端有时可以到达马达加斯加,但是一般达不到非洲大陆的类群。此分布类型在本地区的植物中有6科,占本地区总科数的3.53%以及热带亚洲至热带大洋洲分布型世界总科数的35.29%,如虎皮楠科(Daphniphyllaceae)、苦苣苔科(Gesneriaceae)等。

澳大利亚东部和/或东北部分布型在本地区植物中有1科,占本地区总科数的0.59%以及澳大利亚东部和/或东北部分布型世界总科数的10%,即百合科(Liliaceae)。

(5)南非(主要是好望角)分布型在本地区植物中有1科,占本地区总科数的0.59%以及南非(主要是好望角)分布型世界总科数的8.33%,即杜鹃花科(Ericaceae)。

(6)缅甸、泰国至华西南分布型在本地区植物中有1科,占本地区总科数的0.59%以及缅甸、泰国至华西南分布型世界总科数的20%,即伯乐树科(Bretschneideraceae)。

越南(或中南半岛)至华南或西南分布型在本地区植物中有1科,占本地区总科数的0.59%以及越南(或中南半岛)至华南或西南分布型世界总科数的50%,即大血藤科(Sargentodoxaceae)。

全分布区东达新几内亚分布型在本地区植物中有1科,占本地区总科数的0.59%以及全分布区东达新几内亚分布型世界总科数的16.67%,即清风藤科(Sabiaceae)。

雪峰山地区种子植物中一共有85科具有热带分布性质,占本地区总科数的50%,该数据表明雪峰山地区的植物与全球热带植物区有着较为广泛的联系。

3.温带分布型

植物中温带分布型的科广泛分布于全球高、中纬度的寒温带至温带地区,其中有的科甚至延伸分布至热带—亚热带的山地温带。其中包括有:北温带分布型、东亚及北美间断分布型、旧世界温带分布型以及温带亚洲分布型四种。

(1)北温带分布型的科广泛分布于欧洲、亚洲以及北美洲的温带地区。此分布类型在本地区的植物中有6科,占本地区总科数的3.53%以及北温带分布型世界总科数的35.29%,如大麻科(Cannabaceae)、芍药科(Paeoniaceae)、列当科(Orobanchaceae)等。

北温带和南温带间断分布型在本地区植物中有19科,占本地区总科数的11.18%以及北温带和南温带间断分布型世界总科数的67.86%,如亚麻科(Linaceae)、柏科(Cupressaceae)等。

欧亚和南美洲温带间断分布型在本地区植物中有1科,占本地区总科数的0.59%以及欧亚和南美洲温带间断分布型世界总科数的33.33%,即小檗科(Berberidaceae)。

地中海、东亚、新西兰和墨西哥—智利间断分布型在本地区植物中有1科,占本地区总科数的0.59%以及地中海、东亚、新西兰和墨西哥—智利间断分布型世界总科数的100%,即马桑科(Coriariaceae)。

(2)东亚及北美间断分布型是指植物中间断分布在东亚和北美洲温带以及亚热带地区的科。此分布类型在本地区植物中有6科,占本地区总科数的3.53%以及东亚及北美间断分布型世界总科数的33.33%,如蜡梅科(Calycanthaceae)、三白草科(Saururaceae)、五味子科(Schisandraceae)等。

(3)旧世界温带分布型是指植物中广泛分布于亚洲以及欧洲中至高纬度的温带和寒温带或者有个别延伸至亚洲至非洲热带山地甚至澳大利亚的科。此分布类型在本地区植物中有2科,占本地区总科数的1.18%以及旧世界温带分布型世界总科数的50%,即柽柳科(Tamaricaceae)、菱科(Trapaceae)。

巴尔干半岛至西喜马拉雅间断于索科特拉岛分布型在本地区植物中有1科,占本地区总科数的0.59%以及巴尔干半岛至西喜马拉雅间断于索科特拉岛分布型世界总科数的100%,即石榴科(Punicaceae)。

东亚分布型是指植物中从东喜马拉雅一直分布至日本的科。该分布区向东北延伸一般不会超过俄罗斯境内的阿穆尔州,并且从日本北部延伸至库页岛,向西北延伸一般以我国境内各类森林边界为界,向西南延伸则不超过越南北部和喜马拉雅东部,向南延伸最远到达菲律宾、苏门答腊以及爪哇。此分布类型在本地区植物中有3科,占本地区总科数的1.76%以及东亚分布型世界总科数的50%,即三尖杉科(Cephalotaxaceae)、旌节花科(Stachyuraceae)、猕猴桃科(Actinidiaceae)。

雪峰山地区种子植物中一共有39个科具有温带性质,占本地区总科数的22.9%。该数据表明雪峰山地区种子植物有典型的温带性质。

4.中国特有分布型

中国特有分布型是指仅仅以我国境内的自然植物区为中心分布而且其分布界限不超越国境很远的科。此分布类型在本地区植物中仅有1科,占本地区总科数的0.59%以及中国特有分布型世界总科数的25%,即杜仲科(Eucommiaceae)。

2.3.3 属的区系分布类型

根据吴征镒先生《中国种子植物属的分布区类型》将雪峰山地区1 013个属划分成15个大类型以及其变型(见表4),此数据充分体现了雪峰山地区种子植物区系成分的复杂性。雪峰山地区地理单元奇特,是云贵高原过渡到江南丘陵的东侧边缘以及中国第二级地势阶梯的南段转折带,独特的地理环境和多样的生境造就了错综复杂的区系成分。

表4　雪峰山地区种子植物属的区系分布类型表

分布区类型	属数	占总属数的百分比/%	种数	占总种数的百分比/%	世界总属数	属数占世界总属数的百分比/%
1.世界分布	73	7.21	362	12.64	104	70.19
2.泛热带分布	177	17.47	602	21.06	316	56.01
2-1.热带亚洲、大洋洲(至新西兰)和中、南美(或墨西哥)间断分布	9	0.89	10	0.35	17	52.94
2-2.热带亚洲、非洲和中、南美洲间断分布	9	0.89	15	0.52	29	31.03
3.热带亚洲和热带美洲间断分布	47	4.64	98	3.42	62	75.81
4.旧世界热带分布	45	4.44	106	3.70	147	30.61
4-1.热带亚洲、非洲(或东非、马达加斯加)和大洋洲间断分布	12	1.18	21	0.73	30	40.00
5.热带亚洲至热带大洋洲分布	35	3.46	68	2.38	147	23.81

分布区类型	属数	占总属数的百分比/%	种数	占总种数的百分比/%	世界总属数	属数占世界总属数的百分比/%
5-1.中国(西南)亚热带和新西兰间断分布	0	0.00	0	0.00	1	0.00
6.热带亚洲至热带非洲分布	39	3.85	54	1.89	149	26.17
6-1.华南、西南到印度和热带非洲间断分布	0	0.00	0	0.00	6	0.00
6-2.热带亚洲和东非或马达加斯加间断分布	3	0.30	5	0.17	9	33.33
7.热带亚洲(印度—马来西亚)分布	70	6.91	201	7.02	442	15.84
7-1.爪哇(或苏门答腊)、喜拉雅间断或星散分布到华南、西南	11	1.09	22	0.77	30	36.67
7-2.热带印度至华南(尤其云南南部)分布	5	0.49	6	0.21	43	11.63
7-3.缅甸、泰国至华西南分布	5	0.49	9	0.31	29	17.24
7-4.越南(或中南半岛)至华南(或西南)分布	14	1.38	22	0.77	67	20.90
8.北温带分布	113	11.15	402	14.04	213	53.05
8-1.环北极分布	0	0.00	0	0.00	10	0.00
8-2.北极—高山分布	0	0.00	0	0.00	14	0.00
8-3.北极至阿尔泰和北美洲间断分布	1	0.10	2	0.07	2	50.00
8-4.北温带和南温带(全温带)间断分布	26	2.57	66	2.31	57	45.61
8-5.欧亚和南美温带间断分布	1	0.10	2	0.07	5	20.00
8-6.地中海、东亚、新西兰和墨西哥—智利间断分布	1	0.10	1	0.03	1	100.00
9.东亚和北美洲间断分布	70	6.91	249	8.70	123	56.91
9-1.东亚和墨西哥间断分布	1	0.10	3	0.10	1	100
10.旧世界温带分布	37	3.65	127	4.44	114	32.46
10-1.地中海区、西亚(或中亚)和东亚间断分布	11	1.09	28	0.98	25	44.00
10-2.地中海区和喜马拉雅间断分布	2	0.20	3	0.10	8	25.00
10-3.欧亚和南部非洲(有时也在大洋洲)间断分布	3	0.30	5	0.17	17	17.65
11.温带亚洲分布	11	1.09	20	0.70	55	20.00
12.地中海区、西亚至中亚分布	8	0.79	17	0.59	152	5.26
12-1.地中海区至中亚和南非洲、大洋洲间断分布	2	0.20	2	0.07	4	50.00
12-2.地中海区至中亚和墨西哥至美国南部间断分布	0	0.00	0	0.00	2	0.00
12-3.地中海区至温带—热带亚洲、大洋洲和南美洲间断分布	1	0.10	1	0.03	5	20.00
12-4.地中海区至热带非洲和喜马拉雅间断分布	0	0.00	0	0.00	4	0.00
12-5.地中海区至北非洲,中亚,北美洲西南部,非洲南部,智利和大洋洲间断分布("泛地中海")	0	0.00	0	0.00	4	0.00
13.中亚分布	2	0.20	5	0.17	69	2.90
13-1.中亚东部(亚洲中部)分布	0	0.00	0	0.00	12	0.00
13-2.中亚至喜马拉雅和我国西南分布	0	0.00	0	0.00	26	0.00
13-3.西亚至西喜马拉雅和西藏分布	0	0.00	0	0.00	4	0.00
13-4.中亚至喜马拉雅—阿尔泰和太平洋北美洲间断分布	0	0.00	0	0.00	5	0.00
14.东亚分布	73	7.21	179	6.25	73	100
14-1.中国—喜马拉雅分布	24	2.37	35	1.22	141	17.02
14-2.中国—日本分布	29	2.86	53	1.85	85	34.12
15.中国特有分布	43	4.24	61	2.13	257	16.73

1.世界分布型

世界分布型是指植物中几乎遍布世界各个大洲的属,它们一般没有特殊的分布中心,但是也有一些具有一个或数个分布中心而包含世界分布种的属。在植物区系分布类型的分析中,世界分布型的属占总属数的比例可以在一定程度上反映某一地区植物区系的进化程度、人类活动的影响程度和历史以及该地区生态环境的特异性。但无论是科还是属,世界分布型只是相对而言的,并不存在绝对的世界分布。此分布类型在本地区植物中有73属,占本地区总属数的7.21%以及世界分布型世界总属数的70.19%,包括362种,占本地区种子植物总种数的12.64%。

2.热带分布型

(1)泛热带分布型包括普遍分布在东、西两半球热带地区的属以及在全世界热带范围内具有一个或者数个分布中心,但是在其他地区也有一些种类分布的热带属。此分布类型在本地区植物中具有177属,占本地区总属数的17.47%以及泛热带分布型世界总属数的56.01%,包括602种,占本地区种子植物总种数的21.06%。

热带亚洲、大洋洲(至新西兰)和中、南美(或墨西哥)间断分布型在本地区有9属,占本地区总属数的0.89%以及热带亚洲、大洋洲(至新西兰)和中、南美(或墨西哥)间断分布型世界总属数的52.94%,包括10种,占本地区种子植物总种数的0.35%。

热带亚洲、非洲和中、南美洲间断分布型在本地区有9属,占本地区总属数的0.89%以及热带亚洲、非洲和中、南美洲间断分布型世界总属数的31.03%,包括15种,占本地区种子植物总种数的0.52%。

(2)热带亚洲和热带美洲间断分布型在本地区有47属,占本地区总属数的4.64%以及热带亚洲和热带美洲间断分布型世界总属数的75.81%,包括98种,占本地区种子植物总种数的3.42%。

(3)旧世界热带分布型是指广泛分布在非洲、亚洲以及大洋洲热带地区及其附近岛屿上的植物类群,主要起源于古南大陆,它们的分布中心大多数在印度—马来西亚、非洲东部以及澳大利亚,并且与在喜马拉雅山形成之前的印度曾有特殊的联系。此分布类型在本地区植物中有45属,占本地区总属数的4.44%以及旧世界热带分布型世界总属数的30.61%,包括106种,占本地区种子植物总种数的3.70%。

热带亚洲、非洲(或东非、马达加斯加)和大洋洲间断分布型在本地区有12属,占本地区总属数的1.18%以及热带亚洲、非洲(或东非、马达加斯加)和大洋洲间断分布型世界总属数的40%,包括21种,占本地区种子植物总种数的0.73%。

(4)热带亚洲至热带大洋洲分布型是指分布在旧世界热带分布区的东翼,且其西端可延伸至马达加斯加,但是一般延伸达不到非洲大陆的植物类群。此分布类型在本地区植物中具有35属,占本地区总属数的3.46%以及热带亚洲至热带大洋洲分布型世界总属数的23.81%,包括68种,占本地区种子植物总种数的2.38%。

(5)热带亚洲至热带非洲分布型是指分布在旧世界热带分布区的西翼,而且从热带非洲至印度—马来西亚,特别是马来西亚的西部的属,有些属也可以分布到斐济等太平洋岛屿,但是达不到澳大利亚大陆。此分布类型在本地区植物中有39属,占本地区总属数的3.85%以及热带亚洲至热带非洲分布型世界总属数的26.17%,包括54种,占本地区种子植物总种数的1.89%。

热带亚洲和东非或马达加斯加间断分布型在本地区有3属,占本地区总属数的0.30%以及热带亚洲和东非或马达加斯加间断分布型世界总属数的33.33%,包括5种,占本地区种子植物总种数的0.17%。

(6)热带亚洲(印度—马来西亚)是旧世界热带的中心部分。此类型分布范围东面可以延伸到斐济等太平洋岛屿,但是并不到达澳大利亚大陆,北部可以到达我国华南、西南等地,甚至是更北部的地区。此分布类型在本地区植物中有70属,占本地区总属数的6.91%以及热带亚洲(印度—马来西亚)分布型世界总属数的15.84%,包括201种,占本地区种子植物总种数的7.02%。

爪哇(或苏门答腊)、喜马拉雅间断或星散分布到华南、西南型在本地区有11属,占本地区总属数的1.09%以及爪哇(或苏门答腊)、喜马拉雅间断或星散分布到华南、西南型世界总属数的36.67%,包括22种,占本地区种子植物总种数的0.77%。

热带印度至华南(尤其云南南部)分布型在本地区有5属,占本地区总属数的0.49%以及热带印度至华南(尤其云南南部)分布型世界总属数的11.63%,包括6种,占本地区种子植物总种数的0.21%。

缅甸、泰国至华西南分布型在本地区有5属,占本地区总属数的0.49%以及缅甸、泰国至华西南分布型世界总属数的17.24%,包括9种,占本地区种子植物总种数的0.31%。

越南(或中南半岛)至华南(或西南)分布型在本地区有14属,占本地区总属数的1.38%以及越南(或中南半岛)至华南(或西南)分布型世界总属数的20.90%,包括22种,占本地区种子植物总种数的0.77%。

雪峰山地区具有热带性质的种子植物有481属,占本地区总属数的47.48%。该数据表明本地区的植物具有典型的热带性质。

3. 温带分布型

(1)北温带分布型是指在欧洲、北美洲以及亚洲温带地区分布的属。由于某些地理和历史的相关原因,某些属的分布沿山脉延伸至热带的山区,甚至可延伸至南半球温带,但是此分布类型的原始分布类型或者该分布类型的分布中心仍然位于北温带,北温带分布区成分主要起源地是古北大陆的北部地区。此分布类型在本地区的植物中有113属,占本地区总属数的11.15%以及北温带分布型世界总属数的53.05%,包括402种,占本地区种子植物总种数的14.04%。

北极至阿尔泰和北美洲间断分布型在本地区有1属,占本地区总属数的0.10%以及北极至阿尔泰和北美洲间断分布型世界总属数的50%,包括2种,占本地区种子植物总种数的0.07%。

北温带和南温带(全温带)间断分布型在本地区有26属,占本地区总属数的2.57%以及北温带和南温带(全温带)间断分布型世界总属数的45.61%,包括66种,占本地区种子植物总种数的2.31%。

欧亚和南美温带间断分布型在本地区有1属,占本地区总属数的0.10%以及欧亚和南美温带间断分布型世界总属数的20%,包括2种,占本地区种子植物总种数的0.07%。

地中海、东亚、新西兰和墨西哥—智利间断分布型在本地区有1属,占本地区总属数的0.10%以及地中海、东亚、新西兰和墨西哥—智利间断分布型世界总属数的100%,包括1种,占本地区种子植物总种数的0.03%。

(2)东亚和北美洲间断分布型是指在东亚和北美洲温带以及亚热带地区间断分布的植物的属。此分布类型起源时间是第三纪,其起源地在古热带,但是在第三纪之后,因为大陆漂移北美洲完全脱离亚欧大陆往西边移动,位于北美洲的分布成分也随之发生迁移,因此间断分布从此产生。此分布类型在本地区植物中共有70属,占本地区总属数的6.91%以及东亚和北美洲间断分布型世界总属数的56.91%,包括249种,占本地区种子植物总种数的8.70%。

东亚和墨西哥间断分布型在本地区有1属,占本地区总属数的0.10%以及东亚和墨西哥间断分布型世界总属数的100%,包括3种,占本地区种子植物总种数的0.10%。

(3)旧世界温带分布型一般是指在亚洲、欧洲中高纬度的温带以及寒温带广泛分布,或最多有个别种会延伸至亚洲—非洲热带山地甚至是澳大利亚的属。此分布类型的大部分属的起源地位于古地中海的沿岸地区。此分布类型在本地区植物中有37属,占本地区总属数的3.65%以及旧世界温带分布型世界总属数的32.46%,包括127种,占本地区种子植物总种数的4.44%。

地中海区、西亚(或中亚)和东亚间断分布型在本地区有11属,占本地区总属数的1.09%以及地中海区、西亚(或中亚)和东亚间断分布型世界总属数的44%,包括28种,占本地区种子植物总种数的0.98%。

地中海区和喜马拉雅间断分布型在本地区有2属,占本地区总属数的0.20%以及地中海区和喜马拉雅间断分布型世界总属数的25%,包括3种,占本地区种子植物总种数的0.10%。

欧亚和南部非洲(有时也在大洋洲)间断分布型在本地区有3属,占本地区总属数的0.30%以及欧亚和南部非洲(有时也在大洋洲)间断分布型世界总属数的17.65%,包括5种,占本地区种子植物总种数的0.17%。

(4)温带亚洲分布型在本地区有11属,占本地区总属数的1.09%以及温带亚洲分布型世界总属数的20%,包括20种,占本地区种子植物总种数的0.70%。

（5）地中海区、西亚至中亚分布型是指在现代地中海周边，沿西亚、西南亚甚至中亚各国以及我国新疆、内蒙古高原以及青藏高原一带广泛分布的属。此分布类型在本地区植物中有8属，占本地区总属数的0.79%以及地中海区、西亚至中亚分布型世界总属数的5.26%，包括17种，占本地区种子植物总种数的0.59%。

地中海区至中亚和南非洲、大洋洲间断分布型在本地区有2属，占本地区总属数的0.20%以及地中海区至中亚和南非洲、大洋洲间断分布型世界总属数的50%，包括2种，占本地区种子植物总种数的0.07%。

地中海区至温带—热带亚洲、大洋洲和南美洲间断分布型在本地区有1属，占本地区总属数的0.10%以及地中海区至温带—热带亚洲、大洋洲和南美洲间断分布型世界总属数的20%，包括1种，占本地区种子植物总种数的0.03%。

（6）中亚分布型是指仅在中亚，不到达西亚以及地中海周边分布的属，此类型主要分布在山地。此分布类型在本地区植物中有2属，占本地区总属数的0.20%以及中亚分布型世界总属数的2.90%，包括5种，占本地区种子植物总种数的0.17%。

（7）东亚分布型是指从东喜马拉雅至日本广泛分布的属。此分布类型在本地区植物中有73属，占本地区总属数的7.21%以及东亚分布型世界总属数的100%，包括179种，占本地区种子植物总种数的6.25%。

中国—喜马拉雅分布型在本地区有24属，占本地区总属数的2.37%以及中国—喜马拉雅分布型世界总属数的17.02%，包括35种，占本地区种子植物总种数的1.22%。

中国—日本分布型在本地区有29属，占本地区总属数的2.86%以及中国—日本分布型世界总属数的34.12%，包括53种，占本地区种子植物总种数的1.85%。

雪峰山地区植物中具有温带性质的种子植物共416属，占本地区总属数的41.07%。该数据表明本地区植物也具有典型的温带性质。

4.中国特有分布型

中国特有分布型是指仅仅以我国境内的自然植物区为中心分布并且其分布界限不超越国境很远的属。此分布类型在本地区植物中共有43属，占本地区总属数的4.24%以及中国特有分布型世界总属数的16.73%，包括61种，占本地区种子植物总种数的2.13%。

中国特有分布型的植物在雪峰山地区十分丰富，体现了雪峰山特有而复杂的地理单元特征和丰富的植物多样性。

第 3 章

药用植物多样性

3.1 药用植物生活型

 雪峰山地处云贵高原东部边缘,地势较高,地形复杂,各类野生药材集中分布。境内溪河纵横,气候适宜,也是栽培药材广泛分布的区域。雪峰山药用植物十分丰富,常见药用植物估计有1 058种。按照植物生活型特征,雪峰山药用植物分为草本、藤本、灌木、乔木,分别有648,110,171,129种(见图1)。

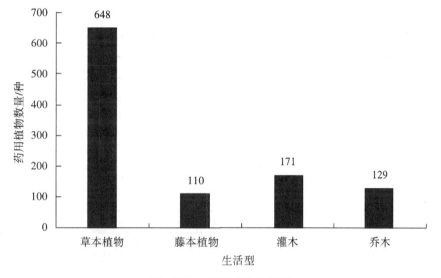

图1 雪峰山药用植物生活型

 在雪峰山药用植物中,草本植物数量最大,占了药用植物总种数的61%,这与我国的中草药植物以草本生活型为主的情况相一致。草本药用植物主要分布在菊科中,其次为唇形科、禾本科、百合科和蓼科等。菊科为被子植物第一大科,雪峰山菊科药用植物也很多,有菊科的蓟(*Cirsium japonicum*)、阿里山兔儿风(*Ainsliaea macroclinidioides*)、毛梗豨莶(*Sigesbeckia glabrescens*)、马兰(*Aster indicus*)、鼠曲草(*Pseudognaphalium affine*)、天名精(*Carpesium abrotanoides*)、茵陈蒿(*Artemisia capillaris*)、一枝黄花(*Solidago decurrens*)和千里光(*Senecio scandens*)等。唇形科药用植物有风轮菜(*Clinopodium chinense*)、筋骨草(*Ajuga ciliata*)和夏枯草(*Prunella vulgaris*)等。禾本科药用植物有白茅(*Imperata cylindrica*)、薏苡(*Coix lacryma-jobi*)和十字马唐(*Digitaria cruciata*)等。百合科药用植物有大百合(*Cardiocrinum giganteum*)等。蓼科药用植物有刺蓼(*Persicaria senticosa*)、虎杖(*Reynoutria japonica*)等。

 药用藤本植物占雪峰山药用植物总种数的10%,集中分布在葡萄科、茜草科和忍冬科等科中,其中葡萄科药用植物种类最多。藤本植物的药用部位,主要集中在地上部分。雪峰山地区的药用藤本植物有:葡萄科的大齿牛果藤(*Nekemias grossedentata*)、乌蔹莓(*Causonis japonica*)、长柄地锦(*Parthenocissus feddei*)等,茜草科的鸡屎藤(*Paederia foetida*)、流苏子(*Coptosapelta diffusa*)和茜草(*Rubia cordifolia*)等,以及忍冬科的华南忍冬(*Lonicera confusa*)、大花忍冬(*Lonicera macrantha*)等。

药用灌木占雪峰山药用植物总种数的16%,其中以蔷薇科最多,其次集中分布在杜鹃花科、唇形科和荚蒾科等科中。在此生活型的药用植物中,大部分用药部位集中在根。雪峰山地区的药用灌木有:蔷薇科的火棘(*Pyracantha fortuneana*)、红花悬钩子(*Rubus inopertus*)和粉团蔷薇(*Rosa multiflora* var. *cathayensis*)等,杜鹃花科的齿缘吊钟花(*Enkianthus serrulatus*)、毛滇白珠(*Gaultheria leucocarpa* var. *crenulata*)、鹿角杜鹃(*Rhododendron latoucheae*)等,马鞭草科的大青(*Clerodendrum cyrtophyllum*)、紫珠(*Callicarpa bodinieri*)等,忍冬科的荚蒾(*Viburnum dilatatum*)和接骨木(*Sambucus williamsii*)等。

药用乔木仅占雪峰山药用植物总种数的12%,分布在壳斗科、樟科和蔷薇科等科中。雪峰山地区的药用乔木有:壳斗科的木姜叶柯(*Lithocarpus litseifolius*)、白栎(*Quercus fabri*)、黄毛青冈(*Quercus delavayi*)等,樟科的山胡椒(*Lindera glauca*)、檫木(*Sassafras tzumu*)、紫楠(*Phoebe sheareri*)等,蔷薇科的大叶桂樱(*Prunus zippeliana*)、湖北海棠(*Malus hupehensis*)等。

3.2 重点药用植物种类及生活型

根据第四次全国中药资源普查重点调查药用植物名录及《国家重点保护野生植物名录》,在雪峰山分布的常见重点类药用植物共72科107种,其中草本植物、藤本植物、灌木、乔木的比例分别为49%,20%,16%,15%。重点类药用植物市场需求量很大,其蕴藏量少,且分布不集中(见表5)。

表5 雪峰山蕴藏量少的部分重点类药用植物

中药材名称	基原中文名	基原拉丁名	药用部位
半枝莲	半枝莲	*Scutellaria barbata*	全草
北刘寄奴	阴行草	*Siphonostegia chinensis*	全草
川乌	乌头	*Aconitum carmichaelii*	母根
冬凌草	碎米桠	*Isodon rubescens*	地上部分
附子	乌头	*Aconitum carmichaelii*	子根
狗脊	金毛狗	*Cibotium barometz*	根茎
桔梗	桔梗	*Platycodon grandiflorus*	根
山慈姑	独蒜兰	*Pleione bulbocodioides*	假鳞茎
石吊兰	吊石苣苔	*Lysionotus pauciflorus*	地上部分
石韦	庐山石韦	*Pyrrosia sheareri*	叶
天麻	天麻	*Gastrodia elata*	块根
仙茅	仙茅	*Curculigo orchioides*	根茎
肿节风	草珊瑚	*Sarcandra glabra*	全草
重楼	华重楼	*Paris polyphylla* var. *chinensis*	根茎
千层塔	蛇足石杉	*Huperzia serrata*	全草
庐山石韦	庐山石韦	*Pyrrosia sheareri*	地上部分
斑叶兰	斑叶兰	*Goodyera schlechtendaliana*	全草
包袱七	小八角莲	*Dysosma difformis*	块茎
红豆杉	南方红豆杉	*Taxus wallichiana* var. *mairei*	树皮
红豆杉	红豆杉	*Taxus wallichiana* var. *chinensis*	树皮
篦子三尖杉	篦子三尖杉	*Cephalotaxus oliveri*	树皮
白蔹	白蔹	*Ampelopsis japonica*	块根

在重点类药用植物中,草本植物占比近一半,其中百合科和蓼科种类较多。如:百合科的卷丹(*Lilium lancifolium*)等,蓼科的何首乌(*Pleuropterus multiflorus*)、金荞麦(*Fagopyrum dibotrys*)等。

藤本植物占20%,其中木通科植物较多,如木通(*Akebia quinata*)、三叶木通(*Akebia trifoliata*)等;其次为忍冬科,如忍冬(*Lonicera japonica*)等;还有茜草科的华钩藤(*Uncaria sinensis*)和毛茛科的威灵仙(*Clematis chinensis*)等。

灌木种数在重点类药用植物中占16%,如:旌节花科的中国旌节花(*Stachyurus chinensis*)、蔷薇科的金樱子(*Rosa laevigata*)和五加科的通脱木(*Tetrapanax papyrifer*)等。

乔木只占15%,如:漆树科的漆(*Toxicodendron vernicifluum*)、豆科的山槐(*Albizia kalkora*)和木兰科的厚朴(*Houpoea officinalis*)等。

华重楼、独蒜兰、天麻、蛇足石杉等为传统的大宗药材,药效好,用量很大。由于滥采滥挖,导致野生资源量大幅减少,一些国家级保护植物也受到影响,如:一级保护植物红豆杉、南方红豆杉等,二级保护植物篦子三尖杉、金毛狗等。

3.3 药用植物海拔分布特征

雪峰山地形复杂,土壤多样,属亚热带季风湿润气候,为各种植物提供了多样的生境,中药材种类繁多。根据不同的海拔界限,本地药用植物常分为喜温暖植物、喜中温植物、较耐寒植物、耐寒植物四大类,共调查了1 082种,其海拔分布如图2所示。

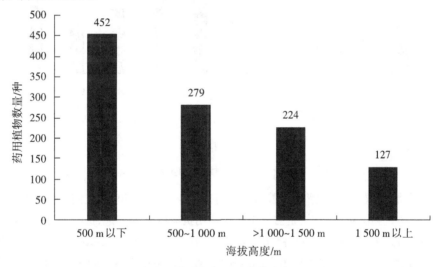

图2 药用植物不同海拔分布

一般情况下,分布在海拔500 m以下的为喜温暖植物,分布在海拔500~1 000 m的为喜中温植物,分布在海拔>1 000~1 500 m的为较耐寒植物,高于海拔1 500 m分布的为耐寒植物。由于海拔的不同,药用植物的种类和数量也出现了差异。

在海拔500 m以下,主要分布的是喜温暖植物,共452种,数量占了总数的约42%,如:伞形科的积雪草(*Centella asiatica*)、唇形科的益母草(*Leonurus japonicus*)和省沽油科的锐尖山香圆(*Turpinia arguta*)等。

海拔500~1 000 m之间,主要分布的是喜中温环境的药用植物,占有26%,如:荨麻科的楼梯草(*Elatostema involucratum*)、猕猴桃科的京梨猕猴桃(*Actinidia callosa* var. *henryi*)和绣球花科的常山(*Dichroa febrifuga*)等。

在海拔>1 000~1 500 m内,主要分布的是较耐寒植物,占总数的21%,如:兰科的天麻(*Gastrodia elata*)、唇形科的紫珠(*Callicarpa bodinieri*)和堇菜科的紫花地丁(*Viola philippica*)等。

海拔1 500 m以上的山顶地带,气温低,且风力大,除了稀疏散生的一些灌木外,大都是草本植物,在此地带主要分布的是一些耐寒植物,占总数的12%,如:忍冬科的川续断(*Dipsacus asper*)、桔梗科的沙参(*Adenophora stricta*)和菊科的旋覆花(*Inula japonica*)等。

3.4 栽培药用植物

3.4.1 栽培药用植物种类

雪峰山是湖南省重要的中药材供应产区,中药材种植、采集、加工、销售是当地重要的经济活动和收入来源,仅雪峰山苏宝顶周边区域,中药材集中种植面积就达5 200亩(1亩≈666.7 m²)以上(见图3)。栽培种类主要有多花黄精、黄檗、丹参、厚朴、七叶一枝花、蛇足石杉、天麻、杜仲、大花忍冬、桔梗等。雪峰山地区栽培多花黄精、天麻、大花忍冬、桔梗等较多。其他种类包含吴茱萸、姜黄、蕺菜(鱼腥草)、麦冬、淫羊藿、薄荷、多花繁缕、半枝莲、金樱子等。

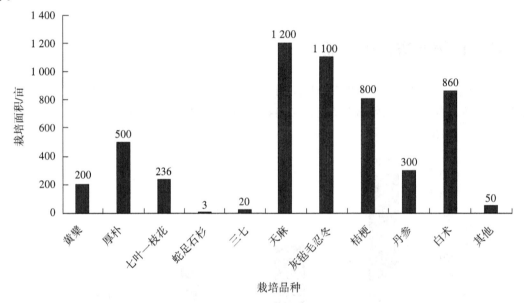

图3 苏宝顶周边中药材栽培种类及其面积

雪峰山国家森林公园区域,处于塘湾镇和雪峰镇之间,海拔在200~1 500 m之间,土壤类型多样,具有典型的小气候特征,植被覆盖率达到了95%以上,是雪峰山野生药用资源的重要产地,适合人工栽培和选育珍稀药材品种。这里主要为蛇足石杉(*Huperzia serrata*)、杜仲(*Eucommia ulmoides*)、天麻(*Gastrodia elata*)等药材产区。

东南部的八面山农场地带,为全境地段最高的区域,植被覆盖率也很高,达85%以上,人工种植的药用植物主要有:木兰科的厚朴(*Houpoea officinalis*)、天门冬科的玉竹(*Polygonatum odoratum*)、藜芦科的七叶一枝花(*Paris polyphylla*)、蔷薇科的金樱子(*Rosa laevigata*)等。

中部及西部的中低山区域,海拔在1 000 m以下,气候温暖,水源丰富,主要是石松科的蛇足石杉(*Huperzia serrata*)、桔梗科的桔梗(*Platycodon grandiflorus*)、菊科的白术(*Atractylodes macrocephala*)、忍冬科的大花忍冬(*Lonicera macrantha*)等药材种植区。

3.4.2 雪峰山中药材产业

雪峰山地区地形复杂,气候温和湿润,降雨量适中,药用资源的分布种类较多,为人工栽培和引种栽培提供了有利的天然环境。但整个雪峰山地区的药材产业还处在起步阶段,存在栽培的种类较少,较零散,没有规范化的生产模式,中药材市场不成规模等问题。另外,在中医药产业的发展过程中,一些企业只重视眼前的利益,忽视长远的生态社会效益,在市场的高额利润刺激下,对用途广泛、经济价值较高的野生药用植物,过度采挖,严重破坏了再生资源。对野生药用资源往往是先破坏后保护,这使得有经济价值的野生药用资源短缺,有的甚至灭绝,必须重视起来,建立保护措施。

中药材发展有着得天独厚的自然资源优势和现代的社会资源优势。需要加大对种植户的技术指导和培训,加强中药材品种选育。同时须帮助种植户开展信息化宣传,加强与企业的合作,做到种植与生产一条产业线,努力促进中药材产业持续发展,着力促进种植户增收与企业的增效。长远来看,需要立足于雪峰山地区贮量大、销路可靠的中药材品种,通过横向联合引进资金、技术和设备,将原料加工成半成品,在发展半成品的基础上,进一步研究疗效高、销路广的方剂发展制药工业,不断延长中药材产业链和提高中药材附加值,为雪峰山地区乡村振兴提供坚实的物质基础。

第④章
常见药用植物

柏科
---

1. 柏木

【药材名称】 柏树。

【学名及分类】 *Cupressus funebris* Endl.，为柏科柏木属植物。

【俗　　名】 香扁柏、垂丝柏、黄柏、扫帚柏、柏木树、柏香树、柏树、密密柏。

【习性及生境】 在华东、华中地区分布于海拔1 100 m以下，均长成大乔木。喜生于温暖湿润的各种土壤地带，尤以在石灰岩山地钙质土上生长良好。

【识别特征】 乔木，高达35 m，胸径2 m；树皮淡褐灰色，裂成窄长条片；小枝细长下垂，生鳞叶的小枝扁，排成一平面，两面同形，绿色，宽约1 mm，较老的小枝圆柱形，暗褐紫色，略有光泽。鳞叶二型，先端锐尖，中央之叶的背部有条状腺点，两侧的叶对折，背部有棱脊。雄球花椭圆形或卵圆形，雌球花近球形。球果圆球形，种子熟时淡褐色，有光泽，边缘具窄翅。花期3—5月。

【药用部位】 球果、枝叶、树干、根。

【采收加工】 柏树叶：全年均可采收，剪取枝叶，阴干或鲜用。柏树果：8—10月球果长大而未开裂时采收，晒干备用。柏树油：7—8月间砍伤树干，待树脂渗出凝结后收集。柏树根：全年均可采，挖取根部，洗去泥土，切片晒干用。

【产地及分布】 国内分布于浙江、福建、江西、湖南、湖北西部、四川北部及西部大相岭以东、贵州东部及中部、广东北部、广西北部、云南东南部及中部等地区。湖南省内主要分布于攸县、邵阳、隆回、桂阳、零陵、冷水滩、鹤城、中方、辰溪、麻阳、新化、吉首、泸溪、花垣、古丈、永顺。

【性味归经】 枝叶：味苦涩，性平。球果：味苦甘，性平。树干渗出的油脂：味甘、微涩，性平。根：味苦辛，性凉。

【功用主治】 枝叶：凉血止血、敛疮生肌；主治吐血血痢、痔疮癫疝、烫伤刀伤、毒蛇咬伤。球果：祛风、和中、安神、止血；主治感冒发热、骨痛、呕吐、烦躁、失眠劳伤吐血。树干渗出的油脂：祛风除湿、解毒、生肌；主治风热头痛、白带、淋浊、痈疽疮疡、赘疣、刀伤出血。根：清热解毒；主治麻疹身热不退。

【用法用量】 柏树叶内服：煎汤，9~15 g；或研末。柏树叶外用：适量，捣敷或研末调敷。柏树果内服：煎汤，10~15 g；或研末。柏树油内服：煎汤，3~9 g。柏树油外用：适量，研末外敷。柏树根内服：煎汤，6~15 g。

(1)治吐血：柏树子、柏树叶打粉，兑酒服用，每次12 g[①]。

---

① 本书提供的药方只作参考，患者应在医师指导下使用。选方出自《湖南药物志》《中华本草》《中药大辞典》《江苏中药志》等。

（2）治小儿肥疮：柏树叶打粉（或稍煅打粉），调麻油涂。

（3）治烫伤：柏树叶捣汁搽。

（4）治刀伤：柏树嫩叶，嚼烂外敷。

（5）治风寒感冒，头痛，胃痛：柏树球果2~3枚，捣碎和酒吞服。

（6）治吐血：柏树球果9~15 g。晒干研粉，甜酒冲服。

（7）治胸口痛：柏油3 g，柏子6 g，鱼鳅串根9 g。共捣烂泡开水服。

（8）治麻疹透足后，疹点经久不消，身热持续不退：柏树根、金银花藤各12~15 g，野刚子（玄参科醉鱼草）、夏枯草各9~12 g。水煎，早晚饭前各服1次。

2. 侧柏

【药材名称】 侧柏。

【学名及分类】 *Platycladus orientalis*（L.）Franco，为柏科侧柏属植物。

【俗 名】 黄柏、香柏、扁柏、扁桧、香树、香柯树。

【习性及生境】 生长在湿润肥沃地及石灰岩山地。

【识别特征】 乔木。树皮薄，浅灰褐色，纵裂成条片；枝条向上伸展或斜展，生鳞叶的小枝细，向上直展或斜展，扁平，排成一平面。叶鳞形，背面中间有条状腺槽，两侧的叶船形，先端微内曲，背部有钝脊，尖头的下方有腺点。雄球花黄色，卵圆形；雌球花近球形，蓝绿色，被白粉。球果近卵圆形，成熟前近肉质，蓝绿色，被白粉，成熟后木质，开裂，红褐色；种子卵圆形或近椭圆形，顶端微尖，灰褐色或紫褐色。

【药用部位】 叶、种仁、根皮、树脂、枝节。

【采收加工】 叶：全年均可采收嫩枝叶，阴干。以夏、秋季采收为好。剪下大枝后再剪小枝，扎成小把吊于通风处阴干即可。如果在太阳下暴晒，叶色则变黄而且易碎。种仁：秋、冬两季采收成熟球果，晒干，收集种子，碾去种皮，簸净。根皮：冬季采挖，洗净。趁新鲜时刮去栓皮，纵向剖开，以木槌轻击，使皮部与木心分离，剥取白皮，干燥。树脂：将树干或树枝燃烧，收集分泌的树脂，备用。枝节：全年均可采收，以夏、秋季采收为佳。剪取树枝，置通风处风干用。

【产地及分布】 国内产于内蒙古南部、吉林、辽宁、河北、山西、山东、江苏、浙江、福建、安徽、江西、河南、陕西、甘肃、四川、云南、贵州、湖北、湖南、广东北部及广西北部等地区。湖南省内主要分布于长沙、衡阳、衡山、新宁、武冈、张家界、桑植、宜章、洪江、吉首、保靖、古丈。

【性味归经】 叶：味苦、涩，性微寒，归肺、肝、大肠经。种仁：味甘，性平，归心、肾、大肠经。根皮：味苦、辛，性平。树脂：味甘，性平。枝节：味苦、辛，性温。

【功用主治】 叶：凉血止血、止咳祛痰、祛风湿、散肿毒；主治咯血、吐血、尿血、血痢、肠风下血（内痔出血）、崩漏不止、咳嗽痰多、风湿痹痛、丹毒、痄腮（腮腺炎）、烫伤。种仁：养心安神、敛汗、润肠通便；主治惊悸怔忡、失眠健忘、盗汗、肠燥便秘。根皮：凉血、解毒、敛疮、生发；主治烫伤、灸疮、疮疡溃烂、毛发脱落。树脂：除湿清热、解毒杀虫；主治疥癣、癞疮、秃疮、黄水疮丹毒、赘疣。枝节：祛风除湿、解毒疗疮；主治风寒痹痛、历节风、霍乱转筋、牙齿肿痛、恶疮、疥癞。

【用法用量】 叶内服：煎汤，6~15 g；或入丸、散。叶外用：适量，煎水洗捣敷，或研末调敷。种仁内服：煎汤，10~15 g，便溏者制霜用；或入丸、散。种仁外用：适量，研末调敷；或鲜品捣敷。根皮内服：煎汤，6~12 g；或入丸、散。根皮外用：适量，入猪油或犬油内煎枯去渣，涂搽。树脂外用：适量，涂敷或熬膏搽。枝节内服：研末，3~6 g。枝节外用：适量，捣敷；或研末调敷；或煎水洗。

选方

(1)治霍乱转筋:侧柏叶250 g。煎水后淋洗。

(2)治溃疡病出血、消化道出血:侧柏叶9 g,白及9 g。研细末备用。每日1次,每次18 g。

(3)治口疮:鲜侧柏叶120 g。除去黄叶洗净,放锅中,加水500 ml,煎成200 ml,去渣,纱布过滤,再加少许白糖,分作2次服用。

(4)治臌胀:柏子仁10 g,桃仁10 g,炒瓜蒌仁10 g,红花3 g。水煎服。

(5)治脱发:①当归500 g,柏子500 g。将当归洗净、切碎、研细末,加蜂蜜炼制为黄豆大小的丸,每日3次,每次10~15粒,饭后服,连服2~3个月。②当归、柏子仁各250 g。共研细末,炼蜜为丸,每日3次,每次饭后服6~9 g。

(6)治不寐:柏子仁20 g,四块瓦15 g。每日1剂,水煎,分2次服,连服3~5剂。

(7)治视力减退:侧柏仁、猪肝,加适量猪油蒸后内服。

(8)治疥疮:取柏脂、明矾、花椒各等份。研为细末,加香油调敷数次。

(9)治诸般癣:取柏脂涂患处。

(10)治身面疣目:柏脂与松脂研匀涂之。

3. 千头柏

【药材名称】千头柏。

【学名及分类】*Platycladus orientalis* 'Sieboldii' Dallimore and Jackson,为柏科侧柏属植物。

【俗　　名】黄柏、香柏、扁柏、扁桧、香树、香柯树。

【习性及生境】栽培植物。

【识别特征】常绿丛生灌木,无主干;枝密,上伸;树冠卵圆形或球形;树皮薄,浅灰褐色;枝条向上伸展或斜展;生鳞叶的小枝细,扁平,叶鳞形,绿色,有腺点。雄球花黄色,卵圆形;雌球花近球形,蓝绿色,被白粉。种子卵圆形或近椭圆形,顶端微尖,灰褐色或紫褐色。

【药用部位】叶、种子。

【采收加工】叶:全年均可采收枝叶,阴干。以夏、秋季采收为好。种子:秋、冬两季采收成熟球果,晒干,收集种子。

【产地及分布】国内产于河北、山西、山东、江苏、浙江、福建、安徽、江西、河南、陕西、甘肃、四川、云南、贵州、湖北、湖南、广东北部及广西北部等地区。湖南省内主要分布于临澧、望城、宁乡、雨湖、岳阳、津市、南县、沅江、宜章、汝城、蓝山、湘乡、桂东。

【性味归经】味苦,性寒。

【功用主治】叶:止血、凉血;主治吐血。种子:补心脾、宁神止汗、润肠;主治惊悸失眠、健忘、虚汗、遗精、便秘。

【用法用量】叶内服:煎汤,9~15 g;或研末。叶外用:适量,捣敷或研末调敷。果内服:煎汤,10~15 g;或研末。

4. 刺柏

【药材名称】刺柏。

【学名及分类】*Juniperus formosana* Hayata,为柏科刺柏属植物。

【俗　　名】山刺柏、台桧、山杉、矮柏木、刺松、台湾柏。

【习性及生境】	生于丘陵红砂岩、荒地。其垂直分布带海拔由东到西逐渐升高,在华东为200~500 m,在湖北西部、陕西南部及四川东部为1 300~2 300 m,在四川西部、西藏及云南则为1 800~3 400 m。多散生于林中。
【识别特征】	乔木,高达12 m;树皮褐色;小枝下垂,三棱形。叶三叶轮生,条状披针形或条状刺形,先端渐尖具锐尖头,上面稍凹,中脉微隆起,绿色,两侧各有一条白色、很少紫色或淡绿色的气孔带,气孔带较绿色边带稍宽,在叶的先端汇合为一条,下面绿色,有光泽,具纵钝脊,横切面新月形。球果近球形或宽卵圆形,熟时淡红褐色,被白粉或白粉脱落,间或顶部微张开;种子半月圆形,顶端尖。
【药用部位】	根、根皮、枝叶。
【采收加工】	秋、冬季采收根,或剥取根皮;枝叶全年可采。采后洗净,晒干。
【产地及分布】	为我国特有树种,分布很广,产于台湾中央山脉、江苏南部、安徽南部、浙江、福建西部、江西、湖北西部、湖南南部、陕西南部、甘肃东部、青海东北部、西藏南部、四川、贵州、云南(中部、北部及西北部)。湖南省内主要分布于茶陵、石门、张家界、慈利、桑植、宜章、江永、蓝山、吉首、永顺。
【性味归经】	味苦,性寒。
【功用主治】	清热解毒,燥湿止痒;主治麻疹高热,湿疹,癣疮。
【用法用量】	内服:煎汤,6~15 g。外用:适量,煎水洗。

(1)治麻疹高热:刺柏根12 g,金银花、白茅根各9 g。水煎服。

(2)治麻疹发透至手足出齐后,疹点不按期收没,身热不退:山刺柏根12~15 g,金银花藤、夏枯草各9~12 g。水煎服。

(3)治皮肤癣症:刺柏根皮或树皮适量,水煎洗患处。

5. 圆柏

【药材名称】	圆柏。
【学名及分类】	*Juniperus chinensis* Roxb.,为柏科刺柏属植物。
【俗　　名】	桧、刺柏、红心柏、珍珠柏。
【习性及生境】	生于中性土、钙质土及微酸性土壤中。
【识别特征】	乔木,幼树的枝条通常斜上伸展,形成尖塔形树冠,老则下部大枝平展,形成广圆形的树冠;树皮灰褐色,纵裂,裂成不规则的薄片脱落;生鳞叶的小枝近圆柱形或近四棱形。叶二型,即刺叶及鳞叶;刺叶生于幼树之上,老龄树则全为鳞叶,壮龄树兼有刺叶与鳞叶;刺叶三叶交互轮生,斜展,疏松,披针形,先端渐尖,上面微凹,有两条白粉带。雌雄异株,稀同株。球果近圆球形,两年成熟,熟时暗褐色,被白粉或白粉脱落。
【药用部位】	叶。
【采收加工】	全年均可采收。采后洗净,鲜用或晒干。
【产地及分布】	国内产于内蒙古乌拉山、河北、山西、山东、江苏、浙江、福建、安徽、江西、河南、陕西南部、甘肃南部、四川、湖北西部、湖南、贵州、广东、广西北部及云南等地。湖南省内主要分布于长沙、衡阳、南岳、衡山、邵阳、新宁、石门、慈利、宜章、龙山。
【性味归经】	味辛、苦,性温,有小毒,归肺经。

【功用主治】　祛风散寒、活血消肿、解毒利尿;主治风寒感冒、风湿性关节炎、荨麻疹、阴疽肿毒初起、尿路感染。

【用法用量】　内服:煎汤,鲜品15~30 g。外用:适量,捣敷;煎水熏洗;或烧烟熏。

(1)治咯血,吐血,尿血,便血,子宫出血:圆柏叶6~12 g,炒炭,水煎服。

(2)治鼻衄:圆柏叶30 g,炒焦,水煎服。

(3)治百日咳:圆柏叶15 g,水煎服。

(4)治风寒感冒,肺结核,尿路感染:内服圆柏叶9~15 g;

(5)治荨麻疹,风湿性关节炎:外用煎水洗,或燃烧以烟熏患处。

6. 柳杉

【药材名称】　柳杉。

【学名及分类】　*Cryptomeria japonica* var. *sinensis* Miq.,为柏科柳杉属植物。

【俗　　　名】　千年杉、老鼠杉、长叶柳杉、杉把公、松杉、长叶杉、梭罗树、宝树、长叶孔雀松。

【习性及生境】　柳杉在幼龄时稍耐阴,在温暖湿润的气候和土壤酸性、肥厚而排水良好的山地,生长较快;在寒凉较干、土层瘠薄的地方生长不良。

【识别特征】　乔木,高达40 m;树皮红棕色,纤维状;大枝近轮生;小枝细长,常下垂,绿色,枝条中部的叶较长。叶钻形略向内弯曲,先端内曲,四边有气孔线。雄球花单生叶腋,长椭圆形,呈短穗状花序状;雌球花顶生于短枝上。球果圆球形或扁球形;种鳞上部有短三角形裂齿,鳞背中部或中下部有一个三角状分离的苞鳞尖头;种子褐色,近椭圆形,扁平,边缘有窄翅。

【药用部位】　根皮或树皮、叶。

【采收加工】　根皮:全年均可采收,去栓皮。树皮:春、秋季采剥,切片,鲜用或晒干。

【产地及分布】　为我国特有树种,产于浙江天目山、福建南平及江西庐山等地海拔1 100 m以下地带。在江苏南部、浙江、安徽南部、河南、湖北、湖南、四川、贵州、云南、广西及广东等地均有栽培。湖南省内主要分布于衡阳、衡山、新邵、洞口、新宁、武冈、石门、桑植、资兴、沅陵、芷江、双峰、吉首、凤凰、古丈、永顺。

【性味归经】　根皮或树皮:味苦、辛,性寒,归胃经。

【功用主治】　根皮或树皮:解毒、杀虫、止痒;主治癣疮、鹅掌风、烫伤。

【用法用量】　根皮或树皮外用:适量,捣敷或煎水洗。

(1)治癣疮:鲜柳杉根皮(去栓皮)250 g,捣细,加食盐30 g。开水冲泡,洗患处。

(2)治顽癣:鲜柳杉皮120 g,土槿皮120 g,加食盐30 g。水煎洗患处。

(3)治烫伤:柳杉茎皮,煅存性,青油调敷。

7. 杉木

【药材名称】　杉木。

【学名及分类】　*Cunninghamia lanceolata*(Lamb.)Hook.,为柏科杉木属植物。

【俗　　　名】　沙木、沙树、正杉、正木、木头树、刺杉、杉。

【习性及生境】 杉木为亚热带树种,较喜光。喜温暖湿润,不耐严寒及湿热,怕风,怕旱。怕盐碱,喜肥沃、深厚、湿润、排水良好的酸性土壤。再生力强,但穿透力弱。

【识别特征】 乔木;幼树树冠尖塔形,大树树冠圆锥形,树皮灰褐色,裂成长条片脱落,内皮淡红色;大枝平展,小枝近对生或轮生;冬芽近圆形,有小型叶状的芽鳞,花芽圆球形、较大。雄球花圆锥状,有短梗;雌球花单生或集生,绿色,苞鳞横椭圆形,先端急尖,上部边缘膜质,有不规则的细齿。球果卵圆形;熟时苞鳞革质,棕黄色,三角状卵形,先端有坚硬的刺状尖头,边缘有不规则的锯齿,向外反卷或不反卷,背面的中肋两侧有2条稀疏气孔带;种子扁平,遮盖着种鳞,长卵形或矩圆形,暗褐色,有光泽,两侧边缘有窄翅;子叶2枚,发芽时出土。

【药用部位】 杉叶、杉皮、杉木油、杉木根、杉子、杉木节。

【采收加工】 5—11月采树枝,9—11月采心材。鲜用或晒干。

【产地及分布】 栽培区北起秦岭南坡、河南桐柏山、安徽大别山、江苏(句容、宜兴),南至广东信宜、广西(玉林、龙州)、云南(广南、麻栗坡、屏边、昆明、会泽、大理),东起江苏南部、浙江、福建西部山区,西至四川大渡河流域及西南部安宁河流域。湖南省内广布。

【性味归经】 味辛,性微温。归肺、脾、胃经。

【功用主治】 辟恶除秽、除湿散毒、降逆气、活血止痛;主治脚气肿满、奔豚、霍乱、心腹胀痛、风湿毒疮、跌打肿痛、创伤出血、烧烫伤。

【用法用量】 内服:煎汤,15~30 g。外用:煎水熏洗;或烧存性研末调敷。

(1)治奔豚、瘕疝、冲筑,胀闷疼痛:真杉木片二两,吴茱萸、青皮、小茴香、橘核各八钱,干姜五钱。煎汁饮。

(2)治平人无故腹胀,卒然成蛊:用真杉木片四两和真紫苏叶三两,煎汤饮之。

(3)治肺壅痰滞,上焦不利,卒然咳嗽:杉木屑一两,皂角(去皮酥炙)三两。为末,蜜丸梧子大。每米饮下十丸,一日四服。

(4)治遍身风湿毒疮,或痒或痛,或干或湿:真杉木片60 g,牛膝、木瓜、槟榔各30 g。煮汤淋洗,三四次愈。

(5)治漆疮:浓煮杉木汁洗之,数数用即除,小儿尤佳。

(6)治风热外肾焮赤肿痛,日夜啼叫,不数日脱皮如鸡卵壳,愈而复作:用老杉木烧灰,入腻粉清油调敷。

(7)治臁疮并风疮:用杉木烧灰存性,为末;五倍子瓦上焙干,为末。先以茶洗疮,后用荆津水洗,以无浆帛拭干贴药。

(8)治烫伤:杉木烧炭存性,研粉,调植物油外敷患处。

8. 水杉

【药材名称】 水杉。

【学名及分类】 *Metasequoia glyptostroboides* Hu & W. C. Cheng,为柏科水杉属植物。

【俗　　名】 梳子杉。

【习性及生境】 在河流两旁、湿润山坡及沟谷中栽培较多。

【识别特征】 乔木;树干基部常膨大;树皮灰色、灰褐色或暗灰色,内皮淡紫褐色;幼树树冠尖塔形,老树树冠广圆形,枝叶稀疏;一年生枝光滑无毛,幼时绿色,后渐变成淡褐色;主枝上的冬芽卵圆形或椭圆形,顶端钝,芽鳞宽卵形,先端圆或钝,长宽几相等,边缘薄而色浅,背面有纵脊。叶条形,上面淡绿色,沿中脉有两条较边带稍宽的淡黄色气孔带。球果下垂,近四棱状球形或矩圆状球形;种鳞木质,盾形,鳞顶扁菱形;种子扁平,倒卵形,间或圆形或矩圆形,周围有翅,先端有凹缺。

【药用部位】 树根、根皮。

【采收加工】 全年均可采剥,鲜用或晒干。

【产地及分布】 我国特产,仅分布于重庆石柱及湖北利川磨刀溪、水杉坝一带及湖南西北部龙山及桑植等地,海拔750~1 500 m。

【性味归经】 味辛,性温,归肺、胃经。

【功用主治】 解毒杀虫、透表、疏风;主治风疹、疮疡、疥癣、走游丹、接触性皮炎、过敏性皮炎。

【用法用量】 外用:适量,煎水洗;或煅炭研末调敷。

 选方

治烫伤:水杉树皮煅成炭,研末,调油敷。

红豆杉科

9. 香榧

【药材名称】 香榧。

【学名及分类】 *Torreya grandis* 'Merrillii' Hu,为红豆杉科榧属植物。

【俗　　名】 羊角榧、细榧。

【习性及生境】 香榧为亚热带比较耐寒的树种,雌雄异株,浅根性、半阴性常绿大乔木,喜温暖湿润、弱光凉爽的气候环境,朝夕多雾的溪流两旁和直射光较少而散射光较多的山腰谷地是它的最佳栖息地,适宜生活在长江中下游以南地区,忌风口栽种。

【识别特征】 乔木,高达20 m,干基高30~60 cm,径达1 m,其上有3~4个斜上伸展的树干;小枝下垂,一二年生小枝绿色,三年生枝呈绿紫色或紫色;叶深绿色,质较软;种子连肉质假种皮宽矩圆形或倒卵圆形,长3~4 cm,径1.5~2.5 cm,有白粉,干后暗紫色,有光泽,顶端具短尖头;种子矩圆状倒卵形或圆柱形,微有纵浅凹槽,基部尖,胚乳微内皱。

【药用部位】 种子、根皮、枝叶、花。

【采收加工】 种子:9月种子成熟时,击落种子,堆积使其自然发酵。发酵时经常浇水,待假种皮腐烂,擦去假种皮,洗净,晒干或用文火烤干,防止烧熟。根皮:秋、冬季剥取根皮,除去杂质,晒干。枝叶:全年均可采收,鲜用。花:春季花开时采收,除去杂质,晒干。

【产地及分布】 国内分布于江苏南部、浙江、福建北部、江西北部、安徽南部,西至湖南西南部及贵州松桃等地。湖南省内分布于宁乡、古丈等地。

【性味归经】 种子:味甘、涩,性平,归大肠、胃、肺经。根皮、花:味苦,性平。

【功用主治】 种子:杀虫、消积、润燥;主治肠道寄生虫病、小儿疳积、肺燥咳嗽、肠燥便秘、痔疮。根皮:祛风除湿;主治风湿痹痛。枝叶:祛风除湿;主治风湿疮毒。花:利水、杀虫;主治水气肿满、蛔虫病。

【用法用量】 内服:煎汤,15~50 g;连壳生用,打碎入煎;或10~40枚,炒熟去壳,取种仁嚼服;或入丸、散。驱虫宜用较大剂量,顿服;治便秘、痔疮宜小量常服。

 选方

(1)治钩虫病:①榧子(连壳)、使君子仁分别炒熟(微黄色),成人每次服榧子25~30粒,使君子仁20~30粒,小儿酌减,每日3次。一般服药3~5日为1个疗程。或单服榧子,成人每次服30~40粒,10~15岁每次服15~20粒,每日3次,连服5~6日。②炒榧子,每日60~90 g,嚼服,连用1周。

(2)治绦虫与猪囊尾蚴病:榧子炒香嚼服,7岁以下者服5~10 g,7岁及以上者服10~20 g。每日早晨空腹顿服,连用1周。

(3)治蛔虫、蛲虫等:榧子(切碎)30 g,使君子肉(切细)30 g,大蒜瓣(切细)30 g。水煎去滓,每日3次,食前空腹时服。

(4)治肠滴虫病久泄不止者:榧子15 g,大蒜30 g。水煮(先下榧子,后下大蒜),煮熟后,吃蒜喝汤。

(5)治小儿虫证:广榧子30 g,花椒(微炒香)、乌梅各100 g,川楝子肉、鹤虱各15 g,枯矾9 g,雷丸30 g。上药碾细筛净,备用。晨起后空腹,取散剂0.5~2.0 g,略加白糖,开水调化灌服。若患儿体质瘦弱用量可按标准酌减。

(6)治因虫积或饮食甘肥引起的疳积:榧子60 g,使君子60 g。研末,炒熟调拌服下,每次服用9 g,加白糖少许。

(7)治疳积或虫积所致的面黄肌瘦、阵发腹痛、挖鼻吮指:榧子6 g,使君子肉6 g,川楝6 g,神曲10 g,麦芽10 g,山楂10 g,槟榔6 g,花椒3 g,厚朴6 g。每日1剂,水煎,分2次服,连服3剂。

10. 红豆杉

【药 材 名 称】 红豆杉。
【学名及分类】 *Taxus wallichiana* var. *chinensis*(Pilg.)Florin,为红豆杉科红豆杉属植物。
【俗   名】 卷柏、扁柏、红豆树、观音杉。
【习性及生境】 生于海拔900 m以上的山地林中。
【识 别 特 征】 乔木,高达30 m;树皮灰褐色、红褐色或暗褐色;叶两列,条形,雄球花淡黄色。种子生于杯状红色肉质的假种皮中,间或生于近膜质盘状的种托(即未发育成肉质假种皮的珠托)之上,常呈卵圆形,种脐近圆形或宽椭圆形,稀三角状圆形。
【药 用 部 位】 种子、根皮。
【采 收 加 工】 10月后种子成熟时采收,干燥。
【产地及分布】 国内产于甘肃南部、陕西南部、四川、云南东北部及东南部、贵州西部及东南部、湖北西部、湖南东北部、广西北部和安徽南部(黄山),常生于海拔1 000~1 200 m以上的高山上部。湖南省内主要分布于衡山、武冈、石门、桑植、宜章、道县、永顺、龙山。
【性味归经】 味苦,性平,归胃、大肠经。
【功 用 主 治】 驱虫、消积、抗癌;主治蛔虫、食积、肿瘤。
【用 法 用 量】 内服:煎服,叶5~18 g;小枝(去皮)9~15 g。切记用量不宜过大,不宜久服。

(1)治肾炎浮肿,小便不利:红豆杉叶6 g,木通9 g,玉米须9 g。水煎,日服2次。

(2)治糖尿病:红豆杉叶6 g。水煎,日服2次,连续用。如有恶心呕吐副作用,则停药;无副作用,可逐渐加量至15 g。

三尖杉科

11. 三尖杉

【药 材 名 称】 三尖杉。
【学名及分类】 *Cephalotaxus fortunei* Hook.,为三尖杉科三尖杉属植物。

【俗　　　名】藏杉、桃松、狗尾松、三尖松、山榧树、头形杉。

【习性及生境】多生于针叶、阔叶树混交林中。

【识别特征】乔木,高达20 m;树皮褐色或红褐色,裂成片状脱落;枝条稍下垂;树冠广圆形;叶排成两列,披针状条形,通常微弯,上部渐窄,先端有渐尖的长尖头,基部楔形或宽楔形,上面深绿色,中脉隆起,下面气孔带白色,较绿色边带宽3~5倍,绿色中脉带明显或微明显。种子椭圆状卵形或近圆球形,假种皮成熟时紫色或红紫色,顶端有小尖头;子叶条形,先端钝圆或微凹,下面中脉隆起,无气孔线,上面有凹槽,内有一窄的白粉带;初生叶镰状条形,形小,下面有白色气孔带。

【药用部位】枝叶、根、种子。

【采收加工】枝叶:6—10月采收,晒干。根:全年均可采挖,晒干。

【产地及分布】为我国特有树种,产于浙江、安徽南部、福建、江西、湖南、湖北、河南南部、陕西南部、甘肃南部、四川、云南、贵州、广西及广东等省区。湖南全省广布。

【性味归经】枝叶:味苦涩,性寒,有毒。根:味苦、涩,性平。种子:味甘涩,性平,归肺、大肠经。

【功用主治】枝叶:抗癌;主治恶性淋巴结瘤、白血病、肺癌、胃癌、食管癌、直肠癌等。根:抗癌活血、止痛;主治直肠癌、跌打损伤。种子:驱虫、消积、润肺、止咳;主治食积、腹胀、小儿指积、虫积、肺燥咳嗽。

【用法用量】枝叶:一般提取其中的生物碱,制成注射剂使用。根内服:煎汤,9~15 g。根外用:鲜品捣敷。种子内服:煎汤,6~15 g;或炒熟食。

(1)治直肠癌:三尖杉根60 g。水煎服。

(2)治打伤:三尖杉根10~15 g。水煎服。

(3)治食积:三尖杉种子7枚。研粉用开水吞服,每日1次,连服7日。

12. 篦子三尖杉

【药材名称】篦子三尖杉。

【学名及分类】*Cephalotaxus oliveri* Mast.,为三尖杉科三尖杉属植物。

【俗　　　名】阿里杉、梳叶圆头杉、花枝杉。

【习性及生境】生于海拔300~1 200 m的针叶树、阔叶树林中,喜温暖湿润气候及酸性山地黄壤。

【识别特征】灌木,高达4 m;树皮灰褐色。叶条形,质硬,排列紧密,基部截形或微呈心形,几无柄,先端凸尖或微凸尖,上面深绿色,微拱圆,中脉微明显或中下部明显,下面气孔带白色。雄球花6~7朵聚生成头状花序,雄蕊6~10枚,花丝短;雌球花的胚珠通常1~2枚发育成种子。种子倒卵圆形、卵圆形或近球形,顶端中央有小凸尖,有长梗。

【药用部位】枝叶、种子。

【采收加工】枝叶:全年均可采。种子:在秋季成熟时采收,晒干。

【产地及分布】国内产于广东北部、江西东部、湖南、湖北西北部、四川南部及西部、贵州、云南东南部及东北部。湖南省内主要分布于衡山、新邵、新宁、石门、慈利、芷江。

【性味归经】种子和枝叶:味苦涩,性寒。

【功用主治】抗癌,主治血液系统肿瘤及其他一些恶性实体瘤。

【用法用量】内服:煎汤,9~15 g。

松科
---

13. 金钱松

【药 材 名 称】 土荆皮。

【学名及分类】 *Pseudolarix amabilis*（J. Nelson）Rehder，为松科金钱松属植物。

【俗　　　　名】 水树、金松。

【习性及生境】 喜生于温暖、多雨、土层深厚、肥沃、排水良好的酸性土山区。

【识 别 特 征】 乔木，高达40 m；树干通直，树皮粗糙，灰褐色；枝平展，树冠宽塔形；叶条形，柔软，镰状或直，上部稍宽，先端锐尖或尖，上面绿色，中脉微明显，下面蓝绿色，中脉明显，每边有气孔线。雄球花黄色，圆柱状，下垂，雌球花紫红色，直立，椭圆形，有短梗。球果卵圆形或倒卵圆形，熟时淡红褐色，有短梗；种鳞卵状披针形，两侧耳状，先端钝有凹缺，腹面种翅痕之间有纵脊凸起，脊上密生短柔毛，鳞背光滑无毛，苞鳞卵状披针形，边缘有细齿；种子卵圆形，白色，种翅三角状披针形。

【药 用 部 位】 根皮。

【采 收 加 工】 夏季采挖，剥取根皮，除去粗皮，洗净，晒干。

【产 地 及 分 布】 为我国特有树种，产于江苏南部（宜兴）、浙江、安徽南部、福建北部、江西、湖南、湖北利川至重庆万州区交界地区。湖南省内主要分布于南岳、衡山、涟源、永顺。

【性 味 归 经】 味辛、苦，性温，有毒，归脾、胃经。

【功 用 主 治】 祛风除湿、杀虫止痒；主治疥癣、湿疹、皮肤瘙痒。

【用 法 用 量】 外用：适量，浸酒涂擦或研末调敷。

（1）治皮肤癣疮：金钱松30 g，白酒60 g，浸泡7 d。搽患处，搽前用老生姜片擦破癣疤。

（2）治癣：金钱松30 g，斑蝥2个，鸡心槟榔3个，番木鳖4个，火酒250 g。浸一伏时，蘸搽癣上。忌大蒜，火酒。

（3）治干癣：金钱松15 g，樟脑3 g，白酒60 g。浸3日后搽患处。

（4）治癫：金钱松500 g，白及、尖槟榔、白芷各30 g。研细，搽3日。

（5）治湿疹作痒：金钱松50~100 g，煎浓汁，温洗患处。

14. 马尾松

【药 材 名 称】 马尾松。

【学名及分类】 *Pinus massoniana* Lamb.，为松科松属植物。

【俗　　　　名】 青松、山松、枞松等。

【习性及生境】 生于海拔1 200 m以下山地、丘陵。

【识 别 特 征】 乔木；树皮红褐色，裂成不规则的鳞状块片；枝平展或斜展，树冠宽塔形或伞形，淡黄褐色，无毛；冬芽卵状圆柱形或圆柱形，褐色，顶端尖。针叶细柔，微扭曲，两面有气孔线，边缘有细锯齿；雄球花淡红褐色，圆柱形，弯垂，聚生，穗状；雌球花单生，淡紫红色，球果卵圆形或圆锥状卵圆形，有短梗，下垂，成熟前绿色，熟时栗褐色；中部种鳞近矩圆状倒卵形，或近长方形；鳞盾菱形，微隆起或平,横脊微明显,鳞脐微凹,无刺,生于干燥环境者常具极短的刺;种子长卵圆形;子叶5~8枚;初生叶条形,叶缘具疏生刺毛状锯齿。

【药用部位】花粉、幼根或根、油树脂、松香、松节油、球果、枝干、嫩枝尖端。

【采收加工】松花:春季开花期间采收雄花穗,晾干,搓下花粉,过筛,收取细粉,再晒。松根:四季均可采挖,或剥取根皮,洗净,切段或片,晒干。

【产地及分布】国内广泛分布于陕西、江苏、安徽、浙江、江西、福建、台湾、河南、湖北、广东、广西、四川、贵州、云南。湖南全省各地广布。

【性味归经】花粉:味苦,性温,归肝、胃经。幼根或根:味苦、甘,性温,归肝、脾经。油树脂:味甘、苦,性温,归肺、大肠经。松香:味苦,性温,归肝、肾经。松节油:味苦、涩,性凉。

【功用主治】花粉:祛风、益气、收湿、止血;主治头痛眩晕、泄泻下痢、湿疹湿疮、创伤出血。幼根或根:祛风除湿、活血止血;主治风湿痹痛、风疹瘙痒、白带、咳嗽、跌打吐血、风虫牙痛。油树脂:祛风、杀虫;主治疥疮、皮癣。松香:祛风除湿、排脓拔毒生肌止痛;主治痈疽恶疮、瘰疬、瘘症、疥癣、白秃、疬风、痹症、金疮、扭伤、妇女白带、血栓闭塞性脉管炎。松节油:活络通络、消肿止痛;主治关节疼痛、肌肉痛、跌打损伤。球果:祛风除痹、化痰止咳平喘、利尿、通便;主治风寒湿痹、白癜风慢性气管炎、淋浊、便秘、痔疮。枝干的结节:祛风燥湿舒筋通络、活血止痛;主治风寒湿痹、历节风痛、脚痹痿软、跌打伤痛。嫩枝尖端:祛风利湿、活血消肿、清热解毒;主治风湿痹痛、淋证、尿浊、跌打损伤、乳痈、动物咬伤、夜盲症。

【用法用量】松花内服:煎汤,3~9 g;或冲服。松花外用:适量,干撒或调敷。松根内服:煎汤,30~60 g。松根外用:适量,鲜品捣敷;或煎水洗。

松花:

(1)治风旋头旋肿痹,皮肤顽急:松树始抽花心(状如鼠尾者佳,蒸,细切)二升,用绢囊裹,入酒五升,浸五日。空腹饮三合,再服大妙。

(2)治产后壮热,头痛,颊赤,口干唇焦,多烦燥渴,昏闷不爽:松花、川芎、当归、石膏、蒲黄五物等同为末。每服二钱,水二合,红花二捻,同煎七分,去滓,粥后温温细呷。

(3)治老人小儿脾泄水泻:松花一升,百合、莲肉、山药、薏米、芡实、白蒺藜各末一升,粳米粉一斗二升,糯米粉三升,砂糖一斤,拌匀蒸熟,炙干食之。

(4)治小儿久泻身热:炒黑松花一钱,炒红曲二钱。共研,白糖调下。

(5)治疫毒下痢:松花二钱,薄荷叶煎汤,入蜜一匙调服。

(6)治胃脘痛:松花粉3 g。冲酒服。

(7)治酒毒发作,头痛目眩,或咽喉闭闷,或下利清水,日数十行,形神委顿:松花一两(焙),陈皮五钱,川黄连三钱,甘草二钱,俱微炒,磨为末,与松花和匀。每早晚各服二钱,白汤调服,二日即愈。

(8)治湿疹:松花粉、黄柏、苦参各60 g,青黛15 g,松香30 g。先将前四味研为细末,再将松香熔化,同麻油调药末,涂搽患处,每日1次。

(9)治新生儿红臀,小儿夏季汗疹:松花粉外扑,并保持局部干燥。

(10)治外伤出血,黄水疮:松花粉适量,撒敷患处。

(11)治心经蕴热,舌上血出,及诸失血:熟艾(以糯米半合同炒)、松黄、柏叶(炙)各半两。每服三钱匕,水一盏,煎七分,去渣,不拘时温服。

(12)治吐血、咯血、便血:松花粉6 g,分3次服,冷开水送下。

松根:

(1)治筋骨痛:松树嫩根。煎汤,兑白酒服。

（2）治风湿：松根水煎洗患处。

（3）治气管炎咳嗽，神经衰弱失眠：松树根皮水煎服。

（4）治风疹：松树根皮水煎熏洗患处。

（5）治白带：马尾松鲜根 30~45 g，煎水冲鸡蛋服。

（6）治呕血，打伤吐血：马尾松根去粗皮，焙干炒黑研成极细末，每次服 3 g，每日两次，用温甜酒送下。

（7）治跌打损伤：松根 60 g。水煎加酒服。

（8）治风虫牙痛：马尾松幼树根 30 g，切片，猪瘦肉 120 g。水煎，于晚上临睡前服下。

松香：

（1）治一切肿毒：松香八两，铜青二钱，蓖麻仁五钱，同捣作膏，摊贴甚妙。

（2）治疖肿，痈疽，疔疮：松香粉二两，酒精二百毫升，加热溶解，瓶口密封备用，以干棉球蘸取药液搽患处，每天一至二次。

（3）治痈疽肿毒溃破：脓水淋漓，脓头不出：炼过松脂一两，滴明乳香、真没药（俱放瓦上，焙出油）各五钱，樟脑一钱，共为细末，掺入毒内，拔脓散毒。

（4）治一切瘘：炼成松脂末，填疮孔令满，日三四度。

（5）治淋巴结核溃烂：黄香一两，研为细粉。有脓水者，干撒，干者用猪油调敷。

（6）治疥癣湿疮：松胶香研细，约酌入少轻粉，衮令匀，凡疥癣上，先用油涂了，擦抹。

（7）治瘙痒疥疮：用炼过松脂五钱，大黄、荜拨各一两；樟脑、槟榔各五钱。共为极细末，用猪油一两，和研为丸，加水银八钱再研，以水银散，不见点为度。每遇瘙痒疥癣，以药丸疮上抹之。

（8）治神经性皮炎：松香、猪油各适量，煮成糊状，涂患处，日数次。

（9）治阴囊湿痒欲溃者：板儿松香为末，纸卷作筒，每根入花椒三粒，浸灯盏内三宿，取出点烧，淋下油搽之；先以米泔洗过。

（10）治软疖频发：通明沥青八两，铜绿二两，麻油三钱，雄猪胆汁三个。先溶（熔）沥青，乃下油胆，倾入水中扯拨，器盛。每用绯帛摊贴，不须再换。

（11）治小儿白秃疮：炼过松脂、黄丹各五钱，轻粉三钱。共为细末，菜油调搽；先用米泔汤洗净搽药，一日一次。

（12）治头癣：明矾一斤半，煅枯研细，嫩松香三两，鲜猪油半斤。将松香包入油内，用松明柴点燃猪油，使松香油熔化滴下，冷却后加入枯矾，调匀，涂患处，使之结痂；隔天去痂再涂，不用水洗。

（13）治一切风热疮，小儿头疮：沥青、黄蜡、芝麻油各十两，巴豆十四颗。先将沥青、麻油、黄蜡熬成汁；次入巴豆，不住手搅，候巴豆焦黑，去巴豆不用；次入腻粉二钱，再搅极匀，放冷，敷疮上。

（14）治历节诸风，百节酸痛不可忍：松脂三十斤炼五十遍，酒煮十遍，二十遍亦可；炼酥三升，温，和松脂三升熟搅，令极调匀，旦空腹以酒服方寸匕，日三。

（15）治历节风：松膏一升，酒三升，浸七日，服一合，日再，数剂愈。

（16）治肝虚目泪：炼成松脂一斤，酿米二斗，水七斗，曲二斗，造酒频饮之。

（17）治小儿紧唇：炙松脂贴之。

（18）治风虫牙痛：刮松上脂，滚水泡化，漱口。

（19）治虫蛀牙痛：炼过松脂一两，菜油三钱，火上熬化，将冷凝，加入真蟾酥五分，用箸搅匀，取米粒大，内入牙痛隙处。

（20）治耳久聋：松脂三两（炼），巴豆一两，相和熟捣，可丸，以薄棉裹入耳孔中塞之，日一度易。

（21）治妇人白带：松香五两，酒二升，煮干，木臼杵细，酒糊丸，如梧子大。每服百丸，温酒下。

（22）治疬风，皮肤瘙痒，须眉脱落，身面俱起紫泡：白松香不拘多少，于砂锅内煎九次，每煎一次，露一宿，九次煎如沙者良，方可服，若服此药，终生不可吃盐，若犯必发。

15. 黑松

【药 材 名 称】	黑松。
【学名及分类】	*Pinus thunbergii* Parl.,为松科松属植物。
【俗 名】	日本黑松。
【习性及生境】	喜光,耐干旱瘠薄,不耐水涝,不耐寒。适生于温暖湿润的海洋性气候区域,最宜在土层深厚、土质疏松,且含有腐殖质的砂质土壤处生长。
【识别特征】	乔木,高达30 m;树皮灰黑色,粗厚;树冠宽圆锥状或伞形;针叶2针一束,深绿色,有光泽,粗硬,边缘有细锯齿,背腹面均有气孔线;雄球花淡红褐色,圆柱形,聚生;雌球花单生或2~3个聚生于新枝近顶端,直立,有梗,卵圆形,淡紫红色或淡褐红色。球果褐色,圆锥状卵圆形或卵圆形,有短梗,向下弯垂;中部种鳞卵状椭圆形,鳞盾微肥厚,横脊显著,鳞脐微凹,有短刺;种子倒卵状椭圆形,种翅灰褐色,有深色条纹;初生叶条形,长约2 cm,叶缘具疏生短刺毛,或近全缘。
【药用部位】	叶、花粉、油树脂、松香、松节油。
【采收加工】	松花:春季开花期间采收雄花穗,晾干,搓下花粉,过筛,收取细粉,再晒。松根:四季均可采挖,或剥取根皮,洗净,切段或片,晒干。
【产地及分布】	我国旅顺、大连、山东沿海地带和蒙山山区以及武汉、南京、上海、杭州等地引种栽培。湖南省内主要分布于长沙、衡山、新宁、宜章、永顺。
【性味归经】	叶:味甘、性温,归肝、胃经。花粉:味苦、甘,性温,归肝、脾经。
【功用主治】	祛风止痛、解毒、益气;收湿、止血。主治痈疽、恶疮瘰疬、瘘症、疥癣、扭伤、妇女白带、血栓、关节疼痛、肌肉痛、跌打损伤。
【用法用量】	松花内服:煎汤,3~9 g;或冲服。松花外用:适量,干撒或调敷。松根内服:煎汤,30~60 g。松根外用:适量,鲜品捣敷;或煎水洗。

松花:

(1)治风旋头旋肿痹,皮肤顽急:松树始抽花心(状如鼠尾者佳,蒸,细切)二升,用绢囊裹,入酒五升,浸五日。空腹饮三合,再服大妙。

(2)治产后壮热,头痛,颊赤,口干唇焦,多烦燥渴,昏闷不爽:松花、川芎、当归、石膏、蒲黄五物等同为末。每服二钱,水二合,红花二捻、同煎七分,去滓,粥后温温细呷。

(3)治老人小儿脾泄水泻:松花一升,百合、莲肉、山药、薏米、芡实、白蒺藜各末一升,粳米粉一斗二升,糯米粉三升,砂糖一斤,拌匀蒸熟,炙干食之。

(4)治小儿久泻身热:炒黑松花一钱,炒红曲二钱。共研,白糖调下。

(5)治疫毒下痢:松花二钱,薄荷叶煎汤,入蜜一匙调服。

(6)治胃脘痛:松花粉3 g。冲酒服。

(7)治酒毒发作,头痛目眩,或咽喉闭闷,或下利清水,日数十行,形神委顿:松花一两(焙),陈皮五钱,川黄连三钱,甘草二钱,俱微炒,磨为末,与松花和匀。每早晚各服二钱,白汤调服,二日即愈。

(8)治湿疹:松花粉、黄柏、苦参各60 g,青黛15 g,松香30 g。先将前四味研为细末,再将松香熔化,同麻油调药末,涂搽患处,每日1次。

(9)治小儿夏季汗疹:松花粉外扑,并保持局部干燥。

(10)治外伤出血,黄水疮:松花粉适量,撒敷患处。

(11)治心经蕴热,舌上血出,及诸失血:熟艾(以糯米半合同炒)、松黄、柏叶(炙)各半两。每服三钱匕,水一盏,煎七分,去渣,不拘时温服。

(12)治吐血、咯血、便血:松花粉6 g,分3次服,冷开水送下

松根:

(1)治筋骨痛:松树嫩根。煎汤,兑白酒服。

(2)治风湿:松根水煎洗患处。

(3)治气管炎咳嗽,神经衰弱失眠:松树根皮水煎服。

(4)治风疹:松树根皮水煎熏洗患处。

(5)治跌打损伤:松根60 g。水煎加酒服。

16. 雪松

【药材名称】 香柏。

【学名及分类】 *Cedrus deodara* (Roxb.) G. Don,为松科雪松属植物。

【俗　　名】 香柏。

【习性及生境】 在气候温和凉润、土层深厚排水良好的酸性土壤上生长旺盛。

【识别特征】 乔木;树皮深灰色,裂成不规则的鳞状块片;枝平展、基部宿存芽鳞向外反曲,小枝常下垂,叶在长枝上辐射伸展,短枝之叶成簇生状,针形,坚硬,淡绿色或深绿色,常呈三棱形,稀背脊明显,叶之腹面两侧各有2~3条气孔线,背面4~6条,幼时气孔线有白粉。雄球花长卵圆形或椭圆状卵圆形;雌球花卵圆形。球果卵圆形或宽椭圆形,顶端圆钝,有短梗;中部种鳞扇状倒三角形,上部宽圆,边缘内曲,中部楔状,下部耳形,基部爪状,鳞背密生短绒毛;苞鳞短小;种子近三角状,种翅宽大。

【药用部位】 叶、木材。

【采收加工】 叶全年可采,木材在伐木中采收,去皮,晒干。

【产地及分布】 国内广泛栽培作庭园树。湖南省内主要分布于茶陵、醴陵、雁峰、石鼓、衡阳、衡南、衡山、武陵源、冷水滩、辰溪、龙山、衡东、石门、安化、通道、浏阳。

【性味归经】 味苦。

【功用主治】 清热利湿、散瘀止血;主治痢疾、肠风便血、水肿、风湿痹痛、麻风痛。

【用法用量】 内服:煎汤,10~15 g。

罗汉松科

17. 罗汉松

【药材名称】 罗汉松。

【学名及分类】 *Podocarpus macrophyllus* (Thunb.) Sweet,为罗汉松科罗汉松属植物。

【俗　　名】 罗汉杉、土杉。

【习性及生境】 散生于低海拔常绿阔叶林中。

【识别特征】 乔木;树皮灰色或灰褐色,浅纵裂;枝开展或斜展。叶螺旋状着生,条状披针形,先端尖,基部楔形,中脉显著隆起。雄球花穗状、腋生;雌球花单生叶腋,有梗。种子卵圆形,先端圆,熟时肉质假种皮紫黑色,有白粉,种托肉质圆柱形,红色或紫红色。

【药用部位】 枝叶、果实、根皮。

【采收加工】 枝叶:全年或夏、秋季采收。洗净,鲜用或晒干。果实:秋季种子成熟时连同花托一起摘下。晒干。根皮:全年或秋季采挖,洗净,鲜用或晒干。

【产地及分布】 国内产于江苏、浙江、福建、安徽、江西、湖南、四川、云南、贵州、广西、广东等地区。湖南省内主要分布于长沙、南岳、衡山、祁东、新宁、保靖、永顺。

【性味归经】 味淡,性平,归肝、肺经。

【功用主治】 枝叶:止血;主治吐血、咯血。果实:行气活血止痛、温中补血、杀虫;主治心胃气痛、血虚面色萎黄。根皮:活血祛瘀、祛风除湿、杀虫止痒;主治跌打损伤、风湿痹痛、癣疾。

【用法用量】 枝叶内服:煎汤,10~30 g。果实内服:煎汤,10~20 g。根皮内服:煎汤,9~15 g。根皮外用:适量,捣烂敷;或水煎熏洗。

枝叶:

(1)治白带:罗汉松叶 15~30 g。水煎服。

(2)治肺结核初期:罗汉松叶 15~24 g,桂圆肉 15~30 g。蒸服。

果实:

(1)治胃痛:①罗汉松果实、南五味子根各 9 g,香橼 6 g。水煎服。②罗汉松子 9 g,白芍 6 g。水煎服。

(2)治血虚面色萎黄:①罗汉松果实 18~21 g。水煎服,早、晚饭前各服 1 次。②罗汉松子 15 g,桂圆肉 9 g。水煎服。

(3)治神经衰弱的失眠、心悸:罗汉松果 10 g,合欢花 6 g,远志 6 g。柏子仁 6 g。水煎服。

根皮:

治金钱癣:小罗汉松鲜根皮(醋浸半日)、鲜羊蹄各等量。共捣烂敷,每日 2 次。

杨梅科

18.杨梅

【药材名称】 杨梅。

【学名及分类】 *Morella rubra* Lour.,为杨梅科杨梅属植物。

【俗　　名】 朱红。

【习性及生境】 生长在海拔 125~1 500 m 的山坡或山谷林中,喜酸性土壤。

【识别特征】 常绿乔木;树皮灰色;树冠圆球形。叶革质,无毛;叶柄长 2~10 mm。花雌雄异株。雄花序单独或数条丛生于叶腋,圆柱状,呈单穗状;花药椭圆形,暗红色,无毛。雌花序常单生于叶腋,密接而成覆瓦状排列。雌花通常具 4 枚卵形小苞片;子房卵形,顶端极短的花柱及 2 个鲜红色的细长的柱头,其内侧为具乳头状突起的柱头面。核果球状,外表面具乳头状突起,外果皮肉质,多汁液及树脂,味酸甜,成熟时深红色或紫红色;核常为阔椭圆形或圆卵形,略成压扁状,内果皮极硬,木质。

【药用部位】 果实、树叶、树叶、核仁。

【采收加工】 果:栽培 8~10 年结果,6 月待果实成熟后,分批采摘。鲜用或烘干。叶:全年均可采收。通常在栽培整枝时采,鲜用或晒干。树皮:全年均可采收。多在栽培整修时趁鲜剥取茎皮、根皮,鲜用或晒干。核仁:食用杨梅果实时,留下核仁,鲜用或晒干。

【产地及分布】 国内产于江苏、浙江、台湾、福建、江西、湖南、贵州、四川、云南、广西和广东。湖南省内主要分布于长沙、南岳、衡南、衡山、祁东、邵阳、洞口、新宁、城步、武冈、宜章、资兴、祁阳、道县、溆浦、会同、新晃、芷江、通道、洪江、永顺。

【性味归经】 味酸、甘,性温,归脾、胃、肝经。

【功用主治】 果:生津止渴、消食、解酒、涩肠止泻、止血;主治烦渴、呕吐、呃逆、胃痛、食欲不振、食积腹痛、饮酒过度、腹泻、痢疾、衄血、头痛、跌打损伤、水火烫伤。叶:燥湿祛风止痒;主治湿疹。树皮:行气活血止血、解毒消肿止痛;主治脘腹疼痛、胁痛、牙痛、疝气、跌打损伤、骨折、吐血、痔血、崩漏、外伤出血、疮疡肿痛、痄腮、牙疳、水火烫伤、湿疹、疥癣、泄泻、痢疾。核仁:利水消肿、敛疮解毒;主治脚气、牙疳。

【用法用量】 果内服:煎汤,10~15 g;或烧灰;或盐藏。果外用:适量,烧灰涂敷。叶外用:适量,煎水洗。树皮内服:煎汤,9~15 g;或浸酒;或入丸、散。树皮外用:适量,煎汤熏洗;或研末调敷;或吹鼻。核仁内服:煎汤,6~9 g。核仁外用:适量,烧灰,敷。

果:

(1)治头痛不止:杨梅为末,以少许搐鼻取嚏。

(2)治痢疾:杨梅15 g。水煎服。

(3)治噤口痢:杨梅烧研末。和米汤饮服6 g,每日2次。

(4)治饮酒过度呕吐:干杨梅研末,开水冲服。

(5)治烫伤:杨梅烧灰为末,麻油调涂。

树皮:

(1)治肠胃气滞疼痛:杨梅根皮6~9 g,水煎服。

(2)治胃和十二指肠溃疡、胃痛:杨梅树皮(去粗皮),青木香各等量。共研细粉,制成蜜丸,每丸重9 g,每服2丸,每日2次,温水送服。

(3)治膈食呕吐:杨梅鲜根60 g。水煎服。

(4)治吐血、血崩:杨梅根皮120 g,炖肉250 g食用。

(5)治外伤出血:杨梅树皮,三七叶。研细末,敷伤处。

(6)治跌打扭伤肿痛:杨梅树皮60 g。百两金根30 g。烧酒500 g。同浸10 d,搽伤处。

(7)治跌打损伤:鲜杨梅树根1 kg。土鳖虫10个,南五味子根60 g(浸于童便中7日,取出,洗净,切片,晒干,置瓦上熔焦),加大、小茴香各6 g。共研细末,早饭前,米酒冲服3 g。

(8)治骨折:杨梅树皮粉,土鳖虫粉各等量。用5%樟脑乙醇调和外敷。

(9)治风虫牙痛:杨梅根皮(去粗皮)50 g。川芎15 g。麝香少许(另研)。上药研细,每用一字,先含温水一口,再用药末于两鼻内搐之,涎出痛止为效。

(10)治走马牙疳:鲜杨梅根皮捣极烂,调食盐少许,敷患处。

(11)治臁疮:杨梅树皮90 g,煎水服。或煎水洗患处。

(12)治疥癣:杨梅树皮煎水洗。

(13)治疝气:鲜杨梅根60 g,水煎,酌加酒或红糖服。

(14)治水火烫伤:杨梅皮研粉,麻油调外搽。

(15)治眼生翳障:杨梅树皮60~120 g。水煎去渣,放脸盆内,熏患眼,每日1次。

(16)治细菌性痢疾:鲜杨梅树皮、叶共30 g,鲜南天竹15 g,陈皮5 g。水煎分3次服,每日1剂。

核仁:

治牙疳:本品烧灰涂敷。

胡桃科

19. 枫杨

【药 材 名 称】 枫杨。

【学名及分类】 *Pterocarya stenoptera* C. DC.，为胡桃科枫杨属植物。

【俗　　　名】 水麻柳、蜈蚣柳、醉树、鬼柳树、猫柳连、平杨柳、思柳树、鬼杨柳。

【习性及生境】 生于海拔1 500 m以下的沿溪涧河滩、阴湿山坡地的林中。

【识 别 特 征】 大乔木；小枝灰色至暗褐色，具灰黄色皮孔；芽具柄，密被锈褐色盾状着生的腺体。叶多为偶数或稀奇数羽状复叶；小叶对生或稀近对生，长椭圆形至长椭圆状披针形，雄性柔荑花序单独生于去年生枝条上叶痕腋内，花序轴常有星芒状毛。雄花常具花被片。雌性柔荑花序顶生，花序轴密被星芒状毛及单毛。雌花几乎无梗，苞片及小苞片基部常有细小的星芒状毛，并密被腺体。果序轴常被有宿存的毛。果实长椭圆形，基部常有宿存的星芒状毛；果翅狭，条形或阔条形，具近于平行的脉。

【药 用 部 位】 树皮、果实。

【采 收 加 工】 树皮：夏、秋季剥取树皮。鲜用或晒干。果实：夏、秋季果实近成熟时采收。鲜用或晒干。

【产地及分布】 产于我国陕西、河南、山东、安徽、江苏、浙江、江西、福建、台湾、广东、广西、湖南、湖北、四川、贵州、云南，华北和东北仅有栽培。湖南省内主要分布于长沙、炎陵、南岳、衡南、衡山、邵阳、邵东、新宁、城步、武冈、桃源、石门、张家界、慈利、桑植、宜章、临武、东安、江永、沅陵、通道、洪江、吉首、保靖、永顺、龙山。

【性 味 归 经】 味辛、苦，性温，小毒，归肝、大肠经。

【功 用 主 治】 树皮：祛风止痛、杀虫、敛疮；主治风湿麻木、寒湿骨痛、头颅伤痛、齿痛、疥癣、浮肿、痔疮、烫伤、溃疡日久不愈。果实：温肺止咳、解毒敛疮；主治风寒咳嗽、疮疡肿毒、天疱疮。

【用 法 用 量】 树皮外用：适量，煎水含漱；或熏洗；或乙醇浸搽。有毒，不宜内服。果实内服：煎汤，9~25 g。果实外用：适量，煎水洗。

(1)治癣、疥：①枫杨叶揉烂外擦，每日2~3次。②枫杨叶120 g，红浮萍60 g，苦参60 g。煎水外洗。

(2)治趾缝湿烂发痒：睡前用浓茶洗足后，取枫杨叶揉烂，塞入趾缝中包扎。

20. 胡桃楸

【药 材 名 称】 野核桃。

【学名及分类】 *Juglans mandshurica* Maxim.，为胡桃科胡桃属植物。

【俗　　　名】 土核桃、山核桃。

【习性及生境】 生于向阳山坡杂木林内或溪谷两旁土壤肥沃湿润处。

【识 别 特 征】 乔木或有时呈灌木状；幼枝灰绿色，被腺毛；顶芽裸露，锥形，黄褐色，密生毛。奇数羽状复叶，叶柄及叶轴被毛，具小叶；小叶近对生，无柄，硬纸质，卵状矩圆形或长卵形，顶端渐尖，基部斜圆形或稍斜心形，边缘有细锯齿，两面均有星状毛，侧脉11~17对。雄花被腺毛，花药黄色，有毛。雌性花序直立,雌花密生棕褐色腺毛,子房卵形,花柱短,柱头2深裂。果实卵形或卵圆状,外果皮密被腺毛,顶端尖,核卵状或阔卵状,顶端尖,内果皮坚硬,有纵向棱脊,棱脊之间有不规则排列的尖锐的刺状凸起和凹陷,仁小。

【药用部位】 种仁。

【采收加工】 10月果实成熟时采收。堆积6~7 d,待果皮霉烂后,擦去果皮,洗净,晒至半干,再击碎果核,拣取种仁,晒干。

【产地及分布】 国内产于甘肃、陕西、山西、河南、湖北、湖南、四川、贵州、云南、广西。湖南省内主要分布于澧县、永定、双牌、会同、靖州、洪江、吉首、桑植、安化、桂东、沅陵、浏阳。

【性味归经】 味甘,性温,归肺、肾、大肠经。

【功用主治】 润肺止咳、温肾助阳、润肤、通便;主治燥咳无痰、虚喘、腰膝酸软、皮肤干裂、肠燥便秘。

【用法用量】 内服:煎汤,30~50 g;或捣碎嚼10~30 g;或捣烂冲酒。外用:适量,捣烂,涂搽。

治腰痛:野核桃仁(炒熟)150~180 g。捣烂,冲酒服。

21. 胡桃

【药材名称】 胡桃。

【学名及分类】 *Juglans regia* L.,为胡桃科胡桃属植物。

【俗　　名】 核桃。

【习性及生境】 生于海拔400~1 800 m之山坡及丘陵地带,我国平原及丘陵地区常见栽培,喜肥沃湿润的沙质壤土,常见于山区河谷两旁土层深厚的地方。

【识别特征】 乔木;树干较别的种类矮,树冠广阔;树皮灰白色而纵向浅裂;小枝无毛,具光泽,被盾状着生的腺体,灰绿色,后来带褐色。奇数羽状复叶叶柄及叶轴幼时被有极短腺毛及腺体;小叶椭圆状卵形至长椭圆形。雄性柔荑花序下垂。雄花的苞片、小苞片及花被片均被腺毛;雄蕊花药黄色,无毛。雌性穗状花序。雌花的总苞被极短腺毛,柱头浅绿色。果序短;果实近于球状,无毛;果核稍具皱曲,有2条纵棱,顶端具短尖头;隔膜较薄,内里无空隙;内果皮壁内具不规则的空隙或无空隙而仅具皱曲。

【药用部位】 胡桃仁、胡桃叶、胡桃壳、胡桃枝、胡桃花、胡桃根或根皮。

【采收加工】 胡桃仁:9—10月中旬,待外果皮变黄,大部分果实顶部已开裂或少数已脱落时,打落果实。青果可用乙烯利200~300倍液浸0.5 min,捞起,放通风水泥地上2~3日,或收获前3星期用乙烯利200~500倍液喷于果面催熟。核果用水洗净,倒入漂白粉中,待变黄白色时捞起,冲洗,晾晒,40~50 ℃烘干。将核桃的合缝线与地面平行放置,击开核壳,取出核仁,晒干。胡桃叶:5—10月均可采收,鲜用或晒干。胡桃壳:采收胡桃仁时,收集核壳(木质内果皮),晒干。胡桃花:5—6月花盛开时采收,鲜用或晒干。胡桃根或根皮:全年均可采收,挖取根,切片;或剥取根皮,切片,鲜用。

【产地及分布】 国内产于华北、西北、西南、华中、华南和华东。湖南省内主要分布于祁东、城步、慈利、桑植、湘西、花垣、古丈、永顺、龙山。

【性味归经】 胡桃仁:味甘、涩,性温,归肾、肝、肺经。胡桃叶:味苦、涩,性平。胡桃壳:味苦、涩,性平。

【功用主治】 胡桃仁:补肾益精、温肺定喘、润肠通便;主治腰痛脚弱、尿频、遗尿、阳痿、遗精、久咳喘促、肠燥便秘、石淋及疮疡瘰疬。胡桃叶:收涩止带、杀虫、消肿;主治妇女白带、疥癣、象皮腿。胡桃壳:

止血、止痢、散结消痈、杀虫止痒;主治妇女崩漏、痛经、久痢、疟母、乳痈、疥癣、鹅掌风。胡桃根或根皮:止泻、止痛、乌须发;主治腹泻、牙痛、须发早白。

【用法用量】 胡桃仁内服:煎汤,9~15 g;单味嚼服,10~30 g;或入丸、散。胡桃仁外用:适量,研末调敷。胡桃叶内服:煎汤。胡桃叶外用:适量,煎水洗澡;熏或捣敷。胡桃壳内服:煎汤,9~15 g;或煅存性研末,每次3~6 g。胡桃壳外用:煎水洗。胡桃花外用:浸酒涂搽。胡桃根或根皮内服:煎汤,9~15 g。胡桃根或根皮外用:煎水洗。

选方

胡桃仁:

(1)治肾虚耳鸣、遗精:胡桃仁3个,五味子7粒,蜂蜜适量。于睡前嚼服。

(2)治血寒凝滞不行、筋骨酸痛:以胡桃肉30枚,浸酒饮之。如不饮酒者,以胡桃肉,早、晚各食2枚。

胡桃叶:

(1)治白带过多:胡桃树叶10片,加鸡蛋2个。水煎服。

(2)治象皮腿:胡桃树叶60 g,石打穿30 g,鸡蛋3个。同煎至蛋熟,去壳,入汤继续煎至蛋色发黑为度。每日吃蛋3个,14日为1个疗程。另用白果树叶适量,煎水熏洗患足。

胡桃壳:

(1)治妇女血气痛:核桃硬壳60 g,陈老棕30 g。烧成炭,淬水服。

(2)治疟痞(即病久胁下成块疼痛,名疟母):核桃壳(煅灰,研末)三钱,木香(研细)八分。好酒调服,三五次即消。

(3)治久痢:胡桃壳,水煎频服。

(4)治乳痈:胡桃壳烧灰存性,取灰末二钱,酒调服,未肿即消,已溃渐敛。

(5)治鹅掌风:核桃壳(鲜者更佳)、鹁鸽屎等份。煎水,频洗立效。

(6)治疥癣:胡桃壳,煎,洗。

胡桃根或根皮:

染须发:胡桃根皮一秤,莲子草十斤(切)。以瓮盛之,入水五斗,浸一月去滓,熬至五升,入芸苔子油一斗,慢火煎取五升,收之。凡用,先以炭灰汁洗,用油涂之。外以牛蒡叶包住,绢裹一夜洗去,用七日即黑也。

22. 化香树

【药材名称】 化香树。

【学名及分类】 *Platycarya strobilacea* Sieb. et Zucc.,为胡桃科化香树属植物。

【俗　　名】 山柳叶、小化香树、柳木树、饭木树。

【习性及生境】 生于向阳山坡杂木林中,在低山丘陵次生林中为常见树种。

【识别特征】 落叶小乔木;高可达6 m;树皮灰色,叶片纸质,侧生小叶无叶柄,对生或生于下端者偶尔有互生,卵状披针形至长椭圆状披针形,小叶上面绿色,近无毛或脉上有褐色短柔毛,下面浅绿色,两性花序和雄花序在小枝顶端排列成伞房状花序束,着生于中央顶端,雄花:苞片阔卵形,顶端渐尖而向外弯曲,花丝短,花药阔卵形,黄色。雌花苞片卵状披针形,位于子房两侧并贴于子房,果序球果状,卵状椭圆形至长椭圆状圆柱形,宿存苞片木质,种子卵形,种皮黄褐色,膜质。

【药用部位】 叶、果。

【采收加工】 叶:夏、秋季采集。鲜用或晒干。果:秋季果实近成熟时采摘。晒干。

【产地及分布】 国内产于我国甘肃、陕西和河南的南部及山东、安徽、江苏、浙江、江西、福建、台湾、广东、广西、湖南、湖北、四川、贵州和云南。全湖南省广布。

【性味归经】 叶:味辛,性温,有毒,归心、脾经。果:味辛,性温,归肝、心经。

【功用主治】 叶:解毒疗疮、杀虫止痒;主治疮痈肿毒、骨痛流脓、顽癣、阴囊湿疹、癞头疮。果:活血行气、止痛、杀虫止痒;主治内伤胸腹胀痛、跌打损伤、筋骨疼痛、痈肿、湿疮、疥癣。

【用法用量】 叶:外用:适量,捣烂敷;或浸水洗。果:内服:煎汤,10~20 g。外用:煎水洗;或研末调敷。

叶:

(1)治巴骨癀(骨痛流脓,日久不收口,有多骨):小化香树叶250 g。捣烂泡冷水,将患处浸入药水中数小时,使多骨疽消去,即用镊子拔出,后用药水随时洗。

(2)治癞头疮:小化香树叶30 g,石灰6 g,开水1杯。混合泡2 h。用鸭毛蘸水外搽,每日搽2次。

(3)治痈疽疔毒类急性炎症:化香树叶、雷公藤叶,芹菜叶,大蒜各等份。均用鲜品,捣烂外敷。疮疡溃后不可使用。

果:

(1)治脚生湿疮:化香树果和盐研末搽。

(2)治癣疥:化香树果煎水洗。

(3)治小儿头疮:化香树果、枫树球、硫磺。共研末,调茶油搽。

(4)治内伤胸胀、腹痛及筋骨疼痛:化香树果15~18 g,加山楂根等量。煎汁冲烧酒,早、晚空腹服。

(5)治牙痛:化香树果数枚。水煎含服。

23. 黄杞

【药材名称】 黄杞。

【学名及分类】 *Engelhardia roxburghiana* Wall.,为胡桃科黄杞属植物。

【俗　　名】 少叶黄杞、黄榉。

【习性及生境】 生长在山坡较干燥的疏林中,耐寒耐瘠,为次生林常见树种。

【识别特征】 小乔木,全体无毛。枝条灰白色,被有锈褐色或橙黄色的圆形腺体。偶数羽状复叶;小叶对生或近对生或者明显互生,具小叶柄,叶片椭圆形至长椭圆形,全缘,基部歪斜,圆形或阔楔形,顶端短渐尖或急尖,两面有光泽,下面色淡,幼时被稀疏腺体,上面深绿,侧脉稍成弧状弯曲。雌雄同株或稀异株,雄花无柄,兜状,雄蕊几乎无花丝。雌花有柄。果序俯垂。果实球形,密被橙黄色腺体;苞片托于果实,膜质,背面有稀疏腺体裂片长矩圆形,顶端钝。

【药用部位】 树皮、叶。

【采收加工】 树皮:夏秋季剥去树皮,洗净,鲜用或晒干。叶:春、夏、秋季采收,洗净,鲜用或晒干。

【产地及分布】 国内产于广东、福建、浙江、江西、湖南和广西。湖南省内主要分布于汝城、冷水滩、东安、江永、江华、中方、辰溪、古丈、永顺、桑植。

【性味归经】 树皮:味微苦、辛,性平,归脾、胃经。叶:味微苦,性凉。

【功用主治】 理气化湿、导滞;主治脾胃湿滞、胸腹胀闷、湿热泄泻。

【用法用量】 内服:煎汤,6~15 g。

选方

治脾胃湿滞,胸腹胀闷,湿热泄泻:黄杞树皮6~10 g。水煎服。

24. 青钱柳

【药材名称】 青钱柳。

【学名及分类】 *Cyclocarya paliurus*（Batal.）Iljinsk.，为胡桃科青钱柳属植物。

【俗　　名】 山麻柳、摇钱树、甜叶树、甜茶树、山化树、青钱李、山沟树。

【习性及生境】 常生长在海拔500~2 500 m的山地湿润的森林中。

【识别特征】 乔木；树皮灰色；枝条黑褐色，具灰黄色皮孔。芽密被锈褐色盾状着生的腺体。奇数羽状复叶；叶轴密被短毛或有时脱落而成近于无毛；叶柄密被短柔毛或逐渐脱落而无毛；小叶纸质；叶缘具锐锯齿，上面被有腺体，被有灰色细小鳞片及盾状着生的黄色腺体。花序轴密被短柔毛及盾状着生的腺体。雄花具花梗。果实扁球形，密被短柔毛，中部围有水平方向革质圆盘状翅，顶端具4枚宿存的花被片及花柱，果实及果翅全部被有腺体，在基部及宿存的花柱上则被稀疏的短柔毛。

【药用部位】 叶。

【采收加工】 春、夏季采收，洗净。鲜用或晒干。

【产地及分布】 国内产于安徽、江苏、浙江、江西、福建、台湾、湖北、湖南、四川、贵州、广西、广东和云南东南部。湖南全省散布。

【性味归经】 味辛、微苦，性平，归心、肺、肝、胃经。

【功用主治】 祛风止痒、清热解毒、生津止渴、降压强心；主治皮肤癣疾、糖尿病、高脂血症。

【用法用量】 外用：适量，鲜品捣烂取汁涂搽。

25. 湖南山核桃

【药材名称】 湖南山核桃。

【学名及分类】 *Carya hunanensis* W. C. Cheng & R. H. Chang ex R. H. Zhang & A. M. Lu.，为胡桃科山核桃属植物。

【俗　　名】 小核桃、山核。

【习性及生境】 分布于平缓山谷、江河两侧土层深厚之地，亦有栽培。

【识别特征】 乔木，树皮灰白色至灰褐色，浅纵裂；老枝灰黑色，有淡色皮孔；当年生小枝密生锈褐色腺体；芽裸露，密被锈褐色腺体。奇数羽状复叶；叶柄近无毛而叶轴密被柔毛；小叶长椭圆形至长椭圆状披针形，边缘有细锯齿，上面有稀疏毛，仅中脉常密生毛，下面被橙黄色腺体；雌花序顶生，直立，花序轴和总苞均密被腺体，子房有4条纵棱。果实倒卵形，外果皮密被黄色腺体，果核倒卵形，两侧略扁，两端尖，顶部有长喙，基部偏斜。

【药用部位】 核仁、叶、根皮及外果皮。

【采收加工】 核仁：秋季果实成熟时采收，干燥。在临用时再敲击果皮，剥取种仁。叶：夏、秋季采收，洗净，鲜用。根皮及外果皮：根皮全年可采挖，外果皮于秋季果实成熟时采收，鲜用或晒干。

【产地及分布】 产于湖南（城步、通道、靖州）、贵州（黎平、锦屏、天柱、德江等）、广西（三江）。

【性味归经】 核仁：味甘，性平，归肺、肾经。叶、根皮及外果皮：味苦、涩，性凉。

【功用主治】 种仁：润肺滋养。根皮及果皮：治皮肤病。

【用法用量】 核仁内服：煎汤，9~15 g；或研末，3~5 g。叶、根皮及外果皮外用：适量，煎汤，熏洗；或捣汁涂。

 选方

山核桃仁：

治腰痛：山核桃种仁，微炒，黄酒送服。

山核桃皮：

（1）治脚痔（脚趾缝湿痒）：山核桃鲜根皮，煎汤，浸洗。

（2）治皮肤癣症：山核桃鲜果皮，捣取汁，擦患处。

桦木科

26. 雷公鹅耳枥

【药材名称】 雷公鹅耳枥。
【学名及分类】 *Carpinus viminea* Lindl.，为桦木科鹅耳枥属植物。
【俗　　　名】 雷公枥。
【习性及生境】 生于海拔700~2 600 m的山坡杂木林中。
【识别特征】 乔木；树皮深灰色；小枝棕褐色，密生白色皮孔，无毛。叶厚纸质，椭圆形、矩圆形、卵状披针形，顶端渐尖、尾状渐尖至长尾状，基部圆楔形、圆形兼有微心形，边缘具重锯齿；叶柄较细长，多数无毛。果序下垂；序轴纤细，无毛；果苞，内外侧基部均具裂片，近无毛；小坚果宽卵圆形，无毛，有时上部疏生小腺体和细柔毛，具少数细肋。
【药用部位】 根皮。
【采收加工】 秋季采挖，剥取根皮，洗净，鲜用或晒干。
【产地及分布】 产于西藏南部和东南部、云南、贵州、四川、湖北、湖南、广西、江西、福建、浙江、江苏、安徽。湖南全省广布。
【性味归经】 味淡，性平。
【功用主治】 活血散瘀、利湿通淋；主治跌打损伤、痈肿、淋证。
【用法用量】 内服：煎汤，10~15 g。外用：适量，捣敷。

27. 桤木

【药材名称】 桤木。
【学名及分类】 *Alnus cremastogyne* Burkill，为桦木科桤木属植物。
【俗　　　名】 水青冈。
【习性及生境】 生于海拔500~3 000 m的山坡或岸边的林中，在海拔1500 m地带可成纯林。
【识别特征】 乔木；树皮灰色，平滑；枝条灰色或灰褐色，无毛；小枝褐色，无毛或幼时被淡褐色短柔毛；芽具柄。叶倒卵形、倒卵状矩圆形、倒披针形或矩圆形，顶端骤尖或锐尖，基部楔形或微圆，边缘具钝齿，上面疏生腺点，幼时疏被长柔毛，下面密生腺点，几无毛，很少于幼时密被淡黄色短柔毛，脉腋间有时具簇生的髯毛；叶柄无毛，很少于幼时具淡黄色短柔毛。雄花序单生。果序单生于叶腋，矩圆形；序梗细瘦，柔软，下垂，无毛，很少于幼时被短柔毛；果苞木质。小坚果卵形。
【药用部位】 树皮、嫩枝叶。
【采收加工】 树皮：7—10月剥取树皮，除去杂质，鲜用或晒干。嫩枝叶：5—7月采集，鲜用或晒干。
【产地及分布】 我国特有种，四川各地普遍分布，亦见于贵州北部、陕西南部、甘肃东南部。湖南省内主要分布于邵东、新宁、平江、张家界、永州、东安、蓝山、沅陵、吉首、泸溪、花垣、保靖、永顺。
【性味归经】 味苦、涩，性凉。
【功用主治】 树皮：凉血止血、清热解毒；主治吐血衄血、崩漏、肠炎痢疾、风火赤眼、黄水疮。嫩枝叶：清热凉血、解毒；主治腹泻痢疾、吐血衄血、黄水疮、毒蛇咬伤。

【用法用量】 树皮内服:煎汤,10~15 g;或捣汁。树皮外用:鲜品捣敷;或煎水洗。嫩枝叶内服:煎汤,9~15 g。嫩枝叶外用:鲜品捣敷。

 选 方

树皮:

(1)治腹泻:桤木树皮9 g。捣茸兑开水服。每日3次。

(2)治麻风:桤木树皮、小米柴、三棱草(八面风)各250 g。共捣茸,煎水洗患处。

嫩枝叶:

(1)治胃出血,功能性子宫出血:桤木枝梢、大蓟根、仙鹤草各12 g,水煎服。

(2)治鼻衄:桤木枝梢15 g,白茅根30 g,栀子花9 g,水煎服。

壳斗科

28. 钩锥

【药材名称】 钩栗。

【学名及分类】 *Castanopsis tibetana* Hance,为壳斗科锥属植物。

【俗　　名】 钩栗。

【习性及生境】 常绿乔木。生于海拔1 200 m以下的山地杂木林中。

【识别特征】 乔木,高达30 m,树皮灰褐色,粗糙,小枝干后黑或黑褐色,枝、叶均无毛。新生嫩叶暗紫褐色,成长叶革质,卵状椭圆形、卵形,长椭圆形或倒卵状椭圆形,长15~30 cm,宽5~10 cm,顶部渐尖,短突尖或尾状,基部近于圆或短楔尖,对称或有时一侧略短且偏斜,叶缘至少在近顶部有锯齿状锐齿,侧脉直达齿端,中脉在叶面凹陷,侧脉每边15~18条,网状脉明显,叶背红褐色(新生叶)、淡棕灰或银灰色(老叶);叶柄长1.5~3.0 cm。雄穗状花序或圆锥花序,花序轴无毛,雄蕊通常10枚,花被裂片内面被疏短毛;雌花序长5~25 cm,花柱3枚,长约1 mm;壳斗有坚果1个,圆球形,通常在基部合生成刺束,将壳壁完全遮蔽;坚果扁圆锥形,被毛,果脐占坚果面积约1/4。花期4—5月,果次年8—10月成熟。

【药用部位】 果实。

【采收加工】 8—10月果实成熟时采收,去壳,研粉。

【产地及分布】 国内分布于湖北、安徽、浙江、江西、福建、广东、广西、四川东部、贵州、云南东部。湖南全省山地分布。

【性味归经】 味甘,性平。

【功用主治】 厚肠、止痢;主治痢疾。

【用法用量】 内服:研粉,15~30 g,沸水冲。

29. 木姜叶柯

【药材名称】 木姜叶柯。

【学名及分类】 *Lithocarpus litseifolius*(Hance)Chun,为壳斗科柯属植物。

【俗　　　名】甜茶、甜叶子树、胖椆。

【习性及生境】为山地常绿林的常见树种,喜阳光,耐旱,在次生林中生长良好,生长极限约在海拔2200 m(见于四川西部和云南中部的城镇附近),在东南部和中部,它常与苦槠、青冈和某些樟科植物混生组成常绿阔叶林,在海南,它常与竹类及省藤等混生。

【识别特征】乔木,枝、叶无毛,有时有淡薄的白色粉霜。叶纸质至近革质,椭圆形、倒卵状椭圆形或卵形,顶部渐尖或短突尖,基部楔形至宽楔形,全缘,中脉在叶面凸起;雄穗状花序多穗排成圆锥花序,少有单穗腋生;雌花序花序轴常被稀疏短毛;雌花花柱比花被裂片稍长,干后常油润有光泽。果序轴纤细;壳斗浅碟状或上宽下窄的短漏斗状,顶部边缘通常平展,甚薄,无毛,向下明显增厚呈硬木质,小苞片三角形,紧贴,覆瓦状排列,或基部的连生成圆环,坚果为顶端锥尖的宽圆锥形或近圆球形,很少为顶部平缓的扁圆形,栗褐色或红褐色,无毛,常有淡薄的白粉。

【药用部位】叶。

【采收加工】夏季采收嫩叶晒干。

【产地及分布】国内产秦岭南坡以南各地区。湖南省内主要分布于隆回、洞口、新宁、宜章、桂东、东安、道县、宁远、江华、新晃、芷江、靖州、洪江、保靖、永顺。

【性味归经】味辛、苦,性温。归脾、胃经。

【功用主治】具有清热解毒、化痰、祛风、降压的作用;主治湿热泻痢、肺热咳嗽、痈疽疮疡、皮肤瘙痒、高血压。

【用法用量】适量煎水内服,或外用搽洗。

30. 白栎

【药材名称】白栎。

【学名及分类】*Quercus fabri* Hance,为壳斗科栎属植物。

【俗　　　名】小白栎。

【习性及生境】生于海拔50~1 900 m的丘陵、山地杂木林中。

【识别特征】落叶乔木或灌木状,树皮灰褐色,深纵裂。小枝密生灰色至灰褐色绒毛;冬芽卵状圆锥形,芽鳞多数,被疏毛。叶片倒卵形、椭圆状倒卵形,顶端钝或短渐尖,基部楔形或窄圆形,叶缘具波状锯齿或粗钝锯齿;叶柄被棕黄色绒毛。小苞片卵状披针形,排列紧密,在口缘处稍伸出。坚果长椭圆形或卵状长椭圆形,无毛,果脐突起。

【药用部位】带虫瘿的果实、总苞或根。

【采收加工】10月采收带虫瘿的果实及总苞,晒干。全年均可采根,鲜用或晒干。

【产地及分布】产陕西(南部)、江苏、安徽、浙江、江西、福建、河南、湖北、湖南、广东、广西、四川、贵州、云南等地区。湖南全省广布。

【性味归经】味苦、涩,性温,归肝、胃经。

【功用主治】治小儿疳积、大人疝气、急性结膜炎。

【用法用量】内服:煎汤,15~21 g。外用:煅炭研敷。

选方

(1)治小儿疳积:白栎蒳21~24 g,麦芽6 g,野刚子(马钱科醉鱼草)根12~15 g。水煎,早、晚各服1次。忌食酸辣、荞菜、香味食物。

(2)治大人疝气及小儿溲如米泔:白栎蒳3~5个。煎汤加白糖服。

(3)治肠炎,痢疾:白栎根15 g,算盘子根18 g,青木香6 g。水煎服。

31. 槲栎

【药材名称】 槲栎。

【学名及分类】 *Quercus aliena* Blume,为壳斗科栎属植物。

【俗 名】 细皮青冈。

【习性及生境】 生于海拔100~2 000 m的向阳山坡,常与其他树种组成混交林或成小片纯林。

【识别特征】 落叶乔木;树皮暗灰色,深纵裂。小枝灰褐色,近无毛,具圆形淡褐色皮孔;芽卵形,芽鳞具缘毛。叶片长椭圆状倒卵形至倒卵形,顶端微钝或短渐尖,基部楔形或圆形,叶缘具波状钝齿,叶背被灰棕色细绒毛;叶柄无毛。雄花单生或数朵簇生于花序轴,微有毛;雌花序生于新枝叶腋。壳斗杯形;小苞片卵状披针形,排列紧密,被灰白色短柔毛。坚果椭圆形至卵形,果脐微突起。

【药用部位】 槲皮。

【采收加工】 9—11月剥取树皮,切片晒干。

【产地及分布】 国内产陕西、山东、江苏、安徽、浙江、江西、河南、湖北、湖南、广东、广西、四川、贵州、云南。湖南全省散布。

【性味归经】 味苦、涩,性平。

【功用主治】 解毒消肿、涩肠、止血;主治疮痈肿痛、溃破不敛、瘰疬、痔疮、痢疾、肠风下血。

【用法用量】 内服:煎汤5~10 g;熬膏或烧灰研末。外用:适量,煎水洗或熬膏敷。

槲皮:

(1)治附骨疽:槲皮烧末,饮服方寸匕。

(2)治毒攻下部生疮者:槲皮合榉皮煮,汁如饴糖以导之。

(3)治诸败烂疮,乳疮:槲树皮(切)三升,水一斗,煮五升。洗疮毕,乃敷诸膏。

(4)治瘘:槲白皮(切)五升。上一味,以水八升,煮令沸沸,绞去滓,重煎,令成膏。日服半枣,渐加至一枣许,亦着疮上。无忌,患疮唯宜煮饭,苜蓿盐酱又不得多食之。

(5)治瘰疬风毒结热,肿硬疼痛未破:槲白皮(切)三合。上每用一合,以水一大盏,煎至五分,去渣温服,良久当吐恶物,如人行十里未吐再服。

(6)治产后乳头生小热疮,搔之黄水出:槲树白皮(锉)三升。上以水一斗煮取五升,日二度,以洗乳及疮。

(7)治干癣积年生痂,搔之黄水出,每逢阴雨即痒:取槲树白皮涂之。

(8)治一切赤白痢久不差:干姜、槲白皮(姜汁炙五度)一两。上二味,捣罗为散,每服二钱匕,空心食前,温米饮调下。

32. 麻栎

【药材名称】 麻栎。

【学名及分类】 *Quercus acutissima* Carr.,为壳斗科栎属植物。

【俗 名】 青刚(冈)、橡椀树。

【习性及生境】 生于海拔60~2 200 m的山地阳坡,成小片纯林或混交林,在辽宁生于土层肥厚的低山缓坡,在河北、山东常生于海拔1 000 m以下阳坡,在西南地区分布至海拔2 200 m。

【识别特征】 落叶乔木,树皮深灰褐色,深纵裂。枝老时灰黄色,具淡黄色皮孔。冬芽圆锥形,被柔毛。叶片常为长椭圆状披针形,顶端长渐尖,基部圆形或宽楔形,叶缘有刺芒状锯齿,叶片两面同色,幼时被柔毛,老时无毛或叶背面脉上有柔毛;雄花序常数个集生;小苞片钻形或扁条形,向外反曲,被灰白色绒毛。坚果卵形或椭圆形,顶端圆形,果脐突起。

【药用部位】 果实、树皮或根皮、壳斗。

【采收加工】 果实:冬季果实成熟时采收,连壳斗摘下,晒干后除去壳斗,再晒至足干,贮放通风干燥处。根皮或树皮:随时可采,切片晒干。壳斗:采收麻栎果实时收集,晒干。

【产地及分布】 产辽宁、河北、山西、山东、江苏、安徽、浙江、江西、福建、河南、湖北、湖南、广东、海南、广西、四川、贵州、云南等地区。湖南省内主要分布于长沙、祁东、洞口、新宁、桃源、石门、张家界、桑植、宜章、永州、江华、沅陵、新晃、芷江、洪江、湘西、吉首、花垣、保靖、古丈、永顺、龙山。

【性味归经】 果实:味苦、涩,性微温,归脾、大肠、肾经。根皮或树皮:味苦、涩,性平。壳斗:味涩,性温,无毒。

【功用主治】 果实:收敛固涩、止血、解毒;主治泄泻痢疾、便血、痔血、脱肛、小儿疝气、疮痈久溃不敛、乳腺炎、睾丸炎、面皯。根皮或树皮:解毒利湿、涩肠止泻;主治泄泻、痢疾疮疡、瘰疬。壳斗:涩肠止泻、止带、敛疮止血;主治赤白下痢、肠风下血、脱肛、带下、崩中、牙疳、疮疡。

【用法用量】 果实内服:煎汤,3~10 g;或入丸、散,每次1.5~3.0 g。果实外用:炒焦研末调涂。树皮或根皮内服:煎汤,3~10 g。树皮根皮外用:煎汤或加盐,浸洗。壳斗内服:煎汤,3~10 g;或炒焦研末,每次3~6 g。壳斗外用:烧存性,研末,调敷;或煎汁洗。

果实:

(1)治水谷痢,无问老少,日夜百余行:麻栎果实二两,干楮叶一两(炒炙)。上药,捣细罗为散,每服一钱,不计时候,煎乌梅汤调下。

(2)治赤白痢,日夜不止:麻栎果实一两,醋石榴皮一两(微炒),黄牛角腮一两(烧灰)。上三味,捣罗为细散,粥饮调下二钱,日三。

(3)治小儿疳痢不止,肌体黄瘦:取麻栎果实内仁二枚,煨熟,大人烂嚼,与儿食之;取汁灌之,亦佳。

(4)治痔疮出血:麻栎果实粉、糯米粉各一升。炒黄,水调蒸熟食之。

(5)治小儿肠虚脱肛:麻栎果实半两(蜜炙黄),木贼半两(烧灰留性)。上为细末,每服一钱,陈米饮调下,乳食前服。

(6)治婴儿胎疝:麻栎树上之鸳鸯果一对(一对可治三人),加荔枝核七枚(杵碎),平地木三钱。同煎饮。外用柏香熏洗。

(7)治石痈坚如石,不作脓者:栎子一枚。以醋于青石上磨之,以涂肿上,干更涂。

(8)治恶疮口不能合:用麻栎果实为末,敷之。

(9)治乳腺炎:麻栎18 g,瓜蒌皮15 g,紫花地丁30 g。煎服。

(10)治睾丸炎:麻栎焙焦存性研粉。每次6 g,每日2次,黄酒冲服。

树皮或根皮:

(1)治诸疮,因风致肿:栎根皮三十斤。锉,水三斛,煮令热,下盐一把,令灼灼然热以浸疮,当出脓血,日日为之,瘥止。

(2)治漆疮:麻栎树皮煎水外洗。

(3)治痔疮:鲜麻栎树皮捣烂敷患处。

(4)治肠炎,痢疾:麻栎树皮15 g。水煎服,每日3次。

(5)治黄疸:麻栎树皮炭研末。每次冲服6 g,日服3次。

壳斗:

(1)治赤白痢:麻栎壳(炒),荔枝壳,石榴皮,甘草(炙)。上四味等份,细锉。每服半两,水一盏半,煎至八分,去滓温服。

(2)治下痢脱肛:麻栎壳烧存性,研末。猪脂和搽,并煎汁洗之。

(3)治肠风下血:麻栎壳,用白梅肉填满,两个合定,铁线扎住,煅存性,研末。每服二钱,米饮下。一方用硫黄填满,煅研,酒服。

(4)治走马牙疳:麻栎壳入盐填满,合定烧透,出火毒,研入麝香少许,先以米泔漱过,搽之。

(5)洗痔:野苎根一斤,麻栎壳(资料无剂量)。上共捣碎,用水一斗煮及七分,趁热以盆盛先熏患处,候汤冷热得所,通手洗之冷则止,药汁可留,暖用三五次。

(6)治恶疮痈肿:麻栎壳斗15 g。煎水洗患处。

33. 栗

【药材名称】板栗。

【学名及分类】*Castanea mollissima* Blume,为壳斗科栗属植物。

【俗　　名】板栗、魁栗、毛栗、风栗。

【习性及生境】生于平地至海拔2 800 m山地,仅见栽培。

【识别特征】高达20 m的乔木,小枝灰褐色,托叶长圆形,被疏长毛及鳞腺。叶椭圆至长圆形,顶部短至渐尖,基部近截平或圆,或两侧稍向内弯而呈耳垂状。雄花花序轴被毛;花聚生,雌花发育结实,花柱下部被毛。成熟壳斗有锐刺;坚果高1.5~3.0 cm,宽1.8~3.5 cm。

【药用部位】种仁、叶、外果皮、花或花序、总苞、树根或树皮。

【采收加工】种仁:总苞由青色转黄色,微裂时采收,放冷凉处散热,搭棚遮阳,棚四周夹墙,地面铺河沙,堆栗高30 cm,覆盖湿沙,经常洒水保湿。10月下旬至11月入窖贮藏;或剥出种子晒干。叶:7—10月采集,多鲜用。外果皮:剥取种仁时收集,晒干。花或花序:4—6月采集,鲜用或阴干。总苞:剥取果实时收集,晒干。树根或树皮:7—10月采挖根部,鲜用或晒干。

【产地及分布】除青海、宁夏、新疆、海南等少数省区外,广布南北各地。全省各地均有栽培。

【性味归经】味甘、微咸,性平,归脾、肾经。

【功用主治】种仁:益气健脾、补肾强筋、活血止血;主治脾虚泄泻、反胃呕吐、脚膝酸软、跌打肿痛、瘰疬、吐血、衄血、便血。叶:清肺止咳、解毒消肿;主治百日咳、肺结核、咽喉肿痛、肿毒、漆疮。外果皮:降逆化痰、清热散结、止血;主治反胃、呕哕、消渴、咳嗽痰多、百日咳、腮腺炎、瘰疬、衄血、便血。花或花序:清热燥湿、止血、散结;主治泄泻、痢疾、带下、便血、瘰疬、瘿瘤。总苞:清热散结、化痰、止血;主治丹毒、瘰疬痰咳、百日咳、中风不语、便血、鼻衄。树根或根皮:行气止痛、活血调经;主治疝气偏坠、牙痛、风湿痹痛、月经不调。

【用法用量】种仁内服:适量,生食或煮食;或炒存性研末服,30~60 g。种仁外用:捣敷。叶内服:煎汤,9~15 g。叶外用:煎汤洗;或烧存性研末敷。外果皮内服:煎汤,30~60 g;煅炭研末,每次3~6 g。外果皮外用:研末调敷。花或花序内服:煎汤,9~15 g;或研末。总苞内服:煎汤,9~30 g。总苞外用:煎水洗或研末调敷。树根或根皮内服:煎汤,15~30 g;或浸酒。

种仁:

(1)治肾虚腰脚无力:生栗袋盛悬干。每日平明吃十余颗,次吃猪肾粥。

(2)治老人肾虚腰痛:用栗子同母狗腰子、葱、盐煮食。

(3)治老年肾亏,小便频数,腰脚无力:每日早晚各食生栗子1~2枚,嚼食后咽。

(4)治牙床红肿:板栗及棕树根各30 g。水煎服。

外果皮:

(1)治隔气:栗子黑壳(煅),同舂米槌上糠等份。蜜丸桐子大。每空心下三十丸。

(2)治鼻衄:栗壳五两。烧灰,研为末。每服二钱,以粥饮调服。

(3)治痰火瘰疬:栗壳和猪精肉煎汤服。

花或花序:

(1)治急性菌痢:板栗花12 g,鸡冠花6 g,槟榔6 g。水煎,每日1剂。

(2)治瘰疬久不愈:栗花同贝母为末。每日酒下一钱。

总苞:

(1)治痰火头痛:风栗壳30 g,蜜枣3枚。同煎服。

(2)治痰火核:风栗壳配夏枯草煎服。

(3)治小儿百日咳:风栗壳9 g,加糖冬瓜15 g。煎服。

树根或根皮:

(1)治牙痛:栗树根15~30 g。煮猪精肉食。

(2)治风湿关节痛:板栗根30~60 g。水煎服,或加猪脚同炖服。

34. 茅栗

【药材名称】 茅栗。

【学名及分类】 *Castanea seguinii* Dode,为壳斗科栗属植物。

【俗　　　名】 野栗子、毛栗、毛板栗。

【习性及生境】 生于海拔400~2 000 m丘陵山地,较常见于山坡灌木丛中,与阔叶常绿或落叶树混生。

【识别特征】 小乔木或灌木状,小枝暗褐色,托叶细长,开花仍未脱落。叶倒卵状椭圆形或兼有长圆形的叶,顶部渐尖,基部楔尖(嫩叶)至圆或耳垂状(成长叶),叶背有黄或灰白色鳞腺;壳斗外壁密生锐刺;坚果无毛或顶部有疏伏毛。

【药用部位】 种仁、叶、根。

【采收加工】 种仁:8—9月,总苞由青变黄,微裂时采收,剥出种子。叶:6—9月采摘,鲜用或晒干。根:全年可采挖,晒干。

【产地及分布】 国内广布于大别山以南、五岭南坡以北各地。湖南全省散布。

【性味归经】 味苦,性寒,归肺、胃经。

【功用主治】 治肺炎、肺结核、丹毒、疮毒。

【用法用量】 种仁内服:炖服,15~30 g。叶内服:煎汤,15~30 g。根内服:煎汤,15~30 g。根外用:煎水洗。

(1)治失眠:茅栗种仁30 g,莲子(去心)30 g,红枣5~7个,白糖60~120 g,炖服。忌食酸辣、芹菜、萝卜菜。

(2)治丝虫病:茅栗幼树根45 g,淡墨鱼1个(不去骨头)。水煎服,每日1次,发作时服。

35. 青冈

【药材名称】 青冈。

【学名及分类】 *Quercus glauca* Thunb.,为壳斗科栎属植物。

【俗　　　名】 青冈栎、铁橡。

【习性及生境】 生于海拔60~2 600 m的山坡或沟谷,组成常绿阔叶林或常绿阔叶与落叶混交林。

【识别特征】　常绿乔木。小枝无毛。叶片革质,倒卵状椭圆形或长椭圆形,顶端渐尖或短尾状,基部圆形或宽楔形,叶缘中部以上有疏锯齿,叶面无毛,叶背有整齐平伏白色单毛;雄花花序轴被苍色绒毛。壳斗碗形,包着坚果1/3~1/2,被薄毛;小苞片合生成同心环带,环带全缘或有细缺刻,排列紧密。坚果卵形、长卵形或椭圆形,无毛或被薄毛,果脐平坦或微凸起。

【药用部位】　果实、壳斗、树皮、根皮。

【采收加工】　秋季果实成熟时采收,晒干后剥取果仁。

【产地及分布】　国内产陕西、甘肃、江苏、安徽、浙江、江西、福建、台湾、河南、湖北、湖南、广东、广西、四川、贵州、云南、西藏等省区。湖南省内广布。

【性味归经】　果:味苦,性微温。壳斗:味涩,性温。树皮及根皮:味苦,性平。

【功用主治】　果:健脾止泻、收敛止血。壳斗:收敛、止血、止泻。树皮及根皮:收敛、止泻;主治脾虚腹泻、久痢、痔疮出血、脱肛便血、子宫出血、白带、恶疮、痈肿。

【用法用量】　果内服:煎汤,10~15 g。壳斗、树皮、根皮:1~3钱,外用适量煎水洗患处。

36. 水青冈

【药材名称】　水青冈。

【学名及分类】　*Fagus longipetiolata* Seem.,为壳斗科水青冈属植物。

【俗　　名】　棒梗水青冈。

【习性及生境】　生于海拔300~2 400 m山地杂木林中,多见于向阳坡地,与常绿或落叶树混生,常为上层树种。

【识别特征】　高达25 m的乔木,小枝的皮孔狭长圆形或兼有近圆形。叶稀较小,顶部短尖至短渐尖,基部宽楔形或近于圆,有时一侧较短且偏斜,叶缘波浪状,有尖齿;木质增厚;小苞片线状,向上弯钩,下部的较短,与壳壁相同均被灰棕色微柔毛,壳壁的毛较长且密;坚果比壳斗裂瓣稍短或等长,脊棱顶部有狭而略伸延的薄翅。

【药用部位】　果实、壳斗、树皮、根皮。

【采收加工】　秋季果实成熟时采收,晒干后剥取果仁。

【产地及分布】　国内产秦岭以南、五岭南坡以北各地。湖南省内主要分布于炎陵、南岳、衡阳、衡山、祁东、新宁、武冈、慈利、桑植、宜章、道县、江永、宁远、江华、沅陵、芷江、洪江、永顺。

【性味归经】　果:味苦,性微温。壳斗:味涩,性温。树皮及根皮:味苦,性平。

【功用主治】　果:健脾止泻、收敛止血。壳斗:收敛、止血、止泻。树皮及根皮:收敛、止泻;主治脾虚腹泻、久痢、痔疮出血、脱肛便血、子宫出血、白带、恶疮、痈肿。

【用法用量】　果:内服,煎汤,10~15 g。壳斗、树皮、根皮:1~3钱,外用适量煎水洗患处。

榆科

37. 榉树

【药材名称】　榉树。

【学名及分类】　*Zelkova serrata* (Thunb.) Makino,为榆科榉属植物。

【俗　　名】光叶榉、鸡油树、光光榆、马柳光树。

【习性及生境】生于河谷、溪边疏林中,海拔500~1 900 m。

【识别特征】乔木;树皮灰白色或褐灰色;冬芽圆锥状卵形或椭圆状球形。叶薄纸质至厚纸质,大小形状变异很大,卵形、椭圆形或卵状披针形,先端渐尖或尾状渐尖,叶面绿,干后绿或深绿,稀暗褐色,稀带光泽;叶柄粗短,被短柔毛;托叶膜质,紫褐色,披针形。雄花具极短的梗,花被裂至中部,不等大,外面被细毛,退化子房缺;雌花近无梗,外面被细毛,子房被细毛。核果几乎无梗,淡绿色,斜卵状圆锥形,上面偏斜,凹陷,具背腹脊,网肋明显,表面被柔毛,具宿存的花被。

【药用部位】树皮、叶。

【采收加工】树皮:全年均可采收,剥皮,鲜用或晒干。叶:6—10月采收,鲜用或晒干。

【产地及分布】国内产辽宁(大连)、陕西(秦岭)、甘肃(秦岭)、山东、江苏、安徽、浙江、江西、福建、台湾、河南、湖北、湖南和广东。湖南省内主要分布于衡阳、绥宁、新宁、武冈、平江、张家界、慈利、宜章、汝城、双牌、沅陵、保靖、永顺。

【性味归经】味苦,性寒。

【功用主治】清热安胎;主治感冒、头痛、肠胃实热、痢疾、妊娠腹痛、全身水肿、小儿血痢、急性结膜炎。叶可治疗疮。

【用法用量】树皮:内服,煎汤,3~10 g;外用,煎水洗。树叶:内服,煎汤,6~10 g;外用,捣敷。

树皮:

(1)治通身水肿:榉树皮煮汁,日饮。

(2)治小儿痢血:犀角十二分(屑),榉皮二十分(炙,切)。上二味,以水三升,煮取一升,量大小服之。

(3)治蛊吐下血:榉皮(广五寸,长一尺),芦荻根五寸(如足趾大)。以水二升,煮取一升,顿服,即下蛊。一方以水酒共煎服亦得。

(4)治毒气攻手足肿疼:以榉树皮和槲皮,合煮汁如饴糖,以桦皮浓煮汁,绞饮之。

树叶:

治妇人崩中下五色,或赤白不止:榉树叶三两,甘草一两(炙微赤,锉),麦门冬二两半(去心,焙),干姜一两(炮制,锉)。上件药,捣粗罗为散,每服四钱,以水一中盏,入枣三枚,煎至六分去滓,不计时候温服。

38. 榔榆

【药材名称】榔榆。

【学名及分类】*Ulmus parvifolia* Jacq.,为榆科榆属植物。

【俗　　名】小叶榆、秋榆、掉皮榆、豺皮榆、挠皮榆、构树榆、红鸡油。

【习性及生境】生于平原、丘陵、山坡及谷地。喜光,耐干旱,在酸性、中性及碱性土上均能生长,但以气候温暖,土壤肥沃、排水良好的中性土壤为最适宜的生境。

【识别特征】落叶乔木;树冠广圆形,树干基部有时成板状根,树皮灰色或灰褐,红褐色内皮,近平滑,微凹凸不平;当年生枝密被短柔毛,深褐色;冬芽卵圆形,红褐色,无毛。叶质地厚,披针状卵形或窄椭圆形,稀卵形或倒卵形,先端尖或钝,楔形或一边圆,叶面深绿色,有光泽。花秋季开放,花被上部杯状,下部管状,花梗被疏毛。翅果椭圆形或卵状椭圆形,除顶端缺口柱头面被毛外,余处无毛,果翅稍厚。

【药用部位】茎叶、树皮或根皮。

【采收加工】秋季采收,晒干或鲜用。

【产地及分布】 国内分布于河北、山东、江苏、安徽、浙江、福建、台湾、江西、广东、广西、湖南、湖北、贵州、四川、陕西、河南等省区。湖南省内主要分布于长沙、衡阳、衡山、祁东、邵阳、邵东、洞口、武冈、常德、桃江、安化、宜章、祁阳、东安、双牌、江华、保靖。

【性味归经】 味甘、微苦,性寒。

【功用主治】 茎叶:治疮肿、腰背酸痛、牙痛。皮:利水、通淋、消痈。

【用法用量】 内服:煎汤,15~30 g。外用:适量,鲜品捣敷;或研末,水调敷。

茎叶:

(1)治疮肿尚未成脓者:鲜榔榆叶适量,洗净,红糖少许,共捣敷,日换一次。

(2)治腰背酸痛:榔榆茎半两至一两(洗净,切碎),猪脊骨数量不拘,和水、酒适量各半炖服。

(3)治牙痛:榔榆鲜叶煎汤,加醋少许,含漱。

皮:

(1)治乳痈:榔榆根白皮二至三两。水煎服,渣加白糖捣敷患处。

(2)治风毒流注:榔榆干根一至二两。水煎服。

39. 榆树

【药材名称】 榆树。

【学名及分类】 *Ulmus pumila* L.,为榆科榆属植物。

【俗　　　名】 榆、白榆、家榆、钻天榆、钱榆、长叶家榆、黄药家榆。

【习性及生境】 生于海拔1 000~2 500 m以下之山坡、山谷、川地、丘陵及沙岗等处。

【识别特征】 落叶乔木,在干瘠之地长成灌木状;大树之皮暗灰色,不规则深纵裂,粗糙;小枝无毛或有毛,淡黄灰色、淡褐灰色或灰色,有散生皮孔,无膨大的木栓层及凸起的木栓翅;叶椭圆状卵形、长卵形、椭圆状披针形或卵状披针形,先端渐尖或长渐尖,叶面平滑无毛。翅果近圆形,稀倒卵状圆形,除顶端缺口柱头面被毛外,余处无毛,果核部分位于翅果的中部,上端不接近或接近缺口,成熟前后其色与果翅相同,初淡绿色,后白黄色,宿存花被无毛,被(或稀无)短柔毛。

【药用部位】 树皮及根皮、茎皮部的涎汁、花、果实或种子、果实或种子和面粉制成的酱、叶及枝。

【采收加工】 树皮、根皮:春秋季采收;春季或8、9月间割下老枝条,立即剥取内皮晒干。茎皮部的涎汁:四季可采。割破茎皮,收集流出的涎汁。花:3—4月采花。鲜用或晒干。果实或种子:4—6月果实成熟时采收。除去果翅,晒干。果实或种子和面粉制成的酱:取榆仁水浸一伏时,袋盛,揉洗去涎,以蓼汁拌晒,如此4次,同发过面曲,如造酱法,下盐,晒之。制1 kg用酱油2 kg,盐0.5 kg,水2.5 kg。叶:夏秋季采叶。鲜用或晒干。枝:夏秋季收树枝。鲜用或晒干。

【产地及分布】 国内分布于东北、华北、西北及西南各省区。长江下游各省有栽培。湖南省内主要分布于宜章、湘西、保靖。

【性味归经】 树皮、根皮、叶:味甘,性微寒,归肺、脾、膀胱经。茎皮部的涎汁:味甘、性平。花:味甘、微辛,性平。果实或种子:味辛,性温;味甘,性平。

【功用主治】 皮、叶:安神、利小便;用于神经衰弱、失眠、体虚浮肿。内皮:外用治骨折、外伤出血。

【用法用量】 皮、叶:3~5钱。接骨以内皮酒调包敷患处,止血用内皮研粉撒布患处。

皮:

(1)治气淋,寒淋,小腹满及手足冷:榆白皮、当归各半两。上细锉,水一大盏,煎六分,去滓,磨入石燕一枚,顿服。

(2)治身体暴肿满:榆皮捣屑,随多少,杂米作粥食,小便利。

(3)治痈疽发背:榆根白皮(切)清水洗,捣极烂,和香油敷之。留头出气,燥则以苦茶频润,不粘更换新者,将愈,以桑叶捣烂随大小贴之,口合乃止。

(4)治虚劳尿白浊:榆白皮(切)二斤。水二斗,煮取五升,分五服。

(5)治慢性气管炎:榆根白皮12 g,马兜铃、紫菀各9 g。水煎服。

(6)治不得眠:用榆白皮阴干,为末。每日朝、夜用水五合,末三钱,煎如膏服。

(7)治外伤性出血:榆树韧皮,放在75%乙醇中浸泡7日,取出阴干,研细末外用。

(8)治妊娠堕胎后,下血不止:榆白皮(制净,锉碎)、当归(切,焙)各半两。上二味粗捣筛,每服三钱匕,水一盏,生姜三片,同煎至七分,去滓。空心服。

(9)治烧、烫伤:榆树皮10 g,大黄10 g,酸枣树皮10 g。用75%乙醇浸泡48 h过滤,取滤液。用时清洁创面,用喷雾法向患部喷洒。

果实或种子:

(1)治体虚白带:榆钱15~30 g。水煎服。

(2)治疳热瘦悴有虫:榆仁(去皮)、黄连(去头)各一两。上为细末,用猪胆七个,破开取汁,与二药同和入碗内,甄上蒸九日,每日一次,候日数足,研麝香五分,汤浸一宿,蒸饼同和成剂,丸如绿豆大。每服五七丸至一二十丸,米饮下,无时。

酱:

治疮癣:榆仁,作酱涂之,炒陈者尤良。

叶:

(1)治体虚浮肿:榆叶榆树皮各适量。取新鲜鲤鱼250~500 g一条(去肠杂,洗净),将上药塞满鱼腹,水煮。食肉喝汤。

(2)治胆热虚劳不眠:榆叶同酸枣仁等份,蜜丸,日服。

枝:

治气淋,脐下满急切痛:榆枝半两,石燕子三枚。上二味,粗捣筛。每服三钱匕,水一盏,煎至七分,去滓温服,不拘时。

大麻科

40. 紫弹树

【药材名称】 紫弹树。

【学名及分类】 *Celtis biondii* Pamp.,为大麻科朴属植物。

【俗　　名】 沙楠子树、异叶紫弹、毛果朴、全缘叶紫弹树、黑弹朴。

【习性及生境】 生于山坡、山沟及杂木林中。

【识别特征】 落叶小乔木至乔木,树皮暗灰色;当年生小枝幼时黄褐色,至结果时为褐色,有散生皮孔;冬芽黑褐色,芽鳞被柔毛,内部鳞片的毛长而密。叶宽卵形、卵形至卵状椭圆形,基部钝至近圆形,先端渐尖至尾状渐尖,在中部以上疏具浅齿,薄革质,边稍反卷两面被微糙毛;托叶条状披针形,被毛。果序单生叶腋,被糙毛;果幼时被疏或密的柔毛,后毛逐渐脱净,黄色至橘红色,近球形。

【药用部位】 叶、茎枝。

【采收加工】 5—7月采集,鲜用或晒干。
【产地及分布】 国内分布于西南及陕西、甘肃、江苏、安徽、浙江、江西、福建、河南、湖北、湖南、广东、广西等地。湖南全省散布。
【性味归经】 味甘,性寒,归心、胃经。
【功用主治】 清热解毒;主治疮毒溃烂。
【用法用量】 茎叶外用:捣敷或研末调敷。茎枝内服:煎汤,15~30 g。

(1)治痤毒溃烂:紫弹树叶加白糖捣敷患处,每日换2次。
(2)治腰酸背痛:紫弹树茎枝30~60 g,狗脊9~15 g,酒、水各半,炖服。

41. 青檀

【药材名称】 青檀。
【学名及分类】 *Pteroceltis tatarinowii* Maxim.,为大麻科青檀属植物。
【俗　　名】 檀、檀树、翼朴、摇钱树、青壳椰树。
【习性及生境】 常生于山谷溪边石灰岩山地疏林中,海拔100~1 500 m。
【识别特征】 乔木;树皮灰色或深灰色,不规则的长片状剥落;小枝黄绿色,干时变栗褐色,疏被短柔毛,后渐脱落,皮孔明显,椭圆形或近圆形;叶纸质,宽卵形至长卵形,先端渐尖至尾状渐尖,基部不对称,楔形、圆形或截形,边缘有锯齿,叶面绿,幼时被短硬毛,后脱落常残留有圆点,光滑或稍粗糙,叶背淡绿,在脉上有稀疏的或较密的短柔毛,脉腋有簇毛,其余近光滑无毛;叶柄被短柔毛。翅宽,稍带木质,有放射线条纹,果实外面无毛或多少被曲柔毛,常有不规则的皱纹。
【药用部位】 茎、叶。
【采收加工】 10—11月采收。
【产地及分布】 国内产辽宁(大连蛇岛)、河北、山西、陕西、甘肃南部、青海东南部、山东、江苏、安徽、浙江、江西、福建、河南、湖北、湖南、广东、广西、四川和贵州。湖南省内主要分布于衡阳、衡山、邵阳、新宁、城步、平江、常德、石门、桑植、宜章、临武、永州、双牌、江永、江华、怀化、沅陵、会同、吉首、凤凰、保靖、古丈、永顺。
【性味归经】 味苦、辛,性平,归肝经。
【功用主治】 祛风、止痛、止血;主治跌打损伤。
【用法用量】 内服:煎汤,2~3钱;或泡酒服。外用:捣敷或煎水洗。

治大头风、头肿:青檀香叶、山慈姑、母猪藤叶、上树蜈蚣。煎水外洗,病重者捣烂敷患处。

42. 山油麻

【药材名称】 山油麻。
【学名及分类】 *Trema cannabina* var. *dielsiana* (Hand.-Mazz.) C. J. Chen,为大麻科山黄麻属植物。
【俗　　名】 山油桐、野丝棉、山野麻、羊角杯。
【习性及生境】 生于向阳山坡灌丛中,海拔(100~)600~1 100 m。

【识别特征】 小枝紫红色,后渐变棕色,密被斜伸的粗毛。叶薄纸质,叶面被糙毛,粗糙,叶背密被柔毛,在脉上有粗毛;叶柄被伸展的粗毛。雄聚伞花序长过叶柄;雄花被片卵形,外面被细糙毛和多少明显的紫色斑点。

【药用部位】 叶、根。

【采收加工】 春、夏季采集。鲜用或晒干。

【产地及分布】 产江苏南部、安徽(大别山)、浙江、江西、福建、湖北、湖南、广东、广西、四川东部和贵州。湖南全省广布。

【性味归经】 味甘、微苦,性微寒。

【功用主治】 清热解毒、止痛、止血;主治疖毒,并治外伤出血。

【用法用量】 内服:煎汤,9~15 g。外用:适量,鲜品捣敷;或干品研粉调敷。

选方

(1)治疖毒:鲜叶捣烂,加白糖外敷患处,每日一次。

(2)治外伤出血:根或叶晒干研细粉,外敷患处。

43. 葎草

【药材名称】 葎草。

【学名及分类】 *Humulus scandens* (Lour.) Merr.,为大麻科葎草属植物。

【俗　　名】 勒草、葛勒子秧、拉拉藤、锯锯藤。

【习性及生境】 生于路旁、沟边湿地、村寨篱笆上或林缘灌木丛中。

【识别特征】 一年生或多年生草本。缠绕草本,茎、枝、叶柄均具倒钩刺。叶纸质,肾状五角形,掌状基部心脏形,表面粗糙,疏生糙伏毛,背面有柔毛和黄色腺体,裂片卵状三角形,边缘具锯齿;雄花小,黄绿色,圆锥花序;雌花序球果状,苞片纸质,三角形,顶端渐尖,具白色绒毛;子房为苞片包围。瘦果成熟时露出苞片外。

【药用部位】 全草。

【采收加工】 夏秋季选晴天采收全草或割取地上部分,晒干。鲜用生长期随时采。

【产地及分布】 我国除新疆、青海外,南北各地区均有分布。湖南省内主要分布于长沙、衡山、洞口、新宁、慈利、桃江、宜章、东安、吉首、凤凰、花垣。

【性味归经】 味甘、苦,性寒,归肺、肾经。

【功用主治】 清热解毒、利尿通淋;主治肺热咳嗽、肺痈、虚热烦渴、热淋、水肿、小便不利、湿热泻痢、热毒疮疡、皮肤瘙痒。

【用法用量】 内服:煎汤,10~15 g,鲜品30~60 g;或捣汁。外用:捣敷;或煎水熏洗。

选方

(1)治伤寒汗后虚热:葎草(锉),研取生汁。饮一合愈。

(2)治肺结核:葎草、夏枯草、百部各12 g。水煎服。

(3)治膏淋:葎草一斤(洗切)。捣取自然汁,用醋一合匀。每服半盏,连服三服,不计时。

(4)治关节红肿热痛:鲜葎草(捣烂),白糖(或蜂蜜)。调敷患处,干则更换。

(5)治痔疮脱肛:鲜葎草90 g。煎水熏洗。

(6)治瘰疬:葎草鲜叶30 g,黄酒60 g,红糖120 g。水煎,分3次饭后服。

(7)治癞,遍体皆疮者:葎草一担。以水二石,煮取一石,以渍疮。

杜仲科

44. 杜仲

【药 材 名 称】 杜仲。

【学名及分类】 *Eucommia ulmoides* Oliv.，为杜仲科杜仲属植物。

【俗　　　　名】 思仲、思仙、木棉。

【习性及生境】 生长于海拔300~500 m的低山，谷地或低坡的疏林里。

【识别特征】 落叶乔木；树皮灰褐色，粗糙，内含橡胶。嫩枝有黄褐色毛，不久变秃净，老枝有明显的皮孔。芽体卵圆形，外面发亮，红褐色，边缘有微毛。叶椭圆形、卵形或矩圆形，薄革质；基部圆形或阔楔形，先端渐尖；上面暗绿色，初时有褐色柔毛，不久变秃净，老叶略有皱纹，下面淡绿，初时有褐毛，以后仅在脉上有毛；边缘有锯齿；叶柄上面有槽，被散生长毛。花生于当年枝基部，雄花无花被；花梗无毛；苞片倒卵状匙形，顶端圆形，边缘有睫毛，早落；雄蕊无毛，雌花单生，苞片倒卵形，子房无毛，子房柄极短。翅果扁平，长椭圆形，种子扁平，线形，两端圆形。

【药 用 部 位】 树皮、叶。

【采 收 加 工】 树皮：选栽培10~20年的杜仲树，6—7月高温湿润季节，用半环剥法或环剥法剥取树皮。剥皮宜选多云或阴天，不宜在雨天及炎热的晴天进行。剥下树皮后用开水烫泡，将皮展平，把树皮内面相对叠平，压紧，四周上、下用稻草包住，使其发汗，经一周后，内皮略呈紫褐色，取出，晒干，刮去粗皮，修切整齐，贮藏。叶：10—11月采收晒干。

【产地及分布】 国内分布于陕西、甘肃、河南、湖北、四川、云南、贵州、湖南及浙江等地区，现各地广泛栽种。湖南全省散布。

【性 味 归 经】 树皮：味甘、微辛，归肝、肾经；叶：味微辛，性温，归肝、肾经。

【功 用 主 治】 主治肾虚腰痛、风冷伤肾、腰背虚痛、病后虚汗及日中流汗、产后诸疾及胎体不安。

【用 法 用 量】 树皮内服：煎汤，6~15 g；或浸酒；或入丸、散。叶内服：煎汤，15~30 g。

树皮：

(1)治肾虚腰痛如折，起坐艰难，俯仰不利，转侧不能：杜仲(姜汁炒)十六两，胡桃肉二十个，补骨脂(酒浸炒)八两，大蒜(熬膏)四两。为细末，蒜膏为丸。每服三十丸，空腹温酒送下，妇人淡醋汤送下。

(2)治中风筋脉挛急，腰膝无力：杜仲(去粗皮，炙，锉)一两半，芎䓖一两，附子(炮裂，去皮、脐)半两。上三味，锉如麻豆，每服五钱匕，水二盏，入生姜一枣大，拍碎，煎至一盏，去滓。空心温服，如人行五里再服，汗出慎外风。

(3)治妇人胞胎不安：杜仲不计多少(去粗皮，细锉，瓦上焙干)。捣罗为末，煮枣肉糊丸，如弹子大。每服一丸，嚼烂，糯米汤下。

(4)治高血压病：杜仲、黄芩、夏枯草各15 g。水煎服。

(5)治霍乱转筋：杜仲(去皮，锉，炒)一两一分，桂(去粗皮)一两，甘草(炙，锉)一分。上三味，粗捣筛。每服三钱匕，生姜三片，水一盏，煎至六分，去滓温服。

(6)治肾炎：杜仲、盐肤木根二层皮各30 g，加猪肉酌量炖服。

桑科

45. 构

【药 材 名 称】构树。

【学名及分类】*Broussonetia papyrifera* (L.) L'Hér. ex Vent.，为桑科构属植物。

【俗　　　名】褚桃、褚、谷桑、谷树等。

【习性及生境】生于海拔1 200 m以下的山坡林缘、村旁、石灰岩山地。

【识别特征】落叶乔木;树皮暗灰色;小枝密生柔毛。叶螺旋状排列,广卵形至长椭圆状卵形,先端渐尖,基部心形,两侧常不相等,边缘具粗锯齿;托叶大,卵形,狭渐尖。花雌雄异株;雄花序为柔荑花序,粗壮,苞片披针形,被毛,花药近球形,退化雌蕊小;雌花序球形头状,苞片棍棒状,顶端被毛,花被管状,顶端与花柱紧贴,子房卵圆形,柱头线形,被毛。聚花果成熟时橙红色,肉质;瘦果具与等长的柄,表面有小瘤,龙骨双层,外果皮壳质。

【药 用 部 位】乳液、根皮、树皮、叶、果实、种子。

【采 收 加 工】夏秋采乳液、叶、果实及种子;冬春采根皮、树皮,鲜用或阴干。

【产地及分布】国内产我国南北各地。湖南全省广布。

【性 味 归 经】果实:味甘,性寒,归肝、脾经。枝条:味甘,性平。嫩根或根皮:味甘,性微寒。茎部乳汁:味甘,性平。叶:味甘,性凉。

【功 用 主 治】果实:补肾、强筋骨、明目、利尿;用于腰膝酸软、肾虚目昏、阳痿、水肿。叶:清热、凉血、利湿、杀虫;用于鼻衄、肠炎、痢疾。皮:利尿消肿、祛风湿;用于水肿、筋骨酸痛,外用治神经性皮炎及癣症。

【用 法 用 量】果实:2~4钱。叶:3~5钱。皮:3~5钱,外用割伤树皮取鲜浆汁外擦。

(1)治脾、肾、肝三脏阴虚,吐血咯血,骨蒸夜汗,口苦烦渴,梦中遗精;或大便虚燥,小便淋涩,或眼目昏花,风泪不止:褚实(赤者)一斗。取黑豆一斗,煮汁,去豆取汁,浸褚实子一日,晒干,再浸再晒。以豆汁渗尽为度,再晒燥。配枸杞子三升,俱炒微焦,研为细末。每早用白汤调服五钱。

(2)治目昏:褚实、荆芥穗、地骨皮各等份。上为细末,炼蜜为丸,桐子大,每服二十丸,米汤下。

(3)治肝热生翳,气翳细点,亦治小儿翳眼:褚实子研细,蜜汤调下,食后服。

(4)治水气臌胀,洁净腑:褚实子一斗(水二斗熬成膏子),另白丁香一两半,茯苓三两(去皮)。为细末,用褚实膏为丸,如桐子大。不计丸数,从少至多,服至小便清利及腹胀减为度。

(5)治水肿:褚实子6 g,大腹皮9 g,水煎服。

(6)治喉痹喉风:褚桃(阴干),每用一个为末,井花(华)水服之,重者两个。

(7)治骨鲠:褚实子(为末)一两,霜梅肉三两。上为丸,弹子大,噙化咽下。

(8)治石疽,状如痤疖而皮厚,亦治金疮:捣穀子敷之。

(9)去皯皱,悦皮肤:褚桃儿、土瓜根、商陆各等份。上为细末,每日早晨用少许常洗擦患处。

46. 楮

【药材名称】 楮。
【学名及分类】 *Broussonetia × kazinoki* Sieb.，为桑科构属植物。
【俗　　名】 小构树等。
【习性及生境】 多生于中海拔以下，低山地区山坡林缘、沟边、住宅近旁。
【识别特征】 灌木；小枝斜上，幼时被毛，成长脱落。叶卵形至斜卵形，先端渐尖至尾尖，基部近圆形或斜圆形，边缘具三角形锯齿，表面粗糙，背面近无毛；托叶小，线状披针形，渐尖。花雌雄同株；雄花序球形头状，花药椭圆形；雌花序球形，被柔毛，花被管状，顶端齿裂，或近全缘，花柱单生，仅在近中部有小突起。聚花果球形；瘦果扁球形，外果皮壳质，表面具瘤体。
【药用部位】 全株、根或根皮、叶、树汁。
【采收加工】 根或根皮：春季挖嫩根，或秋季挖根。剥取根皮，鲜用或晒干。叶：全年均可采收。鲜用或晒干。树汁：春秋季割开树皮，流出乳汁干后取下。
【产地及分布】 国内产华中、华南、西南等地。湖南全省广布。
【性味归经】 全株或根或根皮：味甘、淡，性平，归肝、脾、膀胱经。叶：味淡，性凉。树汁：味涩，性凉。
【功用主治】 根：敛肺止咳、凉血散瘀、清热利湿；主治咳嗽、吐血、崩漏、水肿、跌打损伤。叶：凉血止血、利尿、祛风解毒、降血压；主治吐血、衄血、崩漏、金疮出血、水肿、疝气、痢疾、泄泻、虫毒、皮肤病、高血压、风湿痹痛。树汁：利尿、杀虫止痒、解毒；主治水肿、疮癣、虫咬、湿疹。
【用法用量】 根内服，煎汤，30~60 g。叶内服，煎汤，3~6 g；捣汁或入丸、散。叶外用：捣敷。树汁内服，适量，冲服。树枝外用，涂。

根：

(1)治肺虚咳嗽：纱纸树根60 g，五指牛奶根60 g，柠檬叶3张。水煎服，或同猪肺煲服。

(2)治肺脓疡：楮树根皮500 g，洗净，切碎，加水2 000 ml，煎至1 000 ml，分3次服完。此为一日量。

(3)治水肿，筋骨酸痛：构树根白皮9~15 g。煎服。

(4)治小儿无辜疳痢：漏芦一两，猪肝一两（煿干），楮树根白皮一两（锉）。上为末，炼蜜和捣一二百杵，丸如弹子大。每服，温水研一丸，不计时候，量儿大小，分减服之。

叶：

(1)治鼻衄数升不断者：楮叶捣取汁饮三升，不止再三饮。久衄亦瘥。

(2)治酒毒吐血：楮叶捣绞取汁，不计时候，服一小盏。

(3)治通身水肿：楮枝叶煎汁如饧，空腹服一匕，日三服。

(4)治木肾：采雄楮树叶晒干，为末，酒糊为丸。空心盐汤送下。

(5)治小便白浊：构叶为末，蒸饼为丸，如梧桐子大。每服三十丸，白汤下。

(6)治小儿赤白痢，渴，及得水饮又呕逆：构叶炙令黄香，用饮浆水半升浸之，候水绿色，去叶，以木瓜一个，切碎，纳叶汁中，煮三二沸，去木瓜，放温细细服。

(7)治慢性风湿性关节炎：鲜楮树嫩叶30 g，油、盐炒熟当菜吃或煎汤日服。

(8)治一切眼翳：三月收榖木软叶，晒干为末，入麝香少许，每以黍米大注眦内。

(9)治鱼骨鲠咽：楮叶捣汁啜之。

(10)治蝮蛇毒：生麻、楮叶合捣，以水绞去滓渍之。

(11)治坐骨神经痛：榖树叶120 g，艾叶60 g。煎汤熏洗。

(12)治瘘管：构树叶1张，洗净，消毒，卷成条状，徐徐插进瘘管内，每日换药1次。

树汁:

(1)治天行后两胁胀满,水肿:榖枝汁服。

(2)治小儿癣久不瘥:楮树白汁涂之。

(3)治蝎螫人,痛不止:榖树白汁,涂之,立差。

(4)治神经性皮炎,下肢湿疹:楮树浆涂患处,每日2次。

47. 无花果

【药材名称】 无花果。

【学名及分类】 *Ficus carica* L.,为桑科榕属植物。

【俗　　　名】 阿驵、阿驿、映日果、优昙钵、蜜果、文仙果、奶浆果、品仙果、红心果。

【习性及生境】 栽培植物。

【识别特征】 落叶灌木,多分枝;树皮灰褐色,皮孔明显;小枝直立,粗壮。叶互生,厚纸质,广卵圆形,边缘具不规则钝齿,表面粗糙,背面密生细小钟乳体及灰色短柔毛,基部浅心形;叶柄粗壮;托叶卵状披针形,红色。雌花花被与雄花同,子房卵圆形,光滑,花柱侧生,线形。榕果单生叶腋,大而梨形,顶部下陷,成熟时紫红色或黄色,卵形;瘦果透镜状。

【药用部位】 根、茎、叶。

【采收加工】 7—10月果实呈绿色时,分批采摘;或拾取落地的未成熟果实,鲜果用开水烫后,晒干或烘干。本品易霉蛀,需贮藏干燥处或石灰缸内。

【产地及分布】 原产地中海沿岸。分布于土耳其至阿富汗。我国唐代即从波斯传入,现南北均有栽培,新疆南部尤多。湖南省内主要分布于祁东、武冈、桑植、洪江、花垣。

【性味归经】 味苦,性凉,归肺、肝、胃经。

【功用主治】 清热解毒、止血;主治风湿痹痛、乳痛、哮喘。

【用法用量】 内服:煎汤,9~15 g,大剂量可用至30~60 g;或生食鲜果1~2枚。外用:煎水洗;研末调敷或吹喉。

选方

(1)治咽痛:无花果7个,金银花15 g水煎服。

(2)治干咳,久咳:无花果9 g,葡萄干15 g,甘草6 g。水煎服。

(3)治缺乳:无花果120 g,奶参120 g,墨鱼角30 g。炖五花肉服。

(4)治大便秘结:鲜无花果适量,嚼食;或干果捣碎煎汤,加生蜂蜜适量,空腹时温服。

(5)治消化不良性腹泻:炒无花果、炒山楂、炒鸡内金各9 g,厚朴4.5 g。煎服。

(6)治慢性痢疾:炒无花果15 g,石榴皮9 g。煎服。

(7)治筋骨疼痛:无花果(或根)15 g,煮鸡蛋吃。

(8)治阳痿:无花果鲜果10个,猪瘦肉250 g共煮,吃肉喝汤。

(9)治胃癌,肠癌:每日餐后生食5枚鲜无花果;或干果20 g,水煎服。

(10)治食管癌:鲜无花果500 g,猪瘦肉100 g。炖30 min,服汤食肉。

48. 异叶榕

【药材名称】 异叶榕。

【学名及分类】 *Ficus heteromorpha* Hemsl.,为桑科榕属植物。

【俗　　　名】 异叶天仙果。

【习性及生境】 生于山谷、水边、林间湿地。

【识别特征】 落叶灌木或小乔木;树皮灰褐色;小枝红褐色,节短。叶多形,琴形、椭圆形、椭圆状披针形,先端渐尖或为尾状,基部圆形或浅心形,表面略粗糙,背面有细小钟乳体,全缘或微波状,基生侧脉较短,红色;叶柄红色;托叶披针形。榕果成对生短枝叶腋,稀单生,无总梗,球形或圆锥状球形,光滑,成熟时紫黑色;雄花散生内壁,匙形;子房光滑,花柱短。瘦果光滑。

【药用部位】 枝叶根、果实。

【采收加工】 枝叶根:全年可采,鲜用或晒干。果实:夏秋季采收,鲜用或晒干。

【产地及分布】 国内广泛分布于长江流域中下游及华南地区,北至陕西、湖北、河南。湖南全省广布。

【性味归经】 枝叶根:味苦、涩,性凉,归肝、肺经;果实:味甘、酸,性温,归脾、胃经。

【功用主治】 枝叶根:祛风除湿、化痰止咳、活血止痛、解毒;主治风湿痹痛、咳嗽、跌打损伤、毒蛇咬伤。果实:补血、下乳;主治脾虚食少、缺乳。

【用法用量】 内服:干品30~60 g,鲜品250~500 g,炖肉。

(1)治风湿性关节痛,跌打损伤:异叶天仙果根皮15 g,凌霄花根15 g,牛膝9 g,煎水洗或浸酒服。

(2)治咳嗽:异叶天仙果茎、叶30 g,矮地茶15 g,煎水服。久咳兑蜜糖。

(3)治蛇咬伤:异叶天仙果全株煎水洗,亦可内服。

49. 薜荔

【药材名称】 薜荔。

【学名及分类】 *Ficus pumila* L.,为桑科榕属植物。

【俗　　名】 王不留行、凉粉果、爬墙虎、木馒头、木莲、络石藤、风不动。

【习性及生境】 生于海拔200~1 400 m的山地、丘陵、树上、石上。

【识别特征】 攀缘或匍匐灌木,叶两型,不结果枝节上生不定根,叶卵状心形,薄革质,尖端渐尖,叶柄很短;结果枝上无不定根,革质,卵状椭圆形,先端急尖至钝形,基部圆形至浅心形,全缘,上面无毛,背面被黄褐色柔毛;托叶披针形,被黄褐色丝状毛。榕果单生叶腋,瘿花果梨形,雌花果近球形;雄花,生榕果内壁口部,多数,排为几行,有柄;瘿花具柄,线形,花柱侧生,短;瘦果近球形,有黏液。

【药用部位】 果、根、茎叶。

【采收加工】 果:花序托成熟后采摘,纵剖成2~4片,除去花序托内细小的瘦果,晒干。根:秋冬季采收,鲜用或晒干。茎叶:常年均可采取其带叶的茎枝,鲜用或晒干。

【产地及分布】 国内产福建、江西、浙江、安徽、江苏、台湾、湖南、广东、广西、贵州、云南东南部、四川及陕西。北方偶有栽培。湖南省内主要分布于长沙、南岳、衡山、祁东、洞口、绥宁、新宁、桑植、宜章、资兴、零陵、祁阳、东安、江永、溆浦、通道、洪江、泸溪。

【性味归经】 果:味甘、性平,归肾、胃、大肠经。根:味苦,性寒。茎叶:味酸,性凉。

【功用主治】 果:补肾固精、活血、催乳;用于遗精、阳痿、乳汁不通、闭经、乳糜尿。根:祛风除湿、舒筋通络;治头痛眩晕、关节风湿痛、产后风。茎叶:祛风除湿、活血通络、解毒消肿;主治风湿痹痛、坐骨神经痛、泻痢、尿淋、水肿、疟疾、闭经、产后瘀血腹痛、咽喉肿痛、睾丸炎、漆疮、痈疮肿毒、跌打损伤。

【用法用量】 根内服:煎汤,9~15 g,鲜品加倍。茎叶内服:煎汤,9~15 g(鲜品60~90 g);捣汁、浸酒或研末。茎叶外用:茎叶捣汁涂或煎水熏洗。

茎叶：

（1）治风湿关节痛：①薜荔茎、南天竹根各30 g。水煎服。②小薜荔60 g，金樱子、南蛇藤、鸡血藤各9 g。水煎服。

（2）治坐骨神经痛：①薜荔茎、柘树根各30 g，南蛇藤根9~15 g。水煎服。②小薜荔、楤木各60 g。水煎服。

（3）治手指挛曲：薜荔枝叶梗，每斤加川椒三两，侧柏叶四两。煎浓汁，久洗自然伸直。

（4）治血淋痛：涩木莲藤叶一握，甘草（炙）一分。日煎服之。

（5）治水肿：小薜荔、茵陈、白毛藤各31 g。水煎，酌加冰糖，分早、晚服。

（6）治疟疾：薜荔茎60 g，香附、叶下珠各30 g。水煎服。

（7）治先兆流产：薜荔鲜枝叶（不结果的幼枝）30 g，荷叶蒂7个，苎麻根3 g。水煎去滓，加鸡蛋3个，同煮服。或单用薜荔枝叶亦可。

（8）治呕吐：薜荔藤30 g。水煎服。

（9）治发背诸疮痈初起：薜荔二两，金银花三两，生黄芪一两，生甘草二钱。水数碗，煎一碗，渣再煎一剂，（服）即消。

（10）治发背：薜荔叶。上一味，不拘多少，阴干，捣罗为散。每服三钱匕，水一盏，煎五七沸，温服。更用叶煎汤，洗疮甚妙。

（11）治皮破出血：薜荔鲜叶，加白糖，捣敷患处。

（12）治跌打损伤：薜荔茎60 g，变叶榕根30 g，酌加酒水煎服；另取茎、叶1 000 g酌加酒水煎汤熏洗，或炒焦研末调酒敷伤部。

50. 珍珠莲

【药 材 名 称】珍珠莲。

【学名及分类】*Ficus sarmentosa* var. *henryi* (King et Oliv.) Corner，为桑科榕属植物。

【俗　　　名】凉粉树、冰粉树、岩石榴。

【习性及生境】生于低山疏林或山麓、山谷及溪边树丛中。

【识 别 特 征】木质攀缘匍匐藤状灌木，幼枝密被褐色长柔毛，叶革质，卵状椭圆形，先端渐尖，基部圆形至楔形，表面无毛，背面密被褐色柔毛或长柔毛，小脉网结成蜂窝状；叶柄被毛。榕果成对腋生，圆锥形，表面密被褐色长柔毛，成长后脱落，顶生苞片直立，基生苞片卵状披针形。榕果无总梗或具短梗。

【药 用 部 位】根、藤。

【采 收 加 工】全年均可采收，洗净，切片，鲜用或晒干。

【产地及分布】国内分布于华东、华中、华南和西南各地。湖南省内主要分布于长沙、炎陵、南岳、衡山、邵阳、隆回、洞口、绥宁、新宁、武冈、桑植、桃江、安化、宜章、东安、蓝山、沅陵、会同、新晃、芷江、通道、洪江、凤凰、保靖、古丈。

【性 味 归 经】味微辛，性平。

【功 用 主 治】祛风除湿、消肿止痛、解毒杀虫；主治风湿关节痛、脱臼、乳痈、疮疖、癣症。

【用 法 用 量】内服：煎汤，30~60 g。外用：适量，捣敷；或和米汤磨汁敷。

（1）治慢性关节痛风：珍珠莲藤或根、钻地风根、毛竹根各60~90 g，白牛膝30~120 g，丹参30~60 g，水煎，冲黄酒，早晚空腹服。

（2）治乳痈：珍珠莲鲜根30~60 g。煎服。

（3）治疮疖，藓：珍珠莲鲜根适量，加米汤磨汁。外敷患处。

51. 爬藤榕

【药材名称】　爬藤榕。

【学名及分类】　*Ficus sarmentosa* var. *impressa*（Champ.）Corner，为桑科榕属植物。

【俗　　　名】　纽榕。

【习性及生境】　常攀缘于树上、岩石上或陡坡峭壁及屋墙上。

【识别特征】　藤状匍匐灌木。叶革质，披针形，先端渐尖，基部钝，背面白色至浅灰褐色，侧脉网脉明显；榕果成对腋生或生于落叶枝叶腋，球形，幼时被柔毛。

【药用部位】　根、茎。

【采收加工】　全年均可采收，鲜用或晒干。

【产地及分布】　国内分布于华东、华中、华南和西南等地。湖南省内主要分布于南岳、隆回、洞口、新宁、武冈、平江、石门、慈利、桑植、宜章、双牌、怀化、洪江、泸溪、永顺、龙山。

【性味归经】　味辛、甘，性温，归肝、心、胃经。

【功用主治】　祛风除湿、行气活血、消肿止痛；主治风湿痹痛、神经性头痛、小儿惊风、胃痛、跌打损伤。

【用法用量】　内服：水煎或炖肉，30~60 g。

（1）治慢性关节痛风：用爬藤榕根或藤、钻根风根、毛竹根各60~90 g，白牛膝，丹参各30 g~60 g。水煎，冲黄酒，早、晚饭前各服一次。

（2）治消化不良，胃痛：爬藤榕干根15~30 g。水煎服。

（3）治跌打损伤：爬藤榕鲜根30 g，积雪草30 g。水煎服。

（4）治气血亏虚，疲劳腰痛，四肢酸重：爬藤榕干根30 g，配猪脚节炖服。

52. 竹叶榕

【药材名称】　竹叶榕。

【学名及分类】　*Ficus stenophylla* Hemsl.，为桑科榕属植物。

【俗　　　名】　竹叶牛奶子。

【习性及生境】　常生于沟旁堤岸边。

【识别特征】　小灌木；小枝散生灰白色硬毛，节间短。叶纸质，干后灰绿色，线状披针形，先端渐尖，基部楔形至近圆形，表面无毛，背面有小瘤体，全缘背卷；托叶披针形，红色，无毛；榕果椭圆状球形，表面稍被柔毛，成熟时深红色；雄花和瘿花同生于雄株榕果中，雄花，生内壁口部，有短柄，卵状披针形，红色，瘿花，具柄，倒披针形，内弯，子房球形，花柱短，侧生；瘦果透镜状，顶部具棱骨，一侧微凹入，花柱侧生，纤细。

【药用部位】　根、茎、全株。

【采收加工】　春秋季采收，洗净切片，晒干。

【产地及分布】　产福建、台湾、浙江（龙泉、丽水）、湖南（保靖、洞口）、湖北、广东（从化、大埔、阳山、连山）、海南、广西（大苗山、天峨）、贵州（松桃、榕江、独山、安龙）。

【性味归经】 味甘、苦,性温,归肺、胃、肝、肾经。

【功用主治】 祛痰止咳、行气活血、祛风除湿;用于咳嗽、胸痛、跌打肿痛、肾炎、风湿骨痛、乳少。

【用法用量】 内服:煎汤,15~30 g。外用:适量捣敷;或煎水外洗。

(1)治胎动不安,乳汁少:竹叶榕30~60 g。水煎服。

(2)治乳汁稀少:竹叶榕根30~60 g,猪脚酌量。同炖服。

(3)治肾炎:竹叶榕茎15~30 g。水煎服,日服3次。

(4)治妊娠斑久不退:竹叶榕6 g,何首乌15 g。煮米汤服。

(5)治跌打肿痛,咳嗽胸痛,产后缺乳:竹叶榕根15~30 g。水煎服。

(6)治急性乳腺痈:竹叶榕鲜叶,捣烂敷。

(7)治疮疖肿毒:竹叶榕全株,煎水洗。

53. 石榕树

【药材名称】 石榕树。

【学名及分类】 *Ficus abelii* Miq.,为桑科榕属植物。

【俗　　名】 牛奶子。

【习性及生境】 生于海拔1 000 m以下的山地溪边灌木丛中。

【识别特征】 常绿灌木;树皮深灰色;小枝,叶柄密生灰白色粗短毛。叶纸质,窄椭圆形至倒披针形,先端短渐尖至急尖,基部楔形,全缘,表面散生短粗毛,成长脱落,背面密生黄色或灰白色短硬毛和柔毛,基生侧脉对生;叶柄被毛;托叶披针形,微被柔毛。榕果单生叶腋,近梨形,成熟时紫黑色或褐红色,密生白色短硬毛,顶部脐状突起,基部收缩为短柄;雄花散生;瘿花同生,花被合生,子房球形,略具小瘤点,花柱侧生,短;雌花无花被,柱头线形。瘦果肾形,外有一层泡状黏膜包着。

【药用部位】 根茎、叶。

【采收加工】 采叶,晒干。

【产地及分布】 产江西、福建、广东、广西、云南、贵州、四川、湖南。湖南省内分布于南岳、衡山、祁东、邵阳、隆回、洞口、绥宁、城步、武冈、宜章、江华、会同、洪江。

【性味归经】 味苦、性凉,归肺、肝、胃经。

【功用主治】 根茎:主治风湿痹痛、乳痛、哮喘。叶:清热解毒、止血。

【用法用量】 10~30 g,煎服。

治乳痈,刀伤:外用鲜叶捣烂敷患处。

54. 地果

【药材名称】 地瓜榕。

【学名及分类】 *Ficus tikoua* Bur.,为桑科榕属植物。

【俗　　名】 地石榴、地瓜、地枇杷。

【习性及生境】 生于海拔1 000 m以下的荒坡、路边、石缝中。

【识别特征】常绿匍匐木质藤本,茎上生细长不定根,节膨大;幼枝偶有直立的,叶坚纸质,倒卵状椭圆形,先端急尖,基部圆形至浅心形,边缘具波状疏浅圆锯齿,基生侧脉较短,侧脉3~4对,表面被短刺毛,背面沿脉有细毛;托叶披针形,被柔毛。榕果成对或簇生于匍匐茎上,球形至卵球形,基部收缩成狭柄,成熟时深红色,表面多圆形瘤点;雄花生榕果内壁孔口部,无柄;雌花生另一植株榕果内壁,有短柄。无花被,有黏膜包被子房。瘦果卵球形,表面有瘤体,花柱侧生,长,柱头2裂。

【药用部位】茎叶、隐花果、根。

【采收加工】9—10月份采割。洗净晒干。

【产地及分布】产湖北(南漳、十堰、宜昌以西)、广西(大苗山)、贵州(纳雍)、云南、西藏(东南部)、四川(木里、屏山等)、甘肃、陕西南部。湖南全省散布。

【性味归经】茎叶:味苦、性寒。隐花果:味甘,性微寒。根:味苦、涩,性凉,归脾、肾经。

【功用主治】茎叶:清热利湿、活血通络、解毒消肿;主治肺热咳嗽、痢疾、水肿、黄疸、小儿消化不良、风湿疼痛、经闭、带下、跌打损伤、痔疮出血、无名肿毒。隐花果:清热解毒、涩精止遗;主治咽喉肿痛、遗精滑精。根:清热利湿、消肿止痛;主治泄泻、痢疾、黄肿、风湿痹痛、遗精、白带、瘰疬、痔疮、牙痛、跌打伤痛。

【用法用量】茎叶:内服煎汤,15~30 g;外用捣敷;或煎水洗。隐花果:内服煎汤,9~30 g;或用开水泡饮。根:内服煎汤,30~60 g。

茎叶:

(1)治慢性支气管炎:地枇杷、蜂蜜各30 g,用炼蜜制成小蜜丸。日服3次,每次服6 g。

(2)治痢疾,跌打损伤,水肿:地枇杷嫩叶尖30 g,仙鹤草、蒲公英各15 g。水煎服。

(3)治急性胃肠炎,小儿消化不良:地枇杷1 500 g,加水10L,煎至3 000 ml。成人每次服100 ml,每日2次,小儿消化不良每次服20~30 ml。

隐花果:

(1)治咽喉肿痛:嫩地枇杷果晒干。每次9 g,泡开水,随时服用。

(2)治梅毒:地瓜30 g,野枇杷30 g,大麦冬15 g,小麦冬21 g。水煎服。

根:

(1)治腹泻,红痢:地瓜根、红六合草、臭椿根各60 g。煎水内服。

(2)治久年不治的水积黄肿病:地瓜根60 g,麦斗草60 g,佛顶珠60 g。炖猪心、猪肺兑糖服。

(3)治内、外痔疮:鲜地瓜根500 g,苦参60 g,爬墙果60 g。炖猪大肠头服。

55. 桑

【药材名称】桑。

【学名及分类】*Morus alba* L.,为桑科桑属植物。

【俗　　名】家桑、桑树等。

【习性及生境】生于海拔900 m以下的丘陵、山坡、村旁、田野、溪边或山地疏林中。

【识别特征】落叶乔木或为灌木,树皮厚,灰色,具不规则浅纵裂;小枝有细毛。叶卵形或广卵形,先端急尖、渐尖或圆钝;叶柄具柔毛;托叶披针形,早落,外面密被细硬毛。花单性,腋生或生于芽鳞腋内,与叶同时生出;雄花序密被白色柔毛。花被片宽椭圆形,淡绿色。花丝在芽时内折,花药球形至肾形,纵裂;雌花序被毛,总花梗被柔毛,雌花无梗,花被片倒卵形,顶端圆钝,外面和边缘被毛,两侧紧抱子房,无花柱,柱头内面有乳头状突起。聚花果卵状椭圆形,成熟时红色或暗紫色。

【药用部位】 叶、根皮、树皮、嫩枝、果穗。

【采收加工】 叶:冬至春初或农历10—11月霜降后采叶,也有5—6月采叶者。摘取肥大的叶,去净枝干,阴干或晒干。根皮:秋末叶落时至次春发芽前采挖根部,趁新鲜时除去泥土及须根,刮去黄棕色粗皮(栓皮),纵向剥开皮部,剥取白色内皮晒干。嫩枝:5—6月采收,略晒,趁新鲜时切成长30~60 cm的段或斜片,晒干。果穗:5—6月当桑的果穗变红色时采收,晒干或蒸后晒干。

【产地及分布】 本种原产我国中部和北部,现由东北至西南各省区,西北直至新疆均有栽培。湖南省内主要分布于长沙、祁东、邵阳、邵东、隆回、湘阴、赫山、桃江、安化、东安、道县、沅陵、洪江、永顺。

【性味归经】 叶:味苦、甘,性寒,归肺、肝经;根皮:味甘、辛,性寒,归肺、脾经;树皮:味苦,性微寒;嫩枝:味苦,性平,归肝经;果穗:味甘、酸,性寒,归肝、肾经。

【功用主治】 叶:疏风散热、清肝明目;主治风热感冒、肺热燥咳、风温初起、头晕头痛、汗出恶风、目赤昏花、咽干口渴、风痹、下肢象皮肿、霍乱转筋、大肠脱肛、手足麻木、烫伤疮、糖尿病。皮:泻肺平喘、利水消肿;主治肺热喘咳、水饮停肺、胀满喘急、水肿、脚气病、小便不利。嫩枝:祛风湿、通经络、行水气;主治风湿痹痛、中风半身不遂、水肿脚气、肌体风痒。果穗:滋阴养血、生津、润肠;主治肝肾不足和血虚精亏的头晕目眩、耳鸣、须发早白、失眠、消渴、腰酸、肠燥便秘、秃疮。

【用法用量】 叶:内服煎汤,4.5~9.0 g,或入丸、散;外用煎水洗或捣敷。根皮:内服煎汤,9~15 g,或入散剂;外用捣汁涂或煎水洗。嫩枝:内服煎汤,15~30 g;外用煎水熏洗。果穗:内服煎汤10~15 g,或熬膏、浸酒、生啖,或入丸、散;外用浸水洗。

叶:

(1)治太阴风温,但咳,身不甚热,微渴者:杏仁二钱,连翘一钱五分,薄荷八分,桑叶二钱五分,菊花一钱,苦梗二钱,甘草八分(生),苇根二钱。水二杯,煮取一杯。日二服。

(2)治风眼下泪:腊月不落桑叶,煎汤日日温洗。

(3)治天行时眼,风热肿痛,目涩眩赤:铁扇子二张……以滚水冲半盏,盖好,候汤温,其色黄绿如浓茶样为出味。然后洗眼,拭干。隔一二时,与汁隔水炖热,再洗,每日洗三五次。

(4)治肝阴不足,眼目昏花,咳久不愈,肌肤甲错,麻痹不仁:嫩桑叶(……去蒂,洗净,晒干,为末)一斤,黑胡麻子(淘净)四两。将胡麻擂碎,熬浓汁,和白蜜一斤,炼至滴水成珠,入桑叶末为丸,如梧桐子大。每服三钱,空腹时盐汤、临卧时温酒送下。

皮:

(1)治小儿肺盛,气急喘嗽:地骨皮、桑白皮(炒)各一两,甘草(炙)一钱。锉散,入粳米一撮,水二小盏,煎七分。食前服。

(2)治肺气喘急,坐卧不安:桑根白皮(锉),甜葶苈(隔纸炒)。上二味等份,粗捣筛,每服三钱匕,水一盏,煎至六分,去滓。食后温服,微利为度。

(3)治水肿通身皆肿:桑根白皮(炙黄色,锉)五两,吴茱萸(水浸一宿,炒干)二两,甘草(炙)一两。上三味咬咀如麻豆。每服五钱匕,用水二盏,生姜一枣大(切),饴糖半匙,煎至一盏,去滓。温服,日再。

(4)治咳嗽甚者,或有吐血殷鲜:桑根白皮一斤(米泔浸三宿,净刮上黄皮,锉细),入糯米四两(焙干),一处捣为末。每服米饮调下一两。

(5)治腰脚疼痛,筋脉挛急,不得屈伸,坐卧皆难:桑根白皮一两(锉),酸枣仁一两(微炒),薏苡一两。上件药,捣筛为散。每服四钱,以水一中盏,煎至六分,去滓。每于食前温服。

(6)治血脉虚极,发鬓不得润泽:桑根白皮(锉)一斤(升),柏叶适量。上以水三斗淹浸,煮五六沸。沐头,数数为之,发即润泽。

(7)治蜈蚣、蜘蛛毒:桑白皮捣汁敷立效。

枝:

(1)治风热臂痛:桑枝一小升。细切,炒香,以水三大升,煎取二升。一日服尽,无时。

(2)治脚气肿痛,行履不得:桑枝二斤,枳壳、槐树皮(各)一斤,柳枝三斤。上件药,细锉和匀,每度用药半斤,以水三斗,煎煮二斗,去滓,看冷暖,于避风处淋蘸。

治偏风及一切风:桑枝(锉)一大升,以水一大斗,煎取二大升。夏日井中存,恐酢坏。每日服一盏,空腹服尽。

(4)治高血压病:桑枝、桑叶、茺蔚子各15 g,加水1 000 ml,煎成600 ml。睡前洗脚30~40 min,洗完睡觉。

(5)治水气,脚气:桑条二两。炒香,以水一升,煎二合。每日空心服之。

(6)治水肿坐卧不得,头面身体悉肿:取东引花桑枝烧灰淋汁。煮赤小豆。空心食令饱,饥即食尽,不得吃饮。

(7)治过肥者:久服桑枝茶,逐湿,令人瘦。

(8)治积年上气咳嗽,多痰喘促,唾脓及血不止:桑条锉细,煮汁服之。

果穗:

(1)健脾祛湿,熄火消痰,久服轻身,发白转黑,面如童子:苍术(天精)、地骨皮(地精)各净末一斤,用黑桑椹(人精)取二十斤,揉碎入绢袋内压去渣,将前药投入汁内调匀,倾入瓷罐内,密封口,搁于栏上,昼采日精,夜采月华,直待日月自然煎干,方取为末,蜜丸小豆大。每十丸,酒汤任下。

(2)治心肾衰弱不寐,或习惯性便秘:鲜桑椹30~60 g。水适量煎服。

(3)治瘰疬:文武实,黑熟者二斗许。以布袋取汁,熬成薄膏,白汤点一匙,日三服。

(4)治头赤秃:捣黑椹取汁,每服一中盏,日三服。

(5)治饮酒中毒:干桑椹二合。上一味,用酒一升,浸一时久。取酒旋饮之,即解。

(6)治烫火伤:用黑熟桑椹子,以净瓶收之,久自成水。以鸡翎扫敷之。

56. 鸡桑

【药材名称】 鸡桑。

【学名及分类】 *Morus australis* Poir.,为桑科桑属植物。

【俗   名】 小叶桑、集桑、山桑。

【习性及生境】 常生于海拔500~1 000 m石灰岩山地或林缘及荒地。

【识别特征】 灌木或小乔木,树皮灰褐色,冬芽大,圆锥状卵圆形。叶卵形,先端急尖或尾状,基部楔形或心形,边缘具粗锯齿,表面粗糙,密生短刺毛,背面疏被粗毛;叶柄被毛;托叶线状披针形,早落。雄花序被柔毛,雄花绿色,具短梗,花被片卵形,花药黄色;雌花序球形,密被白色柔毛,雌花花被片长圆形,暗绿色,花柱很长,柱头内面被柔毛。聚花果短椭圆形,成熟时红色或暗紫色。

【药用部位】 叶、根或根皮。

【采收加工】 叶:夏季采收,鲜用或晒干。根或根皮:秋、冬季采挖,趁鲜时刮去栓皮,洗净;或剥取白皮,晒干。

【产地及分布】 国内产辽宁、河北、陕西、甘肃、山东、安徽、浙江、江西、福建、台湾、河南、湖北、湖南、广东、广西、四川、贵州、云南、西藏等省区。湖南省内主要分布于南岳、衡山、邵阳、新邵、绥宁、新宁、武冈、石门、慈利、桑植、安化、宜章、道县、会同、通道、洪江、保靖、永顺。

【性味归经】 叶:味甘、辛,性寒,归肺经。根或根皮:味甘、辛,性寒。

【功用主治】 叶:清热解表、宣肺止咳;主治风湿感冒、肺热咳嗽、头痛、咽痛。根或根皮:清肺、凉血、利湿;主治肺热咳嗽、鼻衄、水肿、腹泻、黄疸。

【用法用量】 内服:煎汤,3~5钱。

(1)治鼻血:鸡桑根9 g,榕树须15 g。煨水服。

(2)治黄疸病:鸡桑根15 g,茅草根30 g。煨水服。

57. 构棘

【药材名称】 构棘。

【学名及分类】 *Maclura cochinchinensis*（Lour.）Corner,为桑科橙桑属植物。

【俗　　名】 葨芝、穿破石、柘藤。

【习性及生境】 生于海拔300~1 100 m的山坡、溪边灌木丛中或山谷、林缘。

【识别特征】 直立或攀援状灌木;枝无毛,具粗壮弯曲无叶的腋生刺。叶革质,椭圆状披针形或长圆形,全缘,先端钝或短渐尖,基部楔形,两面无毛;雌雄异株,为具苞片的球形头状花序;雄花序退化雌蕊锥形或盾形;雌花序微被毛,花被片顶部厚,分离或基部合生。聚合果肉质,表面微被毛,成熟时橙红色,核果卵圆形,成熟时褐色,光滑。

【药用部位】 根、棘刺、果实。

【采收加工】 全年均可采,挖出根部,除去泥土、须根,晒干;或洗净,趁鲜切片,晒干。亦可鲜用。

【产地及分布】 国内产我国东南部至西南部的亚热带地区。湖南全省散布。

【性味归经】 根:味淡、微苦,性凉。棘刺:味苦,性微温。果实:味微甘,性温。

【功用主治】 根:祛风通络、清热除湿、解毒消肿;主治风湿痹痛、跌打损伤、黄疸、腮腺炎、肺结核、胃和十二指肠溃疡、淋浊、蛊胀、闭经、劳伤咯血、疔疮痈肿。棘刺:化瘀消积;主治腹中积聚、痞块。果实:理气、消食、利尿;主治疝气、食积、小便不利。

【用法用量】 内服:煎汤,9~30 g,鲜者可用至120 g;或浸酒。外用:适量,捣敷。

选方

(1)治风湿痛:①穿破石15 g,牯岭勾儿茶、青棉花藤各9 g。水煎服。②柘树根15 g,黑骨头15 g,透骨草9 g,木通9 g,泡酒服。

(2)治腰痛:穿破石根皮(鲜)120 g,白酒500 g,浸泡7 d,每服15~30 g,早、晚各一次。

(3)治跌打损伤,疖子,脓肿:穿破石15~30 g,水煎服。另取根皮捣烂,外敷患处。

(4)治骨折:穿破石、三加皮、胡颓子各等量,均用根皮。焙干研末,以适量凡士林加热调成膏状,复位后,外敷膏药,夹板固定。隔日换药一次。

(5)治急性黄疸型肝炎:穿破石30 g,勒党根、五指毛桃各15 g,葫芦茶9 g。水煎2次分服,每日1剂。

(6)治胃、十二指肠溃疡疼痛:鲜穿破石60 g。水煎,3次分服。

(7)治胆道蛔虫:葨芝根、两面根针、阔叶十大功劳根各15 g。水煎服。

(8)治下肢流火(急性淋巴管炎):穿破石根皮90 g,威灵仙15 g,瘦猪肉120 g。水炖,服汤食肉。

(9)治尿路结石:柘藤根15 g,野花椒15 g,千斤拔30 g,车前草30 g,每日一剂,水煎分2次服。

(10)治闭经:穿破石15~30 g。水煎服。

(11)治肺结核:柘藤根30 g,铁包金(细纹勾儿茶)60 g,百部9 g,每日1剂,水煎,分两次服。

(12)治肺热咯血:穿破石30 g,去粗皮,炒焦,水煎,冲糖服,每日3次。

(13)治疔疮痈痛:穿破石鲜根皮或鲜叶,捣烂外敷。

(14)治外痔出血:鲜穿破石120 g,水煎服。另用红马蹄草捣烂外敷患处,连续3次。

(15)治小儿心热,重舌,鹅口:柘根(锉)五升。以水五斗,煮取二升,去滓更煎,取五合,细细敷之,数数为之。

58. 柘

【药材名称】 柘树。

【学名及分类】 *Maclura tricuspidata* Carrière，为桑科柘属植物。

【俗　　名】 奴柘、灰桑、黄桑、棉柘、柘树等。

【习性及生境】 生于海拔500~1 500(~2 200)m，阳光充足的山地或林缘。

【识别特征】 落叶灌木或小乔木；树皮灰褐色，小枝无毛，略具棱，有棘刺；冬芽赤褐色。叶卵形或菱状卵形，偶为三裂，先端渐尖，基部楔形至圆形，表面深绿色，背面绿白色，无毛或被柔毛；叶柄被微柔毛。雌雄异株，均为球形头状花序，单生或成对腋生，具短总花梗；雄花被片肉质，先端肥厚，内卷，内面有黄色腺体2个；雌花花被片先端盾形，内卷，内面下部有2黄色腺体，子房埋于花被片下部。聚花果近球形，肉质，成熟时橘红色。

【药用部位】 木材、除去栓皮的树皮或根皮、果实、枝及叶。

【采收加工】 木材：全年均可采收，砍取树干及粗枝，趁鲜剥去树皮，切段或切片，晒干。除去栓皮的树皮或根皮：全年均可采收，剥取树皮和根皮，刮去栓皮，鲜用或晒干。果实：8—10月果实将成熟时采收，切片，鲜用或晒干。枝及叶：6—9月采收，鲜用或晒干。

【产地及分布】 国内产华北、华东、华中、华南、西南各省区(北达陕西、河北)。湖南全省广布。

【性味归经】 木材：味甘，性温；除去栓皮的树皮或根皮：味甘、微苦，性平；果实：味苦，性平；枝及叶：味甘、微苦，性凉。

【功用主治】 主治虚损、妇人崩中血结、疟疾。

【用法用量】 木材内服：煎汤，1~2两。木材外用：煎水洗。除去栓皮的树皮或根皮内服：煎汤，15~30 g，大剂量可用至60 g。除去栓皮的树皮式根皮外用：捣敷。果实内服：煎汤，15~30 g；或研末。茎和叶内服：煎汤，9~15 g。茎和叶外用：煎水洗；或捣敷。

木材：

(1)洗目令明：拓木煎汤，按日温洗。

(2)治飞丝入目：柘树浆点(目)了，绵裹箸头，蘸水于眼上缴拭涎毒。

根皮或树皮：

(1)治肾虚耳鸣，遗精，腰膝冷痛：柘树白皮30 g，补骨脂9 g，芡实、山药各12 g。煎服。

(2)治黄疸：刺桑30 g，黄栀子9 g。炖猪蹄吃。

(3)治咯血，呕血：柘树根皮(去粗皮)30~60 g。炒焦，水煎，冲白糖，每日3次分服。

(4)治血崩，月经过多：柘根白皮、棕榈炭各30 g。煎水，加红糖适量服。

(5)治腮腺炎，疖肿，关节扭伤：用鲜柘根皮适量，捣烂敷患处。

果实：

治跌打损伤：柘树将成熟果实切片晒干，研粉。每次1调羹，用黄酒吞服，每日2次，连用5~6 d。

茎和叶：

(1)治疖子，湿疹：柘树茎叶煎汤外洗。

(2)治小儿身热，皮肤生恶疮：柘树叶煎汤洗浴。

(3)治腮腺炎，疖肿，关节扭伤：用柘树鲜叶适量，捣烂敷患处。

(4)治肺结核：柘树鲜叶30 g。水煎服。

荨麻科

59. 花点草

【药材名称】花点草。

【学名及分类】*Nanocnide japonica* Bl.，为荨麻科花点草属植物。

【俗　　　名】高墩草。

【习性及生境】生于山谷林下和石缝阴湿处，海拔100~1 600 m。

【识别特征】多年生小草本。茎直立，自基部分枝，常半透明，黄绿色。叶三角状卵形或近扇形，先端钝圆，基部宽楔形，边缘具圆齿或粗牙齿；茎下部的叶柄较长，托叶膜质，宽卵形，具缘毛。雄花序为多回二歧聚伞花序；雌花序密集成团伞花序，具短梗。雄花具梗；花被裂片卵形；雌花花被绿色；内面一对裂片，长倒卵形，较窄小，顶生一根透明长刺毛。瘦果卵形，黄褐色，有疣点状突起。

【药用部位】全草。

【采收加工】夏秋采收，晒干。

【产地及分布】国内产台湾、福建、浙江、江苏、安徽、江西、湖北、湖南、贵州、云南东部、四川、陕西和甘肃。湖南省内主要分布于南岳、邵阳、绥宁、新宁、张家界、洪江、保靖。

【性味归经】味淡，性凉，归肺、肝、胃经。

【功用主治】化痰止咳、止血；用于咳嗽、咯血。

【用法用量】内服：煎服，30~60 g。外用：适量，煎水洗患处。

（1）治咯血：花点草全草30~60 g。水煎服。

（2）治烫伤：花点草全草500 g，菜油2.5 kg。浸1个月后取上层油，用毛笔或鸭毛蘸搽。

60. 毛花点草

【药材名称】雪药。

【学名及分类】*Nanocnide lobata* Wedd.，为荨麻科花点草属植物。

【俗　　　名】灯笼草、蛇药草、小九龙盘、雪药、泡泡草。

【习性及生境】生于山谷溪旁和石缝、路旁阴湿地区和草丛中，海拔25~1 400 m。

【识别特征】一年生或多年生草本。茎柔软，丛生，常半透明。叶膜质，宽卵形至三角状卵形，先端钝或锐尖；托叶膜质，卵形，具缘毛。雄花淡绿色；花被裂片卵形，背面上部有鸡冠突起，其边缘疏生白色小刺毛；花被片绿色，不等4深裂，外面一对较大，近舟形，长过子房，在背部龙骨上和边缘密生小刺毛，内面一对裂片较小，狭卵形，与子房近等长。瘦果卵形，压扁，褐色，有疣点状突起，外面围以稍大的宿存花被片。

【药用部位】全草。

【采收加工】5—7月采集，鲜用或晒干。

【产地及分布】国内产云南东部、四川、贵州、湖北、湖南、广西、广东、台湾、福建、江西、浙江、江苏、安徽等省区。湖南省内主要分布于长沙、衡山、绥宁、新宁、武冈、平江、石门、张家界、桑植、宜章、江华、沅陵、吉首、泸溪、保靖、古丈、永顺、龙山。

【性味归经】　味苦、辛,性凉。

【功用主治】　通经活血、清热解毒;主治肺病咳嗽、疮毒、痱疹、烫伤、火伤。

【用法用量】　内服:煎汤,15~30 g。外用:鲜品捣敷;或浸菜油、麻油外搽。

(1)治瘰疬:毛花点草30 g,鲜夏枯草100 g,蜂蜜适量。熬膏。日服3次,每次服15 ml。

(2)治咯血:毛花点草全草30~60 g,水煎服。

61. 矮冷水花

【药材名称】　矮冷水花。

【学名及分类】　*Pilea peploides* (Gaudich.) Hook. et Arn.,为荨麻科冷水花属植物。

【俗　　　名】　圆叶豆瓣草、坐镇草。

【习性及生境】　生于海拔200~950 m的山坡石缝阴湿处或长苔藓的石上。

【识别特征】　一年生小草本,无毛,常丛生。茎肉质,带红色,纤细,下部裸露,节间疏长,上部节间较密,不分枝或有少数分枝。叶膜质,同对的近等大,菱状圆形,稀扁圆状菱形或三角状卵形,先端钝,稀近锐尖,基部常楔形或宽楔形,稀近圆形,边缘全缘或波状,两面生紫褐色斑点,钟乳体条形,常近横向排列,在上面明显,在近先端边缘处消失,二级脉不明显;叶柄纤细;托叶很小,三角形。雌雄同株,常同生于叶腋,或分别单生于叶腋;雄花具梗,淡黄色;雌花具短梗,淡绿色;瘦果,卵形,顶端稍歪斜,熟时黄褐色,光滑。

【药用部位】　全草。

【采收加工】　春夏采收,鲜用或晒干。

【产地及分布】　国内产辽宁、内蒙古东部、河北、河南、安徽、江西和湖南。湖南省内主要分布于株洲、湘潭、南岳、邵阳、邵东、绥宁、新宁、城步、武冈、平江、张家界、桑植、宜章、零陵、道县、永顺。

【性味归经】　味辛,性微寒。

【功用主治】　清热解毒、祛瘀止痛;主治跌打损伤、骨折、痈疖肿毒。

【用法用量】　适量捣烂敷患处。

治毒蛇咬伤:矮冷水花全草200 g,加白酒1 000 ml制成酒剂,或将矮冷水花与天南星(4:1)研成细粉,制成散剂,用酒或水调成粉末或膏状,外敷在伤口周围及前囟门。

62. 波缘冷水花

【药材名称】　波缘冷水花。

【学名及分类】　*Pilea cavaleriei* H. Lév.,为荨麻科冷水花属植物。

【俗　　　名】　肉质冷水花。

【习性及生境】　生于林下石上湿处,海拔200~1 500 m。

【识别特征】　草本,无毛。根状茎匍匐,地上茎直立,多分枝,下部裸露,节间较长,干时变蓝绿色。叶集生于枝顶部,多汁,宽卵形,先端钝,基部宽楔形,上面绿色,下面灰绿色,呈蜂巢状,钟乳体仅分布于叶上面,条形,纤细;叶柄纤细;托叶三角形。雌雄同株;聚伞花序常密集成近头状,雄花序梗纤细,雌花序稀近无梗;苞片三角状卵形。雄花淡黄色,在芽时常约1.8 mm;花被片倒卵状长圆形;雄蕊花丝下部贴生于花被;退化雌蕊长圆锥形。雌花近无梗或具短梗;花被片淡绿色。瘦果卵形,稍扁,光滑。

【药用部位】 全草。

【采收加工】 全年均可采收。洗净,鲜用或晒干。

【产地及分布】 国内产福建、浙江西南部、江西、广东、广西、湖南、贵州、湖北西部和四川东部。湖南省内主要分布于新宁、武冈、石门、桑植、宜章、临武、东安、江华、湘西、凤凰。

【性味归经】 味微苦,性凉,归肺、脾经。

【功用主治】 清肺止咳、利水消肿、解毒止痛;主治肺热咳嗽、肺结核、肾炎水肿、烧伤、烫伤、跌打损伤、疮疖肿毒。

【用法用量】 内服:煎汤,15~30 g,鲜品加倍。外用:适量,捣敷。

(1)治急性肾炎:波缘冷水花30~60 g,海金沙(也称海金砂)、金钱草、薏米各15 g。水煎服。

(2)治小儿疳积:波缘冷水花15 g,鹅不食草、饿蚂蝗、玉竹、莲肉、淮山各9 g,水煎或炖猪瘦肉服。

63. 冷水花

【药材名称】 冷水花。

【学名及分类】 *Pilea notata* C. H. Wright,为荨麻科冷水花属植物。

【俗　　　名】 长柄冷水麻。

【习性及生境】 生于海拔350~1 400 m的林下或沟旁阴湿处。

【识别特征】 多年生草本,具匍匐茎。茎肉质,纤细,中部稍膨大,无毛,稀上部有短柔毛,密布条形钟乳体。叶纸质,狭卵形、卵状披针形或卵形,先端尾状渐尖或渐尖,基部圆形,边缘自下部至先端有浅锯齿;叶柄纤细,常无毛,稀有短柔毛,托叶大,带绿色,长圆形,脱落。花雌雄异株;雄花序聚伞总状;雌聚伞花序较短而密集。花被片绿黄色,卵状长圆形,先端锐尖,外面近先端处有短角状突起;瘦果小,圆卵形,顶端歪斜,熟时绿褐色,有明显刺状小疣点突起。

【药用部位】 全草。

【采收加工】 夏、秋季采收,鲜用或晒干。

【产地及分布】 国内分布于华中、华南及陕西、甘肃、江苏、安徽、浙江、江西、福建、台湾、四川、贵州等地。湖南省内主要分布于衡山、祁东、双清、洞口、绥宁、新宁、武冈、平江、张家界、慈利、桑植、宜章、东安、蓝山、新晃、芷江、洪江、湘西、吉首、泸溪、凤凰、保靖、古丈、永顺。

【性味归经】 味淡、微苦,性凉,归肝、心、肾、胃经。

【功用主治】 清热利湿、退黄、消肿散结、健脾和胃;主治湿热黄疸、赤白带下、淋浊、尿血、小儿夏季热、疝母、消化不良、跌打损伤、外伤感染。

【用法用量】 内服:煎汤,15~30 g;或浸酒。外用:适量,捣敷。

(1)治急性黄疸型肝炎:冷水花全草20 g,田基黄20 g,黄毛耳草30 g。水煎服。

(2)治小儿夏季热、消化不良、神经衰弱:冷水花全草、淮山药各30 g。炖猪瘦肉或鸡蛋食。

(3)治赤白带下、淋浊、尿血:冷水花鲜根15~30 g。水煎服。

64. 糯米团

【药材名称】 糯米藤。

【学名及分类】 *Gonostegia hirta* (Bl.) Miq.,为荨麻科糯米团属植物。

【俗　　名】 糯米草、小粘药、红头带、猪粥菜、蚌巢草、大拳头、糯米莲、糯米藤、大红袍、糯米条、糯米菜、糯米芽、饭匐子、蔓苎麻等。

【习性及生境】 生于丘陵或低山林中、灌丛中、沟边草地,海拔100~1 000 m,在云贵高原一带可达1 500~2 700 m。

【识别特征】 多年生草本,有时茎基部变木质;茎蔓生,有短柔毛。叶对生;叶片草质或纸质,宽披针形至狭披针形、狭卵形、稀卵形或椭圆形,顶端长渐尖至短渐尖,基部浅心形或圆形,边缘全缘,上面稍粗糙,有稀疏短伏毛或近无毛,下面沿脉有疏毛或近无毛;托叶钻形。雌雄异株;苞片三角形。雄花花被片分生,倒披针形,顶端短骤尖;雌花花被菱状狭卵形,顶端有2小齿,有疏毛,果期呈卵形,有10条纵肋;柱头有密毛。瘦果卵球形,白色或黑色,有光泽。

【药用部位】 带根全草。

【采收加工】 全年可采,鲜用或晒干。

【产地及分布】 国内自西藏东南部、云南、华南至陕西南部及河南南部广布。湖南全省广布。

【性味归经】 味淡,性平。

【功用主治】 健脾消食、清热利湿、解毒消肿;用于消化不良、食积胃痛、白带,外用治血管神经性水肿、疔疮疖肿、乳腺炎、跌打肿痛、外伤出血。

【用法用量】 内服:煎汤,10~30 g,鲜品加倍。外用:捣敷。

选方

(1)治乳痈,疔疖:糯米团根(鲜)适量,捣烂、醋调外敷,每日换1次;乳痈外加热敷。

(2)治下肢慢性溃疡:雾水葛、三角泡、桉树叶各适量。捣烂敷患处。

(3)治急性黄疸型肝炎:鲜糯米团、糯稻根各60 g。煎服。

(4)治湿热带下:鲜糯米团全草30~60 g,水煎服。

(5)治白带:糯米团根(鲜)30~60 g,猪瘦肉125 g。酒水各半同炖,服汤食肉,每日1剂。

(6)治血管神经性水肿:糯米团鲜根,加食盐捣烂外敷局部,4~6 h换药1次。

(7)治毒蛇咬伤:糯米团根、杠板归各适量,水煎外洗;另用糯米团根(鲜)适量,捣烂外敷。

(8)治脾胃虚弱,形体羸瘦,食欲不振:糯米藤根,炕研细末。每用15~30 g,蒸瘦猪肉适量服。

(9)治小儿疳积:糯米藤干根研粉,每用3~9 g,布包,用鸡肝1个或猪肝60 g,加水蒸熟。去渣,喝汤,2岁以上小儿连肝吃。

(10)治跌打损伤:鲜糯米团3份,鲜半夏1份。捣烂敷伤处,干则更换。

(11)治咯血:糯米团30~60 g,鲜橄榄12粒,猪瘦肉适量。水炖服。

65. 水麻

【药材名称】 水麻。

【学名及分类】 *Debregeasia orientalis* C. J. Chen,为荨麻科水麻属植物。

【俗　　名】 柳莓、水麻桑、水麻叶、沙连泡、赤麻、水冬瓜。

【习性及生境】 生于海拔400~1 200 m的山谷林下、沟边石上。

【识别特征】 落叶灌木,小枝纤细,暗红色,常被贴生的白色短柔毛。叶纸质或薄纸质,干时硬膜质,长圆状狭披针形或条状披针形,边缘有不等的细锯齿或细牙齿,常有泡状隆起,疏生短糙毛,钟乳体点状;

托叶披针形,背面纵肋上疏生短柔毛。花序雌雄异株,每分枝的顶端各生一球状团伞花簇;苞片宽倒卵形。雄花在芽时扁球形;花被片在下部合生,裂片三角状卵形,背面疏生微柔毛;雌花几无梗,倒卵形;花被薄膜质紧贴于子房,倒卵形;瘦果小浆果状,倒卵形,鲜时橙黄色,宿存花被肉质紧贴生于果实。

【药用部位】 枝叶、根或根皮。

【采收加工】 夏、秋季采收,鲜用或晒干。

【产地及分布】 国内产西藏东南部、云南、广西、贵州、四川、甘肃南部、陕西南部、湖北、湖南、台湾。湖南省内主要分布于南岳、石门、慈利、桑植、洪江、永顺。

【性味归经】 枝叶:味辛、微苦,性凉;根或根皮:味微苦、辛,性平。

【功用主治】 枝叶:疏风止咳、清热透疹、化瘀止血;主治外感咳嗽、咯血、小儿急惊风、麻疹不透、跌打伤肿、妇女腹中包块、外伤出血。根或根皮:祛风除湿、活血止痛、解毒消肿;主治风湿痹痛、跌打伤肿、骨折、外伤出血、疮痈肿毒。

【用法用量】 内服:煎汤,9~15 g。外用:适量,捣敷;或煎水洗。

枝叶:

(1)治咳嗽:水麻叶9~15 g。煎服。

(2)治咯血:水麻嫩尖30 g。捶茸取汁,兑白水服。

(3)治小儿急惊风:水麻嫩尖10个,葱3 g。煎水服。

(4)治风湿性关节炎:水麻、红禾麻根各30 g。水煎服,并洗患处。

根:

(1)治风湿性关节痛:水麻根皮9~15 g。煎服。

(2)治跌打损伤:水麻根泡酒服。

(3)治外伤出血:水麻根或叶,研末外敷。

(4)治无名肿毒:水麻根30 g,家麻根15 g,捣茸敷患处。

66. 雾水葛

【药材名称】 雾水葛。

【学名及分类】 *Pouzolzia zeylanica* (L.) Benn. & R. Br.,为荨麻科雾水葛属植物。

【俗　　名】 地消散、脓见消、吸脓膏、田薯、石薯、水麻秧、拔脓膏、山参、糯米草、山三茄、生肉药。

【习性及生境】 生于旷野、林中或路旁。

【识别特征】 多年生草本;茎直立或渐升,不分枝,有短伏毛。叶全部对生,或茎顶部的对生;叶片草质,卵形或宽卵形,顶端短渐尖或微钝,基部圆形,边缘全缘,两面有疏伏毛,或有时下面的毛较密;团伞花序通常两性;苞片三角形,顶端骤尖,背面有毛。花被片狭长圆形或长圆状倒披针形,基部稍合生,外面有疏毛;瘦果卵球形,淡黄白色,上部褐色,或全部黑色,有光泽。

【药用部位】 带根全草、叶。

【采收加工】 带根全草:全年均可采挖。除去杂质,鲜用或晒干。叶:全年均可采收,鲜用或晒干。

【产地及分布】 国内分布于甘肃、安徽、浙江、福建、湖北、湖南、广东、海南、四川、云南等地。湖南省内主要分布于攸县、南岳、邵东、洞口、平江、桃源、张家界、慈利、桑植、桂东、双牌、道县、新晃、芷江、通道、洪江、吉首、泸溪、凤凰、保靖、古丈、永顺。

【性味归经】味甘、淡,性凉,归心、胃、膀胱经。

【功用主治】清热利湿、去腐生肌、消肿散毒;主治痈肿疮疖、烧伤、烫伤、痢疾、肠炎、乳痈、风火牙痛、尿路感染、小便浑浊。

【用法用量】带根全草内服:煎汤,10~30 g,鲜品30~60 g。带根全草外用:适量,鲜品捣烂敷患处,或捣汁漱口。叶内服:煎汤,15~30 g,鲜品加倍。叶外用:捣敷;或捣汁含漱。

 选方

叶:

(1)治外伤骨折(复位后,小夹板固定),痈疮:雾水葛鲜叶适量捣敷患处,或用干粉调酒包敷患处。

(2)治硬皮病:雾水葛叶、葫芦茶叶,和食盐捣烂外敷;并用雾水葛茎和葫芦茶煎水洗擦。

67. 大蝎子草

【药材名称】红活麻。

【学名及分类】*Girardinia diversifolia*(Link)Friis,为荨麻科蝎子草属植物。

【俗　　　名】大荨麻、虎掌荨麻、掌叶蝎子草。

【习性及生境】生于海拔500~1 400 m的山地林边或疏林下。

【识别特征】多年生高大草本,茎下部常木质化;茎具5棱,生刺毛和细糙毛或伸展的柔毛,多分枝。叶片轮廓宽卵形、扁圆形或五角形,茎干的叶较大,分枝上的叶较小;托叶大,长圆状卵形,外面疏生细糙伏毛。花雌雄异株或同株,雌花序生上部叶腋,雄花序生下部叶腋,多次二叉状分枝排成总状或近圆锥状;雌花序总状或近圆锥状,稀长穗状,序轴上具糙伏毛和伸展的粗毛,小团伞花枝上密生刺毛和细粗毛。花被片大的一枚舟形;子房狭长圆状卵形。瘦果近心形,稍扁,熟时变棕黑色,表面有粗疣点。

【药用部位】全草。

【采收加工】全年可采,鲜用或晒干。

【产地及分布】国内产西藏、云南、贵州、四川、湖北。湖南省内主要分布于武陵源、冷水滩、东安、蓝山、会同、靖州、隆回、桑植、溆浦。

【性味归经】味苦、辛,性凉,有毒。

【功用主治】祛痰、利湿、解毒;用于咳嗽痰多、水肿,外用治疮毒。

【用法用量】鲜品0.5~1.0两;外用适量煎水洗。

 选方

(1)治风湿痹痛:红活麻150 g,蜘蛛抱蛋根150 g,白酒500 g。每次服15 g,每日两次。

(2)治风疹、皮肤瘙痒:红活麻15 g,土茯苓15 g,地肤子15 g,排风藤15 g,牛蒡子9 g,水煎服或煎洗。

(3)治蛇咬伤:红活麻适量。捣烂敷患处。

(4)治稻田皮炎:红活麻配辣蓼草煎水外洗。

68. 八角麻

【药材名称】赤麻。

【学名及分类】*Boehmeria platantifolia* Franch. & Sav.,为荨麻科苎麻属植物。

【俗　　　名】八角麻、野苎麻、方麻、龟叶麻、山麻、悬铃叶苎麻。

【习性及生境】	生于海拔200~1 700 m的山地林下或沟边草地。
【识别特征】	亚灌木或多年生草本;叶对生,稀互生;叶片纸质,扁五角形或扁圆卵形,茎上部叶常为卵形,边缘有粗牙齿,上面粗糙,有糙伏毛,下面密被短柔毛,侧脉2对;穗状花序单生叶腋;雄花花被椭圆形,下部合生,外面上部疏被短毛;雌花花被椭圆形,齿不明显,外面有密柔毛,果期呈楔形至倒卵状菱形。
【药用部位】	根、嫩茎叶。
【采收加工】	4—6月、9—10月采根,7—10月采叶,鲜用或晒干。
【产地及分布】	国内分布于广东、广西、贵州、湖南、江西、福建、浙江、江苏、安徽、湖北、四川东部、甘肃和陕西的南部、河南西部、山西(晋城)、山东东部和河北西部。湖南省内主要分布于南岳、衡山、祁东、绥宁、新宁、武冈、平江、临湘、石门、桑植、宜章、东安、道县、宁远、沅陵、芷江、永顺。
【性味归经】	味涩、微苦,性平。
【功用主治】	根活血止血、解毒消肿,主治跌打损伤、胎漏下血、痔疮肿痛、疖肿。嫩茎叶收敛止血、清热解毒;主治咯血、衄血、尿血、便血、崩漏、跌打损伤、无名肿毒、疮疡。
【用法用量】	内服:煎汤,6~15 g。外用:捣敷;或研末调涂。

(1)治跌打损伤:悬铃叶苎麻根、五加皮各60 g,白附子、皂角各6 g。共研细末,加糖适量,用水调和,摊布上贴患处。

(2)治疖肿:悬铃叶苎麻鲜根或鲜叶适量。捣敷。

(3)治妊娠漏血:悬铃叶苎麻根15 g,紫苏苊、益母草各9 g,艾秆3 g。水煎服。

(4)治痔疮:悬铃叶苎麻根适量。煎汤熏洗。

69. 苎麻

【药材名称】	苎麻。
【学名及分类】	*Boehmeria nivea* (L.) Gaudich.,为荨麻科苎麻属植物。
【俗　　　名】	野麻、野苎麻、家麻、苎仔、青麻、白麻。
【习性及生境】	生于海拔1 100 m以下的山地疏林下、草丛、村边或栽培。
【识别特征】	多年生草本。亚灌木或灌木;叶互生;叶片草质,通常圆卵形或宽卵形,少数卵形,顶端骤尖,基部近截形或宽楔形,边缘在基部之上有牙齿,上面稍粗糙,疏被短伏毛,下面密被雪白色毡毛,侧脉约3对;托叶分生,钻状披针形,背面被毛。圆锥花序腋生;有少数雄花;有多数密集的雌花。瘦果近球形,光滑,基部突缩成细柄。
【药用部位】	根、叶。
【采收加工】	冬初挖根,秋季采叶,洗净、切碎晒干或鲜用。
【产地及分布】	国内产云南、贵州、广西、广东、福建、江西、台湾、浙江、湖北、四川,甘肃、陕西、河南的南部广泛栽培。湖南全省广布。
【性味归经】	根:味甘,性寒。叶:味甘,性凉。
【功用主治】	根:清热利尿、凉血安胎;用于感冒发热、麻疹高烧、尿路感染、肾炎水肿、孕妇腹痛、胎动不安、先兆流产,外用治跌打损伤、骨折、疮疡肿毒。叶:止血、解毒;外用治创伤出血、虫蛇咬伤。
【用法用量】	根3~5钱,根、叶外用适量,鲜品捣烂敷或干品研粉撒患处。

选方

根:

(1)治吐血不止:苎根、人参、白垩、蛤粉各一分上四味,捣罗为散。每服一钱匕,糯米饮调下,不拘时候。

(2)治淋证尿血,小便不利:苎麻根、小蓟各9~10 g,生蒲黄4.5~9.0 g。水煎服。

(3)治习惯性流产或早产:鲜苎麻根30 g,干莲子(去心)30 g,糯米30 g。清水煮成粥。去苎麻根服,每日3次,至足月。

(4)治痢疾:苎麻根60 g,野麻草30 g,冰糖或红糖15 g。水煎服。

(5)治痰哮咳嗽:苎根煅存性,为末。生豆腐蘸三五钱,食即效。未痊,可以肥猪肉二三片蘸食,甚妙。

(6)治小便不通:苎麻根,洗,研,摊绢上,贴少腹连阴际,须臾即通。

(7)治中焦蓄积瘅热,食已如饥:苎根(锉)二两,松脂三分,槐花(炒)半两。上三味,捣罗为散。每服二钱匕,早、晚食前温糯米饮调下,稍增至三钱匕,以知为度。

(8)治痈疮脓疡:苎麻根适量,捣烂。未成脓者,加酒糟、生盐少许,调敷患处;已成脓者,加黄糖少许,调敷患处。

(9)治脱肛不收:苎根捣烂。煎汤熏洗之。

(10)治痛风:苎麻根250 g,雄黄15 g。共捣烂,敷患处。如痛不止,以莲叶包药,煨热,敷患处。

叶:

(1)治金疮折损:苎麻叶(五月收取),和石灰捣作团,晒干。研末敷之,即时血止,且易痂也。

(2)治痈疽,发背初觉未成脓者:以苎根、叶熟捣,敷上,日夜数易之,肿消则瘥。

(3)治臁疮:苎叶(五月五日收晒干)贴患处。

(4)治湿疹:苎麻叶(烧灰)15 g,硫黄6 g。共研细末,麻油调涂。或苎麻、丝瓜、南瓜各用叶适量,研末,茶油调涂。

(5)治脚气:鲜苎麻叶、米糠粉(各适量),加胡椒粉少许。做糕吃。

(6)治水泻不止,或赤白痢疾:苎麻叶焙干研细,以凉开水调下(勿用热水服),每服3 g(小儿减半),每日2~3次。

(7)治毒蛇、毒虫咬伤:鲜野苎麻叶捣烂绞汁1杯,加黄酒适量内服,渣敷患处。

70. 紫麻

【药材名称】紫麻。

【学名及分类】 *Oreocnide frutescens* (Thunb.) Miq.,为荨麻科紫麻属植物。

【俗　　名】山麻、紫苎麻、白水苎麻、野麻、大麻条、大毛叶。

【习性及生境】生于山谷、溪边、林下湿地。

【识别特征】灌木稀小乔木;小枝褐紫色或淡褐色。叶常生于枝的上部,草质,以后有时变纸质,卵形、狭卵形、稀倒卵形,先端渐尖或尾状渐尖,基部圆形,稀宽楔形,边缘自下部以上有锯齿或粗牙齿,上面常疏生糙伏毛,有时近平滑,下面常被灰白色毡毛,以后渐脱落,或只生柔毛或多少短伏毛;叶柄被粗毛;托叶条状披针形,先端尾状渐尖,背面中肋疏生粗毛。花序呈簇生状。花被片下部合生,长圆状卵形,内弯,外面上部有毛;瘦果卵球状,两侧稍压扁;肉质花托浅盘状,围以果的基部,熟时则常增大呈壳斗状,包围着果的大部分。

【药用部位】全株。

【采收加工】7—9月采收,鲜用或晒干。

【产地及分布】 国内分布于华南、西南及陕西、浙江、江西、福建、台湾、湖北、湖南、四川、贵州等地。湖南全省广布。

【性味归经】 味甘,性凉,归肺、胃经。

【功用主治】 清热解毒、行气活血、透疹;主治感冒发热、跌打损伤、牙痛、麻疹不透、肿疡。

【用法用量】 内服:煎汤,30~60 g。外用:适量,捣敷;或水煎含漱。

桑寄生科

71. 桑寄生

【药 材 名 称】 桑寄生。

【学名及分类】 *Taxillus sutchuenensis*(Lecomte)Danser,为桑寄生科钝果寄生属植物。

【俗　　　名】 桑上寄生、寄生、四川桑寄生。

【习性及生境】 生于海拔800 m以下的常绿阔叶林中,多寄生于油茶,尤其是老龄茶树上。

【识别特征】 灌木;嫩枝、叶密被褐色或红褐色星状毛,有时具散生叠生星状毛,小枝黑色,无毛,具散生皮孔。叶近对生或互生,革质,卵形、长卵形或椭圆形,顶端圆钝,基部近圆形,上面无毛,下面被绒毛;叶柄无毛。总状花序,密集呈伞形,花序和花均密被褐色星状毛;苞片卵状三角形;花红色,花托椭圆状;副萼环状;花冠花蕾时管状,稍弯,下半部膨胀,顶部椭圆状,披针形,反折,开花后毛变稀疏;花柱线状,柱头圆锥状。果椭圆状,两端均圆钝,黄绿色,果皮具颗粒状体,被疏毛。

【药用部位】 枝叶。

【采收加工】 冬季至次年春季采割。除去粗茎,切段干燥,或蒸后干燥。

【产地及分布】 国内产于云南、四川、甘肃、陕西、山西、河南、贵州、湖北、湖南、广西、广东、江西、浙江、福建、台湾。湖南省内分布于长沙、炎陵、洞口、绥宁、新宁、城步、石门、慈利、桑植、宜章、永兴、临武、桂东、江永、蓝山、沅陵、溆浦、通道、吉首、保靖、永顺、龙山。

【性味归经】 味苦、甘,性平,归肝、肾经。

【功用主治】 祛除风湿、补肝肾、强筋骨、养血安胎。

【用法用量】 内服:煎汤,10~15 g;或入丸、散;或浸酒;或捣汁服。外用:适量,捣烂外敷。

　　(1)治腰背痛,肾气虚弱,卧冷湿地,当风所得:独活三两,寄生、杜仲、牛膝、细辛、秦艽、茯苓、桂心、防风、芎䓖、人参、甘草、当归、芍药、干地黄各二两。上十五味细锉,以水一斗,煮取三升。分三服。温身勿冷也。

　　(2)治下血止后,但觉丹田元气虚乏,腰膝沉重少力:桑寄生为末,每服一钱,非时白汤点服。

　　(3)治产后乳汁不下:桑寄生三两,细锉碎,捣筛。每服三钱匕,水一盏,煎至七分。去滓温服,不拘时。

　　(4)治妊娠遍身虚肿:桑寄生一两,桑根白皮(锉,炒)三分,木香半两,紫苏茎叶一两,大腹二分半。上五味,细锉如麻豆大,拌匀,每服三钱匕,水一盏,煎至七分,去滓温服。

蓼科

72. 何首乌

【药材名称】 何首乌。

【学名及分类】 *Pleuropterus multiflorus* (Thunb.) Nakai, 为蓼科何首乌属植物。

【俗　　名】 多花蓼、紫乌藤、夜交藤。

【习性及生境】 生山谷灌丛、山坡林下、沟边石隙, 海拔200~3 000 m。

【识别特征】 多年生草本。块根肥厚, 长椭圆形, 黑褐色。茎缠绕, 多分枝, 具纵棱, 无毛, 微粗糙, 下部木质化。叶卵形或长卵形, 顶端渐尖, 基部心形或近心形, 两面粗糙, 边缘全缘; 托叶鞘膜质, 偏斜, 无毛。花序圆锥状, 顶生或腋生, 分枝开展, 具细纵棱, 沿棱密被小突起; 苞片三角状卵形, 具小突起, 顶端尖; 花梗细弱, 下部具关节, 果时延长; 花被白色或淡绿色, 花被片椭圆形, 大小不相等; 柱头头状。瘦果卵形, 黑褐色, 有光泽, 包于宿存花被内。

【药用部位】 块根、叶、藤茎或带叶的藤茎。

【采收加工】 培育3~4年即可收获, 在秋季落叶后或早春萌发前采挖。除去茎藤, 将根挖出, 大的切成2 cm左右的厚片, 小的不切。晒干或烘干即成。

【产地及分布】 国内分布于华中、华南、华东及陕西、山西、河北、甘肃、台湾、四川、贵州、云南。湖南省内分布于龙山、桑植、武陵源、永顺、花垣、保靖、慈利、石门、桃源、安化、新化、溆浦、新晃、新邵、武冈、隆回。

【性味归经】 块根: 味苦、甘、涩, 性微温, 归肝肾经。叶: 味微苦, 性平。藤茎或带叶的藤茎: 味甘、微苦, 性平, 归心肝经。

【功用主治】 可安神、养血、活络、解毒(截疟)、消痈, 制首乌可补益精血、乌须发、强筋骨、补肝肾。

【用法用量】 内服: 煎汤, 10~20 g; 熬膏、浸酒或入丸、散。外用: 煎水洗、研末撒或调涂。养血滋阴, 宜用制何首乌; 润肠通便, 祛风, 截疟, 解毒, 宜用生何首乌。

(1)乌须发, 壮筋骨, 固精气: 赤、白何首乌各一斤(米泔水浸三四日, 瓷片刮去皮, 用淘净黑豆二升, 以砂锅木甑铺豆及首乌, 重重铺盖, 蒸至豆熟取出, 去豆, 暴干, 换豆再蒸, 如此九次, 曝干为末), 赤、白茯苓各一斤(去皮, 研末, 以水淘去筋膜及浮者, 取沉者捻块, 以人乳十碗浸匀, 晒干, 研末), 牛膝八两(去苗, 浸酒一日, 同何首乌第七次蒸之, 至第九次止, 晒干), 当归八两(酒浸, 晒), 枸杞子八两(酒浸, 晒), 菟丝子八两[酒浸生芽, 研烂, 晒], 补骨脂四两(以黑脂麻炒香, 并忌铁器, 石臼(捣)为末]。炼蜜和丸弹子大一百五十丸。每日三丸, 清晨温酒下, 午时姜汤下, 卧时盐汤下。其余并丸梧子大, 每日空心酒服一百丸, 久服极验。

(2)治骨软风, 腰膝疼, 行履不得, 遍身瘙痒: 首乌大而有花纹者, 同牛膝(锉)各一斤。以好酒一升, 浸七宿, 曝干, 于木臼内捣末, 蜜丸。每日空心食前酒下三五十丸。

(3)治脚气流注, 历节疼痛, 皮肤麻痹, 两脚痹挛: 何首乌不计多少(切作半寸厚, 以黑豆不计多少, 水拌令匀湿, 就甑内蒸, 用豆一重, 何首乌一重, 蒸令豆烂为度。去豆暴干, 称用一斤), 仙灵脾(切)、牛膝(锉)各一斤(黄酒浸一宿, 焙干), 乌头(去皮、脐)半斤(切, 入盐二两半, 炒黄色, 去盐用)。上为散, 每服二钱, 温酒调下, 日三服; 粥饮亦可调服。

(4)治妇人血风, 久虚风邪停滞, 手足痿缓, 肢体麻痹及皮肤瘙痒, 五痔下血: 何首乌一斤(赤白各半斤), 芍药二两(赤白各一半)。上为细末, 煮面糊和丸, 如梧桐子大。每服三四十丸, 空心米饮送下。

(5)治气血俱虚,久疟不止:何首乌自三钱以至一两(随轻重用之)、当归二三钱、人参三五钱(或一两,随宜)、陈皮二三钱(大虚不必用)、煨生姜三片(多寒者用三五钱)。水二钟,煎八分。于发前二三时温服之;若善饮者,以酒浸一宿,次早加水一钟煎服亦妙,再煎不必用酒。

(6)治遍身疮肿痒痛:防风、苦参、何首乌、薄荷各等份。上为粗末。每用药半两,水、酒各一半,共用一斗六升,煎十沸,热洗,于避风处睡一觉。

(7)治疥癣满身作疮不可疗,甚解痛生肌:何首乌、艾各等份(锉为末)。上相和,度疮多少用药,并水煎令浓,盆内盛洗。

(8)治瘰疬并便毒,一切毒疮:何首乌(大者佳,有血者用雌,未破者用雄)三斤,土茯苓(竹刀刮去皮,捣碎)八斤,当归一斤半,金银花一斤。共熬成膏,入白糖霜一斤,瓷罐贮之。或冲茶白滚汤,入粥饭内,冲酒饮。有生杨梅疮者,百药无效,服此一料,觉病稍疗,又一料痊愈,知此方之妙也。

(9)治大肠风毒,泻血不止:何首乌二两,捣细罗为散。每于食前,以温粥饮调下一钱。

(10)治自汗不止:何首乌末,津调,封脐中。

(11)治破伤血出:何首乌末敷之即止。

73. 虎杖

【药材名称】 虎杖。

【学名及分类】 *Reynoutria japonica* Houtt.,为蓼科虎杖属植物。

【俗　　名】 酸筒杆、酸桶芦、大接骨、斑庄根、酸汤杆等。

【习性及生境】 生山坡灌丛、山谷、路旁、田边湿地,海拔140~2 000 m。

【识别特征】 多年生草本。根状茎粗壮,横走。茎直立,粗壮,空心,具明显的纵棱,具小突起,无毛,散生红色或紫红斑点。叶宽卵形或卵状椭圆形,近革质,顶端渐尖,基部宽楔形、截形或近圆形,边缘全缘,疏生小突起,两面无毛,沿叶脉具小突起;托叶鞘膜质,偏斜,褐色,具纵脉,无毛,顶端截形,无缘毛,常破裂,早落。花单性,雌雄异株,花序圆锥状,腋生;苞片漏斗状,顶端渐尖,无缘毛;花梗中下部具关节;瘦果卵形,黑褐色,有光泽,包于宿存花被内。

【药用部位】 根茎及根、叶。

【采收加工】 根茎及根:4—9月均可采收,鲜用或晒干。叶:4—9月均可采收,鲜用或晒干。

【产地及分布】 国内分布于华中、华东、西南及陕西、甘肃、河北等地。湖南省内主要分布于茶陵、炎陵、南岳、衡山、祁东、新宁、张家界、桑植、宜章、桂东、双牌、道县、宁远、新化、泸溪、保靖、古丈。

【性味归经】 根茎及根:味苦、酸,性微寒,归肝、胆经。叶:味苦、性平。

【功用主治】 活血散瘀、祛风通络、清热利湿、解毒;主治妇女闭经、痛经、产后恶露不下、跌打损伤、风湿痹痛、淋浊带下、疮疡肿毒、毒蛇咬伤、水火烫伤、漆疮。

【用法用量】 根茎及根:煎汤,10~15 g;或浸酒;或入丸、散。根茎及根外用:研末调敷;或煎浓汁湿敷;或熬膏涂擦。叶内服:煎汤,9~15 g。叶外用:捣敷;或煎水浸渍。

根茎及根:

(1)治月经闭不通,结瘕,腹大如瓮,短气欲死:虎杖根百斤(去头去土,曝干,切)、土瓜根、牛膝各取汁二斗。上三味,㕮咀,以水一斛,浸虎杖根一宿,明旦煎取二斗,纳土瓜、牛膝汁,搅令调匀,煎令如饧。每以酒服一合,日再夜一,宿血当下,若病去,止服。

(2)治腹内积聚,虚胀雷鸣,四肢沉重,月经不通:高地虎杖根(切细)二斛。以水二石五斗,煮取一大斗半,去滓,澄滤令净,取好醇酒五升和煎,令如饧。每服一合,消息为度,不知,则加之。

(3)治风湿痹痛,四肢麻木:活血龙500 g,白酒1 000 ml,浸1~4星期,分次随量饮;或活血龙、西河柳、鸡血藤各30 g,水煎服。

(4)治湿热黄疸:虎杖、金钱草、板蓝根各30 g。水煎服。

(5)治妇人诸般淋:苦杖根,多取洗净,碎之,以一合用水五盏,煎至一盏,去滓。用麝香、乳香少许研调下。

(6)治念珠菌阴道炎:虎杖60 g,加水500 ml,煎成300 ml。待温,冲洗阴道,后用鹅不食草干粉装胶囊(含0.3 g)放入阴道,每日1次,7日为1个疗程。

(7)治伤折,血瘀不散:虎杖(锉)二两,赤芍药(锉)一两。上二味,捣罗为散。每服三钱匕,温酒调下,不拘时候。

(8)治痔疮出血:虎杖、银花、槐花各9 g。水煎服。

(9)治痈肿疼痛:酸汤杆、土大黄为末,调浓茶外敷。

(10)治放疗所致的白细胞下降:虎杖、鸡血藤各30 g,当归、甘草各9 g。水煎服,每日2次。

(11)治胃癌:虎杖30 g,制成糖浆60 ml。每服20~30 ml,每日服2~3次。

叶:

治漆疮:虎杖叶捣烂,取汁搽。

74. 金线草

【药 材 名 称】 金线草。
【学名及分类】 *Persicaria filiformis* (Thunb.) Nakai,为蓼科蓼属植物。
【俗　　　名】 九龙盘、蓼子七、一串红、山蓼、毛蓼。
【习性及生境】 生于海拔300~1 600 m的山地林缘、路旁阴湿地。
【识 别 特 征】 多年生草本。根状茎粗壮。茎直立,具糙伏毛,有纵沟,节部膨大。叶椭圆形或长椭圆形,顶端短渐尖或急尖,基部楔形,全缘,两面均具糙伏毛;叶柄具糙伏毛;托叶鞘筒状,膜质,褐色,具短缘毛。总状花序呈穗状,顶生或腋生,花序轴延伸,花排列稀疏;苞片漏斗状,绿色,边缘膜质,具缘毛;瘦果卵形,双凸镜状,褐色,有光泽,包于宿存花被内。
【药 用 部 位】 全草。
【采 收 加 工】 7—10月采收,晒干或鲜用。
【产地及分布】 国内分布于陕西、山西甘肃、山东、安徽、江苏、浙江、江西、河南、湖北、广东、广西、四川、贵州、台湾。湖南省内主要分布于衡山、洞口、新宁、城步、武冈、桃源、石门、慈利、桑植、桃江、安化、宜章、道县、江华、会同、芷江、湘西、凤凰、花垣、保靖、永顺。
【性 味 归 经】 味辛、苦,性凉,归肺、肝、脾、胃经。
【功 用 主 治】 凉血止血、清热利湿、散瘀止痛;主治咯血、吐血、便血、血崩、泄泻、痢疾、胃痛、经期腹痛、产后血瘀腹痛、跌打损伤、风湿痹痛、瘰疬、痈肿。
【用 法 用 量】 内服:煎汤,9~30 g。外用:煎水洗或捣敷。

选方

(1)治初期肺痨咯血:金线草茎叶30 g,水煎服。

(2)治痢疾:鲜金线草、龙芽草各30 g,水煎服。

(3)治经期腹痛,产后瘀血腹痛:金线草10 g,甜酒50 ml。加水同煎,红糖冲服。

(4)治风湿骨痛:金线草、白花九里明各适量,煎水洗浴。

75. 短毛金线草

【药 材 名 称】 短毛金线草。

【学名及分类】 *Persicaria neofiliformis*（Nakai）Ohki，为蓼科蓼属植物。

【俗　　　名】 血七、辣蓼三七、辣蓼、虾子七。

【习性及生境】 生山坡林下、林缘、山谷湿地，海拔150~2 200 m。

【识 别 特 征】 本变种与金线草的主要区别是叶顶端长渐尖，两面疏生短糙伏毛。

【药 用 部 位】 全草。

【采 收 加 工】 7—10月采收，晒干或鲜用。

【产地及分布】 国内东南部省份广布。湖南省内主要分布于平江、炎陵、桂东、会同、洪江、凤凰、石门、慈利等地。

【性 味 归 经】 味辛、苦，性凉，小毒，归肺、肝、胃、大肠经。

【功 用 主 治】 凉血止血、清热利湿、散瘀止痛；主治咯血、吐血、便血、血崩、泄泻、痢疾、胃痛、经期腹痛、产后血瘀痛、跌打损伤、风湿痹痛、疬、痈肿等症。

【用 法 用 量】 内服：煎汤，9~30 g。外用：适量，煎水洗或捣敷。

（1）预防感冒或流行性脑膜炎：金线草、苍术、艾叶、枫球各适量。将上药晒干，碾碎，与糠壳拌匀，置火盆中燃烧，取烟熏法，作室内空气消毒用。

（2）治疗伤暑：金线草，青蒿、香薷、田边菊、灯心草、黄荆叶各取鲜品嫩尖5个，鲜车前草5蔸。洗净，捣烂，开水泡，去渣，分2~3次服。

（3）治腹泻：鲜金线草根30 g，鲜黄荆根30 g。水煎服。

（4）治膏淋：金线草20 g，车前草20 g，黄栀子15 g，石膏10 g。水煎服。

76. 头花蓼

【药 材 名 称】 头花蓼。

【学名及分类】 *Persicaria capitata*（Buch.-Ham. ex D. Don）H. Gross，为蓼科蓼属植物。

【俗　　　名】 草石椒。

【习性及生境】 生山坡、山谷湿地，常成片生长，海拔600~3 500 m。

【识 别 特 征】 多年生草本。茎匍匐，丛生，基部木质化，节部生根，节间比叶片短，多分枝，疏生腺毛或近无毛，一年生枝近直立，具纵棱，疏生腺毛。叶卵形或椭圆形，顶端尖，基部楔形，全缘，边缘具腺毛，两面疏生腺毛，具黑褐色新月形斑点；叶柄基部有时具叶耳；托叶鞘筒状，膜质，松散，具腺毛，顶端截形，有缘毛。花序头状，单生或成对，顶生；花序梗具腺毛；苞片长卵形，膜质；花梗极短；柱头头状。瘦果长卵形，黑褐色，密生小点，微有光泽，包于宿存花被内。

【药 用 部 位】 全草。

【采 收 加 工】 全年均可采。晒干或鲜用。

【产地及分布】 国内分布于湖北、江西、广西、四川、贵州、云南、西藏。湖南省内主要分布于炎陵、隆回、洞口、绥宁、新宁、桑植、桂东、江永、通道、保靖、古丈、永顺、龙山。

【性 味 归 经】 味苦、辛，凉，归肾、膀胱经。

【功 用 主 治】 清热凉血、利尿；治泌尿系感染、痢疾、腹泻、血尿，外用治尿布疹、黄水疮。

【用法用量】 内服:煎汤,15~30 g。外用:适量,捣敷;或煎水洗;或熬膏涂。

(1)治痢疾:头花蓼60 g,水煎。每日分2次服。

(2)治血尿、膀胱炎:鲜头花蓼30 g,水煎服。若血止仍尿痛则加背蛇粉4.5 g,水煎服。

(3)治肾盂肾炎,尿道结石,跌打损伤:头花蓼15~30 g。煎服。

(4)治跌打瘀肿:头花蓼打烂,酒炒外敷。

(5)治风湿痛:头花蓼煎水熏洗。

(6)治疮疡,麻风溃烂:头花蓼500 g,九里明150 g,爬山虎150 g,桉树叶150 g。水煎成膏,加梅片6 g搅匀,涂患处,每日一次。

(7)治尿布湿疹、黄水疮:鲜头花蓼煎水,洗患处。

(8)治烂疮:头花蓼、爬山虎、九里明各适量。水煎,洗患处。

(9)治痞:头花蓼根和米煮稀饭吃。

(10)治蛔虫病:头花蓼根6 g,蒸瘦肉吃。

77. 火炭母

【药材名称】 火炭母。
【学名及分类】 *Persicaria chinensis* (L.) H. Gross,为蓼科蓼属植物。
【俗   名】 赤地利、为炭星、白饭草。
【习性及生境】 生于海拔1 500 m以下的林缘沟边、草丛中。
【识别特征】 多年生草本,基部近木质。根状茎粗壮。茎直立,通常无毛,具纵棱,多分枝,斜上。叶卵形或长卵形,顶端短渐尖,基部截形或宽心形,边缘全缘,两面无毛,托叶鞘膜质,无毛,具脉纹,顶端偏斜,无缘毛。花序头状,顶生或腋生,花序梗被腺毛;苞片宽卵形;花被白色或淡红色,裂片卵形,果时增大,呈肉质,蓝黑色;瘦果宽卵形,黑色,无光泽,包于宿存的花被。
【药用部位】 地上部分、根。
【采收加工】 7—8月采收,鲜用或晒干。
【产地及分布】 国内分布于陕西、甘肃、浙江、江西、福建、台湾、湖北、广东、广西、四川、贵州、云南、西藏。湖南省内主要分布于南岳、衡山、祁东、邵阳、洞口、绥宁、新宁、武冈、桑植、桃江、宜章、汝城、桂东、东安、江永、江华、芷江、通道、洪江、保靖、永顺。
【性味归经】 地上部分:味辛、苦,性凉,有毒。根:味辛、甘,性平。
【功用主治】 有清热利湿、凉血解毒、平肝明目、活血舒筋之功效;治痢疾、泄泻、咽喉肿痛、白喉、肺热咳嗽、百日咳、肝炎、带下、癌肿、中耳炎、湿疹、眩晕耳鸣、角膜云翳、跌打损伤。
【用法用量】 地上部分内服:煎汤,9~15 g,鲜品30~60 g。地上部分外用:捣敷;或煎水洗;或捣汁滴耳。根内服:煎汤,9~15 g;鲜品可用至60 g。根外用:研末调敷。

地上部分:

(1)治赤白痢:火炭母草和海金沙捣烂取汁,冲沸水,加糖少许服之。

(2)治扁桃体炎:鲜火炭母30~60 g,鲜苦蕺30 g。水煎服。

(3)治湿热黄疸:火炭母30 g,鸡骨草30 g。水煎服。

(4)治妇女带下:鲜火炭母60~90 g,白鸡冠花3~5朵。酌加水煎成半碗,饭后服,每日2次。

(5)治皮肤风热,流注关节,痛肿疼痛:用火炭母草叶,捣烂于坩器中,以盐酒炒,敷肿处,经宿一易。

(6)治符麻疹:火炭母鲜叶60 g;醋30 g。水煎服(干品加醋无效),另用鲜草水煎熏洗患处。

(7)防中暑:火炭母2份,海金沙藤、地胆草各1份,甘草适量。成人每次总量30 g,水煎,代茶饮。

根:

(1)治风热头昏,虚火上冲(高血压病)或气血虚弱,头晕耳鸣:火炭母草根500 g。炖黑皮鸡服。

(2)治跌打伤:鲜火炭母根60 g,与猪肉炖熟,加酒再炖10 min,服。

78. 水蓼

【药材名称】 水蓼。

【学名及分类】 *Persicaria hydropiper*（L.）Spach,为蓼科蓼属植物。

【俗　　名】 辣蓼、辣柳菜。

【习性及生境】 生河滩、水沟边、山谷湿地,海拔50~3 500 m。

【识别特征】 一年生草本。茎直立,多分枝,无毛,节部膨大。叶披针形或椭圆状披针形,基部楔形,边缘全缘,具缘毛,两面无毛,被褐色小点,叶腋具闭花受精花;托叶鞘筒状,膜质,褐色,疏生短硬伏毛,顶端截形,具短缘毛,通常托叶鞘内藏有花簇。总状花序呈穗状,顶生或腋生,通常下垂,花稀疏,下部间断;苞片漏斗状,绿色,边缘膜质,疏生短缘毛;花梗比苞片长;瘦果卵形,双凸镜状或具3棱,密被小点,黑褐色,无光泽,包于宿存花被内。

【药用部位】 地上部分、根、果实。

【采收加工】 地上部分:在播种当年7—8月花期割取地上部分,铺地晒干或鲜用。根:7—9月开花时采挖,洗净,鲜用或晒干。果实:秋季果实成熟时采收,除去杂质,阴干。

【产地及分布】 我国南北各地有分布。湖南省内主要分布于株洲、衡山、祁东、邵阳、洞口、新宁、武冈、津市、慈利、桑植、宜章、东安、辰溪、芷江、通道、湘西、凤凰、花垣、保靖。

【性味归经】 味辛、苦,性平,归脾、胃、大肠经。

【功用主治】 行滞化湿、散瘀止血、祛风止痒、解毒;主治湿滞内阻、脘闷腹痛、泄泻、痢疾、小儿疳积、崩漏、血滞经闭、痛经、跌打损伤、风湿痹痛、便血、外伤出血、皮肤瘙痒、湿疹、风疹、足癣、痈肿、毒蛇咬伤、化湿利水、破瘀散结、水肿、瘰疬、活血调经、健脾利湿、肠炎疟疾。

【用法用量】 地上部分内服:煎汤,15~30 g,鲜品30~60 g;或捣汁。地上部分外用:煎水浸洗;或捣敷。根内服:煎汤,15~20 g;或泡酒。根外用:鲜品,捣敷;或煎水洗。果实内服:煎汤,6~15 g;或研末;或绞汁。果实外用:煎汤浸洗;或研末调敷。

地上部分:

(1)治胃脘冷,不能饮食,耳目不聪明,四肢有气,冬卧脚冷:八月三日取蓼曝燥,把之如五升大六十把,水六石,煮取一石,去滓,以酿酒,如常法。随多少饮之。

(2)治小儿冷痢:蓼叶一升,捣汁服。

(3)治干霍乱不吐利,四肢烦,身冷汗出:水蓼(切)、香薷(择切)各二两。上二味,以水五盏,煎取三盏,去滓,分温三服。

(4)治小儿疳积:水蓼全草15~18 g,麦芽12 g。水煎,早、晚饭前2次分服,连服数日。

(5)治风湿疼痛:水蓼15 g,威灵仙9 g,桂枝6 g。煎服。

(6)治咽喉肿痛:鲜辣蓼花序1把。捣烂取汁,兑白糖服,每次服60 g。

(7)治蛇头疔:鲜水蓼、芋叶柄各20g。捣烂加热敷患处。

(8)治头疮久不瘥:以蓼末蜜和涂之,有虫出而愈,不作瘢。

(9)治水毒:取蓼捣汁一盏渐饮;兼以涂身令周匝,立瘥,用酒调。

(10)治阴发背,黑凹而不知痛者:鲜蓼草十斤(晒干,烧灰存性,淋灰汁熬膏子半碗听用),石灰一两。二味调匀入瓷罐收贮封固。如遇阴毒,将笔蘸点在患处,不二次退透知痛,出黑水血尽,将膏药贴之自愈。

(11)治丝虫性淋巴管炎:水蓼煎水,熏洗患处;另取水蓼15g,黄柏9g,车前子12g(布包),煎服。

(12)治蛇咬:用水蓼捣汁饮,滓敷伤处。

根:

(1)治月经不调:水蓼根30g,当归15g。泡酒服。

(2)治小儿疳积:水蓼草根、麦芽各15g。煎水服,每日服3次。

(3)治肠炎痢疾:水蓼鲜根60g(干根30g)或全草60g。水煎服,连服3d。

(4)治跌打肿痛:水蓼根30g,韭菜头30g,食盐9g。共捣烂,敷患处。

(5)治毒蛇、蜈蚣、黄蜂咬伤(咬伤未超过4h者):水蓼1握,捣烂,从伤口周围向伤口揉搓,至伤口出血为止,再用水蓼尖十数个捣烂,敷患处。另用水蓼根30g,乌桕根30g。水煎服。每日1剂,连服3剂。

(6)治疟疾:水蓼根、石荠苎根各30g,生姜3片。水煎,于发作前3h服。

果实:

(1)治脚气肿:蓼实水煮,渍脚捋之。

(2)治霍乱烦渴:蓼子一两,香薷二两。每服二钱,水煎服。

(3)治交接劳复,阴卵肿,或缩入腹,腹中绞痛,或便绝:蓼子一大把。水挼取汁,饮一升。干者浓取汁服之。

(4)治瘰疬:蓼实,微炒,碾为细末,薄酒调二三钱服。久则效,效则已。

(5)治小儿头疮:蓼实捣末,和白蜜涂上。

(6)治蜗牛虫咬,毒遍身者:蓼子煎水浸之。

79. 酸模叶蓼

【药材名称】 酸模叶蓼。

【学名及分类】 *Persicaria lapathifolia* (L.) Delarbre,为蓼科蓼属植物。

【俗　　名】 大马蓼、辣蓼草。

【习性及生境】 生田边、路旁、水边、荒地或沟边湿地,海拔30~3 900 m。

【识别特征】 一年生草本。茎直立,具分枝,无毛,节部膨大。叶披针形或宽披针形,基部楔形,上面绿色,常有一个大的黑褐色新月形斑点;叶柄短,具短硬伏毛;托叶鞘筒状,膜质,淡褐色,无毛,具多数脉。总状花序呈穗状,顶生或腋生,近直立,花紧密,花序梗被腺体;苞片漏斗状,边缘具稀疏短缘毛;花被淡红色或白色,瘦果宽卵形,双凹,黑褐色,有光泽,包于宿存花被内。

【药用部位】 全草。

【采收加工】 夏、秋季采收,晒干。

【产地及分布】 我国各地均有分布。湖南省内主要分布于长沙、湘乡、南岳、衡山、祁东、邵阳、隆回、洞口、绥宁、新宁、城步、津市、慈利、桑植、郴州、宜章、东安、辰溪、靖州、洪江、湘西、吉首、花垣、龙山。

【性味归经】 味辛、苦,性微温。

【功用主治】 解毒、除湿、活血;主治疮疡肿痛、瘰疬、腹泻、痢疾、湿疹、疳积、风湿痹痛、跌打损伤、月经不调。

【用法用量】 内服:煎汤,3~10 g。外用:适量,捣敷;或煎水洗。

80. 尼泊尔蓼

【药材名称】 猫儿眼睛。

【学名及分类】 *Persicaria nepalensis*（Meisn.）H. Gross，为蓼科蓼属植物。

【俗　　名】 小猫眼、野荞子、野荠菜、野荞麦草、头状蓼、荞麦草、水荞麦、马蓼草、山谷蓼。

【习性及生境】 生山坡草地、山谷路旁，海拔200~4 000 m。

【识别特征】 一年生草本。茎外倾或斜上，自基部多分枝，无毛或在节部疏生腺毛。茎下部叶卵形或三角状卵形，顶端急尖，基部宽楔形，沿叶柄下延成翅，两面无毛或疏被刺毛，疏生黄色透明腺点；托叶鞘筒状，膜质，淡褐色，顶端斜截形，无缘毛，基部具刺毛。花序头状，顶生或腋生；苞片卵状椭圆形，通常无毛，边缘膜质；花梗比苞片短；瘦果宽卵形，双凸镜状，黑色，密生洼点。无光泽，包于宿存花被内。

【药用部位】 全草。

【采收加工】 夏、秋季采收，晒干。

【产地及分布】 全国（除新疆）广布。湖南省内主要分布于南岳、衡山、祁东、隆回、洞口、新宁、城步、武冈、慈利、桑植、宜章、桂东、东安、道县、江永、宁远、沅陵、新晃、芷江、洪江、凤凰、花垣、古丈、永顺、龙山。

【性味归经】 味苦、酸，性寒。

【功用主治】 清热解毒、除湿通络；主治咽喉肿痛、目赤、牙龈肿痛、赤白痢疾、风湿痹痛。

【用法用量】 内服：煎汤，9~15 g。

81. 杠板归

【药材名称】 杠（扛）板归。

【学名及分类】 *Persicaria perfoliata*（L.）H. Gross，为蓼科蓼属植物。

【俗　　名】 河白草、贯叶蓼。

【习性及生境】 生于海拔1 600 m以下的山坡路边、田间、荒地。

【识别特征】 一年生攀援草本。茎略呈方柱形，有棱角，多分枝；棱角上有倒生钩刺。叶互生，盾状着生；叶片多皱缩，展平后呈近等边三角形，灰绿色至红棕色，下表面叶脉和叶柄均有倒生钩刺；托叶鞘包于茎节上或脱落。短穗状花序顶生或生于上部叶腋，苞片圆形，花小，多萎缩或脱落。气微，茎味淡，叶味酸。

【药用部位】 全草、根。

【采收加工】 全草：7—10月割取地上部分，鲜用或晾干。根：6—7月采挖根部，鲜用或晒干。

【产地及分布】 全国广布。湖南省内主要分布于湘潭、南岳、衡阳、衡山、祁东、邵阳、邵东、隆回、洞口、绥宁、新宁、桃源、石门、慈利、桑植、宜章、怀化、芷江、洪江、凤凰、保靖。

【性味归经】 全草：味酸、苦，性平，归肺、小肠经。根：味酸、苦，性平。

【功用主治】 清热解毒、利湿消肿、散瘀止血；主治疔疮痈肿、丹毒、疖腮、乳腺炎、喉蛾、感冒发热、肺热咳嗽、百日咳、瘰疬、痔瘘、鱼口便毒、泻痢、臌胀、水肿、淋浊、带下、疟疾、风火赤眼、跌打肿痛、蛇虫咬伤、治口疮、痔疮、肛瘘。

【用法用量】 全草内服：煎汤，10~15 g，鲜品20~45 g。全草外用：捣敷；或研末调敷；或煎水熏洗。根内服：煎汤，9~15 g；鲜品15~30 g。根外用：捣敷。

全草:

(1)治单腹膨胀(肝硬化腹水):杠板归茎叶1 000 g,白英250 g。焙干研末,加面粉500 g,炼蜜为丸。每服12 g,每日3次,饭后冬酒送服。

(2)治缠腰火丹(带状疱疹):鲜杠板归叶捣烂绞汁,调雄黄末适量,涂患处,每日数次。

(3)治乳痈痛结:鲜杠板归叶洗净杵烂,敷贴于委中穴;或与叶下红共捣烂,敷脚底涌泉穴,右痛敷左,左痛敷右。

(4)治附骨疽:杠板归20~30 g。酒水各半煎2次,分服;以渣捣烂敷患处。

(5)治痔疮、肛漏:杠板归30 g,猪大肠60 g。炖汤服。

(6)治痔疮,手足癣,鹅掌风,脓疱疱疹,荨麻疹,皮炎,神经性皮炎:杠板归鲜汁300 ml,加凡士林500 g和氧化锌100 g调膏外搽,也可直接取鲜叶捣烂取汁外搽;或汤浴配合煎汤内服;局部炎症可用鲜汁拔水罐,拔水罐前先在创面用消毒细针点刺,然后用适量大小去底的玻璃瓶,使底部接触创面,瓶内倾入鲜汁适量,顶部加盖橡皮帽,抽去空气即可。

(7)治蛇咬伤:杠板归叶,不拘多少,捣汁,酒调随量服之;用渣搽伤处。

(8)治下肢关节肿痛:鲜杠板归全草60~90 g。水煎服。

根:

(1)治对口疮:鲜杠板归根60 g,水煎服;另取鲜叶捣烂,敷患处。

(2)治痔疮瘘管:杠板归鲜根24~36 g(干品18~24 g),炒焦,放冷后和红薯烧酒300~500 g炖1 h。饭前服,每日服1次。或取根和瘦猪肉120~180 g,红薯烧酒300~360 g,炖2 h。饭前服,每日服1次。

(3)预防稻田皮炎:河白草根45 g,石菖蒲根茎30 g,煎水洗手足。

(4)治水肿:杠板归根120 g,水煎熏洗,暖睡取汗;另用冬瓜子、车前子、白茅根、陈葫芦壳、冬瓜皮、海金沙各15 g,水煎服。

82. 红蓼

【药 材 名 称】 荭草。

【学名及分类】 *Persicaria orientalis*（L.）Spach,为蓼科蓼属植物。

【俗　　　　名】 荭草、东方蓼、狗尾巴花。

【习性及生境】 生沟边湿地、村边路旁,海拔30~2 700 m。

【识 别 特 征】 一年生草本。茎直立,粗壮,上部多分枝,密被开展的长柔毛。叶宽卵形、宽椭圆形或卵状披针形,顶端渐尖,基部圆形或近心形,微下延,边缘全缘,密生缘毛,两面密生短柔毛,叶脉上密生长柔毛;叶柄具开展的长柔毛;托叶鞘筒状,膜质,被长柔毛,具长缘毛,通常沿顶端具草质、绿色的翅。总状花序呈穗状,顶生或腋生,苞片宽漏斗状,草质,绿色,被短柔毛,边缘具长缘毛;花被5深裂,淡红色或白色;花被片椭圆形;花盘明显;瘦果近圆形,双凹,黑褐色,有光泽,包于宿存花被内。

【药 用 部 位】 茎叶、根茎、花序、果实。

【采 收 加 工】 茎叶:晚秋霜后,采割茎叶,茎切成小段,晒干;叶置通风处阴干。根茎:7—10月挖取根部,晒干或鲜用。花序:6—8月开花时采收,鲜用或晒干。果实:8—10月果实成熟时,采收果穗,晒干,打下果实。

【产地及分布】 全国广布。湖南全省各地散见,多有栽培。

【性味归经】 茎叶:味辛、性平,小毒,归肝、脾经。根茎:味咸、性凉,归肝、脾经。花序:味辛、性凉,有毒。果
实:味辛、性温。

【功用主治】 祛风除湿、清热解毒、活血、截疟;主治风湿痹痛、痢疾、腹泻、吐血转筋、水肿、脚气、蛇虫咬伤、小
儿疳积、疝气、跌打损伤、疟疾、明目、胃脘痛、瘰疬、生肌敛疮、治肠炎、荨麻疹、行气活血、治头
痛、心胃气痛。

【用法用量】 茎叶内服:煎汤,9~15 g;浸酒或研末。茎叶外用:研末或捣敷;或煎汁洗。根茎内服:煎汤,9~15 g。
根茎外用:煎汤洗。花序内服:煎汤,3~6 g;或研末、熬膏。花序外用:熬膏贴。果实内服:煎汤,
3~10 g;研末、熬膏或浸酒。果实外用:熬膏;或捣烂外敷。

选方

茎叶:

(1)治霍乱转筋:陈大蓼一把,水三升,煮取二升,趁热熏洗,仍饮半盏。凡用蓼须家园种者。

(2)治风湿关节炎:荭草120 g,鸡蛋1~2枚,水煎服;或炖猪脚食。

(3)治水肿:鲜荭草30~60 g,地胆草、楤木各9 g,紫苏、樟柴各6 g。水煎服。

(4)治疮肿:荭草叶为细末,先用荭草根锉碎,煎汤洗净,却用叶末撒疮上。每日洗一次,撒一次。

(5)治外伤骨折:荭草6 g,石胡荽9 g。水煎服。

根茎:

(1)治痢疾、肠炎:荭草根干品30 g(或鲜品60 g)。水煎服,连服2 d。

(2)治风湿性关节炎,跌打损伤:红蓼根9~15 g,水煎服;并用全草适量,水煎熏洗。

(3)治荨麻疹:荭草根适量,煎水外洗。

(4)生肌肉:荭草根,煎汤淋洗,仍以叶晒干研末,撒疮上,每日1次。

花序:

(1)治胃脘血气作痛:荭草花一大撮,水二盅,煎一钟服。

(2)治心气疼痛:荭草花为末,热酒服二钱。又法;男用酒水各半煎服,女用醋水各半煎服。

(3)治腹中痞积:荭草一碗,以水三碗,用桑柴文武火煎成膏,量痞大小摊贴,仍以酒调膏服。

(4)治痢疾初起:荭草(取花、叶)炒末。每服9 g,红痢蜜汤下,白痢砂糖汤下。

(5)治脚气疼痛:荭草,煮汁,浸之。

(6)治横痃:荭草花一握,红糖15 g。捣烂加热敷贴,每日换1次。

果实:

(1)治腹中痞积:荭草花或子一碗,以水三碗。用桑柴文武火熬成膏,量痞大小摊贴,仍以酒调膏服。忌荤腥
油腻。

(2)治脾肿大,肚子胀:荭草子1 000 g,水煎熬膏。每次1汤匙,每日2次,黄酒或开水送服。并用荭草子膏
摊布上,外贴患部,每日换药1次。

(3)治慢性肝炎、肝硬化腹水:荭草子15 g,大腹皮12 g,黑丑9 g。水煎服。

(4)治结膜炎:荭草子9 g,黄芩9 g,菊花12 g,龙胆草6 g。水煎服。

(5)治瘰疬,破者亦治:荭草子不以多少,微炒一半,余一半生用,同为末,好酒调二钱,日三服,食后夜卧各一服。

83. 赤胫散

【药材名称】 赤胫散。

【学名及分类】 *Persicaria runcinata var. sinensis* (Hemsl.) Bo Li,为蓼科蓼属植物。

【俗　　名】 土竭力、花蝴蝶、花脸荞、荞子连、缺腰叶蓼等。

【习性及生境】生山坡草地、山谷灌丛,海拔800~3 900 m。

【识别特征】多年生草本,具根状茎。茎近直立或上升,具纵棱,叶羽裂,长4~8 cm,宽2~4 cm,顶生裂片较大,叶基部通常具1对裂片,两面无毛或疏生短糙伏毛。下部叶叶柄具狭翅,基部有耳,上部叶叶柄较短或近无柄;托叶鞘膜质,筒状,松散,长约1厘米,有柔毛,顶端截形,具缘毛。花序头状,紧密,直径5~7 mm,数个再集成圆锥状;苞片长卵形,边缘膜质;花梗细弱,比苞片短;花被5深裂,淡红色或白色,花被片长卵形,长3.0~3.5 mm;雄蕊通常8,比花被短,花药紫色;花柱3,中下部合生。瘦果卵形,具3棱,黑褐色,无光泽,包于宿存花被内。花期4—8月,果期6—10月。

【药用部位】全草。

【采收加工】7—10月采收,扎把晒干或鲜用。

【产地及分布】国内分布于我国西南及陕西、甘肃、台湾、湖北、广西。湖南省内产龙山、桑植、沅陵、洞口、洪江、新宁、武冈。

【性味归经】味苦,微酸,涩,性平。

【功用主治】清热解毒、活血舒筋;主治痢疾、泄泻、赤白带下、经闭、痛经、乳痈、疮疖、无名肿毒、毒蛇咬伤、跌打损伤、劳伤腰痛。

【用法用量】内服:煎汤,9~15 g,鲜品15~30 g;或泡酒。外用:鲜品捣敷;或研末调敷;或醋磨搽;或煎水熏洗。

选方

(1)治瘟疫,高热呓语:缺腰叶蓼根15 g,乌苞12 g,凤凰窝1个。水煎服。

(2)治腹痛:缺腰叶蓼全草15 g,木香3 g。水煎服。

(3)治胃痛:化血丹15 g。水煎服,或化血丹用腌菜水煎服;或化血丹末用腌菜水兑白酒送服。

(4)治赤、白带:缺腰叶蓼全草18 g,杉木浆、檀木浆各9 g。水煎服。白带加白糖,赤带加红糖、月季花、阿胶。

(5)治乳腺炎:赤胫散、野荞麦各适量捣烂,加酒糟搅匀敷患处,初期1~3剂可愈。

(6)治痔疮出血:花蝴蝶9 g,升麻6 g。煮甜酒服。

(7)治烫火伤:花蝴蝶研末,取适量调麻油搽伤处。

(8)治痨伤、腰痛:赤胫散15~30 g。泡酒服。

84. 戟叶蓼

【药材名称】戟叶蓼。

【学名及分类】*Persicanria thunbergii* (Sieb. et Zucc.) H. Gross,为蓼科蓼属植物。

【俗　　名】水麻。

【习性及生境】生山谷湿地、山坡草丛,海拔90~2 400 m。

【识别特征】一年生草本。茎直立或上升,沿棱具倒生皮刺,基部外倾,节部生根。叶戟形,顶端渐尖,基部截形或近心形,两面疏生刺毛,极少具稀疏的星状毛,边缘具短缘毛,中部裂片卵形或宽卵形,侧生裂片较小,卵形,叶柄具倒生皮刺,通常具狭翅;托叶鞘膜质,边缘具叶状翅,翅近全缘,具粗缘毛。花序头状,顶生或腋生,分枝,花序梗具腺毛及短柔毛;苞片披针形,顶端渐尖,边缘具缘毛;瘦果宽卵形,具3棱,黄褐色,无光泽,包于宿存花被内。

【药用部位】全草。

【采收加工】夏季采收。鲜用或晒干。

【产地及分布】 国内分布于东北、华北、华中、华东、华南、西南及陕西、甘肃。湖南省内主要分布于南岳、衡山、新邵、新宁、武冈、张家界、桑植、桃江、安化、宜章、江华。

【性味归经】 味苦、辛,性寒。

【功用主治】 祛风清热、活血止痛;主治风热头痛、咳嗽、瘰疬、痢疾、跌打伤痛、干血痨。

【用法用量】 内服:煎汤,9~15 g。外用:适量,研末调敷。

 选方

(1)治偏头风:戟叶蓼30 g,川芎12 g,黄荆子30 g。共研末,酒调敷。

(2)治湿热头痛:戟叶蓼30 g,石膏粉9 g。研末,水调敷。

(3)治腹泻:戟叶蓼9 g,煎水,砂仁末1.5 g。冲服。

(4)治跌打损伤:戟叶蓼30 g,栀子15 g。共研末,酒调敷。

85. 刺蓼

【药 材 名 称】 廊茵。

【学名及分类】 *Persicaria senticosa*(Meisn.) H. Gross ex Nakai,为蓼科蓼属植物。

【俗　　　名】 红大老鸦酸草、石宗草、蛇不钻、猫儿刺、南蛇草、猫舌草。

【习性及生境】 生山坡、山谷及林下,海拔120~1 500 m。

【识别特征】 茎攀缘,多分枝,被短柔毛,四棱形,沿棱具倒生皮刺。叶片三角形或长三角形,顶端急尖或渐尖,基部戟形,两面被短柔毛,下面沿叶脉具稀疏的倒生皮刺,边缘具缘毛;叶柄粗壮,具倒生皮刺;托叶鞘筒状,边缘具叶状翅,翅肾圆形,草质,绿色,具短缘毛。花序头状,顶生或腋生,花序梗分枝,密被短腺毛;苞片长卵形,淡绿色,边缘膜质,具短缘毛,每苞内具花2~3朵;花梗粗壮,比苞片短;柱头头状。瘦果近球形,微具3棱,黑褐色,无光泽,包于宿存花被内。

【药 用 部 位】 全草。

【采 收 加 工】 夏、秋季采收,洗净,鲜用或晒干。

【产地及分布】 国内分布于辽宁、河北、甘肃、山东、江苏、安徽、浙江、江西、台湾、福建、河南、湖北、广西、贵州、云南。湖南省内产石门、永顺、凤凰、沅陵、新晃、芷江。

【性味归经】 味苦、酸、微辛,性平。

【功用主治】 清热解毒、利湿止痒、散瘀消肿;主治痈疮疔疖、毒蛇咬伤、湿疹、黄水疮、带状疱疹、跌打损伤、内痔外痔。

【用法用量】 内服:煎汤,15~30 g;研末,1.5~3.0 g。外用:适量,鲜品捣敷;或榨汁涂;或煎水洗。

选方

(1)治蛇头疮:廊茵全草捣烂敷。

(2)治顽固性痈疖:廊茵全草煎水洗。

(3)治婴儿胎毒:廊茵全草煎水洗。

(4)治蛇咬伤、跌伤:廊茵叶捣烂敷伤处。

(5)治湿疹瘙痒:廊茵鲜全草捣烂冲热汤洗患处。

(6)治黄水疮:刺蓼研末,敷患处。

(7)治过敏性皮炎:刺蓼、虎杖根各15~30 g。水煎服。

(8)治外痔:廊茵鲜全草捣烂,压榨取汁,放锅内浓缩后涂敷患处。

(9)治内痔:廊茵水煎熏洗。

86. 萹蓄

【药材名称】 萹蓄。
【学名及分类】 *Polygonum aviculare* L.，为蓼科萹蓄属植物。
【俗　　　名】 萹竹(扁竹)、竹叶草。
【习性及生境】 生田边路、沟边湿地，海拔10~4 200 m。
【识别特征】 一年生草本。茎具纵棱。叶椭圆形，狭椭圆形或披针形，顶端钝圆或急尖，基部楔形，边缘全缘，两面无毛，下面侧脉明显；叶柄短或近无柄，基部具关节；托叶鞘膜质，下部褐色，上部白色，撕裂脉明显。花单生或数朵簇生于叶腋，遍布于植株；苞片薄膜质；花梗细，顶部具关节；瘦果卵形，具3棱，黑褐色，密被由小点组成的细条纹，无光泽，与宿存花被近等长或稍超过。
【药用部位】 全草。
【采收加工】 在播种当年的7—8月生长旺盛时采收，齐地割取全株，晒干或鲜用。
【产地及分布】 分布于全国各地。湖南省内主要分布于龙山、永顺、花垣、凤凰、沅陵、新晃、芷江、洪江、新宁、祁阳。
【性味归经】 味苦，性微寒，归膀胱、大肠经。
【功用主治】 利水通淋、杀虫止痒；主治淋证、小便不利、黄疸、带下、泻痢、蛔虫病、蛲虫病、钩虫病、妇女阴蚀、皮肤湿疮、疥癣、痔疾。
【用法用量】 内服：煎汤，10~15 g；或入丸、散；杀虫单用30~60 g，鲜品捣汁饮50~100 g。外用：煎水洗、捣烂敷或捣汁搽。

选方

(1)治尿道炎，膀胱炎：鲜萹蓄60 g，鲜车前草30 g。捣烂绞汁。分2次服。

(2)治尿路结石：萹蓄、活血丹(金钱草)各15 g，水煎服；或萹蓄、海金沙藤、车前草各30 g，水煎服。

(3)治乳糜尿：鲜萹蓄30~60 g，加鸡蛋1~2个，生姜适量。水煎，食蛋服汤。

(4)治黄疸：鲜萹蓄30~60 g，黄蚬250 g。水煎，当茶饮。

(5)治白带：鲜萹蓄90 g，细叶艾根45 g，粳米90 g，白糖30 g。先将粳米煮取米汤，再入各药，煎汁，去渣，加白糖。空腹服，每日1剂。

(6)治泻痢、血痢：用萹竹汁四合，蜜一合和，顿服之。

(7)治蛔虫病，蛔虫等咬心痛，面青，口中沫出：萹蓄十斤。细锉，以水一石，煎去滓，成煎如饴。空心服，虫自下皆尽，止。

(8)治小儿蛲虫攻下部痒：萹竹叶一握。切，以水一升，煎取五合，去滓。空腹饮之，虫即下。用其汁煮粥亦佳。

(9)治疥癣、湿疮瘙痒、妇女外阴瘙痒：萹蓄适量，煎水外洗。

(10)痔疮，外阴糜烂，肛门湿疹：萹蓄60 g，白矾15 g。煎水外洗。

(11)治痔疮：以萹蓄根叶捣汁，服一升，一两服差。

(12)治小儿夜啼：鲜萹蓄15~21 g，蝉蜕3~5个。水煎冲糖服。

87. 香蓼

【药材名称】 香蓼。
【学名及分类】 *Persicaria viscosa* (Buch.-Ham. ex D. Don) H. Gross ex Nakai，为蓼科蓼属植物。
【俗　　　名】 粘毛蓼。

【习性及生境】 生路旁湿地、沟边草丛,海拔30~1 900 m。

【识别特征】 一年生草本,植株具香味。茎直立或上升,多分枝,密被开展的长糙硬毛及腺毛。叶卵状披针形或椭圆状披针形,基部楔形,叶脉边缘全缘,密生短缘毛;托叶鞘膜质,筒状,顶端截形,具长缘毛。总状花序呈穗状,顶生或腋生,花序梗密被开展的长糙硬毛及腺毛;苞片漏斗状,具长糙硬毛及腺毛,边缘疏生长缘毛,每苞内具3~5花;花梗比苞片长;花被5深裂,淡红色,花被片椭圆形,雄蕊8,比花被短;花柱3,中下部合生。瘦果宽卵形,具3棱,黑褐色,有光泽。

【药用部位】 茎叶。

【采收加工】 花期采收地上部分,扎成束,晾干。

【产地及分布】 国内分布于吉林、辽宁、陕西南部、安徽、江苏、浙江、河南、湖北、福建、江西、广东、贵州、云南。湖南省内产石门、新宁、通道。

【性味归经】 味辛,性平。

【功用主治】 理气排湿、健胃消食;主治胃气痛、消化不良、小儿疳积、风湿疼痛。

【用法用量】 内服:煎汤,6~15 g。

88. 金荞麦

【药材名称】 金荞麦。

【学名及分类】 *Fagopyrum dibotrys*(D. Don)Hara,为蓼科荞麦属植物。

【俗　　　名】 天荞麦、赤地利、透骨消、苦荞头、金锁银开等。

【习性及生境】 生山谷湿地、山坡灌丛,海拔250~3 200 m。

【识别特征】 多年生草本。根状茎木质化,黑褐色。茎直立,分枝,具纵棱,无毛。有时一侧沿棱被柔毛。叶三角形,顶端渐尖,基部近戟形,边缘全缘,两面具乳头状突起或被柔毛;托叶鞘筒状,膜质,褐色,偏斜,顶端截形,无缘毛。花序伞房状,顶生或腋生;苞片卵状披针形,顶端尖,边缘膜质,每苞内具2~4花;花梗中部具关节,与苞片近等长;花被5深裂,白色,花被片长椭圆形,雄蕊8,比花被短,花柱3,柱头头状。瘦果宽卵形,具3锐棱,黑褐色,无光泽。

【药用部位】 块根。

【采收加工】 秋冬季采挖,除去须根,洗净晒干或趁鲜切片后晒干。

【产地及分布】 全国各地有广泛分布,湖南全省广布。

【性味归经】 味酸、苦,性寒,归肺、胃、肝经。

【功用主治】 清热解毒、活血消痈、祛风除湿;主治肺痈、肺热咳喘、咽喉肿痛、痢疾、风湿痹证、跌打损伤、痈肿疮毒、蛇虫咬伤。

【用法用量】 内服:煎汤,15~30 g;或研末。外用:适量,捣汁;或磨汁涂敷。

（1）治肺脓疡:金荞麦250 g,切碎,装入瓦罐中,加水或黄酒1 250 ml,罐口密封,隔水小火蒸煮3 h,煎成约1 000 ml,每次20~40 ml,每日服3次。

（2）治肺痈,咯吐脓痰:苦荞头30 g,鱼腥草30 g,甘草6 g,水煎服。

（3）治喉风喉毒:金锁银开,用醋磨,漱喉,涎痰去而喉闭自开。

（4）治细菌性痢疾,阿米巴痢疾:金荞麦15 g,焦山楂9 g,生甘草6 g。煎服,每日1剂,分2次服。

（5）治湿热黄疸:苦荞头60 g,马蹄金15 g,凤尾草15 g,薄菜15 g,水煎服。

（6）治流火:鲜野荞麦根250 g,水煎服。

(7)治脱肛:鲜野荞麦根300 g,苦参300 g。水煎,趁热熏。

(8)治狂犬病、蛇虫咬伤:野荞麦根15~30 g,水煎服;或鲜根、叶捣烂外敷。

(9)治痰核瘰疬,不拘何等痈痛结核初起者:用金锁银开(须鲜者),将根捣汁冲酒服;其茎叶用白水煮烂,和米粉作饼饵食之,不过二三服立消。

(10)治跌打损伤:荞麦三七根60 g,算盘子根30 g,菊叶三七15 g,水、酒各半煎服。

89. 酸模

【药 材 名 称】 酸模。

【学名及分类】 *Rumex acetosa* L.,为蓼科酸模属植物。

【俗　　　名】 遏蓝菜、酸溜溜。

【习性及生境】 生山坡、林缘、沟边、路旁,海拔400~4 100 m。

【识 别 特 征】 多年生草本。根为须根。茎直立,具深沟槽,通常不分枝。基生叶和茎下部叶箭形,顶端急尖或圆钝,全缘或微波状;茎上部叶较小,具短叶柄或无柄;托叶鞘膜质,易破裂。花序狭圆锥状,顶生,分枝稀疏;花单性,雌雄异株;花梗中部具关节;雌花内花被片果时增大,近圆形,全缘,基部心形,网脉明显,基部具极小的瘤,外花被片椭圆形,反折,瘦果椭圆形,具3锐棱,两端尖,黑褐色,有光泽。

【药 用 部 位】 根、茎叶。

【采 收 加 工】 夏季采收、晒干或鲜用。

【产地及分布】 全国广布。湖南省内主要分布于长沙、株洲、南岳、衡山、邵阳、绥宁、新宁、武冈、石门、张家界、桑植、益阳、宜章、临武、零陵、祁阳、洪江、泸溪、保靖、古丈、永顺。

【性 味 归 经】 味酸、微苦,性寒。

【功 用 主 治】 凉血止血、泄热通便、利尿、杀虫;主治吐血、便血、月经过多、热痢、目赤、便秘、小便不通、淋浊、恶疮、湿疹、内痔出血、丹毒、烫伤。

【用 法 用 量】 内服:煎汤,9~15 g;或捣汁。外用:捣敷。

(1)治吐血,便血:酸模4.5 g,小蓟、地榆炭各12 g,炒黄芩9 g。水煎服。

(2)治白血病出血,月经过多:酸模15 g,水煎服。体虚者加人参、茯苓、白术各9 g。

(3)治便秘:酸模根30~60 g。水煎服。

(4)治小便不通:酸模根9~12 g。水煎服。

90. 皱叶酸模

【药 材 名 称】 牛耳大黄。

【学名及分类】 *Rumex crispus* L.,为蓼科酸模属植物。

【俗　　　名】 土大黄。

【习性及生境】 生河滩、沟边湿地,海拔30~2 500 m。

【识 别 特 征】 多年生草本。根粗壮,黄褐色。茎直立,具浅沟槽。基生叶披针形或狭披针形,顶端急尖,基部楔形,边缘皱波状;茎生叶较小狭披针形;托叶鞘膜质,易破裂。花序狭圆锥状,花序分枝近直立或上升;花两性;淡绿色;花梗细,中下部具关节,关节果时稍膨大;瘦果卵形,顶端急尖,具3锐棱,暗褐色,有光泽。

【药用部位】 根、叶。

【采收加工】 叶:4—5月采叶,晒干或鲜用。

【产地及分布】 国内分布于东北、华北、华中及陕西、甘肃、青海、山东、福建、台湾、广西、贵州。湖南省内产石门、洞口、新宁。

【性味归经】 叶:味苦,性寒,归心、肝、大肠经。

【功用主治】 清热解毒、凉血止血、通便杀虫;主治急性肝炎、肠炎、痢疾、慢性气管炎、吐血、便血、崩漏、热结便秘、痈疽肿毒、疥秃疮、止咳、咳嗽。

【用法用量】 叶:内服,煎汤,或作菜食;外用,捣敷。

治急性乳腺炎:皱叶酸模叶250 g,煎水煮鸡蛋2个,同黄酒吃,取汗;或鲜皱叶酸模叶捣烂,敷患处。

91. 齿果酸模

【药材名称】 齿果酸模。

【学名及分类】 *Rumex dentatus* L.,为蓼科酸模属植物。

【俗　　名】 牛舌草、羊蹄、齿果羊蹄、羊蹄大黄、土大黄、牛舌棵子、野甜菜、土王根、牛舌头棵、牛耳大黄。

【习性及生境】 生沟边湿地、山坡路旁,海拔30~2 500 m。

【识别特征】 一年生草本。茎直立,自基部分枝,枝斜上,具浅沟槽。茎下部叶长圆形或长椭圆形,顶端圆钝或急尖,基部圆形或近心形,边缘浅波状,茎生叶较小;花序总状,顶生和腋生;花梗中下部具关节;瘦果卵形,具3锐棱,两端尖,黄褐色,有光泽。

【药用部位】 叶。

【采收加工】 4—5月采叶,鲜用或晒干。

【产地及分布】 国内分布于西南及山西、陕西、甘肃、河北、江苏、浙江、台湾、河南、湖北、广西。湖南省内主要分布于长沙、浏阳、炎陵、湘乡、衡东、岳阳、澧县、津市、永定、桑植、沅江、郴州、洪江、湘西。

【性味归经】 味苦,性寒。

【功用主治】 清热解毒、杀虫止痒;主治乳痈、疮疡肿毒、疥癣。

【用法用量】 内服:煎汤,3~10 g。外用:适量,捣敷。

92. 羊蹄

【药材名称】 羊蹄。

【学名及分类】 *Rumex japonicus* Houtt.,为蓼科酸模属植物。

【俗　　名】 土大黄、牛舌头、野菠菜等。

【习性及生境】 生田边路旁、河滩、沟边湿地,海拔30~3 400 m。

【识别特征】 多年生草本。茎直立,上部分枝,具沟槽。基生叶长圆形或披针状长圆形,顶端急尖,基部圆形或心形,边缘微波状,下面沿叶脉具小突起;茎上部叶狭长圆形;托叶鞘膜质,易破裂。花序圆锥状,花两性,多花轮生;花梗细长,中下部具关节;瘦果宽卵形,具3锐棱,两端尖,暗褐色,有光泽。

【药用部位】　根、果实、叶。

【采收加工】　根:栽种2年后,9—11月当地上叶变黄时,挖出根部,鲜用或切片晒干。叶:7—10月采收,鲜用或晒干。果实:4—5月果实成熟时采摘,晒干。

【产地及分布】　国内分布于东北、华北、华中、华东、华南及陕西、四川、贵州等地。湖南省内主要分布于长沙、炎陵、湘乡、南岳、衡山、祁东、邵阳、邵东、新邵、新宁、武冈、汉寿、澧县、石门、津市、慈利、安化、沅江、宜章、资兴、保靖、永顺。

【性味归经】　根:味苦,性寒,归心、肝、大肠经。叶:味苦,性平;果实:味甘、性寒。

【功用主治】　清热通便、凉血止血、杀虫止痒;治大便秘结、吐血衄血、肠风便血、痔血、崩漏、疥癣、白秃、跌打损伤、小儿疳积、痈疮肿毒。

【用法用量】　根内服:煎汤,9~15 g;捣汁;或熬膏。根外用:捣敷;磨汁涂;或煎水洗。叶内服:煎汤,10~15 g。叶外用:捣敷;或煎水含漱。果实内服:煎汤,3~6 g。

根:

(1)治大便卒涩结不通:羊蹄根一两(锉)。以水一大盏,煎取六分,去滓,温温顿服之。

(2)治产后风秘:羊蹄根锉研,绞取汁三二匙,水半盏,煎一二沸。温温空肚服。

(3)治热郁吐血:羊蹄草根和麦门冬煎汤饮,或熬膏、炼蜜收,白汤调服数匙。

(4)治肠风下血:败毒菜根(洗切)、连皮老姜各半盏。同炒赤,以无灰酒淬之,碗盖少顷,去滓。任意饮。

(5)治喉痹卒不语:羊蹄独根者,勿见风日……,以三年醋研和如泥。生布拭喉令赤,敷之。

(6)治紫癜风:羊蹄根(捣绞自然汁)半合,生姜(研绞自然汁)半合,石硫黄四钱(研如粉)。上三味,将二汁与硫黄末同研令黏,涂患处,一日不得洗,不过两上差。

(7)治恶疮疥癣:羊蹄根捣绞取汁,入腻粉少许,调如膏。涂癣上,三五遍即瘥,如干,即猪脂调和敷之。

叶:

(1)治肠风痔泻血:羊蹄根叶烂蒸一碗来食之。

(2)治悬痈,咽中生息肉,舌肿:羊蹄草煮取汁,口含之。

(3)治对口疮:鲜羊蹄叶适量,同冷饭捣烂外敷。

(4)治小儿久瘑疮及疥癣,内黄水汁出:用羊蹄草捣烂,以白蜜和绞取汁涂之。

(5)治秃疮,头部脂溢性皮炎(头风白屑):羊蹄茎叶适量,食盐少许,共捣烂外敷。

93. 尼泊尔酸模

【药材名称】　尼泊尔酸模。

【学名及分类】　*Rumex nepalensis* Spreng.,为蓼科酸模属植物。

【俗　　　名】　土大黄、牛耳大黄。

【习性及生境】　生山坡路旁、山谷草地,海拔1 000~4 300 m。

【识别特征】　多年生草本。根粗壮。茎直立,具沟槽,无毛,上部分枝。基生叶长圆状卵形,顶端急尖,基部心形,边缘全缘,两面无毛或下面沿叶脉具小突起;茎生叶卵状披针形;托叶鞘膜质,易破裂。花序圆锥状;花两性;花梗中下部具关节;瘦果卵形,具3锐棱,顶端急尖,褐色,有光泽。

【药用部位】　根、果实、叶。

【采收加工】　根:栽种2年后,9—11月当地上叶变黄时,挖出根部,鲜用或切片晒干。

【产地及分布】　国内分布于西南及青海、陕西、甘肃、湖北、江苏、江西、广西。湖南省内产石门、龙山、桑植、永顺、沅陵、洞口。

【性味归经】　味苦、性寒，归心、肝、大肠经。

【功用主治】　清热通便、凉血止血、杀虫止痒；主治大便秘结、吐血衄血、肠风便血、痔血、崩漏、疥癣、白秃、痈疮肿毒、跌打损伤、赤白痢疾、漏下、小儿疳积。

【用法用量】　根内服：煎汤，9~15 g；捣汁；或熬膏。根外用：捣敷；磨汁涂；或煎水洗。

根：

（1）治大便卒涩结不通：尼泊尔酸模根一两（锉）。以水一大盏，煎取六分，去滓，温温顿服之。

（2）治产后风秘：尼泊尔酸模根锉研，绞取汁三二匙，水半盏，煎一二沸。温温空肚服。

（3）治热郁吐血：尼泊尔酸模根和麦门冬煎汤饮，或熬膏、炼蜜收，白汤调服数匙。

（4）治肠风下血：尼泊尔酸模根（洗切）、连皮老姜各半盏。同炒赤，以无灰酒淬之，碗盖少顷，去滓。任意饮。

（5）治喉痹卒不语：尼泊尔酸模独根者，勿见风日……，以三年醋研和如泥。生布拭喉令赤，敷之。

（6）治紫癜风：尼泊尔酸模根（捣绞自然汁）半合，生姜（研绞自然汁）半合，石硫黄四钱（研如粉）。上三味，将二汁与硫黄末同研令黏，涂患处，一日不得洗，不过两上差。

（7）治疬疡风：尼泊尔酸模根，于生铁上酽醋磨，旋旋刮取，涂于患上；未瘥，更入硫黄少许，同磨涂之。

（8）治恶疮疥癣：尼泊尔酸模根捣绞取汁，入腻粉少许，调如膏。涂癣上，三五遍即瘥，如干，即猪脂调和敷之。

94. 长刺酸模

【药材名称】　长刺酸模。

【学名及分类】　*Rumex trisetifer* Stokes，为蓼科酸模属植物。

【俗　　　名】　海滨酸模、假菠菜。

【习性及生境】　生田边湿地、水边、山坡草地，海拔30~1 300 m。

【识别特征】　一年生草本。根粗壮，红褐色。茎直立，褐色或红褐色，具沟槽，分枝开展。茎下部叶长圆形或披针状长圆形，顶端急尖，基部楔形，边缘波状，茎上部的叶较小，狭披针形；托叶鞘膜质，早落。花序总状，顶生和腋生，具叶，再组成大型圆锥状花序。花两性，多花轮生，上部较紧密，下部稀疏，间断；花梗细长，近基部具关节；瘦果椭圆形，具3锐棱，两端尖，黄褐色，有光泽。

【药用部位】　根或全草。

【采收加工】　全年均可采收，鲜用或晒干。

【产地及分布】　国内分布于华中、华东、华南、西南及陕西等地。湖南省内主要分布于长沙、湘潭、邵阳、邵东、新宁、武冈、岳阳、桑植、益阳、祁阳、洪江、吉首、泸溪、古丈。

【性味归经】　味酸、苦，性寒。

【功用主治】　凉血、解毒、杀虫；主治肺结核咯血、痔疮出血、痈疮肿毒、疥癣、皮肤瘙痒。

【用法用量】　内服：煎汤，10~15 g，鲜品用量加倍。外用：适量，捣敷；或煎水洗。

（1）治肺结核咯血：长刺酸模30 g，石仙桃45 g。水煎，分3次凉服。

（2）治疮疡肿痛：长刺酸模根适量，黄糖15 g，八角2个。共捣烂，敷患处。

（3）治秃疮癣巅：长刺酸模适量，捣烂，用醋调匀，布包擦患处。

（4）治跌打肿痛：长刺酸模根适量，捣烂，用酒炒热，敷患处。

商陆科

95. 商陆

【药材名称】 商陆。

【学名及分类】 *Phytolacca acinosa* Roxb.，为商陆科商陆属植物。

【俗　　　名】 章柳、山萝卜、见肿消、王母牛、倒水莲、金七娘、猪母耳、白母鸡。

【习性及生境】 生于海拔500~3 400 m的沟谷、山坡林下、林缘路旁。

【识别特征】 多年生草本，全株无毛。根肥大，肉质，倒圆锥形，外皮淡黄色或灰褐色，内面黄白色。茎直立，圆柱形，有纵沟，肉质，绿色或红紫色，多分枝。叶片薄纸质，椭圆形、长椭圆形或披针状椭圆形，渐狭，两面散生细小白色斑点，背面中脉凸起；叶柄粗壮，上面有槽，下面半圆形，基部稍扁宽。总状花序顶生或与叶对生，圆柱状，直立，通常比叶短，密生多花；花梗基部的苞片线形，均膜质；花梗细，花柱短，直立，顶端下弯，柱头不明显。果序直立；浆果扁球形，熟时黑色；种子肾形，黑色，长约3 mm，具3棱。

【药用部位】 根、叶、花。

【采收加工】 根：在播种后2~3年收获，育苗移栽的在移栽后1~2年收获。冬季倒苗时采挖，割去茎干，挖出根部，横切成1 cm厚的薄片，晒干或烘干。叶：叶茂盛花未开时采收，干燥。花：7—8月花期采收，晒干或阴干。

【产地及分布】 全国(除东北、内蒙古、青海、新疆)广布。湖南全省广布。

【性味归经】 味苦、性寒，有毒，归肺、肾、大肠经。

【功用主治】 逐水消肿、通利二便、解毒散结；主治水肿胀满、二便不通、症瘕、疝癖、瘰疬、疮毒、清热解毒、痈肿疮毒、化痰开窍、治痰湿上蒙、健忘、嗜睡、耳目不聪。

【用法用量】 根内服：煎汤，3~10 g；或入散剂。根外用：捣敷。内服宜醋制或久蒸后用；外用宜生品。叶内服：煎汤，3~6 g。花内服：研末，1~3 g。

根：

(1)治卒肿满身面皆洪大：商陆根一斤(刮去皮，薄切之)，煮令烂，去滓，内羊肉一斤，下葱豉盐如食法，随意食之，肿瘥后亦宜作此。亦可常捣商陆，与米中半蒸作饼子，食之。

(2)治水气，浮肿喘急，烦躁多渴，大小便不利，服热药不得者：泽泻、商陆、赤小豆(炒)、羌活(去芦)、大腹皮、椒目、木通、秦艽(去芦)、茯苓皮、槟榔。各等份，上㕮咀。每四钱，水一盏，姜五片，煎七分，空心服。

(3)治石水病，腹光紧急如鼓，大小便涩：槟榔研末半两，商陆、生姜各一两，桑白皮一两半，甘草炙一分。上除槟榔外，用水二大盏，煎至一大盏，去滓。五更初分作二服，每服调槟榔末一分，至平明当利，如未利再服。

(4)治肿满，小便不利：赤商陆根捣烂，入麝香三分，贴于脐心，以帛束之，得小便利即肿消。

(5)治疝癖不瘥，胁下痛硬如石：生商陆根汁一升，杏仁一两(汤浸，去皮、尖)。研仁令烂，以商陆根汁相和，研滤取汁，以火煎如饧。每服取枣许大，空腹以热酒调下，渐加，以利恶物为度。

(6)治产后血块时攻心腹，疼痛不可忍：商陆(干者)、当归(切，炒)各一分，紫葳、蒲黄各一两。上四味捣罗为散，空腹酒调下二钱匕。

(7)治瘰疬结核肿硬：商陆根三两。上件药捣令烂，捻作饼子，如钱大，安置瘰疬子上，以艾灸饼子上，令热干佳，灸三十壮瘥。

(8)治毒热肿:商陆根、芸苔苗叶根等份。上二味,捣之,以鸡子清和贴之,干即易之。

(9)治大便不通:商陆(干者),大戟(锉,炒)各一分。上二味,粗捣筛,用水四盏,枣十枚去核,煎至一盏半,下黑豆半合,同煎至水尽,拣取黑豆。初春三粒,稍加之,以通利为度。

(10)治跌打:商陆研末,调热酒擂跌打青黑之处,再贴膏药更好。

(11)治消化性溃疡:商陆粉10g,血余炭10g,鲜鸡蛋1个。先将鸡蛋去壳,用蛋清、蛋黄与药物搅拌均匀,在锅内放入少许茶油,待油烧熟后,将上药液倒入锅内煎熟即可。分2次口服,上、下午各1次,2星期为1疗程。

96. 垂序商陆

【药材名称】 美商陆。

【学名及分类】 *Phytolacca americana* L.,为商陆科商陆属植物。

【俗　　名】 洋商陆、美国商陆、美洲商陆、美商陆。

【习性及生境】 生于海拔800m以下的山坡林下、路旁。

【识别特征】 多年生草本。根粗壮,肥大,倒圆锥形。茎直立,圆柱形,有时带紫红色。叶片椭圆状卵形或卵状披针形,顶端急尖,基部楔形;总状花序顶生或侧生;花白色,微带红晕;果序下垂;浆果扁球形,熟时紫黑色;种子肾圆形。

【药用部位】 种子、叶、根、花。

【采收加工】 种子:9—10月采摘成熟果实,晒干后取种子,再晒干。叶:叶茂盛花未开时采收,干燥。根:在播种后2~3年收获,育苗移栽的在移栽后1~2年收获。冬季倒苗时采挖,割去茎干,挖出根部,横切成1cm厚的薄片,晒干或烘干。花:7—8月花期采收,晒干或阴干。

【产地及分布】 全国广布,栽培或逸生。湖南省内主要分布于攸县、南岳、衡南、衡山、祁东、新宁、湘阴、赫山、桃江、安化、郴州、桂东、东安、沅陵、芷江、吉首、泸溪、保靖、古丈、永顺。

【性味归经】 味苦,性寒,有毒,归肺、肾、大肠经。

【功用主治】 逐水消肿、通利二便、解毒散结;主治水肿胀满、二便不通、症瘕、疝癖、瘰疬、疮毒、清热、治脚气、化痰开窍、健忘、嗜睡、耳目不聪。

【用法用量】 叶内服:煎汤,3~6g。花内服:研末,1~3g。

 选方

同商陆。

紫茉莉科

97. 紫茉莉

【药材名称】 紫茉莉。

【学名及分类】 *Mirabilis jalapa* L.,为紫茉莉科紫茉莉属植物。

【俗　　名】 胭脂花、粉豆花、夜饭花、状元花、丁香叶、苦丁香、野丁香。

【习性及生境】 栽培植物。

【识别特征】一年生草本。根肥粗,倒圆锥形,黑色或黑褐色。茎直立,圆柱形,多分枝,无毛或疏生细柔毛,节稍膨大。叶片卵形或卵状三角形,顶端渐尖,基部截形或心形,全缘,两面均无毛,脉隆起;上部叶几无柄。花常数朵簇生枝端;总苞钟形,裂片三角状卵形,顶端渐尖,无毛,具脉纹,果时宿存;花被紫红色、黄色、白色或杂色,高脚碟状;花午后开放,有香气,次日午前凋萎;瘦果球形,革质,黑色,表面具皱纹;种子胚乳白粉质。

【药用部位】根、叶、果实、花。

【采收加工】根:10—11月挖取块根,晒干。叶:叶生长茂盛花未开时采摘,鲜用。果实:9—10月果实成熟时采收,晒干。花:7—9月花盛开时采收,鲜用或晒干。

【产地及分布】我国南北各省(区)栽培,南方常逸生。湖南全省各地栽培或逸生。

【性味归经】味甘、淡,性微寒。

【功用主治】清热利湿、解毒活血;主治热淋、白浊、水肿、赤白带下、关节肿痛、痈疮肿毒、乳痈、跌打损伤、祛风渗湿、活血、治面生斑痣、脓疱疮、润肺。

【用法用量】根内服:煎汤,15~30 g,鲜品30~60 g。根外用:鲜品捣敷。叶外用:鲜品捣敷或取汁外搽。果实外用:去外壳研末搽;或煎水洗。花内服:60~120 g,鲜品捣汁。

 选 方

根:

(1)治淋证(小便不利):胭脂花、猪鬃草各15 g。切碎,煨白酒60 g,温服。

(2)治湿热下注的白浊、热淋:紫茉莉根30 g,三白草根15 g,木槿花15 g,海金沙藤30 g。水煎服。

(3)治白带:紫茉莉根30~60 g(去皮,洗净),茯苓9~15 g。水煎,饭前服,每日2次(白带用红花,黄带用白花)。

(4)治关节肿痛:紫茉莉根24 g,木瓜15 g。水煎服。

(5)治乳痈:紫茉莉根研末泡酒服,每次6~9 g。

(6)治咽喉肿痛:鲜紫茉莉根适量。捣烂取汁,滴入咽喉。

叶:

(1)治疮疖,跌打损伤:紫茉莉叶(鲜)适量。捣烂外敷患处,每日1次。

(2)治骨折,无名肿毒:紫茉莉叶(鲜)捣烂外敷,每日1次。

果实:

治葡萄疮(皮肤起黄水泡,溃破流黄水):紫茉莉果实内粉末,调冷水涂抹。

花:

治咯血:紫茉莉白花120 g。捣烂取汁,调冬蜜服。

粟米草科

98. 粟米草

【药材名称】粟米草。

【学名及分类】*Trigastrotheca stricta* (L.)Thulin,为粟米草科粟米草属植物。

【俗　　名】地麻黄、地杉树、鸭脚瓜子草。

【习性及生境】生于海拔1 000 m以下的田间杂草地。

【识别特征】一年生草本植物。茎纤细,多分枝,有棱角,无毛,叶片披针形或线状披针形,中脉明显;花极小,组成疏松聚伞花序,花序梗细长,花被片淡绿色,椭圆形或近圆形,边缘膜质;花丝基部稍宽;子房宽椭圆形或近圆形,花柱短,线形。蒴果近球形,种子多数,肾形,栗色,具多数颗粒状凸起。

【药用部位】全草。

【采收加工】8—9月采收,晒干或鲜用。

【产地及分布】国内分布于华中、华东、华南、西南。湖南全省散布。

【性味归经】味淡、涩,性平。

【功用主治】清热化湿、解毒消肿;主治腹痛泄泻、痢疾、感冒咳嗽、中暑、皮肤热疹、目赤肿痛、疮疖肿毒、毒蛇咬伤、烧烫伤。

【用法用量】内服:煎汤,10~30 g。外用:鲜品捣敷或塞鼻。

(1)治肠炎腹泻、痢疾:鲜粟米草全草30 g,青木香、仙鹤草各9~15 g。水煎服。

(2)治中暑:粟米草全草9~15 g,水煎服。

(3)治皮肤热疹:粟米草全草6 g,捣烂包脉经(即寸口)。

(4)治目赤肿痛:粟米草15 g,天胡荽15 g,问荆15 g,千里光15 g。水煎服。

(5)治疮疖:鲜粟米草全草适量,捣烂外敷。

马齿苋科

99. 马齿苋

【药材名称】马齿苋。

【学名及分类】*Portulaca oleracea* L.,为马齿苋科马齿苋属植物。

【俗　　名】马苋、五行草、长命菜、五方草、瓜子菜、麻绳菜、马齿草、马苋菜、蚂蚱菜、马齿菜、瓜米菜、马蛇子菜、蚂蚁菜、猪母菜、瓠子菜、狮岳菜、酸菜、五行菜、猪肥菜。

【习性及生境】生于菜园、农田、路旁,为田间常见杂草。

【识别特征】一年生草本,全株无毛。茎平卧或斜倚,多分枝,圆柱形,淡绿色或带暗红色。叶互生,叶片扁平,肥厚,倒卵形,似马齿状,顶端圆钝或平截,有时微凹,基部楔形,全缘,上面暗绿色,下面淡绿色或带暗红色,中脉微隆起;叶柄粗短。子房无毛,花柱比雄蕊稍长,柱头4~6裂,线形。蒴果卵球形,盖裂;种子细小,多数,偏斜球形,黑褐色,有光泽,具小疣状凸起。

【药用部位】全草、种子。

【采收加工】全草:8—9月割取全草,洗净泥土,拣去杂质,再用开水稍烫或蒸,上汽后,取出晒干或烘干;亦可鲜用。种子:8—10月果实成熟时,割取地上部分,收集种子干燥。

【产地及分布】全国分布。湖南省内主要分布于南岳、衡山、祁东、邵阳、桑植、宜章、鹤城、沅陵、芷江、洪江、吉首、凤凰、保靖、古丈、永顺。

【性味归经】全草:味酸、性寒,归大肠、肝经。种子:味甘,性寒,归肝、大肠经。

【功用主治】清热解毒、凉血止痢、除湿通淋;治热毒泻痢、热淋、尿闭、赤白带下、崩漏、痔血、疮疡痈疖、丹毒、瘰疬、湿癣、白秃、清肝、化湿、明目、泪囊炎。

【用法用量】　全草内服:煎汤,10~15 g,鲜品30~60 g;或绞汁。全草外用:捣敷;烧灰研末调敷;或煎水洗。果实内服:煎汤,9~15 g。果实外用:煎汤熏洗。种子内服:煎汤,9~15 g。种子外用:煎汤熏洗。

全草:

(1)治血痢:马齿菜二大握(切),粳米三合。上以水和马齿苋煮粥,不着盐醋,空腹淡食。

(2)治久痢不止,或赤或白:马齿苋(细切)一握,生姜(细切)二两。上二味和匀,用湿纸裹煨熟。不拘多少,细嚼,米饮调下。

(3)治赤白带下,不问老稚孕妇:马齿苋捣绞汁三大合,和鸡子白一枚,先温令热,乃下苋汁。微温取顿服之。

(4)治一切久恶疮:马齿苋一两(末),白矾一两(末),皂荚一两(末)。上件药,用好酥一升,慢火煎为膏。贴之。

(5)治急性扁桃体炎:马齿苋干根烧灰存性,每3 g加冰片3 g,共研末。吹喉,每日3次。

(6)治甲疽:墙上马齿苋一两(阴干)、木香、丹砂(研末)、盐(研末)各一分。上四味,除丹砂、盐外,锉碎拌令匀,于熨斗内,炭火烧过,取出细研,即入丹砂、盐末,再研匀。取敷疮上,日三两度。

(7)治耳有恶疮:马齿苋一两(干者),黄柏半两(锉)。上件药捣罗为末。每取少许,绵裹纳耳中。

(8)治肛门肿痛:马齿苋叶、三叶酸草等份。煎汤熏洗,一日二次有效。

(9)治瘰疬:马齿苋阴干,烧灰,腊月猪膏和之。以暖泔清洗疮,拭干敷之,日三。

(10)治小便尿血,便血:鲜马齿苋绞汁,藕汁等量。每次半杯(约60 g),以米汤和服。

(11)治痔漏:马齿苋入花椒同煎。洗三五次即效。

(12)治风热湿疮痒痛:马齿苋四两,烂研,入青黛一两,再研。均涂疮上,干再涂。

(13)治寒湿痛痹:用马齿苋捣茸,热敷患处,再捣汁烹酒服之,立效。

(14)治黄疸:鲜马齿苋绞汁。每次约30 g,开水冲服,每日2次。

(15)治小儿白秃:马齿苋煎膏涂之,或烧灰猪脂和涂。

(16)治眼有白翳息肉:取马齿苋一大握洗,和朴硝少许,以绢裹安眼上,数易之。

(17)治热病头痛不可忍:生马齿苋一握(切),川朴硝一两。上件药,相和细研,入清麻油,调令如膏。涂于头上,立瘥。

(18)治热毒发豌豆疮,瘥后,满面瘢痕:马齿苋(自然汁)五合,蛤粉二两(细研)。上件药,相和令匀。每日涂于瘢瘢上。

(19)治肺结核:鲜马齿苋45 g,鬼针草、葫芦茶各15 g。水煎服。

(20)治产后血气暴虚,汗出:马齿苋,研,取汁三大合(如无,用干者亦得),煮一沸,投蜜一匙,令匀。顿服。

(21)治腋气不敢近:马齿苋一升,蜜二两。上件药,同捣为一团,以纸裹上,又以泥泥之,可厚半寸已来,曝干,烧令热。取少许夹腋下,频换之,瘥。

种子:

(1)治青盲白翳,除邪气,利大小肠,去寒热:马齿苋实一大升(捣为末)。每一匙,煮葱豉粥和搅食之。

(2)治漏睛脓汁出,经年不绝:马齿苋子半两,人苋子半合。上药,捣罗为散,入铜器中,于饭甑上蒸。以绵裹熨眼大眦头,泪孔有脓水出处。凡熨眼之时,须药热熨,透睛三五十度,脓水自绝。

土人参科

100. 土人参

【药 材 名 称】 土人参。
【学名及分类】 *Talinum paniculatum* (Jacq.) Gaertn.，为土人参科土人参属植物。
【俗 　 　 名】 栌兰、假人参、参草、土高丽参、红参、紫人参、煮饭花、力参、波世兰等。
【习性及生境】 生于田野、路边、墙角石旁、山坡沟边。
【识 别 特 征】 一年生或多年生草本，全株无毛。主根粗壮，圆锥形，皮黑褐色。茎直立，多少分枝，圆柱形，有时具槽。叶互生或近对生，具短柄或近无柄，叶片稍肉质，倒卵形或倒卵状长椭圆形。萼片卵形，紫红色；花瓣粉红色或淡紫红色，长椭圆形、倒卵形或椭圆形，顶端圆钝，稀微凹；子房卵球形。蒴果近球形；种子多数，扁圆形，黑褐色或黑色，有光泽。
【药 用 部 位】 根、叶。
【采 收 加 工】 根：8—9月采挖，除去细根，晒干或刮去外皮，蒸熟晒干。
【产地及分布】 我国华中、华东、华南、西南有栽培或逸生。湖南全省各地栽培或逸生，产石门、龙山、洪江、宜章、南岳、株洲。
【性 味 归 经】 味甘、淡，性平，归脾、肺、肾经。
【功 用 主 治】 补气润肺、止咳、调经；主治气虚劳倦、食少、泄泻、肺痨咯血、眩晕、潮热、盗汗、自汗、月经不调、带下、产妇乳汁不足、通乳汁、消肿毒、痈肿疔毒。
【用 法 用 量】 根：内服，煎汤，30~60 g。外用，捣敷。

根：

(1) 治劳倦乏力：土人参15~30 g，或加墨鱼干1只。酒水炖服。

(2) 治脾虚泄泻：土人参15~30 g，大枣15 g。水煎服。

(3) 治虚劳咳嗽：土洋参、隔山撬、通花根、冰糖。炖鸡服。

(4) 治自汗、盗汗：土高丽参60 g，猪肚1个。炖服。

(5) 治多尿症：土高丽参60~90 g，金樱根60 g。共煎服，每日2~3次。

小二仙草科

101. 小二仙草

【药 材 名 称】 小二仙草。
【学名及分类】 *Gonocarpus micranthus* (Thunb.)，为小二仙草科小二仙草属植物。
【俗 　 　 名】 船板草、豆瓣草、扁宿草、下风草、沙生草。
【习性及生境】 细弱分枝草本。生于海拔1 300 m以下的山坡草丛、丘陵荒地。

【识别特征】多年生陆生草本;茎直立或下部平卧,具纵槽,多分枝,多少粗糙,带赤褐色。叶对生,卵形或卵圆形,基部圆形,先端短尖或钝,边缘具稀疏锯齿,通常两面无毛,淡绿色,背面带紫褐色,具短柄;茎上部的叶有时互生,逐渐缩小而变为苞片。花序为顶生的圆锥花序,由纤细的总状花序组成;花两性,极小;萼筒宿存,绿色,裂片较短,三角形;花瓣淡红色;子房下位。坚果近球形,有8纵钝棱,无毛。

【药用部位】全草。

【采收加工】6—7月采收全草,鲜用或晒干。

【产地及分布】国内分布于华北、华中、华东、华南、西南等地。湖南省内主要分布于长沙、南岳、衡南、祁东、洞口、绥宁、新宁、城步、武冈、平江、张家界、桑植、郴州、宜章、永州、祁阳、宁远、江华、沅陵、会同、洪江、吉首、永顺。

【性味归经】味苦、涩,性凉,归肺、大肠、膀胱、肝经。

【功用主治】止咳平喘、清热利湿、调经活血、解毒疗疮;主治咳嗽、哮喘、热淋、便秘、痢疾、月经不调、跌损骨折、疔疮、乳痈、烫伤、毒蛇咬伤。

【用法用量】内服:煎汤,10~30 g;研末或绞汁。外用:捣敷;或绞汁涂。

 选方

(1)治感冒:小二仙草15~30 g,桑叶6 g,菊花3 g。水煎服。

(2)治小便淋涩:豆瓣草、石韦、土茯苓、海金沙、滑石、木通、车前草各9 g,甘草3 g。水煎服。

(3)治赤白痢:鲜小二仙草60 g,红糖为引。煎服。

(4)治血崩:小二仙草60 g,金樱子根30 g,精肉120 g。炖服。

石竹科

102. 鹅肠菜

【药材名称】鹅肠菜。

【学名及分类】*Stellaria aquatica* (L.) Scop.,为石竹科鹅肠菜属植物。

【俗　　名】牛繁缕、鹅肠草、石灰菜、大鹅儿肠、鹅儿肠。

【习性及生境】生于海拔350~2 700 m的河流两旁冲积沙地的低湿处或灌丛林缘和水沟旁。

【识别特征】二年生或多年生草本,具须根。茎上升,多分枝,上部被腺毛。叶片卵形或宽卵形,顶端急尖,基部稍心形,有时边缘具毛;叶柄上部叶常无柄或具短柄,疏生柔毛。顶生二歧聚伞花序;苞片叶状,边缘具腺毛;花梗密被腺毛;萼片卵状披针形或长卵形,顶端较钝,边缘狭膜质,外面被腺柔毛,脉纹不明显;花瓣白色,2深裂至基部,裂片线形或披针状线形;子房长圆形,花柱短,线形。蒴果卵圆形,稍长于宿存萼;种子近肾形,稍扁,褐色,具小疣。

【药用部位】全草。

【采收加工】冬春季采收,晒干。

【产地及分布】全国广布。湖南省内主要分布于长沙、南岳、衡山、邵东、洞口、新宁、武冈、石门、慈利、桑植、郴州、宜章、祁阳、道县、宁远、新晃、芷江、凤凰、花垣、永顺。

【性味归经】味甘、酸,性平,归肝、胃经。

【功用主治】清热解毒、散瘀消肿;主治肺热咳嗽、痢疾、痈疽、痔疮、牙痛、月经不调、小儿疳积。

【用法用量】 内服:煎汤,15~30 g。

(1)治颈淋巴结肿:鹅肠菜、昆布各30 g,加冰糖适量,煎服。

(2)治干咳型肺结核:鹅肠菜、昆布各15 g,牡蛎30 g,百部、知母各9 g,煎服。

103. 繁缕

【药材名称】 繁缕。

【学名及分类】 *Stellaria media* (L.) Villars,为石竹科繁缕属植物。

【俗　　　名】 鹅肠菜、鹅耳伸筋、鸡儿肠等。

【习性及生境】 生于海拔1 300 m以下的田间路边或溪旁草地。

【识别特征】 一年生或二年生草本。茎俯仰或上升,带淡紫红色。叶片宽卵形或卵形,顶端渐尖或急尖,基部渐狭或近心形,全缘;基生叶具长柄,上部叶常无柄或具短柄。疏聚伞花序顶生;萼片卵状披针形,顶端稍钝或近圆形,边缘宽膜质,外面被短腺毛;花瓣白色,长椭圆形;花柱线形。蒴果卵形,稍长于宿存萼;种子卵圆形至近圆形,稍扁,红褐色,表面具半球形瘤状凸起,脊较显著。

【药用部位】 全草。

【采收加工】 春夏秋季花开时采集,晒干。

【产地及分布】 全国(除黑龙江、新疆)广布。湖南省内主要分布于长沙、南岳、衡山、祁东、邵阳、绥宁、新宁、平江、常德、张家界、桑植、宜章、永州、鹤城、芷江、洪江、吉首、泸溪、保靖、永顺。

【性味归经】 味微苦、甘、酸,性凉,归肝、大肠经。

【功用主治】 清热解毒、凉血消痈、活血止痛、下乳;主治痢疾、肠痈、肺痈、乳痈、疔疮肿毒、出血、跌打损痛、产后血瘀滞腹痛、乳汁不下。

【用法用量】 内服:煎汤,15~30 g,鲜品30~60 g;或捣汁。外用:捣敷;或烧存性研末调敷。

选方

(1)治痢疾,痔疮,肛裂便血:鹅儿肠30 g。水煎服。

(2)治急、慢性阑尾炎,阑尾周围炎:繁缕鲜草切碎捣烂绞汁。每次约1杯,用温黄酒冲服,每日2~3次。或干草120~160 g,水煎去渣,以甜酒少许和服。

(3)治子宫内膜炎,宫颈炎,附件炎:繁缕60~90 g,桃仁12 g,丹皮9 g。水煎去渣,每日2次分服。

(4)治发背,热毒肿痛不可忍:繁缕烧炭一升,大麦面三合。上药以水和如膏,涂于肿上,干即易之,以差为度。

(5)治淋证:繁缕草满两手把,以水煮服之,可常作饮。

(6)乌须发:繁缕为韲,久久食之。

104. 箐姑草

【药材名称】 箐姑草。

【学名及分类】 *Stellaria vestita* Kurz,为石竹科繁缕属植物。

【俗　　　名】 接筋草、筋骨草、抽筋草、石灰草、疏花繁缕、石生繁缕、星毛繁缕、假石生繁缕。

【习性及生境】 生于海拔600~3 600 m的石滩或石隙中、草坡或林下。

【识别特征】多年生草本,全株被星状毛。茎疏丛生,铺散或俯仰,下部分枝,上部密被星状毛。叶片卵形或椭圆形,顶端急尖,稀渐尖,基部圆形,稀急狭成短柄状,全缘,两面均被星状毛,下面中脉明显。聚伞花序疏散,具长花序梗,密被星状毛;苞片草质,卵状披针形,边缘膜质;花梗密被星状毛;萼片边缘膜质,外面被星状柔毛,显灰绿色;裂片线形;蒴果卵萼形;种子多数,肾脏形,细扁,脊具疣状凸起。

【药用部位】全草。

【采收加工】夏秋采集,洗净晒干备用或鲜用。

【产地及分布】国内产河北、山东、陕西、甘肃、河南、浙江、江西、湖南、湖北、广西、福建、台湾、四川、贵州、云南、西藏。湖南省内广布。

【性味归经】味甘、微咸,性平、偏凉。

【功用主治】活血祛瘀、下乳催生、舒筋活血、解毒消疮;治中风不语、口眼㖞斜、小儿惊风、风湿筋骨痛。

【用法用量】30~60 g。外用鲜品捣烂敷患处。

105. 球序卷耳

【药材名称】婆婆指甲菜。

【学名及分类】*Cerastium glomeratum* Thuill.,为石竹科卷耳属植物。

【俗　　名】婆婆指甲菜、圆序卷耳、大鹅儿肠。

【习性及生境】生于海拔1 200 m以下的田野、路边、山坡草丛中。

【识别特征】多年生草本。茎单生或丛生,密被长柔毛,上部混生腺毛。茎下部叶片匙形,顶端钝,基部渐狭成柄状;上部茎生叶叶片倒卵状椭圆形,顶端急尖,基部渐狭成短柄状,两面皆被长柔毛,边缘具缘毛,中脉明显。聚伞花序呈簇生状或呈头状;花序轴密被腺柔毛;苞片草质,卵状椭圆形,密被柔毛;花梗细,密被柔毛;萼片披针形,顶端尖,外面密被长腺毛,边缘狭膜质;花瓣白色,线状长圆形,基部被疏柔毛;蒴果长圆柱形;种子褐色,扁三角形,具疣状凸起。

【药用部位】全草。

【采收加工】3—6月采集,晒干或鲜用。

【产地及分布】国内分布于山东、江苏、浙江、江西、湖北、福建、云南、西藏。湖南省内主要分布于长沙、常德、张家界、桑植、双牌、洪江、湘西、古丈、永顺。

【性味归经】味甘、微苦,性凉,归肺、胃、肝经。

【功用主治】清热、利湿、凉血解毒;主治感冒发热、湿热泄泻、肠风下血、乳痈、疔疮、高血压。

【用法用量】内服:煎汤,15~30 g。外用:捣敷;或煎水熏洗。

选方

(1)治小儿风寒咳嗽,身热,鼻塞等症:婆婆指甲菜、芫荽各15~18 g,胡颓子叶6~9 g。水煎,冲红糖,每日早晚饭前各1次。

(2)治肠风下血:大鹅儿肠30 g,无花果30 g,仙鹤草15 g,虎杖15 g。炖猪大肠服。

(3)治湿热腹泻:大鹅儿肠30 g,马齿苋30 g,马鞭草30 g,车前草30 g。水煎服。

(4)治妇女乳痈初起:①鲜婆婆指甲菜捣烂,加酒糟做饼,烘热敷于腕部脉门上,左乳敷于右腕,右乳敷于左腕。②婆婆指甲菜、酢浆草、过路黄各30 g。水煎服,渣敷患处。

106. 鸡肠繁缕

【药材名称】 鸡肠繁缕。

【学名及分类】 *Stellaria neglecta* Weihe ex Bluff & Fingerh,为石竹科繁缕属植物。

【俗　　　名】 赛繁缕、鹅肠繁缕。

【习性及生境】 生于海拔900~1 200(~3 400)m杂木林内。

【识别特征】 一年生或二年生草本,淡绿色,被柔毛。根纤细。茎丛生,被一列柔毛。叶具短柄或无柄,叶片卵形或狭卵形,基部楔形,稍抱茎。二歧聚伞花序顶生;苞片披针形,草质,被腺柔毛;花梗密被一列柔毛;萼片卵状椭圆形至披针形,边缘膜质,顶端急尖,内折,外面密被多细胞腺柔毛;花瓣白色;蒴果卵形,长于宿存萼,裂齿反卷;种子多数,近扁圆形,褐色,表面疏具圆锥状凸起。

【药用部位】 全草。

【采收加工】 夏、秋季采集,洗净,鲜用或晒干。

【产地及分布】 全国除黑龙江、新疆外广泛分布。湖南省内主要分布于新宁、桑植。

【性味归经】 味酸,性平。

【功用主治】 解毒化瘀、清热利尿、抗菌消炎、下乳;主治痔疮、肿痛、阑尾炎、热淋、尿路感染、牙痛。

【用法用量】 内服:煎汤,15~30 g;鲜品捣汁。外用:适量,捣敷;或烧灰研末撒;或煎水外洗。

选方

(1)治中暑呕吐:鸡肠繁缕全草18~21 g,加坚漆柴叶、观音柴叶、白牛膝各9~12 g。水煎饭前服。

(2)治痔疮肿疼:鸡肠繁缕120 g。水煎取浓汁,加食盐少许溶化,熏洗患处。

(3)治肠痈:鸡肠繁缕90 g,金银花30 g,大血藤21 g,黄酒60 g。水煎,兑黄酒服,每日2~3次。

(4)治乳腺炎:鸡肠繁缕30 g。水煎服。

107. 漆姑草

【药材名称】 漆姑草。

【学名及分类】 *Sagina japonica*(Sw.)Ohwi,为石竹科漆姑草属植物。

【俗　　　名】 瓜槌草、珍珠草、星宿草、日本漆姑草、腺漆姑草。

【习性及生境】 生于海拔600~1 900 m(在西南可上升至3 800~4 000 m)间河岸沙质地、撂荒地或路旁草地。

【识别特征】 一年生小草本,上部被稀疏腺柔毛。茎丛生,稍铺散。叶片线形,顶端急尖,无毛。花小型,单生枝端;花梗被稀疏短柔毛;萼片卵状椭圆形,顶端尖或钝,外面疏生短腺柔毛,边缘膜质;子房卵圆形,花柱5,线形。蒴果卵圆形,微长于宿存萼;种子细,圆肾形,微扁,褐色,表面具尖瘤状凸起。

【药用部位】 全草。

【采收加工】 4—5月间采集,洗净,鲜用或晒干。

【产地及分布】 全国广布。湖南省内主要分布于长沙、长沙、南岳、衡山、邵阳、邵东、新宁、武冈、张家界、永定、桑植、宜章、汝城、祁阳、沅陵、洪江、湘西、保靖、永顺、龙山。

【性味归经】 味苦、辛,性凉,归肝、胃经。

【功用主治】 凉血解毒、杀虫止痒;主治漆疮、秃疮、湿疹、丹毒、瘰疬、无名肿毒、毒蛇咬伤、鼻渊、龋齿痛、跌打损伤。

【用法用量】 内服:煎汤,10~30 g;研末或绞汁。外用:捣敷;或绞汁涂。

（1）治漆疮:取漆姑草捣汁二分,和芒硝一分。涂之。

（2）治毒蛇咬伤:漆姑草、雄黄捣烂敷。

（3）治瘰疬溃烂:漆姑草配五倍子树根(去皮)、野黄花根共捣草敷。

（4）治九子烂痒:漆姑草配九子连环草、昆布、海藻、金针花头共捣草敷。

（5）治牙痛:漆姑草叶捣烂,塞入牙缝。

（6）治目有星翳:漆姑草加韭菜根捣烂,用纱布包裹塞鼻。

（7）治慢性鼻炎、鼻窦炎:鲜漆姑草全草捣烂塞鼻孔,每日1次,连用1星期。

（8）治痔疮:漆姑草9 g,无花果叶、阔叶十大功劳果各30 g,苎麻根18 g,鱼腥草12 g,蜗牛(带壳)或水蛭2~3只。于痔疮发作时煎汤熏洗,每日2次;2日后取蜗牛2~3只捣敷患处(如无蜗牛可用水蛭烧焦后研粉,植物油调敷患处)。

108. 石竹

【药材名称】 瞿麦。

【学名及分类】 *Dianthus chinensis* L.,为石竹科石竹属植物。

【俗　　　名】 兴安石竹、北石竹、钻叶石竹、蒙古石竹、丝叶石竹、高山石竹、辽东石竹、长萼石竹、长苞石竹、林生石竹、三脉石竹、瞿麦草。

【习性及生境】 生于海拔1 000 m以下的山坡草丛中。

【识别特征】 多年生草本,全株无毛,带粉绿色。茎由根茎生出,疏丛生,直立,上部分枝。叶片线状披针形,顶端渐尖,基部稍狭,全缘或有细小齿,中脉较显。花单生枝端或数花集成聚伞花序;苞片4,卵形,顶端长渐尖边缘膜质,有缘毛;花萼圆筒形,有纵条纹,萼齿披针形,直伸,顶端尖,有缘毛;花瓣瓣片倒卵状三角形,紫红色、粉红色、鲜红色或白色,顶缘不整齐齿裂,喉部有斑纹,疏生髯毛;雄蕊露出喉部外,花药蓝色;子房长圆形,花柱线形。蒴果圆筒形,顶端4裂;种子黑色,扁圆形。

【药用部位】 地上部分。

【采收加工】 夏、秋季花果期割取全草,除去杂草跟泥土,切段或不切段,晒干。

【产地及分布】 全国大部分地区有分布,庭园亦有栽培。湖南全省山地散见,也有栽培,产石门、桑植。

【性味归经】 味苦,性寒,归心肝、小肠、膀胱经。

【功用主治】 利小便、清湿热、活血调经;主治小便不通、热淋、血淋、石淋、闭经、目赤肿痛、痈肿疮毒、湿疮瘙痒。

【用法用量】 内服:煎汤,3~10 g;或入丸、散。外用:适量,煎汤洗;或研末敷。

（1）治大人、小儿心经邪热,一切蕴毒,咽干口燥,大渴引饮,心忪面热,烦躁不宁,目赤睛疼,唇焦鼻衄,口舌生疮,咽喉肿痛。又治小便赤涩,或癃闭不通及热淋、血淋:车前子、瞿麦、萹蓄、滑石、山栀子仁、甘草(炙)、木通、大黄(面裹煨,去面,切,焙)各一斤。上为散。每服二钱,水一盏,入灯心,煎至七分,去滓,温服,食后,临卧。小儿量力少少与之。

（2）治小便不利,有水气,其人苦渴:栝楼根二两,茯苓三两,薯蓣三两,附子一枚(炮),瞿麦一两。上五味,末之,炼蜜丸梧子大。饮服三丸,日三服,不知,增至七八丸,以小便利,腹中温为知。

（3）治下焦结热,小便黄赤,淋闭疼痛,或有血出,及大小便俱出血者:山栀子(去皮,炒)半两,瞿麦穗一两,甘草(炙)三分。上为末。每服五钱至七钱,水一碗,入连须葱根七茎,灯心五十茎,生姜五七片,同煎至七分,时时温服,不拘时候。

(4)治血淋:鲜瞿麦30g,仙鹤草15g,炒栀子9g,甘草梢6g。煎服。

(5)治石淋,小便涩痛不可忍:瞿麦一两,车前子一两半,葳蕤一两,滑石一两半。上件药,捣粗罗为散。每服四钱,以水一中盏,煎至六分,去滓,每于食前温服。

(6)治妇人经血不通:瞿麦、木通、大黄各二两。上为细末。酒一盏煎至七分,温服,食前。

(7)治血瘀经闭:瞿麦、丹参、益母草各15g,赤芍、香附各9g,红花6g。煎服。

(8)治目赤肿痛:瞿麦、菊花各9g。水煎服。

(9)治诸痈疽已溃、未溃,疮中疼痛,脓血不绝:瞿麦、白芷、黄芪、当归、细辛、芍药、薏苡仁、川芎、赤小豆末各一两。上九味,先以清酒或苦酒渍赤小豆,取出置于铜器中,熬干复渍,渍后复熬,反复五次,然后研末,过筛。温酒服方寸匕,昼夜各五次。三日后,痛痒者肌肉生也。多痛倍瞿麦,疮口未开倍白芷,多脓倍黄芪、薏苡仁、芍药等。

(10)治妇女外阴糜烂,皮肤湿疮:瞿麦适量。煎汤洗之,或为细面撒患处。

(11)治食管癌、直肠癌:瞿麦鲜品30~60g(干品18~30g)。水煎服。

苋科

109. 地肤

【药材名称】 地肤。

【学名及分类】 *Bassia scoparia* (L.) A. J. Scott,为苋科沙冰藜属植物。

【俗　　　名】 地麦、落帚、扫帚苗、扫帚菜、孔雀松等。

【习性及生境】 生于田边、路旁、荒地等处。

【识别特征】 一年生草本。根略呈纺锤形。茎直立,圆柱状,淡绿色或带紫红色,有多数条棱,稍有短柔毛或下部几无毛;分枝稀疏,斜上。叶为平面叶,披针形或条状披针形,无毛或稍有毛,先端短渐尖,基部渐狭入短柄,通常有3条明显的主脉,边缘有疏生的锈色绢状缘毛;茎上部叶较小,无柄,1脉。花两性或雌性;花被近球形,淡绿色,花被裂片近三角形,无毛或先端稍有毛;翅端附属物三角形至倒卵形,有时近扇形,膜质,脉不很明显,边缘微波状或具缺刻;花丝丝状,花药淡黄色;柱头丝状,紫褐色,花柱极短。胞果扁球形,果皮膜质,与种子离生。种子卵形,黑褐色,稍有光泽。

【药用部位】 成熟果实、嫩茎叶。

【采收加工】 成熟果实:8—10月割取全草,晒干,打下果实,备用。嫩茎叶:5—8月割取嫩茎叶,鲜用或晒干。

【产地及分布】 全国广布。湖南全省广布,并有栽培。

【性味归经】 成熟果实:味苦,性寒,归肾、膀胱经。嫩茎叶:味苦,性寒,归肝、脾、大肠经。

【功用主治】 清热利湿、祛风止痒;治小便不利、淋浊、带下、血痢风疹、疥癣、皮肤瘙痒、疮毒、利尿通淋、赤白痢、泄泻、小便淋痛、目赤涩痛、雀盲、皮肤风热赤肿、恶疮疥癣。

【用法用量】 成熟果实内服:煎汤,6~15g;或入丸、散。成熟果实外用:煎水洗。嫩茎叶内服:煎汤,30~90g。嫩茎叶外用:煎水洗;或捣汁涂。

成熟果实:

(1)治下焦结热,致患淋证,小便赤黄不利,数起出少,茎痛或血出:地肤子三两,知母、黄芩、猪苓、瞿麦、枳实、升麻、通草、葵子、海藻各二两。上十味㕮咀,以水一斗,煮取三升,分三服。大小便皆闭者加大黄三两。

(2)治肾炎水肿:地肤子10 g,浮萍8 g,木贼草6 g,桑白皮10 g。水煎去滓,每日3次分服。

(3)治阳虚气弱,小便不利:野台参四钱,威灵仙钱半,寸麦冬六钱(带心),地肤子一钱。煎服。

(4)治阴虚血亏,小便不利:怀熟地一两,生龟板(也作版)五钱(捣碎),生杭芍五钱,地肤子一钱。煎服。

(5)治久血痢,日夜不止:地肤子一两,地榆三分(锉),黄芩三分。上药捣细,罗为散。每服,不计时候,以粥饮调下二钱。

(6)治阴囊湿痒:地肤子、蛇床子、苦参、花椒各等量。煎水外洗。

(7)治雷头风肿:地肤子,同生姜研烂,热酒冲服,取汗愈。

(8)治丹毒:地肤子、金银花、菊花各30 g,荆芥、防风各15 g。水煎服。

(9)治疔疮及脑疽:地肤子、槐子(炒)、地丁草各五钱。水煎温服。加蟾酥少许尤妙。

(10)治虚劳目暗:地肤子二升(阴干捣末),生地黄十斤。上件药,捣取生地黄汁,和拌地肤子末,干却,捣细罗为散。每服,以温水调下二钱。日三服。

(11)治雀目:地肤子五两,决明子一升。上二味捣筛,米饮和丸。每食后,以饮服二十九至三十丸。

(12)治柔风,肢体弛缓不收,里急不能仰息,兼治妇人产后中风:地肤子(炒)二两,紫葛(锉)一两半,白头翁(锉,炒)一两。上三味,捣罗为散。每服二钱匕,加至三钱匕,温酒调下。

(13)治跳跃举重,卒得阴㿗:白术五分,地肤子十分,桂心三分。上三物,捣末。服一刀圭,日三。

(14)治扁平疣(瘊子):独扫子(地肤)、白矾二味等份。为末,煎汤洗,不数次即尽去。

嫩茎叶:

(1)治妊娠患子淋,小便数,去少,或热痛酸疼及足肿:地肤草三两。以水四升,煮取二升半。分三服,日三夜一剂。

(2)治眼为物所伤,或肉胬:生地肤苗五两,净洗,捣绞取汁,瓷盒中盛。以铜箸频点目中。冬月以干者,煮汁点之。

(3)治头痛:地肤苗、马屎烧灰,共捣烂,敷头顶。

110. 土荆芥

【药材名称】 土荆芥。

【学名及分类】 *Dysphania ambrosioides* (L.) Mosyakin & Clemants,为苋科腺毛藜属植物。

【俗　　名】 鹅脚草、臭草、杀虫芥。

【习性及生境】 喜生于村旁、路边、河岸等处。北方各省常有栽培。

【识别特征】 一年生或多年生草本,有强烈香味。茎直立,多分枝,有色条及钝条棱;枝通常细瘦,有短柔毛并兼有具节的长柔毛,有时近于无毛。叶片矩圆状披针形至披针形,先端急尖或渐尖,边缘具稀疏不整齐的大锯齿,基部渐狭具短柄,上部叶逐渐狭小而近全缘。花两性及雌性,生于上部叶腋;花柱不明显,丝形,伸出花被外。胞果扁球形,完全包于花被内。种子横生或斜生,黑色或暗红色,平滑,有光泽,边缘钝。

【药用部位】 带果穗全草。

【采收加工】 8~9月收割全草,摊放在通风处,或捆束悬挂阴干,避免日晒雨淋。

【产地及分布】 国内分布于华中、华东、华南、西南。湖南省内主要分布于衡阳、南岳、衡东、祁东、邵阳、新邵、洞口、绥宁、新宁、桑植、宜章、东安、双牌、怀化、靖州、洪江、永顺。

【性味归经】 味辛、苦,性微温,大毒。

【功用主治】 祛风除湿、杀虫止痒、活血消肿;主治钩虫病、蛔虫病、蛲虫病、头虱、皮肤湿疹、疥癣、风湿痹痛、经闭、痛经、口舌生疮、咽喉肿痛、跌打损伤、蛇虫咬伤。

【用法用量】　内服:煎汤,3~9 g,鲜品15~24 g,或入丸、散;或提取土荆芥油,成人常用量0.8~1.2 ml,极量1.5 ml,儿童每岁0.05 ml。外用:煎水洗或捣敷。

 选方

(1)治钩虫病:鲜土荆芥5 kg,切碎,加水2 kg,水蒸气蒸馏收集馏出液的上层金黄色液体,即为土荆芥油。成人每次服0.8~1.2 ml,儿童每岁0.05 ml。次晨服硫酸镁20 g。

(2)治钩虫、蛔虫病:土荆芥嫩枝叶、果实阴干,研末为丸,成人每日服5 g,分早晚2次,连服3~6日。或用鲜土荆芥取自然汁服,疗效更佳。

(3)治头虱:土荆芥,捣烂,加茶油敷。

(4)治阴囊湿疹:土荆芥、乌蔹莓、山梗菜叶,各适量。捣烂,取汁涂或煎汤洗患处。

(5)治小儿麻痘后脱痂:土荆芥全草,煎汁,外洗。

(6)治口腔炎、口舌生疮或咽痛:土荆芥、忍冬各三钱,大青五钱。上水煎服。

(7)治跌打损伤、扭伤:土荆芥切碎,加烧酒或黄酒过药面浸1个月备用,用时以头发蘸药酒擦伤部。

(8)治毒虫(蜈蚣)咬伤:土荆芥鲜叶,加雄黄少许。捣烂外敷。

111. 藜

【药材名称】　藜。

【学名及分类】　*Chenopodium album* L.,为苋科藜属植物。

【俗　　　名】　灰(条)菜、灰藋(藋)。

【习性及生境】　生于海拔1 200 m以下的荒地、路旁、田边、杂草地。

【识别特征】　一年生草本。茎直立,粗壮,具条棱及绿色或紫红色色条,多分枝;枝条斜升或开展。叶片菱状卵形至宽披针形,基部楔形至宽楔形,边缘具不整齐锯齿;叶柄与叶片近等长,或为叶片长度的1/2。花两性,花簇于枝上部排列成或大或小的穗状圆锥状或圆锥状花序;花被裂片宽卵形至椭圆形,背面具纵隆脊,有粉,先端或微凹,边缘膜质;果皮与种子贴生。种子横生,双凸镜状,边缘钝,黑色,有光泽,表面具浅沟纹;胚环形。

【药用部位】　幼嫩全草、果实或种子。

【采收加工】　幼嫩全草:春夏季割取全草,去杂质,鲜用或晒干备用。果实或种子:秋季果实成熟时,割取全草,打下果实和种子,除去杂质,晒干或鲜用。

【产地及分布】　全国分布。湖南省内主要分布于长沙、衡山、邵阳、邵东、新邵、隆回、洞口、绥宁、新宁、武冈、石门、慈利、桃江、安化、宜章、辰溪、芷江、洪江、湘西、凤凰、花垣、永顺。

【性味归经】　幼嫩全草:味甘,性平,小毒。果实或种子:味苦、微甘,性寒,小毒。

【功用主治】　清热祛湿、解毒消肿、杀虫止痒;主治发热、咳嗽、痢疾、腹泻、腹痛、疝气、龋齿痛、湿疹、疥癣、白癜风、疮疡肿痛、毒蛇咬伤、小便不利、水肿、头疮、耳聋。

【用法用量】　幼嫩全草内服:煎汤,15~30 g。幼嫩全草外用:煎水漱口或熏洗;或捣涂。果实或种子内服:煎汤,10~15 g。果实或种子外用:水煎洗;或烧灰调敷。

 选方

幼嫩全草:

(1)治肺热咳嗽:鲜藜全草18~21 g,白马骨18~21 g。水煎,每日早晚饭前冲蜜糖服。

(2)治痢疾腹泻:鲜藜全草30~60 g。煎水服。

(3)治产后瘀血腹痛:鲜藜全草60 g。水煎服。

(4)治疝气肿痛,连小腹如刺:藜叶煎浓汁一升,煎去七合。每服半合,顿服,量大小加减。

(5)治疥癣湿疮:灰菜茎叶适量。煮汤外洗。

(6)治毒虫咬伤、癜风:灰菜茎叶,捣烂外涂。

(7)治黡子:取落藜灰少许,淋取灰汁于铜器中,重汤煎如黑饧。以针微拨破黡子,令药得发动点之,大者不过一点。

(8)治白癜风:红灰藋五斤,茄子根茎三斤,苍耳根茎五斤。上件药并晒干,一处烧灰,以水一斗,煎汤淋取汁,却于铛内煎成膏,以瓷合盛,别用好通明乳香半两,生研,又入铅霜一分,腻粉一分相和,入于膏内,别用炼成黄牛脂二两,入膏内调搅令匀。每取涂抹所患处,日三用之。

(9)点疣赘,黑子:藜茎灰、获灰、蒿灰等份。水和蒸取汁,煎膏,点患处。

果实或种子:

(1)治小便不利,水肿:灰藜子3~9 g。水煎服。

(2)治小儿疮:藜果实,烧灰,麻油调敷。

(3)治耳聋:鲜藜种子15~18 g,胡桃肉,花生,猪耳朵,同煮服。

112. 喜旱莲子草

【药材名称】 空心苋。

【学名及分类】 *Alternanthera philoxeroides* (Mart.) Griseb.,为苋科莲子草属植物。

【俗　　名】 空心莲子草、水花生、革命草、水蕹菜、长梗满天星、空心莲子菜。

【习性及生境】 生于海拔350 m以下的水沟、池塘或田野荒地。

【识别特征】 多年生草本。茎基部匍匐,上部上升,管状,具分枝。叶片矩圆形、矩圆状倒卵形或倒卵状披针形顶端急尖或圆钝,具短尖,基部渐狭,全缘,两面无毛或上面有贴生毛及缘毛,下面有颗粒状突起;叶柄无毛或微有柔毛。花密生,成具总花梗的头状花序,单生在叶腋,球形;苞片卵形,小苞片披针形;花被片矩圆形,白色,光亮,无毛,顶端急尖,背部侧扁;雄蕊花丝基部连合成杯状;退化雄蕊矩圆状条形,和雄蕊约等长,顶端裂成窄条;子房倒卵形,具短柄,背面侧扁,顶端圆形。

【药用部位】 全草。

【采收加工】 5—10月采收,鲜用或晒干用。

【产地及分布】 国内分布于河北、江苏、安徽、浙江、江西、福建、湖北、广西,栽培或逸生。湖南省内主要分布于株洲、南岳、衡山、祁东、武冈、岳阳、张家界、桑植、宜章、祁阳、湘西、吉首、保靖、永顺。

【性味归经】 味苦、甘,性寒。

【功用主治】 清热凉血、解毒、利尿;主治咯血、尿血、感冒发热、麻疹、黄疸、淋浊、痄腮、湿疹、痈肿疖疮、毒蛇咬伤。

【用法用量】 内服:煎汤,30~60 g,鲜品加倍;或捣汁。外用:捣敷;或捣汁涂。

选方

(1)治肺结核咯血:鲜空心苋全草120 g,冰糖15 g。水炖服。

(2)治血尿,尿路感染:空心苋、大蓟根、紫珠草各30 g。水煎服。

(3)治带状疱疹:鲜空心苋全草,加洗米水捣烂绞汁抹患处。

(4)治毒蛇咬伤:鲜空心苋全草120~240 g。捣烂绞汁服,渣外敷。

(5)治疔疮:鲜空心苋全草捣烂调蜂蜜外敷。

(6)治下肢湿疹:空心苋配犁头草、羊蹄根捣汁外擦。

(7)治寻常疣:鲜空心莲子草(花序)适量。揉软,在疣上擦拭,至局部充血为度,每日2~3次。一般1~3 d疣渐脱落,不留任何痕迹。

113. 牛膝

【药 材 名 称】 牛膝。
【学名及分类】 *Achyranthes bidentata* Blume,为苋科牛膝属植物。
【俗　　　名】 怀牛膝、牛髁膝、山苋菜。
【习性及生境】 生于海拔1 500 m以下的屋旁、林缘、山坡草丛中。
【识 别 特 征】 多年生草本。根圆柱形,土黄色;茎有棱角或四方形,绿色或带紫色,有白色贴生或开展柔毛,或近无毛,分枝对生。叶片椭圆形或椭圆状披针形,少数倒披针形,基部楔形或宽楔形,两面有贴生或开展柔毛;叶柄有柔毛。穗状花序顶生及腋生,花期后反折;总花梗有白色柔毛;苞片宽卵形,顶端长渐尖;花被片披针形,光亮,顶端急尖,有1中脉;退化雄蕊顶端平圆,稍有缺刻状细锯齿。胞果矩圆形,黄褐色,光滑。种子矩圆形,黄褐色。
【药 用 部 位】 根、茎叶。
【采 收 加 工】 南方在11月下旬及12月中旬收获,北方在10月中旬至11月上旬收获。先割去地上茎叶,依次将根挖出,剪除芦头,去净泥土和杂质。按根的粗细不同,晒至六七成干后,集中室内加盖草席,堆闷2~3 d,分级、扎把,晒干。
【产地及分布】 全国(除东北)广布,有些地区大量栽培,其中河南产的怀牛膝为道地药材。湖南全省广布。
【性 味 归 经】 根:味苦、酸,性平,归肝、肾经。茎叶:味苦、酸,性平,归肝、膀胱经。
【功 用 主 治】 根补肝肾、强筋骨、活血调经、引血(火)下行、利尿通淋;主治腰膝酸痛、下肢痿软、血滞经闭、痛经、产后血瘀腹痛、胞衣不下、热淋、血淋、跌打损伤、痈肿恶疮、咽喉肿痛。茎叶祛寒湿、强筋骨、活血利尿;主治寒湿痿痹、腰膝疼痛、淋闭、久疟。
【用 法 用 量】 内服:煎汤,5~15 g;或浸酒;或入丸、散。外用:捣敷;捣汁滴鼻;或研末撒入牙缝。

(1)治冷痹脚膝疼痛无力:牛膝(酒浸,切焙)一两,桂(去粗皮)半两,山茱萸一两。上三味,捣罗为散。每服空心温酒下二钱匕,日再服。

(2)治妇人年老体渐瘦弱,头面风肿,骨节烦疼冷,口干状如骨蒸者:牛膝一斤,生地黄(切)三升,牛蒡根(切,曝干)一斤,生姜(合皮切)一升。凡四味切,于绢袋盛之,以清酒二大升浸七日,温服一盏,日三。

(3)治消渴不止,下元虚损:牛膝五两(细锉,为末),生地黄汁五升、浸,昼曝夜浸,汁尽为度,蜜丸桐子大,空心温酒下十三丸。

(4)治小便不利,茎中痛欲死,兼治妇人血结腹坚痛:牛膝一大把并叶,不以多少,酒煮饮之。

(5)治砂石淋涩:牛膝一握,水五盏,煮一盏,去渣,以麝香、乳香少许,研细调服。

(6)治丝虫病引起的乳糜尿:牛膝90~120 g,芹菜45~60 g。水煎2次,混合均匀,分2~3次服下。

(7)治血瘕、脐腹坚胀、下痢、羸瘦:牛膝四两(酒浸一宿,焙为末),干漆半两(捶碎,炒烟出)。上为末,酒煮面糊为丸,如梧桐子大,每服五丸,空心米饮下,日二至三服。

(8)治高血压:牛膝、生地各15 g,白芍、茺蔚子、菊花各9 g。水煎服。

(9)治痢下先赤后白:牛膝三两。捣碎,以酒一升,渍经一宿,每服饮两杯,日三服。

（10）治胎衣半出半不出，或子死腹中，着脊不下，数日不产，血气上冲：牛膝六两，葵子一升，榆白皮四两，地黄汁八合。水九升，煎服三升，分三服即出。

（11）治小儿赤流，半身色红，渐渐展引不止：牛膝一两（去苗），甘草半两（生用）。上件药细锉，以水一大盏，煎至五分，去滓，调伏龙肝末涂之。

（12）治喉痹乳蛾：新鲜牛膝根一握，艾叶七片，捣和人乳，取汁灌入鼻内。须臾痰涎从口鼻出，即愈。无艾亦可。

（13）治齿痒风疳：牛膝（烧灰）、细辛（去苗叶）各一两，丁香三分。上三味，捣罗为散，更研令细。每用一钱匕，可患处贴之，日三。

（14）治口及舌上生疮烂：牛膝一两（去苗）。上细锉，以水一中盏，酒半盏，同煎至七分。去滓，放温，时时呷服。

（15）治痈疽已溃：牛膝根略刮去皮，插入疮口中，留半寸在外，以嫩橘叶及地锦草各一握，捣，（敷）其上，随干随换。

114. 柳叶牛膝

【药材名称】柳叶牛膝。

【学名及分类】 *Achyranthes longifolia* (Makino) Makino，为苋科牛膝属植物。

【俗　　名】山牛膝、剪刀牛膝、长叶牛膝。

【习性及生境】生于海拔1 300 m以下的山地路旁。

【识别特征】多年生草本。茎直立，四方形，节膨大；叶对生，叶片披针形或狭披针形，先端及基部均渐尖，全缘，上面绿色，下面常呈紫红色。穗状花序腋生或顶生；花多数；胞果长卵形。本种和牛膝相近，区别为：叶片披针形或宽披针形，顶端尾尖；小苞片针状，基部有2耳状薄片，仅有缘毛；退化雄蕊方形，顶端有不显明牙齿。

【药用部位】根及根茎。

【采收加工】全年均可采收。除去茎叶，洗净，鲜用或晒干。

【产地及分布】国内分布于陕西、浙江、江西、福建、台湾、湖北、广东、贵州、四川、云南，江西吉安地区有栽培，称"龙牛膝"。湖南省内主要分布于绥宁、新宁、慈利、桑植、宜章、东安、湘西、凤凰、永顺。

【性味归经】味甘、微苦、微酸，性寒，归肝、肾经。

【功用主治】活血化瘀、泻火解毒、利尿通淋；主治闭经、跌打损伤、风湿关节痛、痢疾、白喉、咽喉肿痛、疮痈、淋证、水肿。

【用法用量】内服：煎汤，9~15 g，鲜品30~60 g。外用：适量，捣敷；或研末吹喉。

选方

（1）治血滞经闭：鲜柳叶牛膝30~60 g，或加马鞭草鲜全草30 g。水煎，调酒服。

（2）治红崩初起、赤白带下、小便淋沥或急胀：柳叶牛膝9 g，清明杨柳6 g，土茯苓6 g。水煎，兑酒服。

（3）治高血压：柳叶牛膝15 g，夏枯草9 g。水煎服。

（4）治风湿性关节痛：鲜柳叶牛膝18~30 g（干品12~18 g），猪脚1个（七寸）。红酒和水各半煎服。

（5）治痢疾：柳叶牛膝、地桃花根各15 g，车前草12 g，青苗9 g。水煎，冲蜜糖服。

（6）治急性中耳炎：鲜柳叶牛膝适量，捣汁，滴患耳。

（7）治一切喉症：鲜柳叶牛膝根，洗净捣烂取汁，九煎温饮，频频漱之，极效。

（8）治扁桃体炎：柳叶牛膝、百两金根各12 g，冰片6 g。研极细末，喷喉。

115. 土牛膝

【药材名称】土牛膝。

【学名及分类】 *Achyranthes aspera* L.,为苋科牛膝属植物。

【俗　　名】倒钩草、倒梗草。

【习性及生境】生于山坡疏林或村庄附近空旷地,海拔800~2 300 m。

【识别特征】多年生草本;根细长,土黄色;茎四棱形,有柔毛,节部稍膨大,分枝对生。叶片纸质,宽卵状倒卵形或椭圆状矩圆形,顶端圆钝,具突尖,基部楔形或圆形,全缘或波状缘,两面密生柔毛,或近无毛;叶柄密生柔毛或近无毛。穗状花序顶生,直立,花期后反折;总花梗具棱角,粗壮,坚硬,密生白色伏贴或开展柔毛;花疏生;苞片披针形,顶端长渐尖,小苞片刺状,坚硬,光亮,常带紫色;花被片披针形,长渐尖,花后变硬且锐尖;退化雄蕊顶端截状或细圆齿状,有具分枝流苏状长缘毛。胞果卵形,种子卵形,不扁压,棕色。

【药用部位】全草。

【采收加工】9—11月采收,鲜用或晒干。

【产地及分布】国内分布于华南、西南及湖北、江西、福建、台湾。湖南全省广布,主要分布于衡山、祁东、慈利、宜章、永兴、东安、芷江。

【性味归经】味苦、酸,性微寒,归肝、肺、膀胱经。

【功用主治】活血化瘀、利尿通淋、清热解表;主治经闭、痛经、月经不调、跌打损伤、风湿关节痛、淋病、水肿、湿热带下、外感发热、疟疾、咽痛、疔疮痈肿。

【用法用量】内服:煎汤,9~15 g,鲜品30~60 g。外用:捣敷;或捣汁滴耳;或研末吹喉。

（1）治妇人室女血闭不通,五心烦热:土牛膝、当归尾各一两,桃仁(去皮,麸炒)、红花各五钱。上为细末,每服二钱,空心温酒调下。

（2）治红崩初起,赤白带下,小便淋沥或急胀:牛膝三钱,清明杨柳二钱,土茯苓二钱。水煎,点水酒服。

（3）治伤折闪肭:用土牛膝捣罨甚效。

（4）治风湿性关节痛:鲜土牛膝18~30 g(干品12~18 g),猪脚1个(七寸)。红酒和水各半煎服。

（5）治瘰:用土牛膝捣敷,缚其上,一日一易。

（6）治一切喉症:鲜土牛膝根,洗净捣烂取汁,重汤炖温,频频漱之,极效。

（7）治石淋:土牛膝一握,煎汤,入麝半分,乳香三分,服。

（8）治肝硬化水肿:土牛膝鲜根30~60 g。水煎,饭前服。

（9）治高血压:土牛膝15 g,夏枯草9 g。水煎服。

116. 千日红

【药材名称】千日红。

【学名及分类】 *Gomphrena globosa* L.,为苋科千日红属植物。

【俗　　名】火球花、百日红、千日草。

【习性及生境】喜阳光、耐干热、生性强健。栽培植物。

【识别特征】一年生直立草本,高20~60 cm;茎粗壮,有分枝,枝略成四棱形,有灰色糙毛。叶片纸质,长椭圆形或矩圆状倒卵形,长3.5~13.0 cm,宽1.5~5.0 cm,叶柄长1.0~1.5 cm,有灰色长柔毛。花多数,密生,成顶生球形或矩圆形头状花序;总苞为2绿色对生叶状苞片而成,卵形或心形,长1.0~1.5 cm,两面有灰色长柔毛;苞片卵形,长3~5 mm,白色,顶端紫红色;小苞片三角状披针形,长1.0~1.2 cm,紫红色;花被片披针形,长5~6 mm。胞果近球形,直径2.0~2.5 mm。种子肾形,棕色,光亮。花果期6—9月。

【药用部位】 花序、全草。

【采收加工】 9—10月采摘花序或拔取全株,鲜用或晒干。

【产地及分布】 全国大部分地区栽培。湖南全省广布。

【性味归经】 味甘、微咸,性平,归肺、肝经。

【功用主治】 止咳平喘、清肝明目、解毒;主治咳嗽、哮喘、百日咳、小儿夜啼、目赤肿痛、肝热头晕、头痛、痢疾、疮疖。

【用法用量】 花内服:煎汤,3~9 g。花外用:捣敷;或煎水洗。全草内服:煎汤,15~30 g。全草外用:捣敷;或煎水洗。

选方

(1)治慢性支气管炎,支气管哮喘:千日红花(白色)20朵,枇杷叶5片,杜衡根0.9 g。水煎,加冰糖适量冲服。

(2)治咯血:千日红花10朵,仙鹤草9 g。煎水,加冰糖适量服。

(3)治小儿百日咳:千日红花10朵,匍伏堇9 g。水煎加冰糖适量,分2~3次服。

(4)治风热头痛,目赤肿痛:千日红、钩藤各15 g,僵蚕6 g,菊花10 g。水煎服。

(5)治痢疾:千日红10朵,马齿苋30 g。煎水,冲入黄酒少量,分2次服。

(6)治小儿夜啼:千日红鲜花序5朵,蝉衣3个,菊花2 g。水煎服。

(7)治羊痫风:千日红花序14朵,蚱蜢干6 g。水煎服。

(8)治小便不利:千日红花序3~9 g。煎服。

(9)治小儿腹胀:千日红5 g,莱菔子6 g。煎服。

117. 青葙

【药材名称】 青葙。

【学名及分类】 *Celosia argentea* L.,为苋科青葙属植物。

【俗　　名】 青葙、野鸡冠花、鸡冠花、百日红、狗尾草。

【习性及生境】 生于海拔1 000 m以下的坡地、路边、撂荒地。

【识别特征】 一年生草本。全体无毛。茎直立,有分枝,绿色或红色,具显明条纹。叶片矩圆状披针形、披针形或披针状条形,少数卵状矩圆形,绿色常带红色,顶端急尖或渐尖,具小芒尖,基部渐狭;苞片及小苞片披针形,白色,光亮,顶端渐尖,延长成细芒,具1中脉,在背部隆起;花被片矩圆状披针形,初为白色顶端带红色,或全部粉红色,后成白色,顶端渐尖,具1中脉,在背面凸起;花药紫色;子房有短柄,花柱紫色。胞果卵形,包裹在宿存花被片内。种子凸透镜状肾形。

【药用部位】 种子、茎叶或根、花序。

【采收加工】 种子:7—9月种子成熟时,割取地上部分或摘取果穗晒干,搓出种子,过筛或簸净果壳等杂质即可。茎叶或根:6—7月采收,鲜用或晒干。花序:7—8月采收,晒干。

【产地及分布】 全国广布。湖南省内主要分布于长沙、衡南、洞口、新宁、武冈、石门、慈利、桑植、桃江、安化、宜章、东安、江永、芷江、通道、洪江、湘西、保靖。

【性味归经】 种子:味苦,性寒,归肝经。茎叶或根:味苦,性寒,归肝、膀胱经。花序:味苦,性凉。

【功用主治】种子:祛风热、清肝火、明目退翳;主治目赤肿痛、眼生翳膜、视物昏花、高血压病、鼻衄、皮肤风热瘙痒、疮癣。茎叶或根:燥湿清热、杀虫止痒、凉血止血;主治湿热带下、小便不利、尿浊、泄泻、阴痒、疥疬、风瘙身痒、痔疮、衄血、创伤出血。花序:凉血止血、清肝除湿、明目;主治吐血、衄血、崩漏、赤痢、血淋、热淋、白带、目赤肿痛、目生翳障。

【用法用量】种子内服:煎汤,3~15 g。种子外用:研末调敷;捣汁灌鼻。茎叶或根内服:煎汤,10~15 g。茎叶或根外用:捣敷;或煎汤熏洗。花序内服:煎汤,15~30 g;或炖猪肉等服。花序外用:煎水洗。

种子:

(1)治目生黑花,渐成内障及开睛偏视,风毒攻眼,肿痛涩痒,短视,倒睫,雀目:羌活(去芦)、独活(去芦)、青葙子、菊花各一两。上为细末。每服三钱匕,羊肝子一叶(锉细),淡竹叶数片同裹,如粽子大;别用黑豆四十九粒,米泔一碗,银石器内同煮,豆烂泔干为度,取肝细嚼,温酒下,又将豆食,空心日午夜卧服。

(2)治夜盲目翳:青葙子15 g,乌枣30 g。开水冲炖,饭前服。

(3)治视物不清:青葙子6 g,夜明砂60 g。蒸鸡肝或猪肝服。

茎叶或根:

(1)治瘰气:青葙全草、腐婢、仙鹤草各15 g。水煎,早、晚饭前服。

(2)治小儿小便浑浊:青葙鲜全草15~30 g,青蛙(田鸡)1只。水炖服。

(3)治风湿身疼痛:青葙子根30 g。猪脚节或鸡鸭炖服。

(4)治妇女阴痒:青葙茎叶90~120 g。加水煎汁,熏洗患处。

(5)治皮肤风热疮疹瘙痒:青葙茎叶,水煎洗患处,洗时须避风。

(6)治支气管炎、胃肠炎:青葙茎叶3~10 g。水煎服。

(7)治痈疮疖肿:青葙鲜茎叶,捣烂外敷。

花序:

(1)治吐血、血崩、赤痢:红青葙花15 g,水煎服;或与猪瘦肉炖服。

(2)治月经过多、白带:白青葙花60 g,猪瘦肉90 g,水煎,服汤食肉。

(3)治鼻衄:青葙花60 g,卷柏30 g,红糖少许,水煎服。

(4)治视网膜出血:青葙花适量,水煎洗眼。

(5)治吐泻:青葙花、杏仁、樟树皮,泡水服。

(6)治肝热泪眼:青葙干花序15~30 g,水煎服。

(7)治头风痛:青葙干花序15~30 g,水煎服。

(8)治失眠:青葙花15 g,铁扫帚根30 g,煮汁炖猪蹄食。

118. 鸡冠花

【药材名称】鸡冠花。

【学名及分类】*Celosia cristata* L.,为苋科青葙属植物。

【俗　　名】鸡髻花、老来红、芦花鸡冠、笔鸡冠、小头鸡冠、凤尾鸡冠。

【习性及生境】喜阳光充足、湿热,不耐霜冻。不耐瘠薄,喜疏松肥沃和排水良好的土壤。

【识别特征】一年生草本。全株无毛,粗壮。单叶互生,具柄;叶片先端渐尖或长尖,基部渐窄成柄,全缘。中部以下多花;苞片、小苞片和花被片干膜质,宿存;胞果卵形。种子肾形,黑色,有光泽。本种和青葙极相近,但叶片卵形、卵状披针形或披针形;花多数,极密生,成扁平肉质鸡冠状、卷冠状或羽毛状的穗状花序,一个大花序下面有数个较小的分枝,圆锥状矩圆形,表面羽毛状;花被片红色、紫色、黄色、橙色或红色黄色相间。

【药用部位】 茎叶或全草、花序、种子。

【采收加工】 茎叶或全草:6—7月采收,鲜用或晒干。花序:当年8—9月采收。把花序连一部分茎秆割下,捆成小把晒干或晾干后,剪去茎秆即可。种子:7—10月种子成熟时割取果序,日晒,取种子,晒干。

【产地及分布】 全省各地栽培,供观赏。我国南北各地栽培。

【性味归经】 味甘、涩,性凉,归肝、大肠经。

【功用主治】 茎叶或全草:清热凉血、解毒;主治吐血、衄血、崩漏、痔疮、痢疾、荨麻疹。花序:凉血止血、止带、止泻;主治诸出血证、带下、泄泻、痢疾。种子:凉血止血、清肝明目;主治便血、崩漏、赤白痢、目赤肿痛。

【用法用量】 茎叶或全草内服:煎汤,9~15 g。茎叶或全草外用:捣敷;或煎水洗。花序内服:煎汤,9~15 g;或入丸、散。花序外用:煎汤熏洗;或研末调敷。种子内服:煎汤,4.5 g~9.0 g;或入丸、散。

选方

茎叶或全草:

(1)治荨麻疹:鸡冠花全草,水煎,内服外洗。

(2)治蜈蚣咬伤:鸡冠花全草,捣烂敷患处。

(3)治痔疮、妇人阴部疮及火疮:鸡冠花茎叶一二斤,冬瓜皮半斤。煎水洗。

花序:

(1)治小儿痔疮下血不止及肠风下血:鸡冠花(焙令香)一两,棕榈(烧灰)二两,羌活一两。上件药捣细罗为散,每服以粥调下半钱,日三四服。

(2)治五痔肛边肿痛,或生鼠乳,或穿穴,或生疮,久而不愈,变成漏疮:鸡冠花、凤眼草各一两。上为粗末。每用药半两,水一碗半,煎三五沸,热淋患处。

(3)治经水不止:红鸡冠花一味,晒干为末。每服二钱,空心酒调下。忌鱼腥猪肉。

(4)治赤白带下:鸡冠花、椿根皮各15 g。水煎服。

(5)治伤寒鼻衄不止:鸡冠花一两,麝香一分(细研)。上件药,捣细罗为散。与麝香同研令匀。以生地黄汁一合,冷水半盏,搅令匀,不计时候,调下二钱,频服,以瘥为度。

(6)治肠炎、痢疾:鸡冠花15 g,石榴果皮9 g,刺黄柏6 g。水煎服。

119. 尾穗苋

【药材名称】 尾穗苋。

【学名及分类】 *Amaranthus caudatus* L.,为苋科苋属植物。

【俗 名】 老枪谷、籽粒苋。

【习性及生境】 栽培植物,有时逸为野生。

【识别特征】 一年生草本;茎直立,粗壮,具钝棱角,单一或稍分枝,绿色,或常带粉红色,幼时有短柔毛,后渐脱落。叶片菱状卵形或菱状披针形,顶端短渐尖或圆钝,具凸尖,基部宽楔形,稍不对称,全缘或波状缘,绿色或红色,除在叶脉上稍有柔毛外,两面无毛;叶柄长1~15 cm,绿色或粉红色,疏生柔毛。圆锥花序顶生,下垂,有多数分枝,中央分枝特长,由多数穗状花序形成,顶端钝,花密集成雌花和雄花混生的花簇;苞片及小苞片披针形,红色,透明,顶端尾尖,边缘有疏齿,背面有1中脉;花被片长2.0~2.5 mm,红色,透明,顶端具凸尖,边缘互压,有1中脉,雄花的花被片矩圆形,雌花的花被片矩圆状披针形;雄蕊稍超出;柱头3,长不及1 mm。胞果近球形,直径3 mm,上半部红色,超出花被片。种子近球形,淡棕黄色,有厚的环。

【药 用 部 位】 根、叶、种子。

【采 收 加 工】 夏、秋季采收,去茎叶,洗净,鲜用或晒干用。

【产 地 及 分 布】 我国各地栽培,有时逸为野生。湖南省内分布于长沙、衡山等地。

【性 味 归 经】 根:味甘,性平,归脾、胃经。种子:味辛,性凉,归肺、脾经。叶:味酸、苦,性凉,归心、胃经。

【功 用 主 治】 根:益气健脾、补虚强壮、消疳;主治脾胃虚弱之倦怠乏力、食欲不振、小儿疳积。种子:清热解毒、透表;主治小儿水痘、麻疹疹发不透。叶:清热解毒、消肿止痒;主治疮疡肿毒、风疹瘙痒。

【用 法 用 量】 根内服:煎汤,10~30 g。种子内服:煎汤,3~6 g。叶外用:适量,鲜品捣敷。

根:

(1)治虚损(头昏,四肢无力):尾穗苋根30 g,土党参15 g,四照花果30 g,蔓性千斤拔30 g。水煎服。

(2)治小儿疳积:尾穗苋根12 g,小槐花9 g,爵床6 g。水煎服。

叶:

治荨麻疹:尾穗苋叶适量,酒炖擦患处。

120. 苋

【药 材 名 称】 苋。

【学 名 及 分 类】 *Amaranthus tricolor* L.,为苋科苋属植物。

【俗　　　　名】 三色苋、老来少、老少年、雁来红。

【习 性 及 生 境】 生于荒地、旷野、菜地、田园、房前屋后。栽培或逸为野生。

【识 别 特 征】 一年生草本;茎粗壮,绿色或红色,常分枝,幼时有毛或无毛。叶片卵形、菱状卵形或披针形,绿色或常成红色,紫色或黄色,或部分绿色夹杂其他颜色,顶端圆钝或尖凹,具凸尖,基部楔形,全缘或波状缘,无毛;叶柄长2~6 cm,绿色或红色。花簇腋生,直到下部叶,或同时具顶生花簇,成下垂的穗状花序;花簇球形,雄花和雌花混生;苞片及小苞片卵状披针形,透明,顶端有1长芒尖;花被片矩圆形,绿色或黄绿色,顶端有1长芒尖,背面具1绿色或紫色隆起中脉;雄蕊比花被片长或短。胞果卵状矩圆形,环状横裂,包裹在宿存花被片内。种子近圆形或倒卵形,黑色或黑棕色,边缘钝。

【药 用 部 位】 茎、叶。

【采 收 加 工】 春、夏季采收。洗净,鲜用或晒干。

【产 地 及 分 布】 全国各地均有栽培,有时逸为半野生。湖南省内分布于会同、桑植等地。

【性 味 归 经】 味甘,性微寒,归大肠、小肠经。

【功 用 主 治】 清热解毒、利尿通便;主治热毒痢疾、二便不畅、蛇虫咬伤、疔疮肿毒。

【用 法 用 量】 内服:煎汤,30~60 g;或煮粥。外用:适量,捣敷;或煎液熏洗。

(1)治产前后赤白痢:紫苋叶(细切)一握,粳米三合。上以水,先煎苋菜取汁,去滓,下米煮粥,空心食之立瘥。

(2)治小儿紧唇:赤苋捣汁洗之。

(3)治马汗入疮,遍身毒气攻:苋菜,上一味,水煮熟,取汁淋洗疮上。

(4)治漆疮瘙痒:苋菜煎汤洗之。

(5)治脑漏:苋,煎汤热熏鼻内,然后将汤服二三口,大妙。冬间用根。

(6)治远年星障:苋、银杏(剖壳)、官渣根(大叶者佳)、千里光、雄杨梅树根皮。煎成浓膏,量加制甘石、冰片。又方加茶树根皮。

(7)治对口疮:苋菜、鲫鱼共捣烂,敷患处。

(8)治走马牙疳:苋菜茎叶适量、红枣1个,共烧灰存性,用竹管吹于牙龈处。

(9)治黄水疮、痔疮:苋菜梗适量,煅存性,研末,加冰片少许,撒敷患处。

(10)治走蛇(由热毒引起,患者皮肤透现红线,沿皮肤上行,本病多起于四肢):苋菜、青梅根、打额草,各味酌量,加入黄糖少许,共捣烂贴之。

121. 刺苋

【药材名称】刺苋。

【学名及分类】*Amaranthus spinosus* L.,为苋科苋属植物。

【俗　　名】笋苋菜、勒苋菜。

【习性及生境】生于荒地或园圃地。

【识别特征】一年生草本;茎直立,圆柱形或钝棱形,多分枝,有纵条纹,绿色或带紫色,无毛或稍有柔毛。叶片菱状卵形或卵状披针形,顶端圆钝,具微凸头,基部楔形,全缘,无毛或幼时沿叶脉稍有柔毛;叶柄无毛,在其旁有2刺。圆锥花序腋生及顶生,下部顶生花穗常全部为雄花;花被片绿色,顶端急尖,具凸尖,边缘透明,中脉绿色或带紫色,在雄花者矩圆形,在雌花者矩圆状匙形;雄蕊花丝略和花被片等长或较短。胞果矩圆形,在中部以下不规则横裂,包裹在宿存花被片内。

【药用部位】全草或根。

【采收加工】春、夏、秋三季均可采收,洗净,鲜用或晒干。

【产地及分布】国内分布于华中、华东、华南、西南及陕西等地。湖南全省各地散见,产桑植、石门、永顺、凤凰、辰溪、洪江、新宁。

【性味归经】味甘,性微寒。

【功用主治】凉血止血、清热利湿、解毒消痈;主治胃出血、便血、痔血、胆囊炎、胆石症、痢疾、湿热泄泻、带下、小便涩痛、咽喉肿痛、湿疹、痈肿、牙龈糜烂、蛇咬伤。

【用法用量】内服:煎汤,9~15 g,鲜品30~60 g。外用:适量,捣敷;或煎汤熏洗。

选方

(1)治胃、十二指肠溃疡出血:刺苋根30~60 g。水煎2次分服。

(2)治胆囊炎、胆道结石:鲜刺苋叶180 g,猪小肠(去油脂)180 g。加水炖熟,分3次服,1天服完,7天为1疗程。

(3)治痢疾或肠炎:刺苋60 g,旱莲草30 g,乌韭15 g。煎水,分2次服。

(4)治白带:鲜刺苋根60 g,银杏14枚。水煎服。

(5)治外痔肿痛:刺苋全草120 g,水煎,加入风化硝21 g。趁热先熏后洗。

(6)治痔疮便血:刺苋鲜根、鲜马鞭草各30 g,醋少量。水煎服。

(7)治尿道炎、血尿:鲜刺苋根、车前草各30 g。水煎服。

(8)治咽喉痛:鲜刺苋根45 g。水煎服。

(9)治湿疹:刺苋全草适量。水煎,加盐少许,洗浴患处。

(10)治蛇头疗:刺苋叶和蜂蜜捣烂敷患处。

(11)治瘰疬:刺苋鲜全草60~90 g。水煎,酒调服。

(12)治臁疮:鲜刺苋全草捣烂,加生桐油和匀,敷贴患处。

(13)治蛇咬伤:刺苋全草、犁头草等份。捣烂如泥,敷伤口周围及肿处。

(14)治牙疳:干刺苋全草烧灰研末,擦患处。

(15)治甲状腺肿大:鲜刺苋90 g,猪瘦肉120 g。水煎,分2次服。

仙人掌科

122. 仙人掌

【药材名称】 仙人掌。

【学名及分类】 *Opuntia dillenii* (Ker Gawl.) Haw.,为仙人掌科仙人掌属植物。

【俗　　名】 凤尾簕、龙舌、平虑草、老鸦舌、神仙掌、霸王、观音掌、观音刺、霸王树、仙巴掌、火焰、火掌、刺巴掌、番花、麒麟花、佛手刺、避火簪。

【习性及生境】 喜光、耐旱,适合在中性、微碱性土壤生长。

【识别特征】 丛生肉质灌木,高1.5~3.0 m。上部分枝宽倒卵形、倒卵状椭圆形或近圆形,绿色至蓝绿色,无毛;刺黄色,有淡褐色横纹,坚硬;倒刺直立。叶钻形,绿色,早落。花辐状;花托倒卵形,基部渐狭,绿色;萼状花被黄色,具绿色中肋;花丝淡黄色;花药黄色;花柱淡黄色;柱头黄白色。浆果倒卵球形,顶端凹陷,表面平滑无毛,紫红色,倒刺刚毛和钻形刺。种子多数扁圆形,边缘稍不规则,无毛,淡黄褐色。

【药用部位】 根及茎、花、果实,肉质茎中流出的浆液凝结物。

【采收加工】 栽培一年后,即可随用随采。

【产地及分布】 全国各地栽培。湖南全省各地栽培,或呈野生状。

【性味归经】 根及茎:味苦、性寒,归胃、肺、大肠经。花:味甘,性凉。果实:味甘,性凉,归胃经。肉质茎中流出的浆液凝结物:味甘,性寒。

【功用主治】 根及茎:行气活血、凉血止血、解毒消肿;主治胃痛、痞块、痢、喉痛、肺热咳嗽、肺痨咯血、痔血、疮疡疔疖、乳痈、疖腮、癣疾、蛇虫咬伤、烫伤、冻伤。花:凉血止血;主治吐血。果实:益胃生津、除烦止渴;主治胃阴不足、烦热口渴。肉质茎中流出的浆液凝结物:清热凉血、养心安神;主治痔血、便血、疔肿、烫伤、怔忡、小儿急惊风。

【用法用量】 内服:煎汤,10~30 g;或焙干研末,3~6 g;或捣汁。外用:鲜品捣敷。

选方

(1)治头痛:仙人掌去刺,剖成两片、剖面撒食盐,合拢,湿草纸包,细铁线绑扎固定,火煨八成熟。将剖面贴额颞部,胶布固定,每次贴4 h,可连续使用。

(2)治肺热咳嗽:鲜仙人掌60 g。捣烂绞汁,加蜂蜜1食匙,早晚各1次,开水冲服。

(3)治痔疮出血:仙人掌30 g,炖牛肉250 g,顿服。

(4)治颈淋巴结核:仙人掌茎剖两片,剖面撒上牡蛎粉,合紧烤热后,取含牡蛎粉剖面敷患处,胶布固定。

(5)治鹅掌风:仙人掌绞汁涂擦手掌,擦至发烫为度,每日3~5次。

(6)治小儿头上秃疮:仙人掌焙干为末,有汗干掺,无汗油调。

(7)治毒蛇咬伤:鲜仙人掌60 g,捣烂绞汁,甜米酒15 g调服;另用药渣加雄黄粉适量,捣匀敷伤口周围。

木兰科

123. 鹅掌楸

【药 材 名 称】 鹅掌楸。

【学名及分类】 *Liriodendron chinense*（Hemsl.）Sarg.，为木兰科鹅掌楸属植物。

【俗　　　名】 马褂木、双飘树。

【习性及生境】 落叶乔木。生于海拔700~1 600 m的山地林中，或成小片纯林。

【识 别 特 征】 乔木，小枝灰色或灰褐色。叶马褂状，近基部每边具1侧裂片，先端具2浅裂，下面苍白色。花杯状，花被片萼片状，向外弯垂，绿色，具黄色纵条纹，心皮黄绿色。聚合果长7~9 cm，具翅的小坚果长约6 mm，顶端钝或钝尖，具种子1~2颗。

【药 用 部 位】 树皮、根。

【采 收 加 工】 树皮：7—8月采收晒干。根：9—11月采挖，鲜用或晒干。

【产地及分布】 国内分布于陕西南部、江苏、安徽、浙江、江西、福建、台湾、湖北、广西、四川、贵州、云南。湖南省内主要分布于石门、桑植、慈利、龙山、凤凰、芷江、新宁、江永、道县、江华、浏阳。

【性 味 归 经】 味辛，性温。

【功 用 主 治】 树皮：祛风除湿、散寒止咳；主治风湿痹痛、风寒咳嗽。根：祛风湿、强筋骨；主治风湿关节痛、肌肉痿软。

【用 法 用 量】 树皮内服：煎汤，9~15 g。根内服：煎汤，15~30 g；或浸酒。

 选方

树皮：

治水湿风寒所致咳嗽、气急、口渴、四肢浮肿：鹅掌楸干树皮30 g，加芫荽、山油麻各15~18 g，老姜3片，甘草9 g。水煎，冲红糖，早、晚饭前各服1次。

根：

(1)治痿证(肌肉萎缩)：鹅掌楸根、大血藤各30 g，茜草根、一口血各9 g，豇豆、木通各15 g，红花1.5 g。泡酒服。

(2)治风湿关节痛：鹅掌楸根、刺桐各30 g。煨水服。

124. 含笑花

【药 材 名 称】 含笑。

【学名及分类】 *Michelia figo*（Lour.）Spreng.，为木兰科含笑属植物。

【俗　　　名】 含笑美、含笑梅、山节子、白兰花、唐黄心树、香蕉花、香蕉灌木。

【习性及生境】 生于海拔500~1 200 m的山地常绿阔叶林中。

【识 别 特 征】 常绿小乔木。树皮灰褐色，分枝繁密；芽、嫩枝，叶柄，花梗均密被黄褐色绒毛。叶革质，狭椭圆形或倒卵状椭圆形，上面有光泽，无毛，下面中脉上留有褐色平伏毛，余脱落无毛，托叶痕长达叶柄顶端。花直立，淡黄色而边缘有时红色或紫色，具甜浓的芳香，花被片肉质，较肥厚，长椭圆形；聚合果长2.0~3.5 cm；菁葖卵圆形或球形，顶端有短尖的喙。

【药 用 部 位】 花。

【采收加工】 全年均可采挖根,洗净,切片晒干。春夏季采收叶片,晒干。夏秋季采收花,晒干。夏、秋季采收果,去皮晒干研粉备用。

【产地及分布】 国内分布于广东、广西,现长江流域及以南地区广为栽培。湖南全省各地栽培。

【性味归经】 味苦、辛,性温。

【功用主治】 止咳、化浊,主治支气管炎、百日咳、胸闷、前列腺炎、白带。

【用法用量】 内服:煎汤,6~9 g。

125. 荷花木兰

【药材名称】 广玉兰。

【学名及分类】 *Magnolia grandiflora* L.,为木兰科北美木兰属植物。

【俗　　名】 洋玉兰、广玉兰等。

【习性及生境】 喜生潮湿温暖地区。

【识别特征】 常绿乔木。树皮淡褐色或灰色,薄鳞片状开裂;小枝粗壮,具横隔的髓心。叶厚革质,椭圆形,长圆状椭圆形或倒卵状椭圆形,叶面深绿色,有光泽;叶柄无托叶痕,具深沟。花白色,有芳香;花被片厚肉质,倒卵形;花丝扁平,紫色,花药内向,药隔伸出成短尖;雌蕊群椭圆体形,密被长绒毛;心皮卵形,花柱呈卷曲状。聚合果圆柱状长圆形或卵圆形,密被褐色或淡灰黄色绒毛;蓇葖背裂,背面圆,顶端外侧具长喙;种子近卵圆形或卵形,外种皮红色,除去外种皮的种子,顶端延长成短颈。

【药用部位】 花和树皮。

【采收加工】 5—6月采收未开放的花蕾,白天曝晒,晚上发汗,五成干时,堆放1~2日,再晒至全干。树皮随时可采。

【产地及分布】 长江流域以南广为栽培。湖南全省各地栽培作行道树、庭园观赏。

【性味归经】 味辛,性温,归肺、胃、肝经。

【功用主治】 祛风散寒、行气止痛;主治外感风寒、头痛鼻塞、脘腹胀痛、呕吐腹泻、高血压、偏头痛。

【用法用量】 内服:煎汤,花3~10 g;树皮6~12 g。外用:捣敷。

选方

(1)治风寒感冒、头痛鼻塞:荷花玉兰花10 g,白芷10 g。共研细末。每日3次,每次6 g,白开水冲服。

(2)治湿阻中焦,脘腹胀痛,呕吐,腹泻:荷花玉兰树皮15 g,苍术10 g,陈皮10 g,甘草6 g。水煎服。

(3)治偏头风:荷花玉兰树皮、糯稻草(烧灰),捣烂敷痛处。

126. 厚朴

【药材名称】 厚朴。

【学名及分类】 *Houpoea officinalis* (Rehder & E. H. Wilson) N. H. Xia & C. Y. Wu,为木兰科厚朴属植物。

【俗　　名】 川朴、紫油厚朴。

【习性及生境】 喜生于温凉湿润气候和排水良好的酸性土壤中。

【识别特征】 落叶乔木;树皮厚,褐色,不开裂;小枝粗壮,淡黄色或灰黄色,幼时有绢毛;顶芽大,狭卵状圆锥形,无毛。叶大,近革质,长圆状倒卵形,先端具短急尖或圆钝,基部楔形,全缘而微波状,上面绿色,无毛,下面灰绿色,被灰色柔毛,有白粉;叶柄粗壮。花白色;花梗粗短,被长柔毛,花被片厚肉质,长圆状倒卵形,盛开时常向外反卷,内两轮白色,倒卵状匙形,基部具爪,花盛开时中内轮直立;聚合果长圆状卵圆形;蓇葖具喙;种子三角状倒卵形。

【药用部位】 树皮根皮及枝皮、果实、花蕾。

【采收加工】 定植20年以上即可剥取树皮,主要是砍树剥皮,宜在4—6月生长盛期进行。根皮及枝皮直接阴干或卷筒后干燥,称根朴和枝朴;干皮可环剥或条剥后,卷筒置沸水中烫软后,埋置阴湿处发汗。待皮内侧或横断面都变成紫褐色或棕褐色,并现油润或光泽时,将每段树皮卷成双筒,用竹篾扎紧,削齐两端,曝晒干燥即成;厚朴定植8年开始开花。于3—4月采收将开放的花蕾,置蒸笼中蒸至上汽后约10 min取出,晒干或用文火烘干,晒时注意翻动次数不宜过多,否则影响质量;9—10月采摘果实,去梗晒干。

【产地及分布】 国内分布于陕西、甘肃、浙江、江西、湖北、广西、四川、贵州。湖南省内主要产道县、江华、双牌、蓝山、资兴、东安、炎陵、绥宁、龙山、祁阳、桑植、城步,其他县市偶见栽培。

【性味归经】 树皮根皮及枝皮:味苦、辛,性温,归脾、胃、大肠经。果实:味辛、微苦,性温,归脾、胃、肺经。花蕾:味甘、性温。

【功用主治】 树皮、根皮及枝皮:行气消积、燥湿除满、降逆平喘;主治食积气滞、腹胀便秘、湿阴中焦、脘痞吐泻、痰壅气逆、胸满喘咳。花蕾:行气宽中、开郁化湿;主治肝胃气滞、胸脘胀闷、食欲不振、纳谷不香、感冒咳嗽等症。果实:消食、理气、散结;主治消化不良、胸脘胀闷、鼠瘘。

【用法用量】 内服:煎汤,3~10 g;或入丸、散。燥湿、泄满宜生用,止呕宜姜汁炒用。

树皮:

(1)治腹满痛大便闭者:厚朴八两,大黄四两,枳实五枚。上三味,以水一斗二升,先煮二味,取五升,内大黄煮取三升。温服一升,以利为度。

(2)治湿困脾胃,脘腹胀满,不思饮食,口淡无味,呕吐恶心,嗳气吞酸,常多泄泻,肢体沉重,怠惰嗜卧,舌苔白腻而厚,脉缓:苍术四两(去黑皮,捣为粗末,炒黄色),厚朴三两(去粗皮,涂生姜汁,炙令香熟),陈橘皮二两(洗令净,焙干),甘草一两(炙黄)。上药四味,捣罗为散。每服二钱,用水一盏,入生姜二片,大枣二枚,同煎至七分,去滓,空腹时温服。

(3)治反胃:厚朴(去皮,锉作小块子)、附子(炮,去皮、脐,锉作小块子)各一两,生姜八两(去皮取汁)。将上二味,以姜汁同煮,尽汁为度,焙干为末,酒煮,和丸如梧桐子大。米饮下三粒,食前服。

(4)治脾胃虚寒,痰盛呕吐:厚朴(去粗皮,姜汁炙)一斤,半夏(洗去滑,焙,切)半斤,枣(生绢袋盛)三斤,生姜三斤(研取汁尽,更入水二碗,绞取汁)。上四味,银器内用文武火煮尽姜汁,取厚朴、半夏焙干,捣罗为末,枣去皮、核,入前药于臼内,再捣为丸,如梧桐子大。每服空心临卧,温酒下二十丸。

(5)治小儿吐泻,胃虚及有痰惊:厚朴一两,半夏(汤泡七次,姜汁浸半日,晒干)一钱。以米泔三升同浸一百刻,水尽为度,如未尽,少加火熬干,去厚朴,只研半夏。每服半钱或一字,薄荷汤调下。

(6)治胃虚泄泻,老人脏泄尤效:乌头(炮)三分,厚朴(姜炙)、甘草(炙)、干姜(炮)各一分。每服一钱,水三合,生姜二片,煎至二合。热服,并二服止。

(7)治暑毒,食滞,溏泄,水泄:锦纹大黄(酒煮三昼夜,捣、晒)半斤,川厚朴(姜汁炒)四两八钱,广木香(为末)五钱。和大黄杵丸绿豆大。每姜汤下二三钱。功倍香连丸。

(8)治冷滑下痢不禁虚羸者:厚朴(去粗皮,姜汁制)、附子(炮,去皮、脐)、干姜(炮裂)、橘红各等份。上为末,曲糊丸如梧桐子大。每服四十丸,食前米饮下,日二服。

(9)治咳而脉浮者:厚朴五两,麻黄四两,石膏如鸡子大,杏仁半升,半夏半升,干姜二两,细辛二两,小麦一升,五味子半升。上九味,以水一斗二升,先煮小麦熟,去滓,内诸药,煮取三升。温服一升,日三服。

（10）治妇人咽中如有炙脔：半夏一升，厚朴三两，茯苓四两，生姜五两，干苏叶二两。以水七升，煮取四升。分温四服，日三夜一服。

（11）治食鱼鲙及生肉，住胸膈中不化，吐之不出，便成症瘕：厚朴一两（去粗皮，涂生姜汁，炙令香熟），川大黄二两（锉碎，微炒）。上件药，细锉。分为二服，每服，以酒一大盏，煮取六分，去滓，放温尽服，良久再服。

（12）治虫积：厚朴、槟榔各二钱，乌梅二个。水煎服。

（13）治心脾不调，肾气弱，或便尿白浊：厚朴一两（生姜汁制，微炒用），白茯苓一钱。上二味匀作一服，水酒各一碗，煎至一碗。分作二服，食前温服。

（14）治思虑过度，致便浊遗精者：厚朴（去粗皮，姜制研末）二两，羊胫炭（再煅红，窨过）一两。各研如粉，虚冷甚者，入炼熟朱砂半两，水煮面糊丸如梧桐子大。每服百丸至二百丸，空心米饮下。

花蕾：

治梅核气：厚朴花15~30 g。水煎服。

127. 玉兰

【药材名称】 辛夷。

【学名及分类】 *Yulania denudata*（Desr.）D. L. Fu，为木兰科玉兰属植物。

【俗　　　名】 木兰、玉堂春、迎春花、望春花、白玉兰、应春花。

【习性及生境】 生于海拔500~1 000 m的林中。现全国各大城市园林广泛栽培。

【识别特征】 落叶乔木，枝广展形成宽阔的树冠；树皮深灰色，粗糙开裂；小枝稍粗壮，灰褐色；冬芽及花梗密被淡灰黄色长绢毛。叶纸质，基部徒长枝叶椭圆形，具短突尖，中部以下渐狭成楔形，叶上深绿色，嫩时被柔毛，后仅中脉及侧脉留有柔毛，下面淡绿色，沿脉上被柔毛，网脉明显；叶柄被柔毛，上面具狭纵沟；花蕾卵圆形，花先叶开放，直立，芳香；花梗显著膨大，密被淡黄色长绢毛；花被片白色，基部常带粉红色，近相似，长圆状倒卵形；雌蕊群淡绿色，无毛，圆柱形；雌蕊狭卵形，具长4 mm的锥尖花柱。聚合果圆柱形；蓇葖厚木质，褐色，具白色皮孔；种子心形，侧扁，外种皮红色，内种皮黑色。

【药用部位】 干燥的花蕾。

【采收加工】 1—3月，齐花梗处剪下来未开放的花蕾，白天阳光下曝晒，晚上堆成垛发汗，使里外干湿一致。晒至五成干时，堆放1~2 d，再晒至全干。如遇雨天，可烘干。

【产地及分布】 国内分布于安徽、浙江、江西、广东。湖南省内除武陵山外，其他县市山地散见。

【性味归经】 味辛，性温，归肺、胃经。

【功用主治】 散风寒、通鼻窍；主治鼻渊、风寒感冒之头痛、鼻塞、流涕。

【用法用量】 内服：煎汤，3~10 g，宜包煎；或入丸、散。外用：适量，研末搐鼻；或以其蒸馏水滴鼻。

选方

（1）治鼻渊：辛夷半两，苍耳子二钱半，香白芷一两，薄荷叶半钱，上并晒干，为粗末。每服二钱，用葱、茶清食后调服。

（2）治鼻渊、鼻鼽、鼻窒、鼻疮及痘后鼻疮：用辛夷研末，入麝香少许，葱白蘸入（鼻）数次，甚良。

（3）治鼻尖微赤及鼻中生疮：辛夷碾末，入脑、麝少许。棉裹纳之。

（4）治鼻内窒塞不通，不得喘息：辛夷、芎䓖各一两，细辛（去苗）七钱半，木通半两。上为细末，每用少许，棉裹塞鼻中，湿则易之。五七日瘥。

（5）治鼻塞不知香臭味：皂角、辛夷、石菖蒲等份。为末，棉裹塞鼻中。

（6）治齿牙作痛，或肿或牙龈浮烂：辛夷一两，蛇床子二两，青盐五钱。共为末掺之。

128. 紫玉兰

【药材名称】 辛夷。
【学名及分类】 *Yulania liliiflora*（Desr.）D. L. Fu，为木兰科玉兰属植物。
【习性及生境】 生于海拔300~1 600 m的山坡林缘。
【识别特征】 落叶灌木,常丛生,树皮灰褐色,小枝绿紫色或淡褐紫色。叶椭圆状倒卵形或倒卵形,先端急尖或渐尖,基部渐狭沿叶柄下延至托叶痕,上面深绿色,幼嫩时疏生短柔毛,下面灰绿色,沿脉有短柔毛;托叶痕约为叶柄长之半。花蕾卵圆形,被淡黄色绢毛;花叶同时开放,瓶形,直立于粗壮、被毛的花梗上,稍有香气;花被片紫绿色,披针形,常早落,内两轮肉质,外面紫色或紫红色,内面带白色,花瓣状,椭圆状倒卵形;雄蕊紫红色;雌蕊群淡紫色,无毛。聚合果深紫褐色,变褐色,圆柱形;成熟蓇葖近圆球形,顶端具短喙。
【药用部位】 花蕾。
【采收加工】 2—3月,齐花梗处剪下未开放的花蕾,白天置阳光下曝晒,晚上堆成垛发汗,使里外干湿一致。晒至五成干时,堆放1~2日,再晒至全干。如遇雨天,可烘干。
【产地及分布】 国内分布于福建、湖北、四川、云南。湖南全省各县市庭园栽培。
【性味归经】 味辛,性温,无毒。
【功用主治】 清热解毒、消肿止痛、通窍。
【用法用量】 内服:煎汤,3~10 g,宜包煎;或入丸、散。外用:研末搐鼻;或以其蒸馏水滴鼻。

129. 二乔玉兰

【药材名称】 二乔玉兰。
【学名及分类】 *Yulania × soulangeana*（Soul.-Bod.）D. L. Fu,为木兰科玉兰属植物。
【俗　　名】 苏郎木兰、朱砂玉兰、紫砂玉兰。
【习性及生境】 生于海拔300~1 600 m的山坡林缘。
【识别特征】 小乔木,高6~10 m,小枝无毛。叶纸质,倒卵形,长6~15 cm,宽4.0~7.5 cm,先端短急尖,2/3以下渐狭成楔形,上面基部中脉常残留有毛,下面多少被柔毛,侧脉每边7~9条,干时两面网脉凸起,叶柄长1.0~1.5 cm,被柔毛,托叶痕约为叶柄长的1/3。花蕾卵圆形,花先叶开放,浅红色至深红色,花被片6~9,外轮3片花被片常较短,约为内轮长的2/3;雄蕊长1.0~1.2 cm,花药长约5 mm,侧向开裂,药隔伸出成短尖,雌蕊群无毛,圆柱形,长约1.5 cm。聚合果长约8 cm,直径约3 cm;蓇葖卵圆形或倒卵圆形,长1.0~1.5 cm,熟时黑色,具白色皮孔;种子深褐色,宽倒卵圆形或倒卵圆形,侧扁。花期2—3月,果期9—10月。
【药用部位】 花蕾。
【采收加工】 2—3月,齐花梗处剪下未开放的花蕾,白天置阳光下曝晒,晚上堆成垛发汗,使里外干湿一致。晒至五成干时,堆放1~2日,再晒至全干。
【产地及分布】 国内分布于福建、湖北、四川、云南。湖南全省各县市庭园栽培。
【性味归经】 味辛,性温,无毒。
【功用主治】 清热解毒、消肿止痛、通窍。
【用法用量】 内服:煎汤,3~10 g,宜包煎;或入丸、散。外用:研末搐鼻。

五味子科

130. 八角

【药材名称】 八角茴香。

【学名及分类】 *Illicium verum* Hook. f.，为五味子科八角属植物。

【俗　　　名】 八角茴香、大茴香、唛角等。

【习性及生境】 栽培植物。

【识别特征】 乔木；树冠塔形、椭圆形或圆锥形；树皮深灰色；枝密集。叶不整齐互生，在顶端3~6片近轮生或松散簇生，革质，厚革质，倒卵状椭圆形，倒披针形或椭圆形；在阳光下可见密布透明油点；中脉在叶上面稍凹下，在下面隆起。花粉红至深红色，单生叶腋或近顶生；花被片具不明显的半透明腺点；花柱钻形，长度比子房长。聚合果，饱满平直，蓇葖多为8，呈八角形，先端钝或钝尖。

【药用部位】 果实。

【采收加工】 栽培8年有少量结果，10年进入盛果期，可连续采收50~70年。一年结果2次。春果在2—4月间果实成熟时采收，晒干。秋果在8—10月采收，采后置沸水锅中煮沸，搅拌5~10 min后，捞出，晒干或烘干。

【产地及分布】 国内主要分布在广东、广西、云南、四川、贵州、湖南、湖北、江西、江苏、浙江、福建、台湾等地区。湖南省内主要分布于南岳、江永。

【性味归经】 味辛、甘，性温，归肝、肾、脾、胃经。

【功用主治】 散寒、理气、止痛；主治寒疝腹痛、腰膝冷痛、胃寒呕吐、脘腹疼痛、寒湿脚气。

【用法用量】 内服：煎汤，3~6 g；或入丸、散。外用：研末调敷。

(1)治小肠气痛不可忍者：杏仁一两，葱白(和根捣，焙干)半两，舶上茴香一两。上为末，每服三大钱，空心，温胡桃酒调下。

(2)治膀胱偏坠疝气：八角茴香、白牵牛(炒)，二味各等份，为细末，空心酒调下。

(3)治腰痛如刺：八角茴香，炒研，每服二钱，食前盐汤下。外以糯米一二升，炒热，袋盛，拴于痛处。

131. 红茴香

【药材名称】 红茴香。

【学名及分类】 *Illicium henryi* Diels，为五味子科八角属植物。

【俗　　　名】 红毒茴。

【习性及生境】 生于海拔300~2 500 m的山地、丘陵、盆地的密林、疏林、灌丛、山谷、溪边或峡谷的悬崖峭壁上，喜阴湿。

【识别特征】 灌木或乔木；树皮灰褐色至灰白色。芽近卵形。叶互生或簇生，革质，倒披针形，长披针形或倒卵状椭圆形；中脉在叶上面下凹，在下面突起，侧脉不明显；叶柄上部有不明显的狭翅。雄蕊11~14枚，药室明显凸起；心皮通常7~9枚，花柱钻形。蓇葖先端明显钻形，细尖。

【药用部位】 根及根皮。

【采收加工】 全年均可采挖,晒干用;或切成小段,晒至半干,剖开皮部,去木质部,取根皮用,晒干。

【产地及分布】 国内分布于陕西、甘肃、河南、湖北西部、四川东部、贵州。湖南省内产石门、慈利、桑植、永顺、张家界、凤凰、新化。

【性味归经】 味辛,性寒,大毒。

【功用主治】 活血止痛、祛风除湿;主治跌打损伤、风寒湿痹、腰腿痛。

【用法用量】 内服:煎汤,根3~6 g,根皮1.5~4.5 g;或研末0.6~0.9 g。外用:研末调敷。

(1)治跌打损伤疼痛,风湿痛:红茴香根皮研细末。每次0.6~1.5 g,早、晚用黄酒适量冲服。

(2)治痈疮肿毒:红茴香根皮适量研细末,糯米饭捣烂,共调和敷患处,干则更换。

(3)治内伤腰痛:红茴香根皮研细末。早、晚各服0.9 g,黄酒冲服。

(4)治腰肌劳损:红毒茴根皮6 g,金毛狗脊30 g。水煎服。

(5)治髋关节痛,挫伤:红毒茴根6 g,牛膝15 g。水煎服。

(6)治风湿性关节炎:红毒茴根皮6 g,常春藤30 g。水煎服。

132. 红毒茴

【药材名称】 莽草。

【学名及分类】 *Illicium lanceolatum* A. C. Sm.,为五味子科八角属植物。

【俗　　名】 披针叶茴香、红茴香。

【习性及生境】 生于混交林、疏林、灌丛中,常生于海拔300~1 500 m的阴湿峡谷和溪流沿岸。有时可单独成纯林。

【识别特征】 灌木或小乔木;枝条纤细,树皮浅灰色至灰褐色。叶互生或稀疏地簇生于小枝近顶端或排成假轮生,革质,披针形、倒披针形或倒卵状椭圆形;中脉在叶面微凹陷,叶下面稍隆起,网脉不明显;花腋生或近顶生,红色、深红色;花被片肉质;花药分离,药隔不明显截形或稍微缺,药室突起;心皮10~14枚,花柱钻形,纤细,骤然变狭。

【药用部位】 叶。

【采收加工】 4—7月采收,鲜用或晒干备用。

【产地及分布】 国内分布于陕西、江苏、安徽、浙江、江西、福建。湖南省内产双牌、炎陵、资兴、茶陵、南岳。

【性味归经】 味辛,性寒,有毒。

【功用主治】 祛风止痛、消肿散结、杀虫止痒;主治头风、皮肤麻痹、痈肿、乳痈、瘰疬、喉痹、疝瘕、秃疮、风虫牙痛、狐臭。

【用法用量】 外用:捣敷;研末调敷;或煎水熏洗、含漱。

选方

(1)治诸贼风,肿痹,风入五脏,恍惚,并治疥癣杂疮:莽草一斤,乌头、附子、踯躅各三两。四物切,以水和苦酒一升,渍一宿,猪脂四斤,煎,三上三下,绞去滓。向火以手摩病上三百度。耳鼻病,可以绵裹塞之。

(2)治毒肿:莽草、白蔹、赤小豆。为末,鸡子白调如糊。焫毒肿,干即更易上。

(3)治小儿瘾疹:莽草、防风(去叉)、附子(炮裂,去皮、脐)、牡蛎(煅过)各一两。上四味,粗捣筛,以水一斗,煮取七升,去滓。适寒温,浴,避风。

(4)治跌打损伤:莽草根皮、仙茅根、土细辛、虎杖根,均鲜品,各适量。加童便捣烂敷患处。

133. 黑老虎

【药材名称】 冷饭团。

【学名及分类】 *Kadsura coccinea* (Lem.) A. C. Sm.,为五味子科南五味子属植物。

【俗　　　名】 黑老虎、过山风、风沙藤、透地连珠、三百两银、红钻、十八症。

【习性及生境】 生于海拔1 400 m以下的山地疏林中,常缠绕于大树上。

【识别特征】 常绿攀缘藤本。全株无毛。叶革质,长圆形至卵状披针形,基部宽楔形或近圆形,全缘,侧脉网脉不明显;花单生于叶腋,稀成对,雌雄同株;雄花:花被片红色,最内轮3片明显增厚,肉质;花托长圆锥形,顶端具钻状附属体;雄蕊群椭圆体形或近球形;花丝顶端为两药室包围着;聚合果近球形,红色或暗紫色;小浆果倒卵形,外果皮革质,不显出种子。种子心形或卵状心形。

【药用部位】 根及蔓茎。

【采收加工】 全年均可采,掘起根部及须根,切成小段或割取老藤茎,刮去栓皮,切段,晒干。

【产地及分布】 国内分布于江西、福建、广东、广西、四川、贵州、云南。湖南省内产张家界、保靖、永顺、新晃、芷江、洪江、通道、新宁、绥宁、双牌、江华、宜章。

【性味归经】 味辛、微苦,性温。

【功用主治】 行气止痛、散瘀通络;主治胃、十二指肠溃疡、慢性胃炎、急性肠胃炎、风湿痹痛、跌打损伤、骨折、痛经、产后瘀血腹痛、疝气痛。

【用法用量】 内服:煎汤,藤茎9~15 g;或研粉,0.9~1.5 g;或浸酒。外用:研末撒;或捣敷;或煎水洗。

选方

(1)治胃、十二指肠溃疡,慢性胃炎,急性胃肠炎:冷饭团根9~15 g,水煎服;或0.9~1.5 g,研末服。

(2)治风湿骨痛:黑老虎、檫树根、光叶海桐各30 g,鸡血藤、稀莶草各15 g。水煎服或浸酒内服,并取少许擦患处。

(3)治跌打损伤,风湿性关节痛:冷饭团根15 g,铁箍散15 g。水煎服。外用鲜藤捣烂酒炒敷。

(4)治病久无力,劳伤腰痛:冷饭团根30 g,铁箍散30 g,浸酒500 g,7日后服。每日1次,每次30 g。

(5)治闭经:冷饭团根、茎30~60 g,黄荆枝30 g,鸡血藤15 g。水煎服。

(6)治产后恶露不净,腹痛,痛经:冷饭团根30 g,山鸡椒15 g。水煎服。

134. 南五味子

【药材名称】 红木香。

【学名及分类】 *Kadsura longipedunculata* Finet et Gagnep.,为五味子科南五味子属植物。

【俗　　　名】 紫金藤、紫荆皮、盘柱香、内红消、风沙藤、小血藤等。

【习性及生境】 生于海拔1 000 m以下的山坡、林中。

【识别特征】 藤本,各部无毛。叶长圆状披针形、倒卵状披针形或卵状长圆形,先端渐尖或尖,基部狭楔形或宽楔形,边有疏齿,侧脉每边5~7条;上面具淡褐色透明腺点。花单生于叶腋,雌雄异株;花托椭圆体形,顶端伸长圆柱状,不凸出雄蕊群外;子房宽卵圆形,花柱具盾状心形的柱头冠,胚珠叠生。聚合果球形;小浆果倒卵圆形,外果皮薄革质,干时显出种子。种子肾形或肾状椭圆体形。

【药用部位】 根或根皮。

【采收加工】 11月中、下旬采挖,晒干;或剥取根皮,晒干。

【产地及分布】 分布于我国华东、华南及湖北、四川、贵州。湖南全省山地分布。

【性味归经】 味辛、苦,性温,归脾、胃、肝经。

【功用主治】 理气止痛、祛风通络、活血消肿;主治胃痛、腹痛、风湿痹痛、痛经、月经不调、产后腹痛、咽喉肿痛、痔症、无名肿毒、跌打损伤。

【用法用量】 内服:煎汤,9~15 g;或研末,1.0~1.5 g。外用:煎汤洗;或研粉调敷。

选方

(1)治胃痛:南五味子根皮、救必应树皮各30 g。水煎,分3次服。

(2)治蛔虫性腹痛:南五味子根皮研细末。每次1.5~3.0 g,空腹时温开水送服。或南五味子根皮2份,花椒1份,共研细末。每次3~6 g,每日3次,温开水送服。

(3)治痛经:红木香根15 g,香附9 g,红花3 g。水煎服,每日1剂。

(4)治妇人荣卫不和,心腹刺痛,胸膈胀满,不进饮食:紫金皮、苍术、石菖蒲各一两,香附子二两,人参半两,木香三钱。上为末,米糊丸如梧子大。食后姜汤吞下三十丸。

(5)治跌打损伤:南五味子根15~30 g,土牛膝、金鸡脚各15 g。水煎服,药渣捣烂外敷。

(6)治伤损眼胞,青黑紫色肿痛:紫金皮(童便浸7 d,晒干)、生地黄各等份。捣烂,茶清调匀敷。

135. 翼梗五味子

【药材名称】 翼梗五味子。

【学名及分类】 *Schisandra henryi* C. B. Clarke,为五味子科五味子属植物。

【俗　　名】 北五味子、棱枝五味子。

【习性及生境】 生于海拔500~1 500 m的沟谷边、山坡林下或灌丛中。

【识别特征】 落叶木质藤本,具翅棱,被白粉;内芽鳞紫红色,长圆形或椭圆形,宿存于新枝基部。叶宽卵形、长圆状卵形,或近圆形,先端短渐尖或短急尖,基部阔楔形或近圆形,上部边缘具胼胝齿尖的浅锯齿或全缘,上面绿色,下面淡绿色,侧脉和网脉在两面稍凸起;叶柄红色,具叶基下延的薄翅。雄花:花被片黄色,近圆形,雄蕊群倒卵圆形;花托圆柱形,顶端具近圆形的盾状附属物;子房狭椭圆形。小浆果红色,球形,具长果柄,顶端的花柱附属物白色,种子褐黄色,扁球形,或扁长圆形,种皮淡褐色,具乳头状突起或皱凸起。

【药用部位】 藤茎或根。

【采收加工】 待果实成熟后,连根挖起。摘下果实,剩下的根和藤分别切片,晒干。

【产地及分布】 分布于我国华中、华南、西南及河南、陕西、浙江、安徽。湖南全省山地散见,产石门、慈利、沅陵、新晃、新宁、绥宁、江华、炎陵、宜章、浏阳、南岳、平江。

【性味归经】 味辛、涩,性温,归肝、脾经。

【功用主治】 养血消瘀、理气化湿;主治劳伤吐血、肢节酸痛、心胃气痛、月经不调、跌打损伤。

【用法用量】 内服:煎汤,15~30 g;或浸酒。

选方

(1)治痨伤吐血、喉头发痒、腰痛:翼梗五味子30 g,龙胆草15 g,血胆9 g。开水冲泡服。

(2)治风湿性关节痛:翼梗五味子9~15 g,当归9 g,赤芍9 g。水煎服。

(3)治风湿性关节痛、脉管炎:翼梗五味子60 g。煎水服。

(4)治月经不调:翼梗五味子30 g,当归10 g,川芎6 g,益母草、香附各10 g。煎服。

(5)治跌打损伤:翼梗五味子30 g,制软香、制没药各6 g,桃仁、红花各9 g,䗪虫6 g。水煎加酒冲服。

(6)治跌打骨折疼痛:翼梗五味子30 g,骨碎补、狗脊各20 g。水煎服。药渣捣烂加酒蒸热,整复折骨复位后敷患处,固定,每日换药1次。

136. 华中五味子

【药 材 名 称】 华中五味子。

【学名及分类】 *Schisandra sphenanthera* Rehd. et E. H. Wils.，为五味子科五味子属植物。

【俗 名】 南五味子、玄及、会及、五梅子、山花椒。

【习性及生境】 生于海拔600~3 000 m的湿润山坡边或灌丛中。

【识别特征】 落叶木质藤本，全株无毛。冬芽、芽鳞具长缘毛，小枝红褐色，具颇密而凸起的皮孔。叶纸质，倒卵形，干膜质边缘至叶柄成狭翅，上面深绿色，下面淡灰绿色，有白色点；叶柄红色。花生于近基部叶腋，花梗纤细，基部具膜质苞片，花被片5~9，橙黄色，椭圆形，具缘毛，背面有腺点。雄花：雄蕊群倒卵圆形；花托圆柱形，顶端伸长，无盾状附属物；药室内侧向开裂，药隔倒卵形，两药室向外倾斜，顶端分开，基部近邻接，上部1~4雄蕊与花托顶贴生，无花丝；雌花：雌蕊群卵球形，雌蕊30~60枚，子房近镰刀状椭圆形，聚合果，成熟小浆红色，具短柄；种子长圆体形或肾形；种皮褐色光滑，或仅背面微皱。

【药 用 部 位】 果实。

【采 收 加 工】 栽后4—5年结果，在8月下旬至10月上旬，果实呈紫红色时，随熟随收，晒干或阴干。遇雨天可用微火炕干。

【产地及分布】 国内产于山西、陕西、甘肃、山东、江苏、安徽、浙江、江西、福建、河南、湖北、湖南、四川、贵州、云南东北部。湖南省内主要分布于炎陵、衡山、祁东、绥宁、新宁、武陵、石门、张家界、慈利、桑植、宜章、永兴、桂东、鹤城、溆浦、通道、吉首、泸溪、凤凰、保靖、古丈、永顺、龙山。

【性 味 归 经】 味酸，性温，归肺、心、肾经。

【功 用 主 治】 收敛固涩、益气生津、宁心安神；主治久咳虚喘、梦遗滑精、尿频遗尿、久泻不止、自汗盗汗、津伤口渴、心悸失眠。

【用 法 用 量】 内服：煎汤，3~6 g；研末，每次1~3 g；熬膏；或入丸、散。外用：适量，研末掺；或煎水洗。敛肺止咳，用量宜小；滋补、安神、救脱等，用量宜稍大。

选方

(1)治肺虚寒：华中五味子，方红熟时，采得，蒸烂，研滤汁，去子，熬成稀膏。量酸甘入蜜，再上火待蜜熟，俟冷，器中贮。作汤。

(2)治嗽：大罂粟壳(去瓢擘破，用白饧少许入水，将壳浴过令净，炒黄色)四两，华中五味子(新鲜者，去梗，须北方者为妙)二两。上为细末，白饧为丸，如弹子大。每服一丸，水一盏，捶破，煎六分，澄清，临睡温服，不拘时候。

(3)治痰嗽并喘：华中五味子、白矾等份。为末。每服三钱，以生猪肺炙熟，蘸末细嚼，白汤下。

(4)治肺经感寒，咳嗽不已：白茯苓四两，甘草三两，干姜三两，细辛三两，华中五味子二两半。上为细末。每服二钱，水一盏，煎至七分，去滓，温服，不以时。

(5)治小儿暴嗽：华中五味子、桂(去粗皮)、干姜(炮)等份。上三味，粗捣筛。每服一钱匕，水七分，煎至四分，去滓，量大小加减温服。

(6)治三焦咳，腹满不欲食：华中五味子(炒)、覆盆子(去蒂)、仙灵脾各一两。

137. 铁箍散

【药 材 名 称】 小血藤。

【学名及分类】 *Schisandra propinqua* subsp. *sinensis* (Oliv.) R. M. K. Saunders，为五味子科五味子属植物。

【俗 名】 血糊藤、香巴戟、狭叶五味子、合蕊五味子。

【习性及生境】 生于海拔200~1 900 m以下的山地沟谷、山坡常绿阔叶林中。
【识别特征】 落叶木质藤本,全株无毛,当年生枝褐色或变灰褐色,有银白色角质层。叶坚纸质,卵形、长圆状卵形或狭长圆状卵形,先端渐尖或长渐尖,基部圆或阔楔形,下延至叶柄,上面干时褐色,下面带苍白色,具疏离的胼胝质齿,有时近全缘,侧脉每边4~8条,网脉稀疏,干时两面均凸起。花橙黄色;花梗具约2小苞片。心皮10~30枚,倒卵圆形,密生腺点。聚合果的果托干时黑色,具成熟心皮,成熟心皮亦较小,具短柄;种子较小,肾形,近圆形,种皮灰白色。
【药用部位】 根或藤茎、叶。
【采收加工】 根或藤茎:10—11月采收,晒干或鲜用。叶:除冬季外均可采收。鲜用或晒干研粉备用。
【产地及分布】 国内分布于陕西、甘肃、河南、湖北、四川、云南、贵州、西藏、福建。湖南省内产慈利、石门、桑植、张家界、沅陵、永顺、洪江、城步。
【性味归经】 根或藤茎:味辛,性温。叶:味甘、辛、微涩,性平。
【功用主治】 根或藤茎:祛风活血、解毒消肿、行气止痛、散瘀;主治跌打损伤、风湿麻木、筋骨疼痛、劳伤吐血、经闭、腹胀、臃肿、月经不调、胃痛。叶:解毒消肿、散瘀止血;主治疮疖肿毒、乳痈红肿、外伤出血、骨折、毒蛇咬伤。
【用法用量】 根或藤茎内服:煎汤,10~15 g;或浸酒。根或藤茎外用:捣敷或煎水洗。叶外用:30 g,鲜品可加倍,捣敷;或煎水洗;或干叶研粉撒及调敷。

根或藤茎:

(1)治跌打损伤,风湿麻木及关节痛:铁箍散根15~24 g,娃儿藤15 g。煎水或兑酒服。

(2)治月经不调:铁箍散根30 g,香附、益母草各15 g。煎水兑甜酒服。

叶:

(1)治疮疖、乳痈红肿以及刀伤出血:用铁箍散叶冲烂外敷;或研末配其他药用酒或酸醋,或蜂蜜、水、鸡蛋清调匀外敷。

(2)治外伤出血,疮疖肿毒:鲜铁箍散叶配田边菊捣烂敷或研粉撒布。

<hr>

番荔枝科

138. 瓜馥木

【药材名称】 瓜馥木。
【学名及分类】 *Fissistigma oldhamii* (Hemsl.) Merr.,为番荔枝科瓜馥木属植物。
【俗 名】 山龙眼藤、狗夏茶、飞扬藤、钻山风、铁钻、小香藤、香藤风、古风子、降香藤、火索藤、笼藤、狐狸桃、藤龙眼、毛瓜馥木。
【习性及生境】 生于低海拔山谷水旁灌木丛中。
【识别特征】 攀缘灌木;小枝被黄褐色柔毛。叶革质,倒卵状椭圆形或长圆形,顶端圆形或微凹,有时急尖,基部阔楔形或圆形,叶面无毛,叶背被短柔毛,老渐几无毛;侧脉上面扁平,下面凸起;叶柄被短柔毛。萼片阔三角形;外轮花瓣卵状长圆形;雄蕊长圆形,药隔稍偏斜三角形;心皮被长绢质柔毛,花柱稍弯,无毛。果圆球状,密被黄棕色绒毛;种子圆形。
【药用部位】 根或全株。

【采 收 加 工】 全年均可采,鲜用或晒干。

【产地及分布】 国内分布于浙江、江西、福建、台湾、广东、广西、海南、云南。湖南省内产永顺、保靖、城步、通道、新宁、道县、江华、江永、炎陵、资兴、宜章、汝城。

【性味归经】 味微辛,性平,归肝、胃经。

【功用主治】 祛风除湿、活血止痛;主治风湿痹痛、腰痛、胃痛、跌打损伤、坐骨神经痛。

【用法用量】 内服:煎汤,15~30 g;大剂量可用至60 g。

(1)治风湿关节痛,坐骨神经痛:瓜馥木根15~30 g,五加皮9 g,虎刺30 g,瑞香根皮9 g,枫荷桂15 g。水煎服。

(2)治产后关节痛:瓜馥木根、野鸦椿、钩藤根各15 g。和鸡同炖服。

(3)治胃痛:瓜馥木根15 g,紫薇30 g,大蓟30 g。水煎浓汁,冲鸡蛋服。

(4)治腰痛:鲜瓜馥木根60 g,鲜南蛇藤30 g,鲜虎刺30 g,鲜牛膝15 g。水煎服。

(5)治腰扭伤:瓜馥木根120 g,刀豆根30~60 g。水煎服。

(6)治跌打老伤:鲜香藤根60 g,鲜江西玉桂菊花(豆科龙须藤)60 g,鲜柘藤根30 g。水煎服,白糖作引。

蜡梅科

139. 山蜡梅

【药材名称】 山蜡梅。

【学名及分类】 *Chimonanthus nitens* Oliv.,为蜡梅科蜡梅属植物。

【俗　　　名】 鸡卵果、雪里花、野蜡梅、香风茶、亮叶蜡梅、小坝王、毛山茶、秋蜡梅、铁筷子、岩马桑、臭蜡梅、亮叶蜡梅。

【习性及生境】 生于海拔500 m以下的山地疏林下或林缘、河谷石缝。

【识别特征】 常绿灌木;幼枝四方形,老枝近圆柱形,被微毛,后渐无毛。叶纸质至近革质,椭圆形至卵状披针形,叶面略粗糙,有光泽,基部有不明显的腺毛,叶背无毛;叶脉在叶面扁平,网脉不明显。花小,黄色或黄白色;花被片圆形、卵形、倒卵形、卵状披针形或长圆形,外面被短柔毛,内面无毛;果托坛状,口部收缩,成熟时灰褐色,被短绒毛,内藏聚合瘦果。

【药用部位】 叶、根。

【采收加工】 叶:7—10月采收,鲜用或晒干。根:四季均可采挖,鲜用或干燥。

【产地及分布】 国内分布于陕西、湖北。江苏、安徽、浙江、江西、福建、广西、贵州、云南。湖南省内产桑植、新宁、通道、江华、宜章、资兴、平江、会同、绥宁、双牌。

【性味归经】 味辛、微苦,性温,归肺、脾经。

【功用主治】 叶、果实:祛风解表、芳香化湿、清热解毒、消食止痛;主治流感、中暑、慢性支气管炎、湿困胸闷、伤食胃痛,外用蚊蚁叮咬。根:祛风散寒、除湿、散瘀止痛、解表;主治感冒头痛、寒湿胃痛、跌打损伤、风湿劳伤咳嗽、疮疡肿毒。

【用法用量】 叶内服:煎汤,6~18 g,含有挥发油,不宜久煎;或开水冲泡代茶。叶外用:鲜品揉擦。根内服:煎汤,6~9 g;研末,0.5 g;或浸酒。根外用:研末敷。

叶:

(1)治风寒感冒:山蜡梅6g,生姜3~5片。煎水,服时加红糖适量。

(2)治胸闷、倦怠、懒食:山蜡梅、桔梗各4.5g,陈皮6g,苍术9g。煎服。

根:

(1)治风湿痛:山蜡梅根9g,石楠藤9g,兔耳风9g。泡酒120g,每次服30g。

(2)治跌打损伤:山蜡梅根、柳叶过山龙各9g,一口血6g。浸酒250g,每次服药酒60g,每日2次。

(3)治胃痛:山蜡梅根、大木姜子、青藤香、广木香各6g。研末,每次6g,开水吞服。

(4)治冷气腹痛:山蜡梅根、朱砂莲等份。研末,每次3~6g,酒吞服。

(5)治妇女腹内血包:山蜡梅根9g,红浮萍30g,薄荷3g,红花6g。煎水内服。

(6)治疗癀毒疮:岩马桑根、穿心草、仙鹤草各15g。煎水服;另将渣捣烂敷患处。

樟科

140. 山鸡椒

【药材名称】荜澄茄。

【学名及分类】*Litsea cubeba* (Lour.) Pers.,为樟科木姜子属植物。

【俗　　名】山苍树、木姜子、荜澄茄、澄茄子、豆豉姜、山姜子、臭樟子、赛梓树、臭油果树、山胡椒。

【习性及生境】生于海拔1200m以下的山地荒坡、迹地。

【识别特征】落叶灌木或小乔木。老树树皮灰褐色。小枝细长,绿色,无毛,枝、叶具芳香味。叶互生,披针形或长圆形,先端渐尖,基部楔形,纸质,上面深绿色,下面粉绿色,两面均无毛,羽状脉,纤细,中脉、侧脉在两面均突起;叶柄纤细,无毛。伞形花序单生或簇生;苞片边缘有睫毛;子房卵形,花柱短,柱头头状。果近球形,无毛,幼时绿色,成熟时黑色,果梗先端稍增粗。

【药用部位】根茎、叶、果实。

【采收加工】根:9—10月采收晒干。果实:采收季节性很强。7月中下旬至8月中旬,当果实青色布有白色斑点,用手捻碎有强烈生姜味,为采收适时。如果实尚未完全成熟时采摘,水分多,含柠檬醛少,为过早;若至果实成熟后期,果皮转变为褐色,柠檬醛自然挥发而消失,为过迟。连果枝摘取,除去枝叶,晒干。

【产地及分布】国内分布于华中、华南、西南及安徽、江苏、浙江、福建等地。湖南全省山地和丘陵地区广布。

【性味归经】味辛、微苦,性温,归脾、胃、肾经。

【功用主治】根和茎:祛风除湿、理气止痛。叶清热解毒。果实:温中止痛、行气活血、平喘、利尿;主治脘腹冷痛、食积气胀、反胃呕吐、中暑吐泻、泄泻痢疾、寒疝腹痛、哮喘、寒湿水臌、小便不利、小便浑浊、疮疡肿毒、牙痛、寒湿痹痛、跌打损伤。

【用法用量】根内服:煎汤,15~30g,鲜品15~60g;或炖服;或泡酒服。根外用:煎水洗。果实内服:煎汤,3~10g;研末,1~2g。果实外用:研末撒或调敷。

根:

(1)治外感风寒,头痛身痛:木姜子根30g,翻天印6g,阎王刺根15g。水煎服。

(2)治风湿骨痛,感冒头痛,营养性水肿,肋间神经痛,荨麻疹:(豆豉姜)根、茎15~30 g,水煎服。

(3)治胃冷痛:(豆豉姜)干根15~30 g,大枣15 g。水煎服。

(4)治冷气痛、胸口痛:木姜子根、茴香虫(阴阳瓦上烘干)。研末,泡酒服。

(5)治劳倦乏力:(豆豉姜)干根30~60 g,或加墨鱼1个。水炖服。

(6)治伤暑腹痛吐泻:(豆豉姜)干根12~15 g。研如粗末,加食盐少许,开水冲服。

(7)治跌打损伤:(豆豉姜)干根15~30 g。水煎调酒服。

(8)治偏头痛牵引牙痛:木姜子鲜根30~60 g。煮糯米饭吃。

果实:

(1)治胃寒痛,疝气:山鸡椒果实1.5~3.0 g,开水泡服;或研粉,每次服1.0~1.5 g。

(2)治胃寒腹痛,呕吐:木姜子9 g,干姜9 g,良姜9 g。水煎服。

(3)治单纯性消化不良:山姜子6 g,茶叶3 g,鸡矢藤9 g。水煎服,每日1剂,分3~4次服。

(4)治支气管哮喘:山鸡椒果实、胡颓叶、地黄根(野生地)各15 g。水煎服,忌食酸辣。

(5)治无名肿毒:山鸡椒研末,加醋调敷患处。

(6)治牙痛:山鸡椒研末,塞患处。

(7)消瘰疬结核:山胡椒、秦归泡服,3个月见效。

141. 毛叶木姜子

【药材名称】 木姜子。

【学名及分类】 *Litsea mollis* Hemsl.,为樟科木姜子属植物。

【俗　　　名】 大木姜、香桂子、野木浆子、荜澄茄、山胡椒、猴香子、木香子。

【习性及生境】 生于山坡灌丛中或阔叶林中,海拔600~2 800 m。

【识别特征】 落叶灌木或小乔木;树皮绿色,光滑,有黑斑,撕破有松节油气味。顶芽圆锥形,鳞片外面有柔毛。小枝灰褐色,有柔毛。叶互生或聚生枝顶,长圆形或椭圆形,纸质,上面暗绿色,无毛,下面带绿苍白色,密被白色柔毛,羽状脉,纤细,中脉在叶两面突起,叶柄被白色柔毛。伞形花序腋生;花被裂片黄色,宽倒卵形;果球形,成熟时蓝黑色;果梗有稀疏短柔毛。

【药用部位】 根、果实。

【采收加工】 根:9—11月采挖,晒干。果实:8—9月采收,晒干。

【产地及分布】 国内分布于湖北、江西、广东、广西、四川、贵州、云南、西藏东部。湖南全省各地散见,产石门、慈利、桑植、沅陵、新晃、芷江、洞口、武冈、新宁、城步、宜章、南岳。

【性味归经】 味辛、苦,性温,归脾、胃经。

【功用主治】 祛风散寒、温中行气止痛、燥湿健脾消食、解毒消肿;主治胃寒腹痛、暑湿吐泻、食滞饱胀、痛经、疝痛、疟疾、疮疡肿痛、风湿骨痛、四肢麻木、腰腿痛、跌打损伤、感冒头痛。

【用法用量】 根内服:煎汤或泡酒,3~10 g;研末,每次0.2~0.5 g。果实内服:煎汤,3~10 g;研粉每次1.0~1.5 g。果实外用:捣敷或研粉调敷。

果实:

(1)治发痧气痛:木姜子、青藤香、蜘蛛香各3 g。研末,酒吞服。

(2)治消化不良,胸腹胀:木姜子焙干,研末,每次吞服1.0~1.5 g。

(3)治关节痛:(木姜子)果30 g,雄黄15 g,鸡屎60 g。捣烂炒热,布包揉擦痛处。

142. 乌药

【药材名称】乌药。

【学名及分类】 *Lindera aggregata*（Sims）Kosterm.，为樟科山胡椒属植物。

【俗　　名】铜钱树、天台乌药、斑皮柴、白背树、鲫鱼姜、细叶樟、土木香、白叶子树、香叶子。

【习性及生境】生于海拔200~1 000 m向阳坡地、山谷或疏林灌丛中。

【识别特征】常绿灌木或小乔木；树皮灰褐色；根有纺锤状或结节状膨胀，外面棕黄色至棕黑色，表面有细皱纹，有香味，微苦，有刺激性清凉感。老时无毛，干时褐色。顶芽长椭圆形。叶互生，卵形，基部圆形，革质或有时近革质；叶柄有褐色柔毛。伞形花序腋生，无总梗；花被片近等长，外面被白色柔毛，内面无毛，黄色或黄绿色，偶有外乳白内紫红色；花梗被柔毛。子房椭圆形，被褐色短柔毛，柱头头状。果卵形或有时近圆形。

【药用部位】根、叶、果实。

【采收加工】根：冬春季采挖根，除去细根，洗净晒干，称"乌药个"。趁鲜刮去棕色外皮，切片干燥，称"乌药片"。叶：四季均可采收，鲜用或晒干。果实：10月采收晒干。

【产地及分布】国内秦岭以南广布，东至台湾、西至云南。湖南全省丘陵、山地可见。产桑植、石门、永顺、洪江、武冈、新宁、城步、炎陵、永兴、宜章、南岳、长沙。

【性味归经】味辛，性温，归脾、胃、肝、肾、膀胱经。

【功用主治】根：行气止痛、温肾散寒；主治胸胁满闷、脘腹胀痛、头痛、寒疝疼痛、痛经及产后腹痛、尿频、遗尿。叶：温中理气、止痛；主治腹中寒痛、小便滑数、食积、风湿关节痛。果实：散寒回阳、温中和胃；主治寒性吐泻、疝气腹痛、阴毒伤寒。

【用法用量】根内服：煎汤，5~10 g，或入丸、散。根外用：研末调敷。叶内服：煎汤，3~10 g。叶外用：鲜品捣敷。果实内服：煎汤，3~10 g。

根：

(1)治七情伤感，上气喘息，妨闷不食：人参、槟榔、沉香、天台乌药各等份。上各浓磨水，和作七分盏，煎三五沸。放温服，或下养正丹尤佳。

(2)治冷气、血气、肥气、息贲气、伏梁气、奔豚气，抱心切痛，冷汗，喘息欲绝：天台乌药(小者，酒浸一夜，炒)、茴香(炒)、青橘皮(去白，炒)、良姜(炒)等份。为末。温酒，童便调下。

(3)治心腹刺痛，调中快气：乌药(去心)十两，甘草一两，香附子(沙盆内断去皮、毛，焙干)二十两。上为细末。每服一钱，入盐少许，或不着盐，沸汤点服，不拘时。

(4)治气喘：乌药末、麻黄五合，韭菜绞汁一碗，冲末药服即止，不止再服。

(5)治男子气厥头痛，妇人气盛头疼及产后头痛：川芎、天台乌药，上等份。为细末，每服二钱，腊茶清调服，或用葱茶汤调服，并食后。

(6)治小肠气痛不可忍：用乌药(捣碎，酒浸一宿)、良姜、舶上茴香、青皮(去白)各一两。为末。每服两钱，以发时热酒调下。

(7)治室女月水不调，或赤或浊，断续不定，心隔迷闷，腹脏撧撮，疼痛气闷：乌药二两，当归(切、焙)、蓬莪术(炮)各一两。为细末。每服二钱七，以温酒调下。

(8)治肾经虚寒，小便滑数及白油等疾：天台乌药(细锉)、益智子(大者，去皮，炒)等份，为末。别用山药炒黄为末，打糊丸，如梧桐子大，曝干。每服五十丸，嚼茴香数十粒，盐汤或盐酒下。

(9)治男子、妇人一切风气，攻注四肢，骨节疼痛，遍身顽麻，头目眩晕及疗瘫痪，语言謇涩，筋脉拘挛。又治脚气，步履艰难，脚膝软弱，妇人血风，老人冷气，上攻胸臆，两胁刺痛，心腹膨胀，吐泻肠鸣：麻黄(去根、节)、陈皮(去瓤)、乌药(去木)各二两，白僵蚕(去丝、嘴，炒)、川芎、枳壳(去瓤，麸炒)、甘草(炒)、白芷、桔梗各一两，干姜

(炮)半两。上为细末。每服三钱,水一盏,姜三片,枣一枚,煎至七分,温服。

(10)治干湿脚气:乌药一两,莳萝一分。二味炒令黄色,上同为末。温酒下二钱。若是干脚气,用苦楝子一个,柏浆水一升,煎至五合,调下立差(瘥)。

(11)治泻血,血痢:乌药不以多少(炭火烧存性)。上一味捣罗为末,陈粟米饭和丸,如梧桐子大。每服三十丸,米汤饮下。

(12)治声音哑:甘草、桔梗、乌梅、乌药各等份。水煎服。

(13)治小儿慢惊,昏沉或搐:乌药磨水灌之。

(14)治小儿疳积:天台乌药、鸡内金、五谷虫各等份,加入青黛5%。共研细末,和匀。每晨空腹用温开水送服3~9 g,连服1月。

(15)治跌打损伤(背部伤尤宜):乌药30 g,威灵仙15 g。水煎服。

(16)治诸瘘久不瘥:乌药末二两,猪胆三枚。上二味,以胆汁和乌药末,令匀,以薄绵裹。内疮口,日三五度。

叶:

(1)治肾阴虚:侧柏、黄柏、乌药叶各二两,龟板(酒炙)五两,苦参三两,黄连半两,冬加干姜,夏加缩砂。上为末,地黄膏丸梧子大。

(2)治风湿性关节炎,跌打肿痛:乌药鲜叶,捣烂,酒炒,敷患处。

果实:

治阴毒伤寒:乌药子一合,炒令黑烟起,投于水中,煎取三五沸,服一大盏,候汗出回阳,立瘥。

143. 山胡椒

【药 材 名 称】 山胡椒。

【学名及分类】 *Lindera glauca* (Sieb. et Zucc.) Bl.,为樟科山胡椒属植物。

【俗　　　名】 牛筋树、雷公子、假死柴、野胡椒、香叶子、油金条。

【习性及生境】 生于海拔900 m左右以下山坡、林缘、路旁。

【识 别 特 征】 落叶灌木或小乔木;树皮平滑,灰色或灰白色。冬芽(混合芽)长角锥形,芽鳞裸露部分红色。叶互生,宽椭圆形、被白色柔毛,纸质,羽状脉。伞形花序腋生。雄花花被片黄色,椭圆形;花梗密被白色柔毛。雌花花被片黄色,椭圆或倒卵形;子房椭圆形,柱头盘状;花梗熟时黑褐色。

【药 用 部 位】 枝叶、根、果实。

【采 收 加 工】 枝叶与根:7—9月采收,晒干或鲜用。果实:9—11月果熟时采收晒干。

【产地及分布】 国内分布于山东、安徽、浙江、江西、福建、台湾、河南、广东、广西、四川、云南。湖南全省山地分布。

【性味归经】 味辛,性温,归肺、胃经。

【功用主治】 温中散寒、行气止痛、祛风除湿、散瘀消肿、解毒、止血、平喘;主治脘腹冷痛、风寒头痛、风湿麻木、筋骨疼痛、中风不语、跌打损伤、脾大、肾炎水肿、胸满痞闷、哮喘。叶外用治外伤出血、疔疮肿毒、蛇咬伤、全身瘙痒。

【用法用量】 枝叶内服:煎汤,10~15 g;或泡酒。枝叶外用:捣烂或研粉敷。根内服:煎汤,15~30 g;或浸酒。根外用:水煎熏洗;或鲜品磨汁涂擦。果实内服:煎汤,3~15 g。

枝叶:

(1)治感冒头痛发热:山胡椒嫩枝丫30 g,白马骨24 g。水煎服。

(2)治中暑:山胡椒树鲜叶45 g,鲜青蒿、凤尾草、海金沙全草各30 g。加红糖适量,捣烂,加冷开水调稀后绞汁服。

(3)治痈肿疮疖初起:鲜山胡椒叶、鲜木芙蓉叶各适量,捣烂敷患处,干则更换。

(4)治外伤出血:山胡椒叶研粉,麻油调敷;或鲜叶捣烂外敷。

根:

(1)治风湿麻痹:山胡椒根30~60 g,猪脚(20 cm)1只,黄酒120 g。酌加水煎。饭前服,每日2次。

(2)治关节疼痛:山胡椒根、虎杖各15 g,木瓜9 g,白酒250 g。浸泡1星期。每次15~30 g,早晚各服1次。

(3)治跌打损伤:山胡椒根60 g,川牛膝30 g,见血飞60 g,川芎30 g,当归30 g。泡酒,每服10~15 g,或外擦。

(4)治胃气痛:山胡椒根研末,每服3 g,白酒少许或温开水送服。

(5)治劳伤过度,浮肿,四肢酸麻,食欲不振:山胡椒根60 g。水煎,加红糖服。

(6)治脾肿:大山胡椒根30~60 g,同猪瘦肉酌量炖服。

果实:

(1)治气喘:山胡椒果实60 g,猪肺1副。加黄酒,淡味或略加糖炖服。一两次吃完。

(2)治中风不语:山胡椒干果、黄荆子各3 g。共捣碎,开水泡服。

144. 山橿

【药材名称】 山橿。

【学名及分类】 *Lindera reflexa* Hemsl.,为樟科山胡椒属植物。

【俗　　名】 野樟树、钓樟、甘橿、木姜子、生姜树、铁脚樟、大叶钓樟。

【习性及生境】 生于海拔约1 000 m以下的山谷、山坡林下或灌丛中。

【识别特征】 落叶灌木或小乔木;树皮棕褐色,有纵裂及斑点。冬芽长角锥状,芽鳞红色。叶互生,常卵形或倒卵状椭圆形基部圆或宽楔形,有时稍心形,纸质;叶柄幼时被柔毛,后脱落。伞形花序着生于叶芽两侧,具总梗,红色,密被红褐色微柔毛,果时脱落;雄花花梗密被白色柔毛;花被片黄色,椭圆形,花丝无毛;子房椭圆形,柱头盘状。果球形,熟时红色;果梗无皮孔,被疏柔毛。

【药用部位】 根或根皮。

【采收加工】 全年均可采收,洗净,晒干或鲜用。

【产地及分布】 国内分布于安徽、江苏、浙江、江西、福建、河南、湖北、广东、广西、贵州、云南。湖南全省广布。

【性味归经】 味辛,性温,归肺、胃经。

【功用主治】 理气止痛、祛风解表、杀虫、止血;主治胃痛、腹痛、风寒感冒、风疹疥癣、过敏性皮炎、外用治刀伤出血。

【用法用量】 内服:6 g,水煎服。外用:捣敷。

(1)治胃气痛:山橿根二钱,南五味子根皮三钱,灯心草、车前草各二钱。水煎服。

(2)治刀伤出血:山橿皮捣烂敷患处。

145. 毛桂

【药材名称】 山桂皮。

【学名及分类】 *Cinnamomum appelianum* Schewe,为樟科桂属植物。

【俗　　名】 假桂皮、山桂皮、香桂子、土肉桂、香沾树、山桂枝、三条筋。

【习性及生境】	生于山坡或谷地的灌丛和疏林中,海拔(350)500~1400 m。
【识别特征】	小乔木,极多分枝,分枝对生;树皮灰褐色或榄绿色。枝条略芳香,圆柱形,稍粗壮,疏生有灰褐色长圆形皮孔。芽狭卵圆形,锐尖,芽鳞覆瓦状排列,革质,褐色,密被污黄色硬毛状绒毛。叶互生或近对生,革质,黄褐色;叶柄粗壮,密被污黄色硬毛状绒毛或柔毛。花白色;花梗极密被黄褐色微硬毛状微柔毛或柔毛。花被两面被黄褐色绢状微柔毛或柔毛但内面毛较长,花被筒倒锥形,花被裂片宽倒卵形至长圆状卵形,先端锐尖。子房宽卵球形,无毛,花柱粗壮,柱头盾形或头状。未成熟果椭圆形,绿色;果托增大,漏斗状,顶端具齿裂。
【药用部位】	树皮。
【采收加工】	全年均可采收,洗净切碎,晒干备用。
【产地及分布】	国内分布于江西、广东、广西、四川、贵州、云南。湖南全省山地散见,产沅陵、永顺、溆浦、芷江、凤凰、洪江、会同、通道、洞口、武冈、双牌、江华。
【性味归经】	味辛,性温。
【功用主治】	温中理气、发汗解肌;主治虚寒胃痛、泄泻、腰膝冷痛、风寒感冒、月经不调。
【用法用量】	内服:煎汤,6~9 g。

146. 猴樟

【药材名称】	猴樟。
【学名及分类】	*Camphora bodinieri* (H. Lév.) Y. Yang, Bing Liu & Zhi Yang,为樟科樟属植物。
【俗　　名】	香樟、香树、楠木、猴挟木、樟树、大胡椒树。
【习性及生境】	生于路旁、沟边、疏林或灌丛中,海拔700~1 480 m。
【识别特征】	乔木;树皮灰褐色。枝条圆柱形,紫褐色,无毛。芽小,卵圆形,芽鳞疏被绢毛。叶互生,卵圆形,坚纸质,叶柄腹凹背凸,略被微柔毛。圆锥花序在幼枝上腋生或侧生。花绿白色,花梗丝状。花被筒倒锥形,外面近无毛。花药近圆形。子房卵珠形,无毛,柱头头状。果球形,绿色,无毛;果托浅杯状。
【药用部位】	根皮、茎皮或枝叶、果实。
【采收加工】	根皮、茎皮或枝叶:全年均可采收,根皮、茎皮刮去栓皮,晒干。嫩枝及叶多鲜用。果实:8—9月果实成熟时采摘,晒干。
【产地及分布】	国内分布于湖北西部、广西、四川东部、贵州东部和南部、云南东南部和东北部。湖南省内产石门、桑植、张家界、保靖、溆浦、新晃、会同、通道、洞口、新宁、绥宁、永兴、平江。
【性味归经】	味辛,性温。
【功用主治】	祛风除湿、温中散寒、行气止痛;主治风寒感冒、风湿痹痛、吐血腹痛、腹中痞块、疝气疼痛。
【用法用量】	根皮、茎皮或枝叶:内服,煎汤,10~15 g;外用,研末调敷;或研末酒炒布包作热敷。果实:内服,研末,1~3 g。

根皮、茎皮或枝叶:

(1)治胃肠炎:香樟根皮、辣蓼根各15 g。煨水服。

(2)治腹中痞块:香樟根皮、生姜、橘叶、石菖蒲各3 g。研末酒炒,包患处肚皮外面。

(3)治劳伤疼痛:香樟根皮、铁筷子、辣蓼根、鹅不食草各15 g。酒泡服。每日3次,每次15 g。

果实:

治寒疝疼痛:香樟果3枚,研末,开水吞服。

147. 樟

【药材名称】 樟。

【学名及分类】 *Camphora officinarum* Nees,为樟科樟属植物。

【俗　　名】 香樟、芳樟、油樟、樟木、乌樟、瑶人柴、栳樟、臭樟、乌樟。

【习性及生境】 常生于山坡或沟谷中,但常有栽培的。

【识别特征】 常绿大乔木,树冠广卵形;枝、叶及木材均有樟脑气味;树皮黄褐色,有不规则的纵裂。顶芽广卵形或圆球形,鳞片宽卵形或近圆形,外面略被绢状毛。枝条圆柱形,淡褐色,无毛。叶互生,卵状椭圆形,先端急尖;叶柄纤细,腹凹背凸,无毛。圆锥花序腋生,具梗。花绿白或带黄色;花梗无毛。子房球形,无毛。果卵球形或近球形,紫黑色;果托杯状,顶端截平,基部宽约1 mm,具纵向沟纹。

【药用部位】 木材、叶、皮、病态果实。

【采收加工】 木材:定植5~6年成材后,通常于秋季采收树干,锯段,劈成小段,晒干。叶:3月下旬以前及5月上旬后含油多时采,鲜用或晾干。皮:8—9月剥去树皮,切段,鲜用或晒干。病态果实:秋冬季摘取或拾取自落果梨,除去果梗,晒干。

【产地及分布】 国内分布于浙江、江西、福建、台湾、湖北、广东、海南、广西、四川、云南。湖南全省各地分布。

【性味归经】 味辛,性温,归肝、脾经。

【功用主治】 根、木材:祛风散寒、温中理气、活血通络、止痛止痒;主治风寒感冒、胃寒胀痛、寒湿吐泻、风湿痹痛、脚气、跌打伤痛、疥癣风痒。皮、叶:外用治慢性下肢溃疡、皮肤瘙痒。果实:主治胃腹冷痛、食滞、腹胀、胃肠炎。

【用法用量】 木材内服:煎汤,10~20 g;研末,3~6 g;或泡酒饮。木材外用:煎水洗。叶内服:煎汤,3~10 g;或捣汁、研末。叶外用:煎水洗或捣敷。皮内服:煎汤或浸酒,10~15 g。皮外用:煎水洗。病态果实内服:煎汤,6~12 g。病态果实外用:磨汁涂患处。

木材:

(1)治胃寒胀痛:樟木15 g,煎水两碗服。

(2)治搅肠痧:陈樟木、陈皮、东壁土等份。水煎去渣,连进三四服即愈。

(3)治脚气,痰壅呕逆,心胸满闷,不下饮食:樟木一两(涂生姜汁炙令黄),捣筛为散。每服不计时候,以粥饮调下一钱。

(4)治痛风,手足冷痛如虎咬者:樟木屑一斗,以水一担熬沸,以樟木屑置于大桶内,令人坐桶边,放一脚在内,外以草荐一领围之,勿令汤气入眼,恐坏眼,其功甚捷。

叶:

(1)治肿毒:樟树叶捣烂敷。

(2)治火伤:樟树茎、叶煎浓汁,洗搽伤处。

(3)治蜈蚣咬伤:鲜樟树枝适量。煎水两碗服。

(4)治钩虫病:樟嫩梢250 g。水1 000 g,煎至250 g,次晨空腹温服。

皮:

(1)治急性肠炎:樟树二重皮30 g,乌药9 g。水煎,分3次服。

(2)治风湿关节痛:樟根二重皮、地胆草各30 g。水煎服。

(3)治湿气脚肿:樟木皮500 g,假蒟250 g,杉木皮500 g。煎汤熏洗。

(4)治皮肤瘙痒:樟树皮、油茶枯、枫树皮各适量。水煎洗患部。

(5)治对口疮:樟树二层皮捣烂,调蜂蜜,敷患处。

(6)治酒醉:樟树皮水煎服。

毛茛科

148. 大花还亮草

【药材名称】 还亮草。

【学名及分类】 *Delphinium anthriscifolium* var. *majus* Pamp,为毛茛科翠雀属植物。

【俗　　名】 绿花草。

【习性及生境】 生于海拔1 700 m以下的山地阴地、草坡中。

【识别特征】 多年生草本植物,等距地生叶,分枝。羽状复叶;叶片菱状卵形或三角状卵形,羽片狭卵形,表面疏被短柔毛,背面无毛或近无毛;叶柄无毛或近无毛。总状花序,花较大;轴和花梗短柔毛;基部苞片叶状,萼片堇色或紫色,椭圆形至长圆形,退化雄蕊的瓣片卵形,种子扁球形。

【药用部位】 全草。

【采收加工】 夏、秋季采收,洗净,切段,鲜用或晒干。

【产地及分布】 国内分布于陕西南部、安徽、湖北、四川、贵州。湖南省内产桑植、石门、永顺、沅陵、吉首、凤凰。

【性味归经】 味辛、苦,性温,有毒。

【功用主治】 清热解毒、祛痰止咳。

【用法用量】 内服:煎汤,3~6 g。外用:适量,捣敷;或煎汤洗。

(1)治风湿关节痛,疮疖,顽癣:鲜还亮草捣烂敷。

(2)治积食胀满、潮热:还亮草、饭消扭各30 g,麦芽12~15 g。水煎,冲红糖,早晚饭前各服1次。

(3)治荨麻疹:还亮草煎水熏洗。

149. 还亮草

【药材名称】 还亮草。

【学名及分类】 *Delphinium anthriscifolium* Hance,为毛茛科翠雀属植物。

【俗　　名】 还魂草、对叉草、蝴蝶菊、鱼灯苏、臭芹菜、山芹菜。

【习性及生境】 生于海拔200~1 200 m的丘陵、低山山坡草地或溪边草地。

【识别特征】 茎高30~78 cm,无毛或上部疏被反曲的短柔毛,等距地生叶,分枝。叶为二至三回近羽状复叶,间或为三出复叶,有较长柄或短柄,近基部叶在开花时常枯萎;叶片菱状卵形或三角状卵形,羽片2~4对,对生,稀互生,下部羽片有细柄,狭卵形,长渐尖,通常分裂近中脉,末回裂片狭卵形或披针形,表面疏被短柔毛,背面无毛或近无毛;叶柄无毛或近无毛。总状花序有2~15花;轴和花梗被反曲的短柔毛;基部苞片叶状,其他苞片小,披针形至披针状钻形;小苞片生花梗中部,披针状线形;萼片堇色或紫色,椭圆形至长圆形,外面疏被短柔毛,距钻形或圆锥状钻形,稍向上弯曲或近直;花瓣紫色,无毛,上部变宽;退化雄蕊与萼片同色,无毛,瓣片斧形,二深裂近基部;雄蕊无毛;心皮3,子房疏被短柔毛或近无毛。种子扁球形上部有螺旋状生长的横膜翅,下部约有5条同心的横膜翅。

【药用部位】 全草。

【采收加工】 夏、秋季采收,洗净,切段,鲜用或晒干。

【产地及分布】 国内分布于广东、广西、贵州、湖南、江西、福建、浙江、江苏、安徽、河南、山西南部。湖南省内主要分布于长沙、南岳、衡东、邵阳、新宁、平江、石门、张家界、永定、桑植、永州、零陵、洪江、湘西、泸溪、永顺。

【性味归经】 味辛、苦,性温,有毒。

【功用主治】 祛风除湿、通络止痛、化食、解毒。

【用法用量】 内服:煎汤,3~6 g。外用:适量,捣敷;或煎汤洗。

(1)治风湿关节痛,疮疖,顽癣:鲜还亮草捣烂敷。

(2)治积食胀满、潮热:还亮草、饭消扭各30 g,麦芽12~15 g。水煎,冲红糖,早晚饭前各服1次。

150. 猫爪草

【药材名称】 猫爪草。

【学名及分类】 *Ranunculus ternatus* Thunb.,为毛茛科毛茛属植物。

【俗　　名】 猫爪儿草、三散草、小毛茛。

【习性及生境】 生于平原湿草地或田边荒地。

【识别特征】 一年生草本。簇生多数肉质小块根,块根卵球形或纺锤形,顶端质硬,形似猫爪。茎铺散,多分枝,较柔软,大多无毛。基生叶有长柄;叶片形状多变,单叶或三出复叶,宽卵形至圆肾形,无毛;茎生叶无柄,叶片较小,全裂或细裂,裂片线形。花单生茎顶和分枝顶端;萼片外面疏生柔毛;花托无毛。聚合果近球形;瘦果卵球形,无毛,边缘有纵肋,喙细短。

【药用部位】 块根或全草。

【采收加工】 栽种2~3年后,于秋末或早春采挖,晒干。

【产地及分布】 国内分布于河南、湖北、江苏、安徽、浙江、江西、福建、台湾、广西。湖南省内产洪江、宜章、长沙。

【性味归经】 味甘、辛,性平,归肝、肺经。

【功用主治】 解毒、化痰散结;主治瘰疬、结核、咽炎、疔疮、蛇咬伤、疟疾、偏头痛、牙痛。

【用法用量】 内服:煎汤,9~15 g。外用:研末敷,或鲜品捣敷。

(1)治瘰疬:①猫爪草、夏枯草各适量,水煮,过滤取汁,再熬成膏,贴患处。②猫爪草120 g,加水煮沸后,改用文火煎30 min,过滤取汁,加黄酒或江米甜酒(忌用白酒)为引,分4次服。第二日,用上法将原药再煎,不加黄酒服。2日1剂,连服4剂。间隔3~5 d再续服。

(2)治肺结核:猫爪草60 g。水煎,分2次服。

(3)治疗疮肿:猫爪草45 g,煎水头汁分次内服,药渣捣草,加小金片8片,明矾0.5 g,研细拌匀,分2次外敷患处。

(4)治偏头痛:小毛茛鲜根适量,食盐少许,同捣烂,敷于患侧太阳穴。敷法:将铜钱1个,或用硬壳纸剪成铜钱形亦可,隔住好肉,将药放钱孔上,外用布条扎护,敷至微感灼痛(1~2 h)即取下,敷药处可起小泡,不必挑破,待其自消。

(5)治疟疾:如偏头痛方,外敷桡骨动脉处,或左或右一侧即可。

(6)治火眼暴痛生翳:小毛茛鲜叶1片,加食盐少许,捣烂,取绿豆大1团,敷在耳背上对眼角处,左眼敷右耳,右眼敷左耳,在暴痛时敷之。

(7)治牙痛:①用小毛茛鲜草适量,加食盐少许,照上法敷经渠穴,左边牙痛敷右手,右边牙痛敷左手。②鲜根少许捣烂,敷痛处,流去热涎(药汁不可吞服)。敷至不可忍受时即可取出,停数分钟再敷。

(8)治男子乳房发育:猫爪草、生麦芽各50 g。煎水代茶饮,每日1剂。

(9)治恶性淋巴瘤、甲状腺肿瘤和乳腺肿瘤:猫爪草、蛇莓、牡蛎各30 g,夏枯草9 g。水煎服,日1剂。

151. 茴茴蒜

【药材名称】回回蒜。

【学名及分类】*Ranunculus chinensis* Bunge,为毛茛科毛茛属植物。

【俗　　　名】水杨梅、野桑椹。

【习性及生境】生于海拔700~2 500 m、平原与丘陵、溪边、田旁的水湿草地。

【识别特征】一年生草本。须根多数簇生。茎直立粗壮,有纵条纹,分枝多。叶片宽卵形至三角形,裂片倒披针状楔形,顶端尖,两面伏生糙毛,生开展的糙毛。上部叶较小和叶柄较短,裂片有粗齿牙或再分裂。花序有较多疏生的花,花梗贴生糙毛;萼片狭卵形,外面生柔毛;花瓣宽卵圆形,与萼片近等长或稍长,黄色或上面白色,基部有短爪,蜜槽有卵形小鳞片;花托在果期显著伸长,圆柱形,密生白短毛。聚合果长圆形;瘦果扁平,无毛,边缘有棱,喙极短,呈点状。

【药用部位】全草、果实。

【采收加工】全草:5—6月采收,晒干或鲜用。果实:6—7月采摘,鲜用或晒干。

【产地及分布】全国分布。湖南全省广布。

【性味归经】味辛、苦,性温,有毒。

【功用主治】解毒退黄、截疟、定喘、镇痛;主治肝炎、黄疸、肝硬化腹水、疮癞、牛皮癣、疟疾、哮喘、牙痛、胃痛、风湿痛。

【用法用量】全草外用:外敷患处或穴位,皮肤发赤起泡时除去,或鲜草洗净绞汁涂搽,或煎水洗。全草内服:煎汤,3~9 g。果实内服:煎汤,3~9 g。果实外用:捣敷。

全草:

(1)治肝炎、急性黄疸型肝炎:用回回蒜全草9 g,加苦马菜3 g,蒸水豆腐服食。

(2)治疮癞:回回蒜煎水外洗。

(3)治牛皮癣:鲜回回蒜叶捣烂,敷患处。

(4)治结膜炎,疟疾:鲜回回蒜捣烂,先于内关穴垫以姜片,将药放于姜片上,用布包扎,待有热辣感时,将药除去。

(5)治哮喘:回回蒜捣烂,敷大椎穴,发泡即除去。或取叶少量,用纱布包塞鼻孔,喘平后即除去。

(6)治牙痛:将回回蒜鲜品捣烂,取黄豆大,隔纱布敷合谷穴,左痛敷右,右痛敷左。

(7)治胃痛,溃疡病:野桑椹鲜草洗净捣烂;或加红糖调匀,置于洗净的有凹陷的橡皮瓶塞内倒翻贴于胃俞、肾俞2穴(或配加育门、梁丘、阿是穴),贴至微感灼痛(1~2 h)即取下,如发生水泡,消毒后挑破水泡,以无菌纱布覆盖,或不刺破,任其自行吸收,防止感染。

果实:

(1)治夜盲:回回蒜果晒干研末,配羊肝,煮食。

(2)治疟疾:回回蒜鲜果捏扁,发疟疾前2h外敷手腕脉门处,男左女右。

152. 毛茛

【药材名称】 毛茛。

【学名及分类】 *Ranunculus japonicus* Thunb.,为毛茛科毛茛属植物。

【俗　　名】 鱼疗草、鸭脚板、野芹菜、山辣椒、毛芹菜、起泡菜、烂肺草。

【习性及生境】 生于田沟旁和林缘路边的湿草地上,海拔200~2 500 m。

【识别特征】 多年生草本。须根多数簇生。茎直立,具分枝,生开展或贴伏的柔毛。叶片圆心形或五角形;叶柄生开展柔毛。聚伞花序疏散;花梗贴生柔毛;萼片椭圆形,生白柔毛;花瓣倒卵状圆形;花托短小,无毛。聚合果近球形;瘦果扁平。

【药用部位】 全草及根。

【采收加工】 一般栽培10个月左右采收,即在夏末秋初7—8月。

【产地及分布】 全国广布(除西藏)。湖南全省广布。

【性味归经】 味辛,性温,有毒。

【功用主治】 退黄、定喘、截疟、镇痛、消翳;主治黄疸、哮喘、疟疾、偏头痛、牙痛、鹤膝风、风湿性关节痛、目生翳膜、瘰疬、痈疮肿毒。

【用法用量】 外用:捣敷患处或穴位,使局部发赤起泡时取去;或煎水洗。

选方

(1)治黄疸:用鲜毛茛捣烂团成丸(如黄豆大),缚臂上,夜即起泡,用针刺破放出黄水,黄疸自愈。

(2)治疟疾:用鲜毛茛捣烂,敷寸口脉上(太渊穴),用布包好,1 h后,皮肤起水泡,去药,用针挑破水泡。

(3)治偏头痛:用毛茛鲜根和食盐少许杵烂,敷于患侧太阳穴。敷法:将铜钱1个(或用厚纸壳剪成钱形亦可),隔住好肉,然后将药放在钱孔上,外以布条扎护,约敷1 h,俟起泡,即须取去,不可久敷,以免发生大水泡。

(4)治牙痛:按照外治偏头痛的方法,敷于经渠穴,右边牙痛敷左手,左边牙痛敷右手。又可以毛茛少许,含牙痛处。

(5)治鹤膝风:鲜毛茛根杵烂,如黄豆大一团,敷于膝眼(膝盖下两边有窝陷处),待发生水泡,以消毒针刺破,放出黄水,再以清洁纱布覆之。

(6)治眼生翳膜:①用毛茛鲜根揉碎,纱布包裹,塞鼻孔内,左眼塞右鼻,右眼塞左鼻。②按照外治偏头痛的方法敷于印堂穴。

(7)治淋巴结结核:毛茛根捣碎,视患部大小而敷药,每次约15 min,或以病员自觉有灼痛感为度,将敷药取下。

(8)治火眼、红眼睛:毛茛1~2棵。取根加食盐10余粒,捣烂敷于内关穴。敷时先垫1铜钱,病右眼敷左手,病左眼敷右手,敷后用布包妥,待感灼痛起泡则去掉。水泡勿弄破,以消毒纱布覆盖。

(9)治小儿急性肾小球肾炎:鲜毛茛洗净,加红糖适量,捣成泥状,取小团敷一侧三阴交穴(下垫泡沫塑料1块,中间挖2 cm直径的圆孔对准穴位,以防皮肤损伤过大),以无菌敷料包扎。24 h后除去敷料和药物,见局部起泡,以酒精棉球消毒,无菌针刺破,使黄水流出并暴露(若破眼闭塞,可再穿破)。若24 h不起泡,可更换药物或取另侧三阴交穴再敷。

153. 石龙芮

【药 材 名 称】 石龙芮。

【学名及分类】 *Ranunculus sceleratus* L.，为毛茛科毛茛属植物。

【俗　　　名】 黄花菜、石龙芮毛茛。

【习性及生境】 生于河沟边及平原湿地。

【识 别 特 征】 一年生草本。须根簇生。茎直立，上部多分枝，具多数节，下部节上有时生根，无毛或疏生柔毛。基生叶多数；叶片肾状圆形；叶柄近无毛。聚伞花序有多数花；花梗无毛；萼片椭圆形，外面有短柔毛，花瓣倒卵形；花托在果期伸长增大呈圆柱形，生短柔毛。聚合果长圆形；瘦果极多数，近百枚，紧密排列，倒卵球形，稍扁，无毛，喙短至近无。

【药 用 部 位】 全草。

【采 收 加 工】 在开花末期5月份左右采收全草，洗净鲜用或阴干备用。

【产地及分布】 全国广布(除海南)。湖南全省广布。

【性 味 归 经】 味苦、辛，性寒，有毒。

【功 用 主 治】 清热解毒、消肿散结、止痛、截疟；主治痈疖肿毒、毒蛇咬伤、痰核瘰疬、风湿关节肿痛、牙痛、疟疾。

【用 法 用 量】 外用：捣敷，或煎膏涂患处及穴位。内服：煎汤，干品3~9 g，亦可炒研为散，每次1.0~1.5 g。

（1）治腱鞘炎：鲜石龙芮捣烂敷于最痛处，敷后有灼热感，6 h后将药取下，局部出现水疱，将疱刺破，涂上龙胆紫，外用纱布包扎。

（2）治乳腺癌、食管癌：鲜石龙芮30~60 g。水煎服。

（3）治风寒湿痹，关节肿痛：石龙芮60 g，石楠藤30 g，八角枫根30 g。煎水熏洗。

（4）治牙痛：石龙芮捣烂，加食盐少许，包敷中指指甲下沿，左痛包右，右痛包左。

154. 扬子毛茛

【药 材 名 称】 鸭脚板草。

【学名及分类】 *Ranunculus sieboldii* Miq.，为毛茛科毛茛属植物。

【俗　　　名】 辣子草、地胡椒、平足草。

【习性及生境】 生于海拔400~1 500 m的湿地、田间。

【识 别 特 征】 多年生草本。须根伸长簇生。茎铺散，斜升，多分枝，密生开展的白色或淡黄色柔毛。叶片圆肾形至宽卵形；叶柄密生开展的柔毛，基部扩大成褐色膜质的宽鞘抱茎上部叶较小，叶柄也较短。花与叶对生；花梗密生柔毛；萼片狭卵形，外面生柔毛；花瓣黄色或上面变白色，狭倒卵形至椭圆形；花托粗短，密生白柔毛。聚合果圆球形；瘦果扁平，无毛，边缘有宽棱，成锥状外弯。

【药 用 部 位】 全草。

【采 收 加 工】 夏、秋季采集。切段，晒干用或鲜用。

【产地及分布】 国内分布于陕西南部、甘肃南部、河南南部、江苏、浙江、江西、福建、湖北、广西、四川、贵州、云南。湖南全省各地散见，产龙山、永顺、花垣、芷江、凤凰、洪江、洞口、新宁、武冈、宜章、南岳。

【性 味 归 经】 味辛、苦，性热，有毒，归胃、肝经。

【功用主治】 除痰截疟、解毒消肿；主治疟疾、瘿肿、毒疮、跌打损伤。
【用法用量】 外用:适量,捣敷。内服:煎汤,3~9 g。

(1)截疟:发疟前以鸭脚板草嫩枝叶捣包脉筋(前臂内侧接腕处,也可包命门),但应以布垫之,包的时间不可太久。

(2)治毒疮或跌伤出血:鸭脚板草嫩茎叶捣烂,包伤口上,可以拔脓除毒,止血生肌。但不能敷在未伤的皮肤上,否则刺激起泡。

(3)治跌伤未破皮者:鸭脚板草少量,合酒涂揉之。

155. 禺毛茛

【药材名称】 毛茛。
【学名及分类】 *Ranunculus cantoniensis* DC.,为毛茛科毛茛属植物。
【俗　　名】 自扣草、田芹菜。
【习性及生境】 生于海拔500~2 500 m的平原或丘陵田边、沟旁水湿地。
【识别特征】 多年生草本。须根伸长簇生。茎直立,上部有分枝,与叶柄均密生开展的黄白色糙毛。叶片宽卵形至肾圆形;小叶卵形至宽卵形;花序疏生;花梗与萼片均生糙毛;花生茎顶和分枝顶端;萼片卵形,开展;花瓣椭圆形,基部狭窄成爪,蜜槽上有倒卵形小鳞片;花托长圆形,生白色短毛。聚合果近球形;瘦果扁平,无毛,边缘有棱翼,喙基部宽扁,顶端弯钩状。
【药用部位】 全草。
【采收加工】 6—7月采收全草,晒干或鲜用。
【产地及分布】 国内分布于陕西、河南、江苏、浙江、江西、福建、台湾、湖北、广东、广西、四川、贵州、云南。湖南全省各地散见,产石门、桑植、永顺、花垣、凤凰、宜章、长沙。
【性味归经】 味微苦、辛,性温,有毒,归肝经。
【功用主治】 清肝明目、除湿解毒、截疟;主治眼翳、目赤、黄疸、痈肿、风湿性关节炎、疟疾。
【用法用量】 外用:捣敷发泡,塞鼻或捣汁涂。

(1)治眼病去膜,痘眼亦好:铜钱一个,放在脉门之上,自扣草捶烂,敷在钱眼处则扯(拔)毒,其膜自消,大数有泡,亦无碍。

(2)治风热眼炎,去目翳:用布袋装起自扣草煎水内服,或与猪肉、牛肝、蜜枣同煮。

(3)治黄病:取自扣草打烂后,敷手腕脉上,待起泡时刺破,除去黄水。

(4)治风湿性关节炎、类风湿关节炎:田芹菜全草捣烂,贴敷穴位,发泡即除去。

(5)治疟疾:田芹菜鲜品捣烂,垫纱布,包大椎、间使、合谷穴,在发作前2~3 h包。

(6)治淋巴结结核:田芹菜适量,入油中熬成膏或用凡士林调匀涂患处。

156. 东亚唐松草

【药材名称】 烟窝草。
【学名及分类】 *Thalictrum minus* var. *hypoleucum* (Sieb.et Zucc.) Miq.,为毛茛科唐松草属植物。
【俗　　名】 穷汉子腿、佛爷指甲、金鸡脚下黄、烟窝草、马尾黄连。

【习性及生境】 生于海拔800 m左右的丘陵、山地林边或山谷沟边。

【识别特征】 多年生草本。植株全体无毛。基生叶有长柄,为二至三回三出复叶;小叶草质,背面粉绿色,顶生小叶近圆形,顶端圆,基部圆形或浅心形,不明显三浅裂,边缘有浅圆齿,侧生小叶的基部斜心形,脉在下面隆起,脉网明显;叶柄细,有细纵槽,托叶膜质,半圆形,全缘。复单歧聚伞花序圆锥状;花梗丝形;萼片白色或淡堇色,倒卵形;花药椭圆形;子房长圆形,花柱短,直或顶端弯曲,沿腹面生柱头组织。瘦果无柄,圆柱状长圆形。种子形态瘦果橄榄形。表面黑褐色,具7~8条纵棱,纵棱凸起明显。果脐在基端,圆形,小。具胚乳、胚小。

【药用部位】 根及根茎。

【采收加工】 7—9月采挖,晒干用。

【产地及分布】 全国广布(除新疆、青海、西藏)。湖南全省广布。

【性味归经】 味苦,性寒,小毒。

【功用主治】 清热解毒燥湿;主治百日咳、痈疮肿毒、牙痛、湿疹。

【用法用量】 内服:煎汤,6~9 g。外用:焙干研粉,撒敷患处;或煎水洗;或捣烂敷。

(1)治急性皮炎、湿疹:烟窝草适量。焙干,研粉,撒敷。

(2)治风丹:马尾黄连一大把。水煎,洗患处;并用根15 g煎水服。

(3)治胸膈饱胀:马尾黄连9 g。煎酒服。

(4)治痔疮出血:马尾黄连15 g。蒸酒服。

157. 盾叶唐松草

【药材名称】 岩扫把。

【学名及分类】 *Thalictrum ichangense* Lecoy. ex Oliv.,为毛茛科唐松草属植物。

【俗　　　名】 岩扫把、龙眼草、石蒜还阳、羊耳、小淫羊藿、连钱草。

【习性及生境】 生山地沟边、灌丛中或林中,在四川、湖北分布于海拔1 300~1 900 m间山地,在辽宁分布于海拔600 m低山。

【识别特征】 植株全部无毛。根状茎斜,密生须根;须根有纺锤形小块根。茎不分枝或上部分枝。基生叶有长柄,为一至三回三出复叶;小叶草质,顶生小叶卵形、宽卵形,顶端微钝至圆形,基部圆形或近截形,三浅裂,边缘有疏齿,两面脉平,小叶柄盾状着生;茎生叶1~3个,渐变小。复单歧聚伞花序有稀疏分枝;花梗丝形;萼片白色,卵形;雄蕊花药椭圆形;心皮有细子房柄,柱头近球形,无柄。瘦果近镰刀形,有约8条细纵肋,柄长约1.5 mm。

【药用部位】 全草或根。

【采收加工】 9—11月采根和全草,分别晒干。

【产地及分布】 国内分布于辽宁、陕西南部、浙江、湖北、广东、广西、四川、贵州、云南东部。湖南省内产桑植、石门、沅陵、溆浦、新宁、江华。

【性味归经】 味苦,性寒,归肝、胃、大肠经。

【功用主治】 清热解毒、燥湿;主治湿热黄疸、湿热痢疾、小儿惊风、目赤肿痛、丹毒游风、鹅口疮、跌打损伤。

【用法用量】 内服:煎汤,10~15 g;或研末,1.5 g~2.0 g。外用:煎汤洗。

(1)治黄疸肝炎:岩扫把15 g,虎杖15 g。水煎服。

（2）治小儿角弓反张：岩扫把研末，每次 1.5~1.8 g，开水冲服。

（3）治风热型荨麻疹：岩扫把全草或根适量，煎汤洗患处。

158. 多枝唐松草

【药材名称】 软水黄连。

【学名及分类】 *Thalictrum ramosum* B. Boivin，为毛茛科唐松草属植物。

【俗　　名】 水黄连、软杆子、软水黄连。

【习性及生境】 生海拔 540~950 m 间丘陵或低山灌丛中。

【识别特征】 植株全部无毛。基生叶数个，与茎下部叶有长柄，为二至三回三出复叶；小叶草质，宽卵形，顶端钝，有短尖，基部圆形或浅心形，不明显三浅裂，边缘有疏钝齿，脉在表面平，在背面稍隆起；叶柄基部有膜质短鞘。复单歧聚花序圆锥状；花梗丝形；萼片淡堇色或白色，卵形；花药淡黄色，长圆形；花柱细，比子房稍长，向外弯曲，沿腹面生柱头组织。瘦果无柄，狭卵形或披针形，有 8 条细纵肋。

【药用部位】 全草。

【采收加工】 6—7 月采收，晒干，扎把。

【产地及分布】 国内分布于湖北、广东、广西、四川。湖南省内产隆回、新宁、洪江。

【性味归经】 味苦，性寒，归肝、大肠经。

【功用主治】 清热燥湿、解毒；主治痢疾、黄疸、目赤、痈肿疮疖。

【用法用量】 内服：煎汤，9~15 g。外用：捣敷；或煎水熏洗。

（1）治湿热泻痢：软水黄连、马齿苋、鱼腥草、马鞭草、陆英、通花根各 10~15 g。水煎服。

（2）治急性黄疸型传染性肝炎：软水黄连 15 g，虎杖 15 g，金钱草 30 g，黄荆子 10 g，瓜子金 6 g。水煎服。

（3）治目赤肿痛：软水黄连、夏枯草、桑叶、菊花、三颗针各适量，水煎熏洗或内服。

（4）治无名肿毒：软水黄连 15 g，七叶一枝花 15 g，生半夏 15 g，生南星 15 g。捣烂外敷患处。

159. 爪哇唐松草

【药材名称】 爪哇唐松草。

【学名及分类】 *Thalictrum javanicum* Bl.，为毛茛科唐松草属植物。

【俗　　名】 羊不食、鹅整。

【习性及生境】 生海拔 1 500~3 400 m 间山地林中、沟边或陡崖边较阴湿处。

【识别特征】 植株全部无毛。基生叶在开花时枯萎。小叶纸质，顶生小叶倒卵形、椭圆形或近圆形，基部宽楔形、圆形或浅心形，三浅裂，有圆齿，背面脉隆起，脉网明显；叶柄托叶棕色，膜质，边缘流苏状分裂。花序近二歧状分枝，伞房状或圆锥状，有少数或多数花；萼片早落；瘦果狭椭圆形，有 6~8 条纵肋，宿存花柱长 0.6~1.0 mm，顶端拳卷。

【药用部位】 根及根茎。

【采收加工】 7—9 月采挖，晒干用。

【产地及分布】 国内分布于甘肃南部、浙江、江西、台湾、湖北、广东北部、四川、贵州、云南、西藏。湖南省内产石门、桑植、永顺、新宁。

【性味归经】 味苦,性寒,归肝、大肠经。

【功用主治】 清热解毒、燥湿;主治痢疾、关节炎、跌打损伤。

【用法用量】 内服:煎汤,6~9 g。外用:焙干研粉,撒敷患处;或煎水洗;或捣烂敷。

160. 天葵

【药材名称】 天葵。

【学名及分类】 *Semiaquilegia adoxoides*(DC.)Makino,为毛茛科天葵属植物。

【俗　　名】 麦无踪、千年老鼠屎、紫背天葵、耗子屎。

【习性及生境】 生海拔100~1 050 m间的疏林下、路旁或山谷地的较阴处。

【识别特征】 块根外皮棕黑色。基生叶多数,为掌状三出复叶;叶片轮廓卵圆形至肾形;小叶扇状菱形或倒卵状菱形,三深裂,两面均无毛;叶柄基部扩大呈鞘状。花小;苞片小,倒披针形至倒卵圆形,不裂或三深裂;花梗纤细,被伸展的白色短柔毛;萼片白色,常带淡紫色,狭椭圆形;花瓣匙形;心皮无毛。蓇葖卵状长椭圆形,表面具凸起的横向脉纹,种子卵状椭圆形,褐色至黑褐色,表面有许多小瘤状突起。

【药用部位】 全草、块根。

【采收加工】 全草:4—5月采集,除去杂质,洗净,晒干。块根:移栽后的第三年5—6月植株未完全枯萎前采挖,较小的块根留作种用,较大的去尽残叶,晒干,加以揉搓,去掉须根,抖净泥土。

【产地及分布】 国内分布于陕西南部、江苏、安徽、浙江、江西、福建、湖北、广东、广西、四川、贵州。湖南全省广布。

【性味归经】 味甘,性微寒。

【功用主治】 解毒消肿、利水通淋;主治瘰疬痈肿、蛇虫咬伤、疝气、小便淋通。

【用法用量】 全草内服:煎汤,9~15 g。全草外用:捣敷。块根内服:煎汤,3~9 g;或研末,1.5~3.0 g;或浸酒。块根外用:捣敷;或捣汁点眼滴鼻。

 选方

全草:

(1)治缩阴症:天葵15 g。煮鸡蛋食。

(2)治血虚肝旺,呼吸时两胁局部作痛:天葵草21~24 g,加桔梗、刀豆壳各15~18 g。水煎,冲红糖、黄酒,早晚饭前服,忌食酸辣。

(3)治尿路结石:鲜天葵草、鲜天胡荽各30 g,鸡内金9 g。水煎服。

块根:

(1)疗诸疔:金银花三钱,野菊花、蒲公英、紫花地丁、紫背天葵子各一钱二分,水二钟,煎八分,加无灰酒半钟,再滚二三沸时,热服。渣如法再煎服,被盖出汗为度。

(2)治诸疝初起,发寒热疼痛,欲成囊痈者:用荔枝核十四枚,小茴香二钱,紫背天葵四两,蒸白酒二坛,频服即愈。

(3)治瘰疬:紫背天葵子,每岁用一粒,同鲫鱼捣烂服。

(4)治白喉:鲜天葵捣烂绞汁,滴鼻并灌服1~2食匙。

161. 粗齿铁线莲

【药材名称】 大木通。

【学名及分类】 *Clematis grandidentata*（Rehder & E. H. Wilson）W. T. Wang,为毛茛科铁线莲属植物。

【俗　　名】 接骨丹、白头公公、黄藤通、小木通、线木通。

【习性及生境】 生海拔400 m左右的山地林下、路旁干燥地以及河套卵石地。

【识别特征】 藤本。茎细长,带紫褐色,有明显纵条纹,无毛或被疏毛。小叶片宽披针形,顶端长渐尖,顶生小叶片基部为不对称的圆楔形,边缘有不整齐的锯齿状牙齿,两面无毛;聚伞花序腋生;花梗细长,近顶部较密,后脱落;小苞片小,叶状,长圆状披针形或披针形,全缘或有数个牙齿;萼片黄色,斜上展,卵状长圆形或椭圆状披针形,顶端尖,常成钩状弯曲,外面边缘有绒毛,中间无毛,内面有柔毛,花丝扁平,边缘及内面生长柔毛,花药长圆形,无毛。瘦果椭圆形,两端稍尖,被柔毛,宿存花柱长约3 cm,有长柔毛。

【药用部位】 茎藤。

【采收加工】 全年均可采收,除去枝、叶及粗皮,切成小段,晒干。

【产地及分布】 国内分布于河北、山西、陕西南部、甘肃南部和东部、安徽南部、浙江北部、河南、湖北、湖南、四川、贵州、云南。湖南全省广布。

【性味归经】 味微苦,性平。

【功用主治】 利尿、解毒、祛风湿;主治小便不利、淋病、乳汁不通、疮疖肿毒,亦治风湿关节疼痛、肢体麻木。

【用法用量】 内服:煎汤,6~12 g。外用:适量,捣敷;或煎汤洗。

（1）治淋病尿血:黄藤通、车前草各9~15 g,水煎,兑白糖服。

（2）治疮毒:鲜大木通,捣茸外敷。

162. 单叶铁线莲

【药材名称】 雪里开。

【学名及分类】 *Clematis henryi* Oliv.,为毛茛科铁线莲属植物。

【俗　　名】 雪里开、地雷根。

【习性及生境】 生于溪边、山谷、阴湿的坡地、林下及灌丛中,缠绕于树上。

【识别特征】 木质藤本。主根下部膨大成瘤状或地瓜状,表面淡褐色,内部白色。单叶;叶片卵状披针形,基部浅心形,边缘具刺头状的浅齿,两面无毛或背面仅叶脉上幼时被紧贴的绒毛,在表面平坦,在背面微隆起,侧脉网状在两面均能见;叶柄幼时被毛。聚伞花序腋生,花序梗细瘦,与叶柄近于等长,无毛,交叉对生;花钟状;萼片较肥厚,白色或淡黄色,卵圆形或长方卵圆形,顶端钝尖,外面疏生紧贴的绒毛,边缘具白色绒毛,内面无毛;花药长椭圆形,花丝线形,两边有长柔毛,长过花药;心皮被短柔毛,花柱被绢状毛。瘦果狭卵形,被短柔毛。

【药用部位】 根或叶。

【采收加工】 9—12月挖根部,晒干或晾干;7—10月采叶,晒干。

【产地及分布】 国内分布于江苏、浙江、安徽、湖北、广东、广西、四川、贵州、云南。湖南全省各地散见,产桑植、慈利、石门、永顺、溆浦、芷江、凤凰、武冈、城步、江华、炎陵、宜章。

【性味归经】 味辛、苦,性凉,归心、肺、胃经。

【功用主治】 清热解毒、祛痰镇咳、行气活血、止痛;主治小儿高热惊厥、咳嗽、咽喉肿痛、头痛、胃痛、腹痛、跌
打损伤、腮腺炎、疖毒疔疮、蛇伤。

【用法用量】 内服:煎汤,9~15 g;研末,每次1~3 g。外用:磨汁涂;或以鲜品捣敷。

(1)治高热急惊风:雪里开根9~12 g,以煮沸的淘米泔水磨汁服,早晚饭前各服1次。

(2)治急慢性气管炎:雪里开根9 g,白英全草9 g,马蹄金全草9 g,水煎服。热盛者加三叶青根9 g同煎服。

(3)治头痛时作:雪里开根叶数克和猪脑,水煎,冲酒服。

(4)治胃痛,腹痛,发痧,呕吐:地雷根3 g,磨酒内服。

(5)治喉疮热毒:取雪里开根捣汁服。

(6)治跌打损伤:地雷根3 g。磨酒内服,并外涂患处。

163. 山木通

【药材名称】 山木通。

【学名及分类】 *Clematis finetiana* H. Lév. et Vant.,为毛茛科铁线莲属植物。

【俗　　　名】 大叶光板力刚、过山照、九里花、老虎须、老虎毛、雪球藤。

【习性及生境】 生山坡疏林、溪边、路旁灌丛中及山谷石缝中。

【识别特征】 木质藤本,无毛。茎圆柱形,有纵条纹,小枝有棱。三出复叶,基部有时为单叶;小叶片薄革质或
革质、卵状披针形、狭卵形至卵形,顶端锐尖至渐尖,基部圆形、浅心形或斜肾形,全缘,两面无
毛。花常单生,或为聚伞花序、总状聚伞花序,腋生或顶生;在叶腋分枝处常有多数长三角形至
三角形宿存芽鳞;苞片小,钻形,有时下部苞片为宽线形至三角状披针形;雄蕊无毛,药隔明显。
瘦果镰刀状狭卵,有柔毛,有黄褐色长柔毛。

【药用部位】 藤茎、叶。

【采收加工】 7—10月采收,鲜用或晒干。

【产地及分布】 国内分布于华东、华中、西南、华南。湖南省内产石门、慈利、永顺、麻阳、新晃、芷江、新宁、武冈、
通道、江华、宜章、长沙、南岳。

【性味归经】 味辛、苦,性温,归肝、膀胱经。

【功用主治】 祛风利湿、活血解毒、通络止痛;主治关节肿痛、跌打损伤、小便不利、乳汁不通。

【用法用量】 内服:煎汤,15~30 g,鲜品可用至60 g。外用:鲜品捣敷发疱。

(1)治跌打损伤:山木通叶(鲜)60 g,茜草根15 g。水酒煎服,每日1剂。

(2)治关节肿痛:山木通叶捣烂敷贴,作发疱剂。

164. 威灵仙

【药材名称】 威灵仙。

【学名及分类】 *Clematis chinensis* Osbeck,为毛茛科铁线莲属植物。

【俗　　　名】 铁脚威灵仙、青风藤、白钱草、乌头力刚、九里火、移星草。

【习性及生境】 生山坡、山谷灌丛中或沟边、路旁草丛中。

【识别特征】木质藤本。干后变黑色。茎、小枝近无毛或疏生短柔毛。小叶片纸质,卵形至卵状披针形,或为线状披针形、卵圆形。常为圆锥状聚伞花序,多花,腋生或顶生;萼片开展,白色,长圆形或长圆状倒卵形,雄蕊无毛。瘦果扁,卵形至宽椭圆形,有柔毛。

【药用部位】根及根茎。

【采收加工】秋季挖出,去净茎叶,洗净泥土,晒干;或切段后晒干。

【产地及分布】国内分布于陕西南部、江苏南部、安徽淮河以南、浙江、江西、福建、台湾、河南南部、湖北、广东、四川、贵州、云南南部。全省各地散见,产石门、慈利、永顺、保靖、沅陵、溆浦、新宁、通道、江华、临武、宜章、邵东。

【性味归经】味辛、咸、微苦,性温,小毒,归膀胱、肝经。

【功用主治】祛风除湿、通络止痛;主治风湿痹痛、肢体麻木、筋脉拘挛、屈伸不利、脚气肿痛、疟疾、骨哽咽喉,并治痰饮积聚。

【用法用量】内服:煎汤,6~9 g,治骨鲠咽喉可用到30 g;或入丸、散;或浸酒。外用;适量,捣敷;或煎水熏洗;或作发泡剂。

选方

(1)治腰痛(风寒湿):威灵仙15 g,伸筋草20 g,鸡血藤15 g。水煎服,每日1剂,连服5~7剂。

(2)治偏头痛:威灵仙根20 g,臭牡丹根30 g,九香虫6 g,青壳鸭蛋2个。合煮,半小时后,去蛋壳,再稍煮,去药渣,分两次服。每日1剂,连服3~5剂。

(3)治疟腮并发咽喉疼痛、吞服不适:射干12 g,威灵仙8 g,桔梗12 g,三棵针根15 g。水煎服,每日1剂。

(4)治龟头水肿:威灵仙10 g,水煎待温,用药棉蘸药水洗患处。

(5)治疗阴痒:威灵仙10 g,贯众15 g,桎木叶15 g,白前10 g,松树叶10 g,花椒叶10 g,水煎分2次坐浴,每日1剂。

(6)治慢性风疹、遇风寒加重或发作者:威灵仙10 g,石菖蒲8 g,胡麻仁20 g,苦参10 g,荆芥10 g,何首乌30 g,水煎服,每日1剂。

(7)治各种扭伤、挫伤、肿胀瘀痛者:威灵仙全草100~200 g,白酒适量。将药捣碎炒热后加入白酒,外敷伤处,每日换1次药。

(8)治眼中生翳:铁脚威灵仙嫩叶100 g,将上药捣烂,贴敷两手列缺穴,敷1 h后去药。每日1次,连用3次。

(9)治腰痛(风湿寒):威灵仙30 g,寻骨风30 g,或伸筋草30 g。水煎服。

(10)治百日咳、久咳不愈:威灵仙30 g,煎水加白糖,分两次服。

165. 小木通

【药材名称】川木通。

【学名及分类】*Clematis armandi* Franch.,为毛茛科铁线莲属植物。

【俗　　名】蓑衣藤、川木通。

【习性及生境】生山坡、山谷、路边灌丛中、林边或水沟旁。

【识别特征】木质藤本。茎圆柱形,有纵条纹,小枝有棱,有白色短柔毛,后脱落。三出复叶;小叶片革质,卵状披针形、长椭圆状卵形至卵形,基部圆形、心形或宽楔形,全缘,两面无毛。聚伞花序或圆锥状聚伞花序,腋生或顶生,通常比叶长或近等长;腋生花序基部有多数宿存芽鳞,为三角状卵形、卵形至长圆形;花序下部苞片近长圆形,常3浅裂,上部苞片渐小,披针形至钻形;萼片白色,偶带淡红色,长圆形或长椭圆形,外面边缘密生短绒毛至稀疏,雄蕊无毛。瘦果扁,卵形至椭圆形,疏生柔毛,宿存花柱有白色长柔毛。

【药用部位】 藤茎。

【采收加工】 9—10月采集,刮去外皮,切片晒干。

【产地及分布】 国内分布于陕西南部、甘肃南部、福建西南部、湖北、江西、浙江、广东、广西、四川、贵州、云南、西藏东部。湖南省内主要分布于南岳、祁东、洞口、新宁、石门、桑植、宜章、东安、沅陵、洪江、永顺、龙山。

【性味归经】 味淡、微苦,性寒,归心、小肠、膀胱经。

【功用主治】 清热利尿、通经下乳;主治湿热癃闭、水肿、淋证、心火上炎之口舌生疮、湿热痹痛、关节不利、妇人闭经、乳汁不通。

【用法用量】 内服:煎汤,3~6 g。

(1)治尿路感染:川木通、车前子、生蒲黄、萹蓄各9 g。水煎服。

(2)治喉痹失音:川木通、石菖蒲、僵蚕各12 g。水煎服。

166. 乌头

【药材名称】 草乌头。

【学名及分类】 *Aconitum carmichaelii* Debeaux,为毛茛科乌头属植物。

【俗　　名】 草乌、乌药、盐乌头、鹅儿花、铁花、五毒。

【习性及生境】 生山地草坡或灌丛中。

【识别特征】 块根倒圆锥形。叶片薄革质或纸质,五角形;叶柄疏被短柔毛。顶生总状花序长;轴及花梗多少密被反曲而紧贴的短柔毛;萼片蓝紫色,外面被短柔毛,上萼片高盔形,下缘稍凹,喙不明显;花瓣无毛;子房疏或密被短柔毛,稀无毛。种子三棱形,只在两面密生横膜翅。

【药用部位】 块根。

【采收加工】 当年晚秋或次年早春采收,将地下部分挖出,剪去根头部,晒干。

【产地及分布】 国内分布于辽宁南部、陕西南部、甘肃南部、山东南部、江苏、安徽、浙江、江西、河南、湖北、广东北部、广西、四川、贵州、云南。湖南全省各地山区散见,产桑植、沅陵、花垣、凤凰、芷江、洞口、武冈、新宁、江华、桑植、临武、宜章、南岳。

【性味归经】 味辛、苦,性热,大毒,归心、肝、脾、肾经。

【功用主治】 祛风除湿、温经、散寒止痛;主治风寒湿痹、关节疼痛、肢体麻木、半身不遂、头风头痛、心腹冷痛、寒疝作痛、跌打瘀痛、阴疽肿毒,并可用于麻醉止痛。

【用法用量】 内服:煎汤,3~6 g;或入丸、散。外用:研末调敷;或用醋、酒磨涂。

(1)治风,身体疼痛:草乌头(炒令黑,存性)三两,地龙(去土,瓦上焙过)一两,五灵脂半两,麝香(研)一分。上四味,除研者外,为细末,和匀,醋煮面糊为丸,如绿豆大。每服十丸,温酒下。

(2)治寒湿气,四肢骨节疼痛剧:草乌(煮熟去黑皮,研)、苍术、甘草各一分(共研末),酒调吃。

(3)治膝踝关节疼痛,能除风湿,健步:草乌、防风、细辛各等份。为末。擦鞋袜中。

(4)治偏正头痛:草乌头四两,川芎四两,苍术半斤,生姜四两,连须生葱一把。捣烂,同入瓷瓶,封固,埋土中,春五、夏三、秋五、冬七日,取出晒干,拣去葱、姜,为末,醋、面糊和丸,如梧桐子大。每服九丸,临卧温酒下。

(5)治心胃攻痛,寒疝,常发不愈:草乌(切片,醋炒)、吴茱萸(炒)各等份。红曲打稀糊为丸,麻子大。每服十丸,日三。

(6)治一切瘫痪风:草乌头(生,不去皮)、五灵脂各等份。为末,滴水为丸,如弹子大。四十岁以下一丸分六服;病甚,一丸分两服。薄荷酒磨下,微觉麻为度。

(7)治脚气肿痛,行履无力及打扑伤折,痛不可忍:草乌(去皮、尖,生用)、干姜、五灵脂各一两(生用),浮麦(炒黑焦)一分。上为细末,每用醋一盏,入药三钱,熬成膏。摊纸上,敷痛处。

(8)治久新诸疮,破伤中风,项强背直,腰为反折,口噤不语,手足抽掣,眼目上视,喉中沸声:丹砂一两,草乌头三两(一半生用,一半以火烧存性,于米醋内淬令冷),麝香(研)、生乌豆(同草乌一处为末)各一分。上为细末,和匀。破伤风,以酒一小盏调半钱,神效。

(9)治跌打损伤,痛不可忍:草乌(去皮、尖,生用)、乳香(火煨)、没药(火煨)、五灵脂各三两,生麝香少许。上为末,酒糊丸如指头大,朱砂五钱(研)为衣。每服一丸,薄荷、生姜研汁磨化服。痛止。

(10)治一切热肿,欲结疮疖,焮红疼痛:草乌头(去皮脐,生,捣为细末)一两,蚌粉半两。拌匀,用新汲水调,摊纸上贴之。

(11)治疔疮:草乌头一两,蟾酥七钱,巴豆七个(去皮),麝香一字。上为细末,面糊和,捻作锭子。如有恶疮透疔,不痛无血者,用针深刺到痛处有血,用此锭子纤之,上用膏药贴之。疔疮四畔纤之,其疔三二日自然拔出。此药最当紧用。

(12)治乳痈:草乌七个,赤小豆七粒,拒霜叶一两(阴干)。为末。井华水调涂四角畔,留顶。

(13)治瘰疬初作未破,作寒热:草乌头半两,木鳖子两个。以米醋磨细,入捣烂葱头、蚯蚓粪少许,调匀敷上。

(14)治蛀发癣:草乌连皮切片,炙脆,研粉。醋调,日涂三次。数日愈。

(15)治白癜风:草乌头半两,巴豆一分(细切)。用米醋和湿,以布裹,浴罢擦之。频浴为佳。

(16)治肠风年久不瘥:草乌头(去皮、尖,切,炒令焦色,尝味不麻方佳),为末,用韭菜搅自然汁和丸,如梧桐子大。每服空心陈米饮下十四丸,不过两服即瘥。

167. 打破碗花花

【药材名称】 打破碗花花。

【学名及分类】 *Anemone hupehensis* (Lemoine) Lemoine,为毛茛科银莲花属植物。

【俗　　名】 野棉花、遍地爬、五雷火、霸王草、满天飞、盖头花、山棉花、火草花、大头翁。

【习性及生境】 生海拔400~1 800 m间低山或丘陵的草坡或沟边。

【识别特征】 根状茎斜或垂直。小叶片卵形或宽卵形,顶端急尖或渐尖,基部圆形或心形;侧生小叶较小;叶柄疏被柔毛,基部有短鞘。聚伞花序;花梗有密或疏柔毛;萼片紫红色或粉红色,倒卵形,外面有短绒毛;花药黄色,椭圆形,花丝丝形;心皮生于球形的花托上,子房有长柄,有短绒毛,柱头长方形。聚合果球形;瘦果有细柄,密被绵毛。

【药用部位】 根或全草。

【采收加工】 栽培2~3年后,在6—8月花未开放前挖取根部,除去茎叶,须根及泥土,晒干。茎叶切段,晒干或鲜用。

【产地及分布】 国内分布于陕西南部、甘肃、河南、浙江、江西、湖北西部、广东北部、广西北部、四川、贵州、云南东部。湖南全省广布。

【性味归经】 味苦、辛,性平,小毒,归脾、胃、大肠经。

【功用主治】 清热利湿、解毒杀虫、消肿散瘀;主治痢疾、泄泻、疟疾、蛔虫病、疮疖痈肿、瘰疬、跌打损伤,现亦用于急性黄疸型肝炎。

【用法用量】 内服:煎汤,3~9 g;或研末;或泡酒。外用:煎水洗;或捣敷;或鲜叶捣汁涂。

(1)治腹中虫作痛:打破碗花花根加苦楝根皮,熬水服。

(2)治漆疮:打破碗花花根或叶,趁鲜舂烂,取汁液敷患处。

(3)治冻疮:打破碗花花絮,舂烂,外敷溃烂处。

(4)治瘰疬,疮痈:打破碗花花根、紫玉簪根(去皮)各适量。捣茸外敷。

(5)治秃疮:野棉花30 g(研粉),青胡桃皮120 g。共捣烂外敷。

(6)治跌打损伤、腰痛:打破碗花花3~9 g。泡酒服。

(7)治风火、虫牙痛:打破碗花花鲜根30 g。浓煎取汁,加白糖30 g,每日服2次。

(8)治子宫内膜炎:打破碗花花根9 g,白英9 g,小茴香9 g,菊叶三七9 g。水煎服。

芍药科

168. 牡丹

【药 材 名 称】丹皮。

【学名及分类】*Paeonia* × *suffruticosa* Andr.,为芍药科芍药属植物。

【俗　　　名】鼠姑、鹿韭、白茸、木芍药、百雨金、洛阳花、富贵花。

【习性及生境】栽培植物。

【识 别 特 征】落叶灌木。叶通常为二回三出复叶;顶生小叶宽卵形;叶柄和叶轴均无毛。花单生枝顶;苞片长椭圆形,大小不等;萼片绿色,宽卵形,大小不等;花瓣通常变异很大,倒卵形,顶端呈不规则的波状;花盘革质,杯状,紫红色,顶端有数个锐齿或裂片,完全包住心皮,在心皮成熟时开裂;心皮密生柔毛。蓇葖长圆形,密生黄褐色硬毛。

【药 用 部 位】根皮、花。

【采 收 加 工】根皮:播种生长4~6年,分株繁殖3~4年收获,9月下旬至10月上旬地上部枯萎将根挖起,趁鲜抽出木心,晒干,即为原丹皮,刮去皮后,称刮丹皮。花:4—5月采收,鲜用或干燥。

【产地及分布】全国栽培。湖南省内产邵东、邵阳、祁东、祁阳、新邵、隆回、双峰、常宁等地。

【性 味 归 经】根皮:味苦、辛,性微寒,归心、肝、肾经。花:味苦、淡,性平。

【功 用 主 治】根皮:清热凉血、活血散瘀;主治温热病热入血分、发斑、吐衄、热病后期热伏阴分发热、阴虚骨蒸潮热、血滞经闭、痛经、症瘕、痈肿疮毒、跌打损痛、风湿热痹。花:活血调经;主治月经不调、经期腹痛。

【用 法 用 量】根皮内服:煎汤6~9 g;或入丸、散。清营、除蒸、消痈宜生用;凉血、止血宜炒用;活血散瘀宜酒炒。胃虚者,酒拌蒸;实热者生用。花内服:煎汤,3~6 g。

根皮:

(1)治伤寒及温病应发汗而不汗之内蓄血者,及鼻衄、吐血不尽,内余瘀血,面黄,大便黑:犀角一两,生地黄八两,芍药三两,牡丹皮二两。上四味,㕮咀,以水九升,煮取三升,分三服。喜妄如狂者,加大黄二两,黄芩三两。其人脉大来迟,腹不满自言满者为无热,但依方,不得加也。

(2)治妇人骨蒸,经脉不通,渐增瘦弱:牡丹皮一两半,桂(去粗皮)一两,木通(锉,炒)一两,芍药一两半,鳖甲(醋炙,去裙襕)二两,土瓜根一两半,桃仁(汤浸,去皮、尖、双仁,炒)。上七味粗捣筛。每服五钱匕,水一盏半,煎至一盏,去滓,分温二服,空心食后各一。

(3)治妇人月水不利,或前或后,乍多乍少,腰疼腹痛,手足烦热,唇口干燥:牡丹皮一两一分,苦参半两,贝母三分(去心称)。上三味,捣罗为末,炼蜜和剂捣熟,丸如梧桐子大。每服二十丸,加至三十丸,空腹米饮下,日三。

(4)治产后血晕,血崩,月事不调,远年干血气:红花、干荷叶、牡丹皮、当归、蒲黄(炒)各等份。上药共为细末,每服五钱,酒煎,连渣温服。

(5)治肾虚腰痛:牡丹皮、草薢、白术、桂(去粗皮)等份。上四味,捣罗为散。每服三钱匕,温酒调下。

(6)治肠痈,小腹肿痞,按之即痛,小便如淋,时时发热,自汗,复恶寒,其脉迟紧者,脓未成,可下之,当有血,(脉)洪数者,脓已成,不可下也:大黄四两,牡丹一两,桃仁五十个,瓜子半升,芒硝三合。上五味,以水六升,煮取一升,去滓,内芒硝,再煎沸,顿服之。有脓当下,如无脓当下血。

(7)治肺痈胸乳间皆痛,口吐脓血,气作腥臭:牡丹皮、赤芍药、地榆、苦桔梗、薏苡仁、川升麻、黄芩、北甘草各等份。上锉散。每一两,水一升半,煎五合,温服,日三。

(8)治金疮内漏,血不出:牡丹皮为散,水服三指撮,立尿出血。

169.芍药

【药材名称】 白芍。

【学名及分类】 *Paeonia lactiflora* Pall.,为芍药科芍药属植物。

【俗　　名】 野芍药、土白芍、芍药花、山芍药、山赤芍、金芍药、将离、红芍药、含巴高、殿春、川白药、川白芍、赤芍、赤芍药、草芍药、白药、白芍药、白芍、毛果芍药。

【习性及生境】 在东北分布于海拔480~700 m的山坡草地及林下,在其他各省分布于海拔1 000~2 300 m的山坡草地。

【识别特征】 多年生草本。根粗壮,分枝黑褐色。茎无毛。小叶狭卵形,边缘具白色骨质细齿,两面无毛,背面沿叶脉疏生短柔毛。花数朵,生茎顶和叶腋;苞片4~5,披针形,大小不等;萼片宽卵形或近圆形;花瓣倒卵形,白色,有时基部具深紫色斑块;花丝黄色;花盘浅杯状,包裹心皮基部,顶端裂片钝圆;心皮无毛。蓇葖顶端具喙。

【药用部位】 根。

【采收加工】 8月采挖栽培3~4年生的根,除去地上茎及泥土,放入开水中煮5~15 min至无硬心,迅速捞起放入冷水里浸泡,随即取出,用竹刀刮去外皮,晒干或切片晒干。不宜曝晒,干燥过程中忌堆置。

【产地及分布】 分布于我国东北、华北及陕西、甘肃南部,其他省(区)栽培或野生。湖南省内常见栽培。

【性味归经】 味苦、酸,性微寒,归肝、脾经。

【功用主治】 养血和营、缓急止痛、敛阴平肝;主治月经不调、经行腹痛、崩漏、自汗、盗汗、胁肋脘腹疼痛、四肢挛痛、头痛、眩晕。

【用法用量】 内服:煎汤,5~12 g,大剂量可用15~30 g;或入丸、散。外用:捣敷。平肝阳宜生用,养肝柔肝宜炒用。

选方

(1)治伤寒脉浮,自汗出,小便数,心烦微恶寒,脚挛急,足温者:芍药、甘草(炙)各四两。以水三升,煮取一升五合,去滓,分二次温服。

(2)治妇人胁痛,凡药不进:香附子(黄子醋二碗,盐一两,煮干为度)四两,肉桂,延胡索(炒)、白芍药。上四味,每服二钱,沸汤调,无时服。

(3)治发汗病不解,反恶寒,虚故也:芍药、甘草(炙)各三两,附子一枚(炮去皮,切八片)。上三味,以水八升,煮取一升五合,去滓,分(三次)温服。

(4)治泻痢腹痛:黄芩、白芍药各一两,甘草五钱。为粗末,每服五钱,水煎。

(5)治血崩腹痛:白芍(酒炒黄)一两,侧柏叶(炒黑)六两。二味共为末,酒调服。

(6)治脏毒,先血而后便:白芍药、黄柏、当归各等份,上为细末,滴水为丸,如梧桐子大。每服五七十丸,煎甘草汤送下。

(7)治产后虚热头痛,亦治腹中拘急痛者:白芍药、干地黄、牡蛎各五两,桂心三两。上㕮咀。以水一斗,煮取二升半,去滓,分三服,一日三次。

(8)治产后血晕绝,不识人:芍药半两为末,乱发一两烧灰,上相和研令匀。每服二钱,以热酒调服之。须臾再服之,立效也。

小檗科

170. 八角莲

【药材名称】八角莲。

【学名及分类】*Dysosma versipellis* (Hance) M. Cheng,为小檗科鬼臼属植物。

【俗　　名】山荷叶、金魁莲、旱八角、生鬼臼。

【习性及生境】生于山坡林下、灌丛中、溪旁阴湿处、竹林下或石灰山常绿林下。海拔300~2 400 m。

【识别特征】多年生草本。根状茎粗壮,横生,多须根;茎直立,不分枝,无毛,淡绿色。茎生叶2枚,薄纸质,互生,盾状,近圆形、卵形或卵状长圆形,不分裂,上面无毛,背面被柔毛;花梗纤细、下弯、被柔毛;花深红色;萼片长圆状椭圆形,外面被短柔毛,内面无毛;花瓣勺状倒卵形,无毛;子房椭圆形,无毛,花柱短,柱头盾状。浆果椭圆形。

【药用部位】根及根茎。

【采收加工】9—11月采收,鲜用或干燥,切忌受潮。

【产地及分布】国内分布于浙江、江西、河南、湖北、广东、广西、四川、贵州、云南。湖南全省山地散见,产桑植、石门、芷江、沅陵、永顺、新宁、武冈、新化、浏阳。

【性味归经】味苦、辛,性凉,有毒,归肺、肝经。

【功用主治】化痰散结、祛瘀止痛、清热解毒;主治咳嗽、咽喉肿痛、瘰疬、瘿瘤、痈肿、疔疮、毒蛇咬伤、跌打损伤、痹证。

【用法用量】内服:煎汤,3~12 g;磨汁,或入丸、散。外用:磨汁或浸醋、酒涂搽;捣烂敷或研末调敷。

选方

(1)治痰咳:八角莲12 g,猪肺100~120 g,糖适量,煲服。

(2)治喉蛾:将八角莲0.6 g研为细末,加薄荷0.3 g,吹入喉中。

(3)治瘰疬:八角莲30~60 g,黄酒60 g,加水适量煎服。

(4)治无名肿毒:八角莲、野葵、蒲公英各等份,捣烂,敷患处。

(5)治带状疱疹,单纯性疱疹:八角莲根研末,醋调涂患处。

(6)治毒蛇咬伤:八角莲9~15 g,捣烂,冲酒服,渣敷伤处周围。

(7)治身面黑黄:生鬼臼一两,捣绞取汁一小盏,如无生鬼臼,即用干者捣罗为末,每服二钱匕,新汲水调下,不拘时。

(8)治跌打损伤,风湿痹痛:八角莲3~9 g,水煎,兑酒服。

(9)治乳腺癌:八角莲、黄杜鹃各15 g,紫背天葵30 g,加白酒500 g,浸泡7日后,内服外搽,每服9 g,每日2~3次。

(10)治脱肛:八角莲根10 g,将药切细,用甜酒煎熬,内服,一次服完。

171. 小八角莲

【药 材 名 称】 包袱七。

【学名及分类】 *Dysosma difformis* (Hemsl. & E. H. Wilson) T. H. Wang,为小檗科鬼臼属植物。

【俗　　　名】 山荷叶、独角莲、六角莲、红八角莲、鬼臼。

【习性及生境】 生于密林下。海拔750~1 800 m。

【识 别 特 征】 多年生草本。根状茎细长,通常圆柱形,横走,多须根;茎直立,无毛,有时带紫红色。茎生叶通常2枚,薄纸质,互生,不等大,偏心盾状着生,叶片不分裂或浅裂;叶柄不等长,无毛。花梗疏生白色柔毛;萼片长圆状披针形,先端渐尖,外面被柔毛,内面无毛;花瓣淡赭红色,长圆状条带形,无毛,先端圆钝;子房坛状,花柱柱头膨大呈盾状。浆果小,圆球形。

【药 用 部 位】 全草、根和根茎。

【采 收 加 工】 全草:春、夏季采收,洗净,晒干。根和根茎:4—10月采收,洗净,晒干或鲜用。

【产地及分布】 国内分布于湖北、广西、四川、贵州、云南。湖南省内产慈利、石门、张家界、永顺、新宁、武冈、新化。

【性 味 归 经】 味苦、辛,性凉,有毒,归肺、肝经。

【功 用 主 治】 清热解毒、化痰散结、祛瘀止痛;主治咽喉肿痛、痈肿、疔疮、肺炎、腮腺炎、毒蛇咬伤、瘰疬、跌打损伤。

【用 法 用 量】 全草内服:煎汤,6~12 g。根和根茎内服:煎汤,3~12 g;磨汁,或入丸、散。根和根茎外用:适量,磨汁或浸酒涂,捣烂敷或研末调敷患处。

(1)治疔疮、肿毒、瘰疬、喉痛、带状疱疹、跌打损伤、毒蛇咬伤:包袱七3~10 g,磨水涂患处。

(2)避孕,治虚汗、盗汗:包袱七3~12 g,煎服,每日2次。

172. 南天竹

【药 材 名 称】 南天竹。

【学名及分类】 *Nandina domestica* Thunb.,为小檗科南天竹属植物。

【俗　　　名】 蓝田竹、天烛子、天竺子、红把子等。

【习性及生境】 生于山地林下沟旁、路边或灌丛中。海拔1 200 m以下。

【识 别 特 征】 常绿小灌木。茎常丛生而少分枝,光滑无毛,老后呈灰色。叶互生,集生于茎的上部,三回羽状复叶;小叶薄革质,椭圆形或椭圆状披针形,顶端渐尖,基部楔形,全缘,上面深绿色,冬季变红色,背面叶脉隆起,两面无毛,近无柄。圆锥花序直立;花小,白色,具芳香;萼片多轮,外轮萼片卵状三角形,向内各轮渐大;花瓣长圆形,先端圆钝;子房1室,具1~3枚胚珠。浆果球形,熟时鲜红色,稀橙红色。种子扁圆形。

【药 用 部 位】 果实、叶、根、茎枝。

【采收加工】 果实:秋季果实成熟时或至次年春季采收,剪取果枝,摘取果实,晒干。置干燥处,防蛀。叶:四季均可采叶,晒干。根:9—10月采收,鲜用或晒干。茎枝:全年可采,切段晒干。

【产地及分布】 国内分布于陕西南部、河南、江苏、安徽、浙江、江西、福建、湖北、广东、广西、四川、贵州。湖南全省山地散见,并有栽培,产石门、保靖、永顺、武冈、江华。

【性味归经】 味酸、甘,性平,有毒,归肺经。

【功用主治】 敛肺止咳、平喘;主治久咳、气喘、百日咳。

【用法用量】 果实内服:煎汤,6~15 g;或研末。叶内服:煎汤,9~15 g。叶外用:捣烂涂敷;或煎水洗。根内服:煎汤,9~15 g,鲜品30~60 g;或浸酒。根外用:煎水洗或点眼。茎枝内服:煎汤,10~15 g。

选方

果实:

(1)治小儿哮喘:经霜天烛子、蜡梅花各三钱,水蜒蚰一条。俱预收,水煎服。

(2)治百日咳:南天竹子9~15 g,酌加冰糖、开水,炖1 h,饭后服,日服2次。

(3)治三阴疟:南天竹隔年陈子,蒸熟。每岁一粒,每早晨白汤下。

(4)治肝气痛极黄:天竺子泡汤饮之。

(5)治下疳久而溃烂,名蜡烛疳:红杷子烧存性一钱,梅花冰片五厘。麻油调搽。

(6)解砒毒,食砒垂死者:南天竹子四两,擂水服之。如无鲜者,即用干子一二两煎汤服亦可。

(7)治八角虱:红杷子同水银捣烂擦之。亦可浸酒,去风痹。

叶:

(1)治人稍觉头疼,身体酸困,便即感冒寒邪,急宜服此药发散,毋使传经,变成时疫:南天竹叶三十片,乌梅、红枣各三枚,灯心三十根,芫荽梗三段(无芫荽,以葱白三节代之),甘草、麦冬各三钱,小柴胡二钱。水二钟,煎一钟。不拘时温服,微汗即愈。

(2)去风火热肿,眵泪赤痛:南天竹叶(煎水)洗眼。

(3)治疮毒:南天竹全苗,捣烂敷。

(4)治风火牙痛:南天竹叶15 g,蟋蟀草、铁马鞭各12 g。水煎服。

(5)治小儿疳病:南天竹叶,煎汤代茶服。

根:

(1)治肺热咳嗽:鲜南天竹根30 g,鲜枇杷叶(去毛)30 g。水煎,日分3次服。

(2)治百日咳:南天竹(根)、一箭球各30 g。水煎,加冰糖适量,日分3~4次服。

(3)治湿热黄疸:鲜南天竹根30~60 g,水煎服。

(4)治发热口渴:南天竹根9 g,水竹叶、水灯芯各6 g。水煎服。

(5)治食积腹泻:南天竹(根)60 g,炒麦芽30 g。水煎,日分3次服。

(6)治流火风痰(俗称热风关节炎):南天竹鲜根30~60 g,猪脚1~2个。酌加红酒、开水,炖2 h,分2~3次服。

(7)治湿热下注,关节肿痛:南天竹根30 g,银花藤30 g。水煎服或泡酒服。

(8)治腰肌劳损:南天竹根30 g,黄酒吞服。

(9)治跌打损伤,气闭晕厥:南天竹根1节,磨白酒15 g成浓汁,兑开水1杯温服。

(10)驱除蛔虫:南天竹根和楝树皮,煎水服。

茎枝:

(1)治小儿睡觉磨牙:南天竹茎叶适量,水煎服。

(2)治膈食:南天竹鲜茎、鲜桔梗各30 g,活鲫鱼1条。水煎,吃鱼和汤。

173. 阔叶十大功劳

【药材名称】功劳木。

【学名及分类】*Mahonia bealei* (Fort.) Carr.，为小檗科十大功劳属植物。

【俗　　名】土黄柏、土黄连、八角刺、刺黄柏、黄天竹。

【习性及生境】生于阔叶林、竹林、杉木林及混交林下、林缘、草坡、溪边、路旁或灌丛中。海拔500~2 000 m。

【识别特征】灌木或小乔木。叶狭倒卵形至长圆形，具4~10对小叶；小叶厚革质，硬直。总状花序直立，通常3~9个簇生；芽鳞卵形至卵状披针形；苞片阔卵形或卵状披针形，先端钝；花黄色；外萼片卵形，中萼片椭圆形，内萼片长圆状椭圆形；花瓣倒卵状椭圆形，基部腺体明显，先端微缺；子房长圆状卵形，花柱短，胚珠3~4枚。浆果卵形，深蓝色，被白粉。

【药用部位】茎或茎皮。

【采收加工】四季均可采，鲜用或晒干；亦可先将茎外层粗皮刮掉，然后剥取茎皮，鲜用或晒干。

【产地及分布】国内分布于华南及陕西、甘肃、安徽、浙江、江西、福建、河南、四川、湖北。湖南全省各地散见，产石门、永顺、凤凰、沅陵、溆浦、芷江、城步、绥宁、炎陵、永兴、宜章、长沙。

【性味归经】味苦，性寒，归肺、肝、大肠经。

【功用主治】清热、燥湿、解毒；主治肺热咳嗽、黄疸、泄泻、痢疾、目赤肿痛、疮疡、湿疹、烫伤。

【用法用量】内服：煎汤，5~10 g。外用：煎水洗；或研末调敷。

(1)治肠炎，痢疾：阔叶十大功劳茎15 g，桃金娘根30 g，石榴叶(或凤尾草)15 g。水煎服。

(2)治痔疮：阔叶十大功劳茎15 g，猪脚爪2只。煮熟去渣，食猪爪。

(3)治目赤肿痛：阔叶十大功劳茎、野菊花各15 g。水煎服。

(4)治湿疹，疮毒，烫火伤：阔叶十大功劳(鲜茎、叶)、苦参各60 g，煎水洗患处。并用茎、叶60 g，焙干为末，用麻油或凡士林调成20%油膏外搽，或摊纱布上敷患处。

(5)治皮肤烂痒：阔叶十大功劳树皮，晒干研粉，擦伤处。

(6)治火牙：阔叶十大功劳茎60 g。煎水，频频含漱。

(7)治中耳炎：阔叶十大功劳茎皮、苦参、枯矾各等量，加茶油过药面浸一夜，后以文火煮到阔叶十大功劳变焦色为度，去渣，过滤，入冰片少许。患耳用过氧化氢溶液洗净后，取药油滴耳。

174. 十大功劳

【药材名称】十大功劳。

【学名及分类】*Mahonia fortunei* (Lindl.) Fedde，为小檗科十大功劳属植物。

【俗　　名】老鼠刺、猫刺叶、黄天竹、土黄柏、细叶十大功劳。

【习性及生境】生于山坡沟谷林中、灌丛中、路边或河边。海拔350~2 000 m。

【识别特征】灌木。叶倒卵形至倒卵状披针形，具2~5对小叶；芽鳞披针形至三角状披针形；花梗长2.0~2.5 mm；苞片卵形，急尖；花黄色；外萼片卵形或三角状卵形，中萼片长圆状椭圆形，内萼片长圆状椭圆形；花瓣长圆形，基部腺体明显，先端微缺裂，裂片急尖；子房长1.1~2.0 mm，无花柱，胚珠2枚。浆果球形，紫黑色，被白粉。

【药用部位】茎或茎皮。

【采收加工】四季均可采，鲜用或晒干；亦可先将茎外层粗皮刮掉，然后剥取茎皮，鲜用或晒干。

【产地及分布】 国内分布于江苏、浙江、江西、福建、湖北、广东、广西。湖南省内产石门、新晃、城步、武冈、江华、炎陵。

【性味归经】 味苦,性寒,归肺、肝、大肠经。

【功用主治】 清热、燥湿、解毒;主治肺热咳嗽、黄疸、泄泻、痢疾、目赤肿痛、疮疡、湿疹、烫伤。

【用法用量】 内服:煎汤,5~10 g。外用:煎水洗;或研末调敷。

同阔叶十大功劳。

175. 湖南淫羊藿

【药材名称】 湖南淫羊藿。

【学名及分类】 *Epimedium hunanense* (Hand.-Mazz.) Hand.-Mazz.,为小檗科淫羊藿属植物。

【俗　　名】 刚前、仙灵脾、仙灵毗、黄连祖、千两金、干鸡筋、放杖草、弃杖草、羊角风、三角莲、乏力草、鸡爪莲、三叉骨、三叉风、桂鱼风、铁铧口、肺经草、铁菱角、铁耙头、鲫鱼风。

【习性及生境】 生于林下,海拔400~1 400 m。

【识别特征】 多年生草本。根状茎短而横走。小叶革质,侧生小叶狭卵形。圆锥花序几光滑无毛,无总梗;花梗疏被腺毛;萼片2轮,外萼片长圆状椭圆形,内萼片阔椭圆形;果长椭圆形,花柱宿存。

【药用部位】 茎叶。

【采收加工】 夏、秋季采收。割取茎叶,除去杂质,晒干。

【产地及分布】 国内分布于湖北、广西、贵州。湖南省内产石门、会同、武冈、新宁、芷江、宜章、南岳。

【性味归经】 味辛、甘,性温,归肾、肝经。

【功用主治】 补肾壮阳、祛风除湿、强筋健骨;主治阳痿遗精、虚冷不育、尿频失禁、肾虚咳喘、腰膝酸软、风湿痹痛、半身不遂、四肢不仁。

【用法用量】 内服:煎汤,3~9 g,大剂量可用至15 g;或浸酒、熬膏;或入丸、散。外用:适量,煎汤含漱。

(1)治慢性气管炎:淫羊藿、紫金牛以4:1的比例,共研细粉,加蜂蜜1倍制成丸,每丸9 g(含淫羊藿3.6 g,紫金牛0.9 g)。每日两丸,10日为1疗程。

(2)治头晕头疼:①淫羊藿水煎服。②淫羊藿30 g,黄荆30 g,核桃15 g。捣烂,敷痛处。

(3)治腰腿酸疼:①淫羊藿30~60 g。浸酒服,或茎叶15 g(羊油炒),水煎服。②淫羊藿15 g,豨莶草9 g,老鼠刺9 g,水桂枝15 g,大活血15 g。水煎服。

(4)治阳痿、早泄:淫羊藿500 g,白酒1 500 g。浸泡1周,密闭,前四日温度控制在50 ℃以上,后3日温度保持在5~8 ℃,过滤备用。每次10~20 ml,每日3次。

(5)治牙疼:淫羊藿根切碎,浸酒,将酒点痛处。

176. 三枝九叶草

【药材名称】 三枝九叶草。

【学名及分类】 *Epimedium sagittatum* (Sieb. et Zucc.) Maxim.,为小檗科淫羊藿属植物。

【俗　　名】 箭叶淫羊藿等。

【习性及生境】 生于山坡草丛中、林下、灌丛中、水沟边或岩边石缝中。海拔200~1 750 m。

【识别特征】 多年生草本。根状茎粗短,节结状,质硬,多须根。小叶革质,卵形至卵状披针形,叶缘具刺齿;

花茎具2枚对生叶。圆锥花序通常无毛,偶被少数腺毛;花梗无毛;花较小,白色;萼片2轮,外萼片4枚,先端钝圆,具紫色斑点;花瓣囊状,淡棕黄色,先端钝圆;花柱长于子房。蒴果宿存花柱长约6 mm。

【药用部位】 茎叶。

【采收加工】 夏、秋季采收,割取茎叶,除去杂质,晒干。

【产地及分布】 国内分布于陕西、甘肃、河南、江苏、安徽、浙江、江西、福建、台湾、湖北、广东、广西、四川、贵州。湖南全省山地散见,产石门、桑植、沅陵、永顺、芷江、洞口、新宁、武冈。

【性味归经】 味辛、甘,性温,归肾、肝经。

【功用主治】 补肾壮阳、强筋健骨、祛风除湿;主治阳痿遗精、虚冷不育、尿频失禁、肾虚喘咳、腰膝酸软、风湿痹痛、半身不遂、四肢不仁。

【用法用量】 内服:煎汤,3~9 g,大剂量可用至15 g;或浸酒、熬膏,入丸、散。外用:适量,煎汤含漱。

选方

(1)益丈夫,兴阳,理腿膝冷:淫羊藿(箭叶淫羊藿的茎叶)一斤,酒一斗,浸经二日,饮之佳。

(2)治阳痿:箭叶淫羊藿9 g,土丁桂24 g,鲜黄花远志30 g,鲜金樱子60 g。水煎服。

(3)治偏风手足不遂,皮肤不仁:仙灵脾一斤,细锉,以生绢袋盛,于不津器中用无灰酒二斗浸之,以厚纸重重密封,不得通气,春夏三日、秋冬五日后旋开。每日随性暖饮之,常令醺醺,不得大醉。

(4)治风走注疼痛,来往不定:仙灵脾、威灵仙、芎䓖、桂心、苍耳子各一两。上药捣细,罗为散。每服不计时候,以温酒调下一钱。

(5)治历节痛风,手足顽痹,行步艰难:仙灵脾、茄子根各二斤,黑豆二升。以上三味,细锉,以水三斗煮至一斗,去滓,更煎至五升即止。

(6)治三焦咳嗽,腹满不饮食,气不顺:仙灵脾、覆盆子、五味子(炒)各一两。为末,炼蜜丸,梧子大。每姜茶下二十丸。

(7)治目昏生翳:仙灵脾、生王瓜(即小栝楼红色者)等份。为末,每服一钱,茶下,日二服。

(8)治伤寒后青盲(日近者可治):仙灵脾一两,淡豆豉四十九粒。水一碗半,煎至一碗,顿服。

(9)治疮疹入眼:仙灵脾、威灵仙(去芦)等份。上为细末,每服半钱,食后米汤调下。

(10)治牙疼:仙灵脾,不拘多少。为粗末,煎汤漱牙齿。

(11)治妇女更年期综合征,眩晕,高血压以及其他慢性疾病见有冲任不调证候者:仙茅6~15 g,仙灵脾9~15 g,当归、巴戟天各9 g,黄柏、知母各6~9 g。水煎服。

木通科

177. 大血藤

【药材名称】 大血藤。

【学名及分类】 *Sargentodoxa cuneata* (Oliv.) Rehd. & E. H. Wilson in C. S. Sargent,为木通科大血藤属植物。

【俗　　名】 血通、红藤、血藤、槟榔钻、大血通、大活血。

【习性及生境】 常见于山坡灌丛、疏林和林缘等,海拔常为数百米。

【识别特征】 落叶木质藤本。藤全株无毛;三出复叶,稀全部为单叶;小叶革质,顶生小叶近棱状倒卵圆形,先端急尖,全缘,侧生小叶斜卵形,先端急尖。花梗细;苞片1枚,长卵形,膜质,先端渐尖;萼片花瓣状,长圆形,顶端钝;花瓣6,小,圆形,蜜腺性;子房瓶形,花柱线形,柱头斜;每一浆果近球形,成熟时黑蓝色。种子卵球形,基部截形;种皮,黑色,光亮,平滑;种脐显著。

【药用部位】 藤茎。

【采收加工】 8—9月采收,切段,长30~60 cm,或切片,晒干。

【产地及分布】 国内分布于西南、华中、华东及陕西、广西。湖南全省各地散见,产石门、桑植、张家界、沅陵、新晃、城步、绥宁、新宁、武冈、江华、炎陵、南岳。

【性味归经】 味苦,性平,归大肠、肝经。

【功用主治】 消炎、杀虫、止痛、祛风活血、解毒消痈;主治肠痈、痢疾、乳痈、痛经、闭经、跌打损伤、风湿痹痛、虫积腹痛。

【用法用量】 内服:煎汤,9~15 g;或酒煮、浸酒。外用:捣烂敷患处。

(1)治灼伤:大血藤、金樱子根各500 g。以水煎成500 ml。对已发生感染的创面可行湿敷,能促使创面清洁,加速愈合。

(2)治痛经:红藤、益母草、龙芽草各9~15 g。水煎服。

(3)治血崩:红藤、仙鹤草、茅根各15 g。水煎服。

(4)治跌打损伤:大血藤、骨碎补各适量。共捣烂,敷伤处。

(5)治风湿性关节炎:红藤30 g,五加皮、威灵仙藤叶各15 g。水煎服。

(6)治小儿疳积,蛔虫或蛲虫症:红藤15 g,或配红石耳15 g,共研细末,拌红白糖食。

178. 木通

【药材名称】 木通。

【学名及分类】 *Akebia quinata*(Houtt.)Decne,为木通科木通属植物。

【俗　　名】 山通草、通草、附支、丁翁、附通子、丁年藤、万年藤、山黄瓜、野香蕉、羊开口、野木瓜、八月炸藤、活血藤、海风藤。

【习性及生境】 生于海拔300~1 500 m的山地灌木丛、林缘和沟谷中。

【识别特征】 落叶木质藤本。茎纤细,缠绕,茎皮灰褐色,有圆形、小而凸起的皮孔;芽鳞片覆瓦状排列,淡红褐色。掌状复叶互生或在短枝上的簇生;小叶纸质,倒卵形或倒卵状椭圆形;中脉在上面凹入,下面凸起;小叶柄纤细。伞房花序式的总状花序腋生,疏花;花略芳香。萼片淡紫色,兜状阔卵形,顶端圆形;萼片暗紫色,偶有绿色或白色,阔椭圆形至近圆形;心皮离生,圆柱形,柱头盾状,顶生;果孪生或单生,长圆形或椭圆形,成熟时紫色,腹缝开裂;种子多数,卵状长圆形,略扁平,不规则地多行排列,种皮褐色或黑色,有光泽。

【药用部位】 藤茎。

【采收加工】 在8—11月割取部分老藤,晒干或烘干。

【产地及分布】 国内分布于陕西、山东、江苏、安徽、江西、河南、湖北、广东、四川、贵州。湖南全省各地散见,产石门、城步、通道、岳阳、南岳。

【性味归经】 味苦,性寒,归心、小肠、膀胱经。

【功用主治】 清热利尿、活血通脉;主治小便短赤、淋浊、水肿、胸中烦热、咽喉疼痛、口舌生疮、风湿痹痛、乳汁不通、经闭、痛经。

【用法用量】 内服:煎汤,3~6 g;或入丸、散。

(1)治心经有热,唇焦面赤,小便不通:木通、连翘各三钱。水盅半,灯心十茎,煎八分服。

(2)治小儿心热(小肠有火,便赤淋痛,面赤狂躁,口糜舌疮,咬牙口渴):生地黄、甘草(生)、木通各等份。上同为末,每服三钱,水一盏,入竹叶同煎至五分,食后温服。

(3)治风热多睡,头痛烦闷:木通二两(锉),粳米二合。上以水二大盏,煮木通取汁一大盏半,去滓,下米煮粥,温食之。

(4)治睾丸炎:木通茎藤30~60 g,葱适量。水煎熏洗。

(5)治喉咙痛:用木通煎汤服之,或将木通含之,咽津亦得。

(6)治小儿鼻塞及生息肉:木通(锉)、细辛各半两。上件药捣细罗为散,以绵裹少许,纳鼻中,日三易之。

179. 三叶木通

【药材名称】	木通。
【学名及分类】	*Akebia trifoliata* (Thunb.) Koidz.,为木通科木通属植物。
【俗　　　名】	八月瓜藤、三叶拿藤、活血藤、甜果木通、八月楂、拿藤、爆肚拿、八月瓜。
【习性及生境】	生于海拔250~2 000 m的山地沟谷边疏林或丘陵灌丛中。
【识别特征】	落叶木质藤本。茎皮灰褐色,有稀疏的皮孔及小疣点。掌状复叶互生或在短枝上的簇生;叶柄直;小叶3片,纸质或薄革质,卵形至阔卵形;侧脉每边5~6条,与网脉同在两面略凸起;总花梗纤细。萼片3,淡紫色,阔椭圆形或椭圆形;雄蕊离生,排列为杯状,花丝极短,药室在开花时内弯;萼片3,紫褐色,近圆形,先端圆而略凹入,开花时广展反折;心皮3~9枚,离生,圆柱形,直,柱头头状,具乳凸,橙黄色。果长圆形,直或稍弯,成熟时灰白略带淡紫色;种子极多数,扁卵形,种皮红褐色或黑褐色,稍有光泽。
【药用部位】	藤茎。
【采收加工】	在8—11月割取老藤,晒干或烘干。
【产地及分布】	国内分布于黄河中下游及长江流域各省(区)。湖南全省各地散见,产桑植、石门、永顺、花垣、泸溪、凤凰、新晃、洞口、芷江、新宁、武冈、通道。
【性味归经】	味苦,性寒,归心、小肠、膀胱经。
【功用主治】	清热利尿、活血通脉;主治小便短赤、淋浊、水肿、胸中烦热、咽喉肿痛、口舌生疮、风湿痹痛、乳汁不通、经闭、痛经。
【用法用量】	内服:煎汤,3~6 g;或入丸、散。

180. 白木通

【药材名称】	木通。
【学名及分类】	*Akebia trifoliata* subsp. *australis* (Diels) T. Shimizu,为木通科木通属植物。
【俗　　　名】	八月瓜藤、地海参。
【习性及生境】	生于海拔300~2 100 m的山坡灌丛或沟谷疏林中。
【识别特征】	小叶革质,卵状长圆形或卵形,先端狭圆,边通常全缘;总状花序腋生或生于短枝上。雄花:萼片紫色;雄蕊6,离生,红色或紫红色,干后褐色或淡褐色。萼片暗紫色;心皮5~7,紫色。果长圆形,熟时黄褐色;种子卵形,黑褐色。
【药用部位】	藤茎。

【采收加工】 8—11月割取老藤,晒干或烘干。

【产地及分布】 国内分布于西南及山西、河南、湖北、陕西、江苏、江西、浙江、广东、台湾。湖南全省各地散见,产石门、桑植、永顺、凤凰、溆浦、新晃、芷江、城步、宁远、宜章、浏阳、南岳。

【性味归经】 味苦,性寒,归心、小肠、膀胱经。

【功用主治】 清热利尿、活血通脉;主治小便短赤、淋浊、水肿、胸中烦热、咽喉肿痛、口舌生疮、风湿痹痛、乳汁不通、经闭、痛经。

【用法用量】 内服:煎汤,3~6 g;或入丸、散。

防己科

181. 风龙

【药材名称】 青藤。

【学名及分类】 *Sinomenium acutum* (Thunb.) Rehd. & E. H. Wilson,为防己科风龙属植物。

【俗　　名】 青风藤、青藤、大青藤。

【习性及生境】 生于林中、林缘、沟边或灌木丛中,常攀缘于树上或石山上。

【识别特征】 木质大藤本;老茎灰色,树皮有不规则纵裂纹,枝圆柱状,有规则的条纹,被柔毛至近无毛。叶革质至纸质,心状圆形至阔卵形;掌状脉5条,连同网状小脉均在下面明显凸起;叶柄有条纹,无毛或被柔毛。圆锥花序花序轴和开展、有时平叉开的分枝均纤细,被柔毛或绒毛,苞片线状披针形。萼片背面被柔毛,外轮长圆形至狭长圆形,内轮近卵形;花瓣稍肉质;心皮无毛。核果红色至暗紫色。

【药用部位】 藤茎。

【采收加工】 6—7月割取藤茎,除去细茎枝和叶,晒干,或用水润透,切段,晒干。

【产地及分布】 国内分布于华中、华东、华南、西南及陕西。湖南全省山地散见,产慈利、桑植、石门、龙山、沅陵、洪江、洞口、城步、新宁、浏阳、南岳。

【性味归经】 味苦、辛,性平,归肝、脾经。

【功用主治】 祛风通络、除湿止痛;主治风湿痹痛、历节风、鹤膝风、脚气肿痛。

【用法用量】 内服:煎汤,9~15 g;或泡酒或熬膏。外用:煎水洗。

选方

(1)治风湿痹痛:青藤根三两,防己一两。咬咀,入酒一瓶,煮饮。

(2)治关节疼痛:青藤15 g,红藤15 g。水煎服,每日1次,酒为引。

182. 轮环藤

【药材名称】 小青藤香。

【学名及分类】 *Cyclea racemosa* Oliv.,为防己科轮环藤属植物。

【俗　　名】 牵藤暗消、峨眉轮环藤。

【习性及生境】　生于林中或灌丛中。

【识别特征】　藤本。老茎木质化,枝梢纤细,有条纹,被柔毛或近无毛。叶盾状或近盾状,纸质,卵状三角形或三角状近圆形;掌状脉9~11条;叶柄较纤细,比叶片短或与之近等长,被柔毛。聚伞圆锥花序狭窄,总状花序状,密花;苞片卵状披针形,顶端尾状渐尖,背面被柔毛;花冠碟状或浅杯状;花瓣微小,常近圆形;子房密被刚毛,柱头3裂。核果扁球形,疏被刚毛,背部中肋两侧各有3行圆锥状小凸体,胎座迹明显球形。

【药用部位】　根、叶。

【采收加工】　9—11月采根,除去须根,切段,鲜用或晒干。6—8月采叶,鲜用或晒干。

【产地及分布】　国内分布于陕西、湖北、浙江、江西、广东、广西、四川、贵州。湖南全省山地散见,产石门、慈利、沅陵、永顺、芷江、新宁、江华、临武。

【性味归经】　味辛、苦,性微温,小毒。

【功用主治】　理气止痛、除湿解毒;主治胸脘胀痛、腹痛吐泻、风湿疼痛、咽喉肿痛、毒蛇咬伤、犬咬伤、痈疽肿毒、外伤出血。

【用法用量】　内服:煎汤,9~15 g。外用:捣敷。

选方

(1)治胃气痛:小青藤香6 g,青木香、木姜子、茴香根各3 g。共研末,每次用4.5 g,温酒冲服。

(2)治发痧肚痛:小青藤香根切碎或研成细末,用酒或开水吞服。成人每次1.5~3.0 g,小儿每次0.9 g。

(3)治妇女心气痛:小青藤香、地瓜根各3 g,山慈姑1.5 g,蒸烧酒15 g服。

(4)治疔癀:小青藤香根6~15 g,煎水服。

(5)治蛇咬伤:小青藤香3 g,口嚼,搽伤处。

(6)治咽喉肿痛:小青藤香、射干、玄参、板蓝根、大力子、桔梗各9 g,水煎服。

(7)治狗咬伤:小青藤香、铧头草、苦蒿各等量,捣敷患处。

(8)治外伤出血:小青藤香、草血竭各等量,研细末,撒布伤口。

183. 木防己

【药材名称】　木防己。

【学名及分类】　*Cocculus orbiculatus* (L.) DC.,为防己科木防己属植物。

【俗　　名】　土木香、牛木香、金锁匙、紫背金锁匙、百解薯、青藤根。

【习性及生境】　生于灌丛、村边、林缘等处。

【识别特征】　木质藤本;小枝被绒毛至疏柔毛,或有时近无毛,有条纹。叶片纸质至近革质,形状变异极大;掌状脉3条,在下面微凸起;叶柄被稍密的白色柔毛。聚伞花序少花,腋生,或排成多花,狭窄聚伞圆锥花序,顶生或腋生被柔毛;萼片外轮卵形或椭圆状卵形,内轮阔椭圆形至近圆形;花瓣6,下部边缘内折,抱着花丝,顶端2裂,裂片叉开,渐尖或短尖;心皮6,无毛。核果近球形,红色至紫红色;果核骨质,背部有小横肋状雕纹。

【药用部位】　根。

【采收加工】　9—10月采收,刮去粗皮,切段晒干。

【产地及分布】　国内分布于东北、华北、华中、华东及甘肃、陕西、广西、贵州、云南。湖南全省各地散见,产桑植、石门、桃源、永顺、沅陵、芷江、新宁、城步、岳阳、浏阳。

【性味归经】　味苦、辛,性寒,归膀胱、肾、脾经。

【功用主治】　祛风除湿、通经活络、解毒消肿;主治风湿痹痛、水肿、小便淋痛、闭经、跌打损伤、咽喉肿痛、疮疡肿毒、湿疹、毒蛇咬伤。

【用法用量】　内服:煎汤,5~10 g。外用:煎水熏洗;捣敷或磨浓汁涂敷。

选方

(1)治产后风湿关节痛:木防己 30 g,福建胡颓子根 15 g。酌加酒、水煎服。

(2)治风湿痛、肋间神经痛:木防己、牛膝各 15 g。水煎服。

(3)治肾炎水肿、尿路感染:木防己 9~15 g,车前子 30 g。水煎服。

(4)治血淋:木防己 60 g,蝼蛄 2 个。水煎服。

(5)治遗尿,小便涩:木防己、葵子、防风各一两。上三味,咬咀,以水五升煮取三升半,分三服,散服亦佳。

(6)治胸膈膜支饮,其人喘满,心下痞坚,面色黧黑,其脉沉紧,得之数十日,医吐下之不愈:木防己 3 两,石膏 12 枚(鸡子大),桂枝 3 两,人参 4 两。上四味以水 6 升,煮取 2 升,分温再服。

(7)治胃痛,中暑腹痛:木防己根 8 g,青木香 6 g。水煎服,或嚼服。

184. 金线吊乌龟

【药材名称】　白药子。

【学名及分类】　*Stephania cephalantha* Hayata,为防己科千金藤属植物。

【俗　　　名】　金线吊蛤蟆、独脚乌柏、铁秤砣、白药、玉笑葛藤、山乌龟。

【习性及生境】　适应性较大,既见于村边、旷野、林缘等处土层深厚肥沃的地方(块根常入土很深),又见于石灰岩地区的石缝或石砾中(块根浮露地面)。

【识别特征】　草质、落叶、无毛藤本;块根团块状或近圆锥状,褐色,生有许多突起的皮孔;小枝紫红色,纤细。叶纸质,三角状扁圆形至近圆形,边全缘或多少浅波状;叶柄纤细。雌雄花序同形,均为头状花序,具盘状花托,雄花序总梗丝状,常于腋生、具小型叶的小枝上作总状花序式排列,雌花序总梗粗壮,单个腋生;花瓣肉质,比萼片小。核果阔倒卵圆形,成熟时红色;果核背部两侧各有约 10~12 条小横肋状雕纹。

【药用部位】　块根。

【采收加工】　10—11 月采挖,切片,晒干。

【产地及分布】　国内分布于华中及陕西、江苏、安徽、浙江、福建、台湾、广东、广西、四川、贵州。湖南全省山地散见,产桑植、沅陵、永顺、花垣、芷江、新晃、凤凰、城步、新宁、道县、永兴、宜章。

【性味归经】　味苦,性凉,小毒,归肺、胃经。

【功用主治】　清热解毒、祛风止痛、凉血止血;主治咽喉肿痛、热毒痈肿、风湿痹痛、腹痛、泻痢、吐血、衄血、外伤出血。

【用法用量】　内服:煎汤,9~15 g;或入丸、散。外用:捣敷,或研末敷。

选方

(1)治风痰上壅,咽喉不利:白药三两,黑丑五钱,同炒香,去黑丑一半为末,防风末三两,和匀。每茶服一钱。

(2)治喉中热塞肿痛,散血消痰:白药、朴硝。上为末,以小管吹入喉。

(3)治眼赤肿痛不可忍:白药子半两,黄芩一钱半。上为末。每用一字,沸汤点洗之。

(4)治一切疮眼赤烂,目生翳膜,内外障疾,并小儿吐痢:白药子一两,甘草半两。上为末,用猪肝一叶批开,掺药五钱,水一大盏煮熟。食后服。

(5)治妊娠伤寒:用白药子不拘多少。为末,用鸡子清调涂在纸上,可碗口大,贴之脐下胎存处,干即以温水调之。

(6)治乳汁少:用白药子为末,每服一钱,煎猪蹄汤调下。

(7)治肺虚通身汗出不止:白药二两,甘草(炙,锉),芍药各一两。上三味,粗捣筛,每服三钱匕,水一盏,煎至七分,去滓温服。

(8)治水肿,关节炎,蛇咬伤,疮毒痈疽:山乌龟、乌金草各15 g,碧血莲24 g。共研细末。日服2~3次,每次1.5~3.0 g,温开水送下。

(9)治鹤膝风:山乌龟根120 g,大蒜1个,葱30根,韭菜蔸7个。捣烂敷患处。

(10)治无名肿毒,毒蛇咬伤:山乌龟鲜根,捣烂,外敷。或用米泔水磨汁外敷。

(11)治瘰疬疮:白药子不以多少,为末,临卧,冷米饮或冷水调下一钱服。

(12)治骨鲠入喉:白药,锉细,用米醋煎,细细吞下。

(13)治扭挫伤:山乌龟根30 g,连钱草30 g,三七草15 g。捣烂敷伤处。

(14)治衄血、汗血:白药二两半,生地黄汁三合,生藕汁一合,生姜汁少许。上四味,捣白药为末,先煎三物汁令沸,每以半盏入熟水一合,白药末二钱匕,搅匀,食后温饮之。

185. 青牛胆

【药材名称】金果榄。

【学名及分类】*Tinospora sagittata* (Oliv.) Gagnep.,为防己科青牛胆属植物。

【俗　　名】金果榄、山慈姑、九牛子等。

【习性及生境】常散生于林下、林缘、竹林及草地上。

【识别特征】草质藤本,具连珠状块根,膨大部分常为不规则球形,黄色;枝纤细,有条纹,常被柔毛。叶纸质至薄革质,披针状箭形或有时披针状戟形;掌状脉5条,连同网脉均在下面凸起;叶柄有条纹,被柔毛或近无毛。花序腋生,聚伞花序或分枝成疏花的圆锥状花序,总梗、分枝和花梗均丝状;小苞片2,紧贴花萼;花瓣肉质,常有爪,瓣片近圆形或阔倒卵形;心皮3,近无毛。核果红色,近球形;果核近半球形。

【药用部位】块根。

【采收加工】9—11月挖取块根,切片,烘干或晒干。

【产地及分布】国内分布于陕西、湖北、江西、广东、广西、四川、贵州、西藏。湖南全省山地散见,产石门、慈利、沅陵、芷江、洪江、城步、新宁、双牌、道县、邵东、南岳。

【性味归经】味苦,性寒,归肺、胃经。

【功用主治】清热解毒、消肿止痛;主治咽喉肿痛、口舌糜烂、白喉、疖腮、热咳失音、脘腹疼痛、泻痢、痈疽疔毒、毒蛇咬伤。

【用法用量】内服:煎汤,3~9 g;研末,每次1~2 g。外用:捣敷或研末吹喉。

选方

(1)治急性扁桃体炎:鲜青牛胆6 g,连翘、牛蒡子各9 g,煎服。另取青牛胆研极细末,吹喉,每日2次。

(2)治胃痛:金果榄块根3 g,两面针根1.5 g,香附块茎3 g。共研末,开水冲服,每日1剂,分3次服。

(3)治痈疖:金果榄磨水,加冰片少量,调匀搽患处。

(4)治水火烫伤:青牛胆、土大黄、生地榆各等量。研细末,麻油调,涂患处。

莲科

186. 莲

【药材名称】莲。

【学名及分类】*Nelumbo nucifera* Gaertn.，为莲科莲属植物。

【俗　　　名】莲花、芙蕖、芙蓉、菡萏、荷花。

【习性及生境】自生或栽培在池塘或水田内。

【识别特征】多年生水生草本；根状茎横生，肥厚，节间膨大，上生黑色鳞叶，下生须状不定根。叶圆形，盾状，全缘稍呈波状，上面光滑，具白粉；叶柄粗壮，圆柱形，外面散生小刺。花瓣红色，矩圆状椭圆形至倒卵形，花药条形，花丝细长，着生在花托之下；花柱极短，柱头顶生。坚果椭圆形或卵形，果皮革质，坚硬，熟时黑褐色；种子(莲子)卵形或椭圆形，种皮红色或白色。

【药用部位】种子、种皮、莲花、莲房、莲须、莲子心、荷叶、荷叶蒂、藕节。

【采收加工】种子：9—10月间果实成熟时，剪下莲蓬，剥出果实，趁鲜用快刀划开，剥去壳皮，晒干。种皮：9—10月间果实成熟时取种子，剥皮，晒干。莲花：6—7月间采收含苞未放的大花蕾或开放的花，阴干。莲房：9—10月果实成熟时，割下莲蓬，除去莲子及梗，晒干。莲须：6—8月花盛开时，采取雄蕊，阴干。莲子心：将莲子剥开，取出绿色胚(莲子心)，晒干。

【产地及分布】产于我国南北各省。湖南全省广布。

【性味归经】莲子：味甘、涩，性平，归脾、胃肾、大肠、心经。莲衣：味涩、微苦，性平，归心、脾经。莲花：味苦、甘，性平，归肝、胃经。莲房：味苦、涩，性温，归肝经。莲须：味甘、涩，性平，归心、肾经。莲子心：味苦，性寒。归心、肾经。

【功用主治】种子：养心、益肾、补脾、涩肠。种皮：清心祛火、利肠祛湿。莲须：清心、益肾、涩精、止血。莲花：活血、止血、祛湿。莲子心：清心退热、止血、涩精。荷叶：清暑利湿、止血。荷叶蒂：清暑祛湿、和血安胎。藕节：止血。

【用法用量】种子内服：煎汤，6~15 g；或入丸、散。种皮内服：煎汤，1~2 g。莲花内服：研末，1~1.5 g；煎汤，6~9 g。莲花外用：鲜者贴敷患处。莲房内服：煎汤，5~10 g；或研末。莲房外用：研末敷或煎汤熏洗。莲须内服，煎汤，3~9 g；或入丸、散。莲子心内服：煎汤，1.5~3 g；或入散剂。

种子：

(1)治脾胃虚弱，饮食不进，多困少力，中满痞噎，心忪气喘，呕吐泄泻及伤寒咳噫：莲子肉(去皮)、薏苡仁、缩砂仁、桔梗(炒令深黄色)各一斤，白扁豆(姜汁浸去皮微炒)一斤半，白茯苓、人参(去芦)、甘草(炒)、白术、山药各二斤。上为末，每服二钱，枣汤调下。小儿量岁数加减服。

(2)治久痢不止：老莲子二两(去心)，为末。每服一钱，陈米汤调下。

(3)治下痢饮食不入，俗名噤口痢：鲜莲肉一两，黄连五钱，人参五钱。水煎浓，细细与呷。

(4)治病后胃弱，不能饮食：莲肉、粳米各炒四两，茯苓二两。共为末，砂糖调和。每五六匙，白滚汤下。

(5)治小便白浊，梦遗泄精：莲肉、益智仁、龙骨(五色者)各等份。上为细末。每服二钱，空心，用清米饮调下。

(6)补益虚损：莲实(去皮)不以多少，用好酒浸一宿，入大猪肚内，用水煮熟，取出焙干。上为极细末，酒糊为丸，如鸡头大。每服五七十丸，食前温酒送下。

莲花:

(1)治坠损呕血,坠跌积血,心胃呕血不止:干荷花为末,每酒服方寸匕。

(2)治天泡湿疮:以莲花瓣贴之。

(3)治唇上生疮:以白荷花瓣贴之。

莲房:

(1)治诸窍出血:隔年莲蓬、败棕榈、头发。上药烧灰存性,等份,为末。每服二钱,煎南木香汤调下。

(2)治血崩不止,不拘冷热:莲蓬壳、荆芥穗各等份。各烧灰存性,总研末。每服二钱,米汤调服。

(3)治崩中血凝注:用干莲蓬、棕榈皮及毛各烧灰一两,香附子三钱炒。为末。每服三四钱,空心,米饮调下。

(4)治妇人经水重来:莲房、人发、棕榈、柏叶(各烧灰存性)、黄芩各等份。研末。每服二钱,米饮汤下,一日一服。

(5)治小便血淋:莲房(烧存性,为末),入麝香少许。每服二钱半,米饮调下,日二。

(6)治红白淋带:莲蓬三十个,连根连子取来。将十根连壳,用水五碗,煎三碗服之。不止,再服一剂;连服三剂。即除根。

(7)治脱肛:用莲蓬壳一对,橡椀二十个。捣碎,煎水数沸,入朴硝热淋洗。

(8)治乳裂:莲房炒研为末,外敷。

(9)治天泡湿疮:莲蓬壳。烧存性,研末,井泥调涂。

莲须:

(1)治梦遗漏精:鸡头肉末、莲花蕊末、龙骨(别研)、乌梅肉(焙干,取末)各一两。上件煎山药糊为圆,如鸡头大。每服一粒,温酒、盐汤任下,空心。

(2)治男子色欲过多,精气不固,梦遗滑脱,无子:莲花蕊十两(忌地黄,蒜),石莲子十两(去内青心,取粉),鸡头实十两(粉)。上以金樱子三斤,取霜后半黄者,木臼中转杵,却刺去子,水淘净捣烂,入砂锅水煎不绝火,约水耗半,取出滤过重煎如稀饧,入前药末,和丸桐子大。每服五十丸,空心盐汤下。

(3)治妇人血崩不止:当归、莲花心(莲花蕊)、白绵子、红花、茅花各一两。上锉如豆大,白纸裹定,泥固,炭火烧灰存性,为细末。血崩不止加麝香为引,好温酒调服。

(4)治久近痔漏三十年:莲花蕊、黑牵牛(头末)各一两半,当归五钱。为末。每空心酒服二钱。

莲子心:

(1)治太阴温病,发汗过多,神昏谵语者:玄参心三钱,莲子心五分,竹叶卷心二钱,连翘心二钱,犀角尖二钱(磨,冲),连心麦冬三钱。水煎服。

(2)治失精久虚漏泄:莲子心一撮,辰砂一分。为末。每服二钱,空心白汤下。

(3)治劳心咯血、吐血:莲子心七个,糯米二十一粒。上为末。酒调服。

(4)治吐血:糯米五钱,莲子心七枚。研末,陈墨汁丸如梧子大,童便下。

(5)治小儿呕吐:莲子心七个,丁香三个,人参三寸。上为细末,以绵裹奶状,蘸奶汁敷药末在上,令儿呷之。

三白草科

187. 蕺菜

【药 材 名 称】 鱼腥草。

【学名及分类】 *Houttuynia cordata* Thunb.,为三白草科蕺菜属植物。

【俗　　　名】 鱼腥草、狗贴耳、侧耳根。

【习性及生境】 生于沟边、溪边或林下湿地上。

【识别特征】 腥臭草本;茎下部伏地,无毛或节上被毛,有时带紫红色。叶薄纸质,有腺点,背面尤甚,卵形或阔卵形;叶柄无毛;托叶膜质。总花梗无毛;总苞片长圆形或倒卵形,顶端钝圆;雄蕊长于子房,花丝长为花药的3倍。蒴果顶端有宿存的花柱。

【药用部位】 全草。

【采收加工】 6—9月采收全草,鲜用或晒干。

【产地及分布】 国内分布于华中、华东、华南、西南及陕西南部、甘肃南部等地。湖南全省广布。

【性味归经】 味辛,性微寒,归肺、膀胱、大肠经。

【功用主治】 清热解毒、排脓消痈、利尿通淋;主治肺痈吐脓、痰热喘咳、喉蛾、热痢、痈肿疮毒、热淋。

【用法用量】 内服:煎汤,15~25 g,不宜久煎;或鲜品捣汁,用量加倍。外用:捣敷或煎汤熏洗。

选方

(1)治肺痈:鱼腥草,捣汁,入年久芥菜卤饮之。

(2)治肺痈吐脓、吐血:鱼腥草、天花粉、侧柏叶等份。煎汤服之。

(3)治咳,盗汗:鱼腥草叶60 g,猪肚1个。将鱼腥草叶放在猪肚内,炖烂。汤肉齐服,分3次服,每日服1次,3日1剂,连用3剂。

(4)治慢性气管炎:鲜鱼腥草30 g,虎杖9 g,胡颓子叶15 g。煎服,每日2~3次,10日为1个疗程。

(5)治慢性鼻窦炎:鲜鱼腥草捣烂,绞取自然汁,每日滴鼻数次。另用鱼腥草21 g,水煎服。

(6)治扁桃体炎:鲜鱼腥草、鲜筋骨草各15 g,柚子(种子)适量。共捣烂绞汁,调蜜服。

(7)治疔疮作痛:鱼腥草捣烂敷之。痛一二时,不可去草,痛后一二日即愈。

(8)治痔疮(不论内外):鱼腥草,煎汤点水酒服,连进3服。其渣熏洗患处,有脓者溃,无脓者自消。

(9)治痢疾:鱼腥草18 g,山楂炭6 g。水煎,加蜜糖服。

(10)治尿道炎,膀胱炎:鱼腥草根茎6~9 g,灯心草3~6 g。水煎服。

(11)治带下:鲜鱼腥草根30~50 g,车前草30 g。白糖适量。将上药洗净捣烂取汁,加白糖适量内服。每日2剂。

(12)治小儿脱肛:鱼腥草擂如泥,先以朴硝水洗过,用芭蕉叶托住药,坐之自愈。

188. 三白草

【药材名称】 三白草。

【学名及分类】 *Saururus chinensis* (Lour.) Baill.,为三白草科三白草属植物。

【俗 名】 塘边藕。

【习性及生境】 生于低湿沟边,塘边或溪旁。

【识别特征】 湿生草本;茎粗壮,有纵长粗棱和沟槽,下部伏地,常带白色,上部直立,绿色。叶纸质,密生腺点,阔卵形至卵状披针形,叶脉5~7条,均自基部发出;叶柄无毛,基部与托叶合生成鞘状,略抱茎。花序白色;总花梗无毛,但花序轴密被短柔毛;苞片近匙形,上部圆,无毛或有疏缘毛,下部线形,被柔毛,且贴生于花梗上;花药长圆形,纵裂,花丝比花药略长。果近球形,表面多疣状凸起。

【药用部位】 地上部分。

【采收加工】 7—10月收取地上部分,晒干。

【产地及分布】 国内分布于华中、华东、华南、西南及河北、山东。湖南全省山地散见,产张家界、新宁、江华、长沙、沅江。

【性味归经】 味甘、辛,性寒,归脾、肾、胆、膀胱经。

【功用主治】 清热利水、解毒消肿;主治热淋、血淋、水肿、脚气、黄疸、痢疾、带下、痈肿疮毒、湿疹、蛇咬伤。

【用法用量】 内服:煎汤,10~30 g;鲜品倍量。外用:鲜品捣烂外敷,或捣汁涂。

(1)治细菌性痢疾:三白草、马齿苋各30 g。煎服。

(2)治妇女湿热白带:鲜三白草150~180 g(干品减半)。水煎,冲甜酒酿汁,每日2次,空腹分服。忌食酸辣、芥菜。

(3)治痈疖初起:三白草15 g,鱼腥草30 g。煎服。另取三白草叶加桐油适量,捣烂外敷。

(4)治下肢溃疡:三白草鲜叶与腌酸梅捣烂外敷。

(5)治乳汁分泌不足:三白草30 g,猪蹄2只。水煮至肉烂,喝汤食肉。

胡椒科

189. 石南藤

【药材名称】 石南藤。

【学名及分类】 *Piper wallichii* (Miq.) Hand.-Mazz.,为胡椒科胡椒属植物。

【俗　　名】 爬岩香、巴岩香、毛山蒟。

【习性及生境】 生于林中阴处或湿润地,爬登于石壁上或树上,海拔310~2 600 m。

【识别特征】 攀援藤本;枝被疏毛或脱落变无毛,干时呈淡黄色,有纵棱。叶硬纸质,干时变淡黄色,无明显腺点,椭圆形;叶柄无毛或被疏毛;花单性,雌雄异株,聚集成与叶对生的穗状花序。花序轴被毛;苞片圆形,稀倒卵状圆形,边缘不整齐,近无柄或具被毛的短柄,盾状;花药肾形,比花丝短。雌花序比叶片短;子房离生,柱头3~4,披针形。浆果球形,无毛,有疣状凸起。

【药用部位】 茎叶或全株。

【采收加工】 8—10月割取带叶茎枝,晒干后,扎成小把。

【产地及分布】 国内分布于甘肃南部、湖北西南部、广东北部、广西、四川、贵州、云南。湖南省内产石门、慈利、桑植、张家界、永顺、新宁、东安、城步。

【性味归经】 味辛、甘,性温,归肝、肾经。

【功用主治】 祛风湿、强腰膝、补肾壮阳、止咳平喘、活血止痛;主治风湿痹痛、腰膝酸痛、阳痿、咳嗽气喘、痛经、跌打肿痛。

【用法用量】 内服:煎汤6~15 g;或浸酒、酿酒;煮汁,熬膏。外用:适量,鲜品捣敷;捣烂炒热敷;浸酒外搽。

(1)治风寒湿痹,腰膝冷痛:石南藤30 g,淫羊藿30 g,五加皮30 g,当归12 g,白芍12 g,川芎9 g。水煎,温服。

(2)治风湿腰膝痛:巴岩香、铁筷子、臭牡丹根、豨莶草各15 g。水煎服,以酒为引,日3次。

(3)治风虚,逐冷气,除痹痛,强腰膝:石南藤煎汁,同曲米酿酒饮。

(4)治瘫痪:石南藤15 g,首乌、千斤拔各30 g。水煎服。

(5)治跌打扭伤:石南藤适量。捣烂,加酒适量,蒸热,内服少许,外搽患处。

(6)治伤风:石南藤叶一二块。煮酒服之,汗如雨下即愈。

(7)治哮喘,久咳:石南藤、淫羊藿各30 g。泡酒500 g,常服,每次10 ml。

(8)治胃痛:石南藤15 g,臭胡椒15 g,良姜9 g。水煎服。

(9)治热淋茎中痛或如脓糊住马口:石南藤二钱,木贼八分,甘草一钱,八仙草二钱。水煎,点水酒服。

(10)治牙龈肿痛:石南藤茎少许。放口内嚼烂,含痛处。

(11)治风疹块:石南藤、路路通、忍冬藤各30 g。水煎,洗澡。

(12)治溃疡:鲜石南藤叶。滚米汤浸软,贴患处。

(13)治妇女会阴破裂:石南藤全草适量。煲水外洗患处,每日3次,连洗数日,能加速伤口愈合。

190. 山蒟

【药材名称】 山蒟。

【学名及分类】 *Piper hancei* Maxim.,为胡椒科胡椒属植物。

【俗　　　名】 山蒌。

【习性及生境】 生于山地溪涧边、密林或疏林中,攀缘于树上或石上。

【识别特征】 攀援藤本,除花序轴和苞片柄外,余均无毛;茎、枝具细纵纹,节上生根。叶纸质或近革质,卵状披针形或椭圆形;叶脉5~7条,最上1对互生,叶鞘长约为叶柄之半。花单性,雌雄异株,聚集成与叶对生的穗状花序。总花梗与叶柄等长或略长,花序轴被毛;苞片近圆形,近无柄或具短柄,盾状,向轴面和柄上被柔毛;雌花序于果期延长;子房近球形,离生,柱头4或稀有3。浆果球形,黄色。

【药用部位】 茎叶或根。

【采收加工】 秋季采收,茎叶切段,根切片,晒干。

【产地及分布】 国内分布于浙江、江西、福建、广东、广西、海南、贵州、云南。湖南省内产通道、浏阳。

【性味归经】 味辛,性温,归肝、肺经。

【功用主治】 祛风除湿、活血消肿、行气止痛、化痰止咳;主治风寒湿痹、胃痛、痛经、跌打损伤、风寒咳嗽、疝气痛。

【用法用量】 内服:煎汤,9~15 g,鲜品加倍;或浸酒。外用:煎水洗或鲜捣敷。

(1)治风湿痹痛:①山蒟鲜茎叶30 g。水煎服,每日1剂。②山蒟、威灵仙、秦艽、桂枝、川芎各9 g。水煎服,每日1剂。

(2)治月经不调,痛经,消化不良,胃痛,咳嗽哮喘:干山蒟根3~10 g。水煎服,日服2次。

191. 毛山蒟

【药材名称】 毛山蒟。

【学名及分类】 *Piper martinii* C. DC.,为胡椒科胡椒属植物。

【俗　　　名】 石南藤。

【习性及生境】 生于海拔250 m左右的林中、树上或石上。

【识别特征】 攀援藤本;茎通常被微毛,具纵棱,老时变黑色。叶纸质,卵状披针形或椭圆形,先端尖,基部狭,偏斜,背面被微硬毛,后变稀疏;叶柄被毛;叶鞘长为叶柄的1/4。花单性,雌雄异株,聚集成与叶对生的穗状花序。总花梗被毛;花序轴被疏毛;苞片圆形,近无柄,盾状;雄蕊3,花药肾形,2裂。苞片柄于果期不延长,被毛;子房离生,顶端尖,线形。浆果幼时顶端锥尖,成熟时近球形,无毛,有疣状凸起。

【药用部位】 全草。

【采收加工】 春、夏季采摘,鲜用或晒干。

【产地及分布】 国内分布于广东、广西、四川、贵州、云南。湖南省内产永顺、新宁、武冈。

【性味归经】 味辛,性温。

【功用主治】 主治跌打损伤、风湿关节痛、小儿疳积。

【用法用量】 内服:煎汤,6~15 g。外用:适量,鲜品捣敷。

金粟兰科

192. 草珊瑚

【药材名称】 肿节风。

【学名及分类】 *Sarcandra glabra* (Thunb.) Nakai,为金粟兰科草珊瑚属植物。

【俗　　名】 接骨金粟兰、肿节风、九节风、九节茶、满山香、九节兰、节骨茶、竹节草、九节花、接骨莲、竹节茶。

【习性及生境】 生于山坡、沟谷林下阴湿处,海拔420~1 500 m。

【识别特征】 常绿半灌木;茎与枝均有膨大的节。叶革质,椭圆形、卵形至卵状披针形,顶端渐尖,基部尖或楔形,边缘具粗锐锯齿,齿尖有一腺体,两面均无毛;叶柄基部合生成鞘状;托叶钻形。穗状花序顶生;苞片三角形;花黄绿色;雄蕊肉质,棒状至圆柱状,花药生于药隔上部之两侧,侧向或有时内向;子房球形或卵形,无花柱,柱头近头状。核果球形,熟时亮红色。

【药用部位】 全株或根。

【采收加工】 全年均可采收,鲜用或晒干。

【产地及分布】 国内分布于安徽、浙江、江西、福建、台湾、广东、广西、四川、贵州、云南。湖南全省山地广布。

【性味归经】 味辛、苦,性平,归肝、大肠经。

【功用主治】 祛风除湿、活血散瘀、清热解毒;主治风湿痹痛、肢体麻木、跌打损伤、骨折、妇女痛经、产后瘀滞腹痛、肺炎、急性阑尾炎、急性肠胃炎、菌痢、胆囊炎、脓肿、口腔炎等。

【用法用量】 内服:煎汤,9~15 g;或浸酒。外用:适量,捣敷;研末调敷;或煎水熏洗。

 选方

(1)治风湿关节痛:肿节风根、钩藤根、野鸦椿根各30 g。煎汤取汁,加入黄酒酌量,同猪脚1只炖服。

(2)治痛经:①肿节风9 g,鹿含草12 g,水煎服。②肿节风10~20 g,五味子根10 g,艾蒿5 g。水煎服,每日2次。

(3)治产后腹痛:肿节风根9 g,铁扫帚30 g,白糖、米酒各少许。水煎服。

(4)治汤、火伤:九节茶干叶研末一份,茶油两份。调匀,涂抹患处。

193. 丝穗金粟兰

【药材名称】　丝穗金粟兰。

【学名及分类】　*Chloranthus fortunei*（A. Gray）Solms，为金粟兰科金粟兰属植物。

【俗　　　名】　水晶花、四子莲。

【习性及生境】　生于山坡或低山林下阴湿处和山沟草丛中，海拔170~340 m。

【识别特征】　多年生草本，全部无毛；根状茎粗短，密生多数细长须根；茎直立，单生或数个丛生。叶对生，纸质，宽椭圆形、长椭圆形或倒卵形；侧脉4~6对，网脉明显；鳞状叶三角形；托叶条裂成钻形。穗状花序单一，由茎顶抽出；苞片倒卵形，通常2~3齿裂；花白色，有香气；子房倒卵形，无花柱。核果球形，淡黄绿色，有纵条纹，近无柄。

【药用部位】　全草或根。

【采收加工】　夏季采集，除去杂质，洗净，晒干。

【产地及分布】　国内分布于华东及湖北、广东、广西、四川、贵州等地。湖南全省各地散见，产洪江、城步、新宁、武冈、江华、宜章、南岳。

【性味归经】　味辛、苦，性平，有毒，归肺、肝经。

【功用主治】　祛风活血、解毒消肿；主治风湿痹痛、跌打损伤、疮疖癣疥、毒蛇咬伤。

【用法用量】　内服：煎汤，根3~6 g。外用：鲜全草适量，捣敷。

选方

（1）治劳瘵：每用丝穗金粟兰一斤，净洗为末，入生蜜二斤，和为膏，以器皿盛之，不得犯铁器，九蒸九曝，日一蒸曝。病人五更起，面东坐，不得语，令匙抄药，如粥服之，每服四两。服已，良久用稀粟米饮压之。药冷，服粥饮亦不可太热，或吐或下皆不妨。如久病肺损咯血，只一服愈，寻常咳嗽，血妄行，每服二匙可也。

（2）治跌打损伤后内伤腹痛呕吐：丝穗金粟兰鲜根15~18 g（干根减半），加青木香12~15 g。水煎，冲烧酒（随量），早晚空腹2次分服。

（3）治胃痛及内伤疼痛：丝穗金粟兰干根0.9~1.2 g，炒研细末吞服。

（4）治妇女干血痨：鲜丝穗金粟兰根15~18 g，水煎，冲黄酒、红糖服。

（5）治疥疮：丝穗金粟兰全草煎水洗。

（6）治风湿关节痛：丝穗金粟兰45 g，白酒500 ml，红糖95 g。浸7天后，每次服30~60 ml。

（7）治皮肤瘙痒：鲜丝穗金粟兰适量，水煎，熏洗患处。

（8）治毒蛇咬伤：丝穗金粟兰鲜叶适量，雄黄少许。捣烂敷患处。

（9）治疖肿：丝穗金粟兰鲜全草加醋捣烂，敷患处。

194. 宽叶金粟兰

【药材名称】　四大天王。

【学名及分类】　*Chloranthus henryi* Hemsl.，为金粟兰科金粟兰属植物。

【俗　　　名】　大叶及己、四块瓦、四叶对、四大金刚。

【习性及生境】　生于山坡林下阴湿地或路边灌丛中，海拔750~1 900 m。

【识别特征】　多年生草本；根状茎粗壮，黑褐色，具多数细长的棕色须根；茎直立，单生或数个丛生。叶对生，纸质，宽椭圆形、卵状椭圆形或倒卵形；叶脉6~8对；鳞状叶卵状三角形，膜质。托叶小，钻形。穗状花序顶生；苞片通常宽卵状三角形或近半圆形；花白色；子房卵形，无花柱，柱头近头状。核果球形，长约3 mm，具短柄。

【药 用 部 位】 全草或根。

【采 收 加 工】 7—9月采收,分别晒干。

【产地及分布】 国内分布于西南及陕西、甘肃、安徽、浙江、江西、福建、湖北。湖南全省山地广布。

【性 味 归 经】 味辛,性温,有毒。

【功 用 主 治】 祛风除湿、活血散瘀、解毒;主治风湿痹痛、肢体麻木、风寒咳嗽、跌打损伤、疮肿及毒蛇咬伤。

【用 法 用 量】 内服:煎汤,3~10 g;或浸酒。外用:捣敷。

选方

治疮肿,毒蛇咬伤,马蜂刺伤:四大天王根10 g,七叶一枝花15 g,水煎服,并外用适量,捣烂敷局部。敷治毒蛇咬伤时,伤口要暴露,不能封口。

195. 及己

【药 材 名 称】 及己。

【学名及分类】 *Chloranthus serratus* (Thunb.) Roem. et Schult.,为金粟兰科金粟兰属植物。

【俗　　　名】 獐耳细辛、四叶细辛、四大王、四叶金、四叶箭、四大天王、四大金刚、四叶对、四块瓦。

【习性及生境】 生于山地林下湿润处和山谷溪边草丛中,海拔280~1 800 m。

【识 别 特 征】 多年生草本;根状茎横生,粗短,生多数土黄色须根;茎直立,单生或数个丛生,具明显的节,无毛,下部节上对生2片鳞状叶。叶对生,纸质,椭圆形、倒卵形或卵状披针形;侧脉6~8对;叶柄长8~25 mm;鳞状叶膜质,三角形;托叶小。穗状花序顶生,偶有腋生,单一或2~3分枝;苞片三角形或近半圆形,通常顶端数齿裂;花白色;药隔长圆形,3药隔相抱,中央药隔向内弯;子房卵形,无花柱,柱头粗短。核果近球形或梨形,绿色。

【药 用 部 位】 根。

【采 收 加 工】 春季开花前采挖,去掉茎苗、泥沙,阴干。

【产地及分布】 国内分布于江苏、安徽、浙江、江西、福建、湖北、广东、广西、四川。湖南全省广布。

【性 味 归 经】 味苦,性平,有毒,归肝经。

【功 用 主 治】 活血散瘀、祛风止痛、解毒杀虫;主治跌打损伤、骨折、经闭、风湿痹痛、疗疮疖肿、疥癣、皮肤瘙痒、毒蛇咬伤。

【用 法 用 量】 外用:适量,捣敷或煎水熏洗。内服:煎汤,1.5~3.0 g;或泡酒;或入丸、散。

选方

(1)治小儿惊风:及己根3 g,钩藤2.4 g。水煎涂母乳上,供小儿吮吸。

(2)治头痛:及己鲜草9 g。水煎服。

(3)治风湿痛:及己根30 g,浸白酒120 g。每日早、晚各服一次,每次3 g。

(4)治跌打损伤:及己全草3~9 g。水煎服;外用鲜根捣敷。

(5)治痈疽恶毒:及己全草3~9 g。水煎服。

196. 多穗金粟兰

【药 材 名 称】 多穗金粟兰。

【学名及分类】 *Chloranthus multistachys* S. J. Pei,为金粟兰科金粟兰属植物。

【俗　　　名】 四块瓦、大四块瓦、四大天王、白毛七。

【习性及生境】 生于山坡林下阴湿地和沟谷溪旁草丛中,海拔400~1 650 m。

【识别特征】 多年生草本,根状茎粗壮,生多数细长须根;茎直立,单生。叶对生,坚纸质,椭圆形至宽椭圆形,顶端渐尖,基部宽楔形至圆形,边缘具粗锯齿或圆锯齿,齿端有一腺体,腹面亮绿色,背面沿叶脉有鳞屑状毛,有时两面具小腺点;侧脉6~8对,网脉明显;穗状花序多条,粗壮,顶生和腋生;苞片宽卵形或近半圆形;花小,白色,排列稀疏;雄蕊着生于子房上部外侧;药隔与药室等长或稍长,稀短于药室;子房卵形,无花柱,柱头截平。核果球形,绿色,具柄,表面有小腺点。

【药用部位】 全草、根及根茎。

【采收加工】 春、夏、秋季采收。

【产地及分布】 国内分布于甘肃、安徽、江苏、江西、福建、河南、湖北、湖南、广东、广西、四川、贵州、陕西。湖南省内分布于炎陵、平江、宜章、邵阳、洞口、城步、石门、慈利、沅陵、龙山、桑植、张家界等地。

【性味归经】 味苦、辛,性微温,有小毒,归肝、胃经。

【功用主治】 活血散瘀、接骨续筋、解毒消肿、止痒;主治跌打瘀肿、骨折、痈疮肿毒、毒蛇损伤、皮肤瘙痒。

【用法用量】 内服:煎汤,6~10 g;或浸酒。外用:适量,捣敷;或煎水熏洗。

选方

(1)治跌打损伤:四叶细辛(多穗金粟兰的全草或根及根茎)根磨酒外搽;或配落新妇、檵木捣烂加醋少量外敷。

(2)治咽喉肿痛:多穗金粟兰根配朱砂根、牛子、淘米水。磨汁含漱,并可内服少量。

(3)治急性乳腺炎、毒蛇咬伤:多穗金粟兰根配七叶一枝花、雄黄适量。磨酒搽。

马兜铃科

---

197. 细辛

【药材名称】 细辛。

【学名及分类】 *Asarum heterotropoides* F. Schmidt,为马兜铃科细辛属植物。

【俗　　名】 辽细辛、北细辛、烟袋锅花。

【习性及生境】 生于山坡林下、山沟土质肥沃而阴湿地上。

【识别特征】 多年生草本;根状茎横走,根细长。叶卵状心形或近肾形,顶端圆形,叶面在脉上有毛,叶背毛较密;芽苞叶近圆形。花紫棕色;花被管壶状或半球状,花被裂片三角状卵形;雄蕊着生于子房中部,花丝常较花药稍短,药隔不伸出;子房半下位或几近上位,近球形,花柱6,顶端2裂,柱头侧生。果半球状。

【药用部位】 带根全草。

【采收加工】 9月中旬挖出全部根系,放阴凉处阴干。

【产地及分布】 国内分布于华东及陕西、河南、湖北、四川。湖南省内产石门、龙山。

【性味归经】 性辛、温,归心、肺、肾经。

【功用主治】 祛风散寒、止痛、温肺祛痰。

【用法用量】 内服:煎汤,1.5~9.0 g;研末,1~3 g。外用:适量,研末吹鼻、塞耳、敷脐;或煎水含漱。

选方

(1)治风寒在脑,或感湿邪头痛头晕及眉棱眼眶痛者:川芎三钱,细辛(洗去土)、白术各三钱,甘草一钱。水二盏,姜三片,煎八分,食远服。

（2）治因风眉骨痛不止者：川乌、草乌各一钱（此二味俱用童便浸二宿），细辛、羌活、片芩（酒拌炒）、甘草（炙）各半钱。上为细末，分二服，清茶调下。

（3）治上气不得息卧，喉中如水鸡声，气欲绝：麻黄四两（去节），细辛二两，五味子半升，桂心、干姜各一两，半夏八枚（洗去滑）。上六味切，以水一斗，煮取三升，绞去滓，适寒温，服一升。投杯则卧。令人汗出不得卧，勿怪。亦可从五合，不知稍增，日再。

（4）治肺寒卒咳嗽：细辛半两（捣为末），杏仁半两（汤浸，去皮尖，双仁，麸炒微黄，研如膏）。上件药，于铛中熔蜡半两，次下酥一分，入细辛、杏仁，丸如羊枣大。不计时，以绵裹一丸，含化咽津。

（5）治卒暴中风，昏塞不省，牙关紧急，药不得下咽者：细辛（洗去土、叶），猪牙皂角（去子），上各一钱，研为细末，每用少许，以纸捻蘸药入鼻，俟喷嚏，然后进药。

（6）治鼻塞，不闻香臭：细辛（去苗叶）、瓜蒂各一分。上二味，捣罗为散，以少许吹鼻中。

（7）治牙齿痛久不差：细辛（去苗叶）、荜拨，上二味等份，粗捣筛。每用一钱匕，水一盏，煎十数沸，热漱冷吐。

（8）治口舌生疮：用细辛、黄连等份为末。先以布巾揩净患处，掺药在上，涎出即愈。

（9）治口臭：细辛一两，甘草一两（炙微赤，锉），桂心一两。上件药，捣细罗为散。每服不计时候，以热水调下一钱。

（10）治雀目，不计大人小儿，久患不瘥：细辛、地肤子、决明子、松脂，以上各二两。上件药，捣细罗为散。每于食后，以竹叶汤调下一钱。

（11）治卒耳聋：细辛一分，蒲黄一分，杏仁三分（汤浸，去皮尖，双仁），曲末三分（微炒）。上件药，捣罗为末，研杏仁如膏，合和，捻如枣核大。绵裹塞耳中，一日一易，以差为度。

（12）治聤耳，耳中痛，脓血出：细辛（去苗，锉）、附子（炮裂，去皮脐）各一分。上二味，捣罗为散，以葱汁和一钱匕，绵裹塞耳中。

（13）治蛇伤：用细辛、白芷各五钱，雄黄二钱半，为末，入麝香少许。每服二钱，温酒调服。

（14）治神经性皮炎：鲜细辛适量，洗净，捣烂成糊状，涂患处，每日2次。

猕猴桃科

198. 毛花猕猴桃

【药材名称】　毛冬瓜。

【学名及分类】　*Actinidia eriantha* Benth.，为猕猴桃科猕猴桃属植物。

【俗　　　名】　毛花杨桃、白藤梨。

【习性及生境】　生于海拔250~1 000 m山地上的高草灌木丛或灌木丛林中。

【识别特征】　大型落叶藤本；小枝、叶柄、花序和萼片密被乳白色或淡黄色直展的绒毛或交织压紧的绵毛；叶片软纸质，卵形至阔卵形，顶端短尖至短渐尖，基部圆形、截形或浅心形，边缘具硬尖小齿，腹面草绿色，背面粉绿色，横脉发达，显著可见，网状小脉较疏，较难观察；叶柄短且粗，聚伞花序简单，花序柄长苞片钻形，萼片淡绿色，瓢状阔卵形，花瓣顶端和边缘橙黄色，中央和基部桃红色，倒卵形，花丝纤细，浅红色，花药黄色，长圆形，子房球形，果柱状卵珠形。

【药用部位】　根及根皮、藤、枝叶。

【采收加工】　根及根皮：根四季均可采，洗净鲜用，或切片，晒干。枝叶：夏、秋季采叶，鲜用或晒干。

【产地及分布】　国内分布于湖北、浙江、江西、福建、广东、广西、贵州。湖南省内产溆浦、新晃、芷江、洞口、新宁、通道、江华、炎陵、桂东、资兴、宜章、茶陵。

【性味归经】 根及根皮:味淡、微辛,性寒。藤:味甘,性寒。枝叶:味微苦、涩,性凉。

【功用主治】 根:解毒消肿、清热利湿;主治热毒痈肿、乳痈、肺热失音、湿热痢疾、淋浊、带下、风湿痹痛、胃癌、食管癌、乳腺癌。根皮:外用治跌打损伤。藤:和中开胃、清热利湿;主治消化不良、反胃呕吐、黄疸、石淋。枝叶:清热解毒、散瘀、止血,主治痈疮肿毒、烫伤、风湿关节痛,外伤出血。

【用法用量】 根及根皮内服:煎汤,30~60 g。根及根皮外用:捣敷。枝叶外用:捣敷。

根及根皮:

(1)治肺热失音:毛花杨桃鲜根30 g。水煎,调冰糖服。

(2)治痢疾:毛花杨桃根30 g,盐肤木根15 g,覆盆子根9 g。水煎,去渣,取汤煮鸡蛋1个服。

(3)治湿热带下,淋浊:毛花杨桃鲜根60 g,苎麻鲜根30 g。水煎服。

(4)治痧气:毛冬瓜根30 g,荔枝60 g,鸡蛋2个。加烧酒1杯,水煎,食蛋和汁。

(5)治跌打损伤:毛冬瓜根皮捣烂外敷包扎。另取根120~240 g,水煎服。

(6)治胃癌,鼻咽癌,乳癌:毛花杨桃鲜根75 g。水煎服,15~20日为1个疗程,休息几日后再服,连服4个疗程。

199. 中华猕猴桃

【药材名称】 猕猴桃。

【学名及分类】 *Actinidia chinensis* Planch.,为猕猴桃科猕猴桃属植物。

【俗   名】 阳桃、羊桃、羊桃藤、藤梨、猕猴桃等。

【习性及生境】 生于海拔200~600 m低山区的山林中,一般多出现于高草灌丛、灌木林或次生疏林中,喜欢腐殖质丰富、排水良好的土壤;分布于较北的地区者喜生于温暖湿润,背风向阳环境。

【识别特征】 大型落叶藤本;幼一枝或厚或薄地被有灰白色茸毛或褐色长硬毛或铁锈色硬毛状刺毛,老时秃净或留有断损残毛;皮孔长圆形,比较显著或不甚显著;髓白色至淡褐色,片层状。叶纸质,倒阔卵形至倒卵形或阔卵形至近圆形,花柱狭条形。果黄褐色,近球形、圆柱形、倒卵形或椭圆形,是中国特有的藤本果种,其浑身布满细小绒毛。

【药用部位】 果实、根、藤、枝叶。

【采收加工】 果实:8—9月果实成熟时采收,鲜用或晒干。根:全年均可采,切段,晒干或鲜用。宜在栽种10年后轮流适当采挖。藤:全年均可采,鲜用或晒干,或鲜品捣敷汁。枝叶:6—7月采收,鲜用或晒干。

【产地及分布】 国内分布于华中及陕西、江苏、安徽、浙江、福建、广东、广西、四川、贵州、云南。湖南全省山地分布。

【性味归经】 味酸、甘,性寒,归胃、肝、肾经。

【功用主治】 解热、止渴、健胃、通淋;主治烦热、消渴、肺热咳嗽、消化不良、湿热黄疸、石淋、痔疮。

【用法用量】 果实内服:煎汤,30~60 g;或生食,或榨汁饮。根内服:煎汤,30~60 g。根外用:捣敷。藤外用:焙干,研末,撒敷患处。枝叶外用:研末或捣敷。

果实:

(1)治消渴:猕猴桃果60 g,天花粉30 g。水煎服。

(2)治消化不良:洋桃果、炒山楂各15 g。煎服。

(3)治偏坠:猕猴桃30 g,金柑根9 g。水煎去渣,冲入烧酒60 g,分2次内服。

（4）治肝硬化腹水：洋桃果、半边莲各30 g，大枣10枚。煎服。

根：

（1）治急性肝炎：猕猴桃根120 g，红枣12枚。水煎当茶饮。

（2）治黄疸：猕猴桃根30 g，茜草15 g，淡竹叶6 g，苍耳子根9 g，小蓟15 g。水煎服。

（3）治淋浊，带下：猕猴桃根30~60 g，苎麻根等量。酌加水煎，日服2次。

（4）治水肿：猕猴桃根15 g，大腹皮15 g，白术15 g。水煎服。

（5）治丝虫病：猕猴桃根30~60 g。水煎取汁，调猪瘦肉汤或鸡汤服。

（6）治瘰疬：猕猴桃根60 g，蚤休6 g，鸡蛋4个。加水共煮，等鸡蛋快熟时，沸1次，加1盅酒，共加7次。每日早晨空腹吃鸡蛋1个，并喝汤少量。

（7）治颈淋巴结结核：猕猴桃根30 g，海藻、黄药子、夏枯草各9 g。水煎服。

（8）治胃肠肿瘤，乳腺癌：猕猴桃根75 g，水1 000 ml，煎3 h以上。每日1剂，10~15日为1个疗程。休息数日再服，共4个疗程。

（9）治乳腺癌：猕猴桃根、野葡萄根各30 g，八角金盘、生南星各3 g。水煎服，每日1剂。

（10）治肝癌与食管癌：鲜猕猴桃根60~120 g，鸡肉或猪瘦肉30 g。水煎，服汤与肉。每日1剂。

枝叶：

（1）治妇人乳痈：鲜猕猴桃叶一握，和适当的酒糟、红糖捣烂，加热外敷，每日早晚各换1次。

（2）治烫伤：猕猴桃叶，捣烂，加石灰少许，敷患处。

（3）治风湿关节痛：猕猴桃叶加小荆芥、牛膝，研烂，拌石灰少许，敷患处。

（4）治外伤出血：洋桃叶、苎麻根等量，共研细末，外敷伤口，压迫止血。

200. 黄毛猕猴桃

【药材名称】 黄毛猕猴桃。

【学名及分类】 *Actinidia fulvicoma* Hance，为猕猴桃科猕猴桃属植物。

【俗　　　名】 阳桃、藤梨、猕猴桃。

【习性及生境】 生于海拔130~400 m山地疏林中或灌丛中。

【识别特征】 中型半常绿藤本；着花小枝密被黄褐色绵毛或锈色长硬毛，有稀疏细小皮孔，皮孔小且疏，很不显著；髓白色，片层状。叶纸质至亚革质，卵形，基部通常浅心形，边缘具睫状小齿，腹面绿色，密被糙伏毛或蛛丝状长柔毛；叶柄较粗厚，密被黄褐色绵毛或锈色长硬毛。聚伞花序密被黄褐色绵毛；苞片钻形；花白色，半开展；萼片卵形至长方长卵形，外面被绵毛，内面无毛或中部薄被绒毛；花瓣无毛，倒卵形至倒长卵形；花药黄色，卵状箭头形；子房球形，密被黄褐色绒毛，花柱斜举。果卵珠形至卵状圆柱形，幼时被绒毛，成熟后秃净，暗绿色，具斑点，宿存萼片反折。

【药用部位】 果实、根、藤、枝叶。

【采收加工】 果实：8—9月果实成熟时采收，鲜用或晒干。根：全年均可采，切段，晒干或鲜用。宜在栽种10年后轮流适当采挖。藤：全年均可采，鲜用或晒干，或鲜品捣敷汁。枝叶：6—7月采收，鲜用或晒干。

【产地及分布】 国内分布于华中及陕西、江苏、安徽、浙江、福建、广东、广西、四川、贵州、云南。湖南省内分布于炎陵、隆回、绥宁、新宁、城步、武冈、宜章、桂东、资兴、东安、江华、怀化、会同、洪江。

【性味归经】 味酸、甘，性寒，归胃、肝、肾经。

【功用主治】 解热、止渴、健胃、通淋;主治烦热、消渴、肺热咳嗽、消化不良、湿热黄疸、石淋、痔疮。

【用法用量】 果实内服:煎汤,30~60 g;或生食,或榨汁饮。根内服:煎汤,30~60 g。根外用:捣敷。藤外用:焙干,研末,撒敷患处。枝叶外用:研末或捣敷。

201. 革叶猕猴桃

【药 材 名 称】 革叶猕猴桃。

【学名及分类】 *Actinidia rubricaulis* var. *coriacea*(Fin. & Gagn.) C. F. Liang,为猕猴桃科猕猴桃属植物。

【俗　　　名】 胶果藤、马奶子。

【习性及生境】 生于海拔1 000 m以上山地阔叶林中。

【识 别 特 征】 攀缘灌木。枝红褐色,无毛,具皮孔;叶厚革质,长圆形至卵状长圆形。柄无毛。花生于无叶小枝或幼枝条无叶部分,花梗无毛。萼片卵形,外面无毛,内生白色短柔毛,边缘具缘毛。花瓣红色,边缘淡白色或淡黄色,近圆形;花丝红色,花药黄色。花红色,萼片外面无毛,内面有时有白色短柔毛。浆果长卵形或球形,褐色,成熟时无毛,有斑点。子房圆锥状,密生白色短绒毛,花柱丝状。浆果卵形或球形,褐色,成熟时无毛,有斑点。

【药 用 部 位】 果实、根。

【采 收 加 工】 果实:秋季采果,晒干。根:秋季采挖,洗净,晒干。

【产地及分布】 国内分布于安徽、湖北、江西、广东、广西、四川、贵州、云南。湖南省内产石门、慈利、桑植、永顺、张家界、古丈、沅陵。

【性 味 归 经】 果实:味酸、涩,性温;根:味苦,性温。

【功 用 主 治】 果实:主治肿瘤。根:活血止痛、止血;主治跌打损伤、腰痛、内伤吐血。

【用 法 用 量】 果实内服:浸酒,30~60 g;或捣取汁饮。

(1)治肿瘤:革叶猕猴桃果适量,捣茸,取汁内服。

(2)治跌打吐血:革叶猕猴桃根15 g,苦荞头、三百棒、金钱草各9 g。泡酒服。

五列木科

202. 厚皮香

【药 材 名 称】 厚皮香。

【学名及分类】 *Ternstroemia gymnanthera*(Wight et Arn.) Bedd.,为五列木科厚皮香属植物。

【俗　　　名】 白花果、称杆红。

【习性及生境】 多生于海拔200~1 400 m的山地林中、林缘路边或近山顶疏林中。

【识 别 特 征】 灌木或小乔木,全株无毛;树皮灰褐色,平滑;嫩枝浅红褐色或灰褐色,小枝灰褐色。叶革质或薄革质,通常聚生于枝端,顶端短渐尖或急窄缩成短尖,尖头钝,基部楔形,边全缘,稀有上半部疏生浅疏齿,齿尖具黑色小点,上面深绿色或绿色,有光泽,下面浅绿色,干后常呈淡红褐色。两性花:小苞片三角形或三角状卵形,顶端尖,边缘具腺状齿突;花瓣淡黄白色,倒卵形,顶端圆,常有微凹;子房圆卵形。果实圆球形,种子肾形,成熟时肉质假种皮红色。

【药用部位】 全株。

【采收加工】 全年均可采收,切碎,晒干或鲜用。

【产地及分布】 国内产于安徽、浙江、江西、湖南、湖北、四川、贵州、云南、福建、广东、广西。湖南省内散布。

【性味归经】 味苦,性凉、小毒,归心、胃经。

【功用主治】 清热解毒、散瘀消肿;主治疮痈肿毒、乳痈。

【用法用量】 外用:适量,鲜品捣敷或擦患处。内服:煎汤,6~10 g。

治感冒:厚皮香(全株)3~9 g,土荆芥12 g。煎服。

203. 翅柃

【药材名称】 翅柃。

【学名及分类】 *Eurya alata* Kobuski,为五列木科柃属植物。

【俗　　名】 山桂花。

【习性及生境】 生于海拔400~1 600 m的山坡林下。

【识别特征】 灌木,全株均无毛;顶芽披针形,渐尖,无毛。叶革质,长圆形或椭圆形,顶端窄缩呈短尖,尖头钝,或偶有为长渐尖,基部楔形,边缘密生细锯齿,上面深绿色,有光泽,下面黄绿色,中脉在上面凹下,下面凸起,侧脉6~8对,在上面不甚明显,偶有稍凹下,在下面通常略隆起。雄蕊约15枚,花药不具分格,退化子房无毛。雌花的小苞片和萼片与雄花同;果实圆球形,成熟时蓝黑色。

【药用部位】 茎、叶、果。

【采收加工】 夏秋采集,晒干或鲜用。

【产地及分布】 国内分布于华中、华东、华南、陕西、四川、贵州等地。湖南省内主要分布于衡山、宜章、平江、桑植、永顺、石门、炎陵。

【性味归经】 味咸、性平,归肝经。

【功用主治】 理气活血、消瘀止痛、消肿;主治跌打损伤、肿痛。

【用法用量】 外用:适量,捣烂敷患处。

204. 细枝柃

【药材名称】 细枝柃。

【学名及分类】 *Eurya loquaiana* Dunn,为五列木科柃属植物。

【俗　　名】 阿里山尾尖叶柃、尖尾锐叶柃。

【习性及生境】 多生于海拔400~2 000 m的山坡沟谷、溪边林中或林缘以及山坡路旁阴湿灌丛中。

【识别特征】 灌木或小乔木,树皮灰褐色或深褐色,平滑;枝纤细,嫩枝圆柱形,黄绿色或淡褐色,密被微毛。叶薄革质,窄椭圆形或长圆状窄椭圆形,有时为卵状披针形,有时为阔楔形。花朵簇生于叶腋,花梗被微毛。雄花:卵圆形;萼片卵形或卵圆形;顶端钝或近圆形;花瓣白色,倒卵形;雄蕊花药不具分格,退化子房无毛。雌花花瓣白色,子房卵圆形,无毛。果实圆球形,成熟时黑色;种子肾形,稍扁,暗褐色,有光泽,表面具细蜂窝状网纹。

【药 用 部 位】　茎、叶。

【采 收 加 工】　全年均可采,鲜用或晒干。

【产地及分布】　国内产于河南、安徽、浙江、江西、湖南、湖北、四川、贵州、云南、福建、台湾、广东、广西、海南。湖南省内广布。

【性 味 归 经】　味微辛、微苦,性平。

【功 用 主 治】　祛风通络、活血止痛;主治风湿痹痛、跌打损伤。

【用 法 用 量】　内服:煎汤,6~15 g。外用:适量,鲜品捣敷。

山茶科

205. 木荷

【药 材 名 称】　木荷。

【学名及分类】　*Schima superba* Gardn.et Champ.,为山茶科木荷属植物。

【俗　　　名】　何树、荷木树。

【习性及生境】　生于向阳山地杂木林中。

【识 别 特 征】　大乔木,嫩枝通常无毛。叶革质或薄革质,椭圆形,先端尖锐,有时略钝,基部楔形,上面干后发亮,下面无毛,侧脉7~9对,在两面明显,边缘有钝齿。花生于枝顶叶腋,常多朵排成总状花序,白色,花柄纤细,无毛;苞片2,贴近萼片,早落;萼片半圆形,外面无毛,内面有绢毛;花瓣最外1片风帽状,边缘多少有毛;子房有毛。

【药 用 部 位】　根皮、叶。

【采 收 加 工】　全年均可采收,晒干。

【产地及分布】　国内分布于江苏、安徽、浙江、江西、福建、台湾、湖南、广东、四川、贵州、云南等地。湖南省内散布。

【性 味 归 经】　味苦、涩,性平,归肝、胃经。

【功 用 主 治】　凉血止血、活血调经、收敛解毒;主治牙痛、疮漏、痈肿疮疡、月经不调。

【用 法 用 量】　外用:适量,捣敷。

206. 银木荷

【药 材 名 称】　银木荷。

【学名及分类】　*Schima argentea* E. Pritz.,为山茶科木荷属植物。

【俗　　　名】　竹叶木荷。

【习性及生境】　生于900~3 000 m的山坡、林地。

【识 别 特 征】　乔木,嫩枝有柔毛,老枝有白色皮孔。叶厚革质,长圆形或长圆状披针形,先端尖锐,基部阔楔形,上面发亮,下面有银白色蜡被,有柔毛或秃净,侧脉7~9对,在两面明显,全缘。花数朵生枝顶,花柄有毛;苞片2,卵形,有毛;萼片圆形,外面有绢毛;花瓣最外1片较短,有绢毛。

【药 用 部 位】　全株。

【采收加工】 秋季采集。洗净、切段、晒干。

【产地及分布】 国内产于四川、湖南、云南、贵州、广西、广东等地。湖南省内散布。

【性味归经】 味苦,性平、有毒,归大肠经。

【功用主治】 清热止痢、驱虫;主治痢疾、蛔虫、绦虫病。

【用法用量】 内服:煎汤3~9 g。

治痢疾:银木荷适量。水煎服。

207. 茶

【药材名称】 茶。

【学名及分类】 *Camellia sinensis*（L.) O. Kuntze.,为山茶科山茶属植物。

【俗　　名】 槚、茗、荈。

【习性及生境】 多见于山地疏林。

【识别特征】 灌木或小乔木,嫩枝无毛。叶革质,长圆形或椭圆形,先端钝或尖锐,基部楔形,上面发亮,下面无毛或初时有柔毛,侧脉边缘有锯齿,叶柄无毛。花腋生,白色;苞片2片,早落;萼片5片,阔卵形至圆形,无毛,宿存;花瓣5~6片,阔卵形,基部略连合,背面无毛,有时有短柔毛;子房密生白毛;花柱无毛,先端3裂。蒴果3球形或1~2球形,每球有种子1~2粒。

【药用部位】 叶、种子。

【采收加工】 叶:4—6月采。果:秋成熟时采收。

【产地及分布】 国内分布于河南、陕西、安徽、江苏、浙江、江西、湖南、湖北、四川、贵州、云南、西藏、福建、台湾、广东、广西。湖南省内散布。

【性味归经】 茶子:味苦、有毒,性凉。茶叶:味苦、甘,性凉,归心、肺、胃、肾经。

【功用主治】 茶子:降火消痰平喘;主治痰热咳嗽、头脑鸣响。茶叶:清头目、除烦渴、消食、化痰、利尿、解毒活血、止血、杀虫止痒;主治头痛、目晕、目赤、多睡善寐、感冒、心烦口渴、食积、口臭、痰喘、小便不利、喉肿、水、火烫伤。外用能治跌打伤肿、出血。

【用法用量】 茶子:内服0.5~1.5 g,或入丸、散。外用研末吹鼻。茶叶:内服煎汤,3~10 g,或入丸、散,沸水泡;外用研末调敷,或鲜品捣敷。

选方

(1)治痰喘:茶种子适量,研末,喘时服1 g。

(2)治头脑鸣响,状如虫蛀:茶子为末,吹入鼻中,取效。

(3)治食积:干嫩茶叶9 g。泡水服。

(4)治肿毒:鲜茶叶捣烂敷患处。

(5)治腰痛难转:煎茶五合,投醋二合。顿服。

208. 山茶

【药材名称】 山茶。

【学名及分类】 *Camellia japonica* L.,为山茶科山茶属植物。

【俗　　名】 洋茶、茶花、晚山茶、耐冬、山椿、薮春、曼陀罗、野山茶等。

【习性及生境】	栽培植物。
【识别特征】	常绿灌木或小乔木,嫩枝无毛。叶革质,椭圆形。叶柄无毛。花顶生,红色,无柄;苞片及萼片外面有绢毛,脱落;花瓣6~7片,外侧2片近圆形,几离生,外面有毛,倒卵圆形,无毛;雄蕊3轮,外轮花丝基部连生,无毛;内轮雄蕊离生,稍短,子房无毛,花柱先端3裂。蒴果圆球形,2~3室,每室有种子1~2个。
【药用部位】	花、根、叶、种子。
【采收加工】	花:4—5月花朵盛开期分批采收,晒干或烘干。在干燥过程中,要少翻动,避免破碎或散瓣。根:9—11月采挖,晒干。叶:6—9月采收,鲜用或晒干去。种子:10月采成熟果实,取种子,晒干。
【产地及分布】	全国各地普遍栽培,浙江、山东等地有野生。湖南全省各地庭园栽培。
【性味归经】	花:味甘、苦、辛,性凉。归肝、肺、大肠经。根:味苦、辛,性平,归胃、肝经。叶:味苦、涩,性寒,归心经。种子:味甘,性平。
【功用主治】	花:凉血止血、散瘀消肿;主治吐血、衄血、咯血、便血、痔血、赤白痢、血淋、血崩、带下、烫伤、跌打损伤。根:散瘀消肿、消食;主治跌打损伤、食积腹胀。叶:清热解毒、止血;主治痈疽肿毒、烫火伤、出血。种子:去油垢,主治发多油腻。
【用法用量】	花内服:煎汤,5~10 g;或研末。花外用:研末麻油调涂,生用长于散瘀,炒用偏于止血。根内服:煎汤,15~30 g。叶内服:煎汤,6~15 g。叶外用:鲜品捣敷或研末调涂。种子外用:研末掺。

花:

(1)治吐血咳嗽:宝珠山茶,瓦焙黑色,调红砂糖,日服不拘多少。

(2)治血痢:大红宝珠山茶花阴干,为末,加白糖拌匀,饭锅上蒸四次服。

(3)治乳头开花欲坠,疼痛异常:宝珠山茶焙,研为末,用麻油调敷。

(4)治白带:鲜白茶花、锦鸡儿各30 g,鲜玉簪花、三白草各15 g,白及60 g。炖猪膀胱服。

(5)治尘埃沙石入眼:山茶花(去蒂)10个,鼠粘子一钱。上二味为末,服二三匕妙。

叶:

治痈疽肿毒:鲜山茶叶适量。捣烂外敷。

种子:

治妇人发腻:山茶子研末,掺之。

209. 油茶

【药材名称】	油茶。
【学名及分类】	*Camellia oleifera* Abel,为山茶科山茶属植物。
【俗　　　名】	油茶树。
【习性及生境】	生于山坡灌木丛中。
【识别特征】	灌木或中乔木;嫩枝有粗毛。叶革质,椭圆形,长圆形或倒卵形,先端尖而有钝头,有时渐尖或钝,基部楔形,上面深绿色,发亮,中脉有粗毛或柔毛,下面浅绿色,无毛或中脉有长毛,侧脉边缘有细锯齿,有时具钝齿,叶柄有粗毛。花顶生,近于无柄,苞片与萼片由外向内逐渐增大,阔卵形,背面有贴紧柔毛或绢毛,花后脱落,花瓣白色,倒卵形,有时较短或更长,花药黄色,背部着生;子房有黄长毛,3~5室。蒴果球形或卵圆形。
【药用部位】	花、叶、根、种子。

【采收加工】　油茶根、油茶叶:全年均可采收,鲜用或晒干。油茶子:9至10月份成熟时采收。油茶花:11至12月采收。

【产地及分布】　国内分布于江苏、浙江、安徽、湖南、湖北、福建、江西、河南、广西、广东、四川、云南、甘肃等地。湖南全省广布。

【性味归经】　油茶子:味苦、甘,性温。油茶叶:苦,平。油茶花:苦,微寒。油茶根:苦,平,归肝、胃经。

【功用主治】　油茶子:主治气滞腹痛、肠燥便秘、杀虫。油茶叶:收敛止血、解毒;主治鼻衄、皮肤溃烂瘙痒、疮疽。油茶花:主治吐血、衄血、便血、子宫出血。油茶根:主治咽喉肿痛、胃痛、牙痛、跌打伤痛。

【用法用量】　油茶子内服:煎汤,6~10 g;或入丸、散。油茶子外用:煎水洗或研末调涂。油茶叶内服:煎汤,15~30 g。油茶叶外服:煎汤洗或鲜品捣敷。油茶花内服:煎汤,3~10 g。油茶花外用:研末,麻油调敷。油茶根内服:煎汤,15~30 g。油茶根外用:研末或烧灰研末,调敷。

选方

(1)治大便秘结:油茶子10 g,火麻仁12 g,共捣烂,水煎兑蜂蜜服。

(2)治鼻衄:油茶叶、冰糖各30 g,水煎服。

(3)治嘴角疽:油茶叶、桃树叶、黄糖,捣烂敷患处。

(4)治胃痛:油茶根45 g,水煎服。

(5)治跌打肿痛:油茶根15~30 g,水煎冲酒服。

金丝桃科

210. 贯叶连翘

【药材名称】　贯叶连翘。

【学名及分类】　*Hypericum perforatum* L.,为金丝桃科金丝桃属植物。

【俗　　名】　小金丝桃、小叶金丝桃、夜关门、铁帚把、千层楼。

【习性及生境】　生于山坡、路旁、草地、林下及河边等处,海拔500~2 100 m。

【识别特征】　多年生草本,全体无毛。茎直立,多分枝,茎及分枝两侧各有1纵线棱。叶无柄,椭圆形至线形,边缘全缘,背卷,坚纸质,上面绿色,下面白绿色,全面散布淡色但有时黑色腺点。花序为聚伞花序。花瓣黄色,长圆形或长圆状椭圆形,边缘及上部常有黑色腺点。雄蕊花药黄色,具黑腺点。子房卵珠形。蒴果长圆状卵珠形,具背生腺条及侧生黄褐色囊状腺体。种子黑褐色,圆柱形,具纵向条棱,两侧无龙骨状突起,表面有细蜂窝纹。

【药用部位】　全草。

【采收加工】　7—10月采收全草。洗净,晒干。

【产地及分布】　国内分布于河北、新疆、陕西、甘肃、山东、湖北、江苏、江西、河南、四川、贵州。湖南省内主要分布于长沙、炎陵、武冈、平江、桑植、宜章、洪江、保靖、永顺。

【性味归经】　味苦、涩,性平,归肝经。

【功用主治】　收敛止血、调经通乳、清热解毒、利湿;主治咯血、吐血、肠风下血、崩漏、外伤出血、黄疸、咽喉肿痛、目赤肿痛、尿路感染、口鼻生疮、烫火伤。

【用法用量】　内服:煎汤,9~15 g。外用:适量,鲜品捣敷;或揉烂塞鼻;或干品研末敷。

(1)治吐血,崩漏下血:贯叶连翘15g,旱莲草12g,蒲黄炭10g,水煎服。

(2)治肠风出血:贯叶连翘15g,炒槐花15g,地瓜藤根15g,棕树根10g,水煎服。

(3)治血滞痛经:贯叶连翘10g,元宝草10g,当归10g,香附子6g,鸡血藤15g,水煎服。

(4)治口鼻生虫:贯叶连翘搓烂,塞鼻孔。

211. 元宝草

【药材名称】 元宝草。

【学名及分类】 *Hypericum sampsonii* Hance,为金丝桃科金丝桃属植物。

【俗　　　名】 蛇开口、野旱烟、叫珠草、烂肠草、过路香。

【习性及生境】 生于海拔1 300 m以下的山坡、草地、田埂。

【识别特征】 多年生草本,全体无毛。茎单一或少数,圆柱形,无腺点,上部分枝。叶对生,无柄,先端钝形或圆形,基部较宽,全缘,坚纸质,上面绿色,下面淡绿色,边缘密生有黑色腺点,全面散生透明或间有黑色腺点。花序顶生,多花,伞房状;苞片及小苞片线状披针形或线形,先端渐尖。子房卵珠形至狭圆锥形。蒴果宽卵珠形至或宽或狭的卵珠状圆锥形,散布有卵珠状黄褐色囊状腺体。种子黄褐色,长卵柱形,表面有明显的细蜂窝纹。

【药用部位】 全草。

【采收加工】 夏秋季采集。洗净,晒干或鲜用。

【产地及分布】 国内分布于华中、华东、华南、西南及陕西等地。湖南全省散布。

【性味归经】 味苦、辛,性寒,归肝、脾经。

【功用主治】 凉血止血、清热解毒、活血调经、祛风通络;主治创伤出血、肠炎、痈肿疔毒、烫伤、月经不调、跌打损伤、风湿痹痛、外用可治头癣、口疮、目翳。

【用法用量】 内服:煎汤,9~15 g,鲜品30~60 g。外用:适量,鲜品洗净捣敷,或干品研末外敷。

选方

(1)治白带:元宝草12 g,车前子9 g,栀子9 g,小木通6 g,水煎服。

(2)治赤白下痢、里急后重:元宝草50 g,煎水,冲蜂蜜服。

(3)治肝炎:元宝草全草15~30 g。水煎服。

(4)治疮毒:元宝草叶(鲜)60 g,犁头草(鲜)30 g,酒糟适量。捣烂外敷。

212. 黄海棠

【药材名称】 黄海棠。

【学名及分类】 *Hypericum ascyron* L.,为金丝桃科金丝桃属植物。

【俗　　　名】 牛心菜、山辣椒、大叶金丝桃、救牛草、八宝茶、水黄花、金丝蝴蝶、大金雀、大叶牛心菜、六安茶、降龙草、连翘、鸡蛋花、对月草、红旱莲、湖南连翘。

【习性及生境】 生于山坡林下、林缘、灌丛间、草丛或草甸中、溪旁及河岸湿地等处,也有广为庭园栽培的。

【识别特征】 多年生草本。茎直立或在基部上升,单一或数茎丛生。叶无柄,叶片基部楔形或心形而抱茎,全缘,坚纸质,上面绿色,下面通常淡绿色且散布淡色腺点。花序顶生,近伞房状至狭圆锥状。花平展或外反。花瓣金黄色,倒披针形,具腺斑或无腺斑。花药金黄色,具松脂状腺点。蒴果为或宽或狭的卵珠形或卵珠状三角形,棕褐色。种子棕色或黄褐色,圆柱形,微弯,有明显的龙骨状突起或狭翅和细的蜂窝纹。

【药用部位】 全草。

【采收加工】 7—8月果实成熟时,割取地上部分。用热水泡过,晒干。

【产地及分布】 国内分布于山西、内蒙古、辽宁等地。湖南省内主要分布于衡山、洞口、新宁、武冈、石门、桑植、道县、新晃、洪江、永顺、龙山。

【性味归经】 味苦,性寒,归肝、胃经。

【功用主治】 凉血止血、活血调经、清热解毒;主治血热所致吐血、咯血、尿血、便血、崩漏、跌打损伤、外伤出血、月经不调、痛经、乳汁不下、风热感冒、疟疾、肝炎、腹泻、毒蛇咬伤、烫伤、湿疹、黄水疮。

【用法用量】 内服:煎汤,5~10 g。外用:适量,捣敷;或研末调涂。

选方

(1)治疟疾寒热:黄海棠嫩头7个,煎汤服。

(2)治咯血:黄海棠、龙牙草各30 g,杏香兔耳风15 g。水煎服。

(3)治月经不调:黄海棠9 g,益母草15 g,水煎服。

(4)治乳汁不下:黄海棠、穿山甲各9 g,土黄芪12 g,水煎服,每日2次。

213. 赶山鞭

【药材名称】 赶山鞭。

【学名及分类】 *Hypericum attenuatum* Fisch. ex Choisy,为金丝桃科金丝桃属植物。

【俗　　名】 小茶叶、小金钟、小金丝桃、小叶牛心菜、紫草、胭脂草、女儿茶、小金雀、小旱莲、二十四节草、打字草、香龙草、小便草、乌腺金丝桃。

【习性及生境】 生于田野、半湿草地、草原、山坡草地、石砾地、草丛、林内及林缘等处,海拔在1 100 m以下。

【识别特征】 多年生草本;根茎具发达的侧根及须根。茎数个丛生,直立,圆柱形,常有2条纵线棱,且全面散生黑色腺点。叶无柄;叶片先端圆钝或渐尖,基部渐狭或微心形,略抱茎,全缘,两面通常光滑,下面散生黑腺点。花瓣淡黄色,长圆状倒卵形,先端钝形,表面及边缘有稀疏的黑腺点。花药具黑腺点。蒴果卵珠形或长圆状卵珠形,具长短不等的条状腺斑。种子黄绿、浅灰黄或浅棕色,圆柱形,微弯,两端钝形且具小尖突,两侧有龙骨状突起,表面有细蜂窝纹。

【药用部位】 全草。

【采收加工】 秋季采集,晒干。

【产地及分布】 国内(除荒漠区)分布。湖南省内主要分布于衡山、新宁、慈利、桑植、宜章、宁远、溆浦、永顺。

【性味归经】 味苦,性平,归心经。

【功用主治】 凉血止血、活血止痛、解毒消肿、通乳;主治咯血、吐血、崩漏、外伤出血、风湿痹痛、跌打损伤、痈肿疔疮、乳痈肿痛、乳汁不下、烫伤及蛇虫咬伤。

【用法用量】 内服:煎汤,9~15 g。外用:适量,鲜品捣敷;或干品研粉撒敷。

选方

(1)治火烫伤:赶山鞭。研粉,调麻油涂患处。

(2)治多汗症:赶山鞭60 g。水煎服。

214. 地耳草

【药材名称】 田基黄。

【学名及分类】 *Hypericum japonicum* Thunb. in Murr.,为金丝桃科金丝桃属植物。

【俗　　　名】 小元宝草、四方草、千重楼、小还魂、小连翘、犁头草、和虾草、雀舌草、上天梯、小蚁药、小付心草、小对叶草、八金刚草、斑鸡窝。

【习性及生境】 生海拔 2 800 m 以下田边、沟边、草地以及撂荒地上。

【识别特征】 一年生或多年生草本。茎单一或多少簇生,直立或外倾或匍地而在基部生根,具 4 纵线棱,散布淡色腺点。叶无柄,叶片通常先端近锐尖至圆形,基部心形抱茎至截形,边缘全缘,坚纸质。花瓣白色、淡黄至橙黄色,椭圆形或长圆形,先端钝形,无腺点。花药黄色,具松脂状腺体。蒴果短圆柱形至圆球形,无腺条纹。种子淡黄色,圆柱形,两端锐尖,无龙骨状突起和顶端的附属。

【药用部位】 全草。

【采收加工】 春、夏季开花时采收全草,晒干或鲜用。

【产地及分布】 国内分布于华中、华东、华南、西南及辽宁。湖南全省广布。

【性味归经】 味甘、微苦,性凉,归肝、胆、大肠经。

【功用主治】 主治湿热黄疸、泄泻、痢疾、肠痈、肺痈、痈疖肿毒、乳蛾、口疮、目赤肿痛、毒蛇咬伤、跌打损伤。

【用法用量】 内服:煎汤,15~30 g,鲜品 30~60 g,大剂量可用至 90~120 g;或捣汁。外用:适量,捣烂外敷;或煎水洗。

选方

(1)治伤寒及肠伤寒:田基黄 30~150 g。水煎服。

(2)治急性结膜炎:地耳草 30~60 g,煎水熏洗患眼,每日 3 次。

(3)治疹后牙疳:地耳草 15~20 g,捣取汁,和人乳搽患处。

215. 金丝桃

【药材名称】 金丝桃。

【学名及分类】 *Hypericum monogynum* L.,为金丝桃科金丝桃属植物。

【俗　　　名】 狗胡花、金线蝴蝶、过路黄、金丝海棠、金丝莲。

【习性及生境】 生于山坡、路旁或灌丛中,沿海地区海拔 0~150 m,但在山地上升至 1 500 m。

【识别特征】 灌木,丛状或通常有疏生的开张枝条。茎红色。叶对生,无柄或具短柄,叶片先端锐尖至圆形,基部楔形至圆形或上部者有时截形至心形,边缘平坦,坚纸质。花星状;花瓣金黄色至柠檬黄色,无红晕,开张,三角状倒卵形,边缘全缘,无腺体。蒴果宽卵珠形或稀为卵珠状圆锥形至近球形。种子深红褐色,圆柱形,有狭的龙骨状突起,有浅的线状网纹至线状蜂窝纹。

【药用部位】 全株。

【采收加工】 四季均可采收,洗净,晒干。

【产地及分布】 国内产河北、陕西、山东、江苏、安徽、浙江、江西、福建、台湾、河南、湖北、湖南、广东、广西、四川及贵州等地区。湖南省内散布。

【性味归经】 味苦,性凉,归肝、胃经。

【功用主治】 主治湿热黄疸、咽痛、目赤肿痛、疮疖肿毒、蛇咬及蜂蜇伤、跌打损伤、风湿腰痛。

【用法用量】 内服:煎汤,15~30 g。外用:鲜根或鲜叶适量,捣敷。

(1)治肝炎:鲜金丝桃根30~60 g,煎水煮鸡蛋服;另与红枣煮饭吃。

(2)治疔肿:鲜金丝桃叶加食盐适量,捣烂外敷患处。

罂粟科

216. 博落回

【药材名称】 博落回。

【学名及分类】 *Macleaya cordata* (Willd.) R. Br.,为罂粟科博落回属植物。

【俗　　名】 勃逻回、勃勒回、落回、菠萝筒、喇叭筒、喇叭竹、山火筒、空洞草、号筒杆、号筒管、号筒树、号筒草、大叶莲、野麻杆、黄杨杆、三钱三、黄薄荷。

【习性及生境】 生于海拔150~830 m的丘陵或低山林中、灌丛中或草丛间。

【识别特征】 直立草本,基部木质化,具乳黄色浆汁。茎绿色,光滑,多白粉,中空,上部多分枝。叶片宽卵形或近圆形,边缘波状、缺刻状、粗齿或多细齿,表面绿色,无毛,背面多白粉,被易脱落的细绒毛。大型圆锥花序多花,顶生和腋生;子房倒卵形至狭倒卵形,先端圆,基部渐狭。蒴果狭倒卵形或倒披针形,先端圆或钝,基部渐狭,无毛。种子卵珠形,无柄,种皮具排成行的整齐的蜂窝状孔穴。

【药用部位】 根、全草。

【采收加工】 秋、冬季采收。根与茎叶分开,晒干,放干燥处保存。鲜用随时可采。

【产地及分布】 国内分布于湖南、江苏、安徽、浙江、江西、福建、台湾、湖北、广东、广西、四川、贵州、云南、海南。湖南省内散布。

【性味归经】 味苦、辛,性寒,大毒,归肝、胃经。

【功用主治】 主治痈疮疔肿、痔疮、臁疮、湿疹、蛇虫咬伤、跌打肿痛、风湿性关节痛、龋齿痛、顽癣、滴虫性阴道炎、肿瘤。

【用法用量】 外用:适量,捣敷;或煎水熏洗;或研末调敷。

(1)治臁疮:博落回全草。烧存性,研极细末,撒于疮口内;或用麻油调搽;或用生猪油捣和成膏敷贴。

(2)治疥癣:博落回叶30 g,米醋250 g。浸泡1日后,外涂患处,每日2次。

(3)治水火烫伤:博落回根研末,棉花子油调搽。

217. 血水草

【药材名称】 血水草。

【学名及分类】 *Eomecon chionantha* Hance,为罂粟科血水草属植物。

【俗　　名】 水黄莲、片莲、鸡爪莲、扒山虎、广扁线、捆仙绳、黄水草、见血参、兜蓬莱、雪花罂粟、斗篷草、马蹄草、金手圈。

【习性及生境】	生于海拔1 400~1 800 m的林下、灌丛下或溪边、路旁。
【识别特征】	多年生无毛草本,具红黄色液汁。根橙黄色,根茎匍匐。叶全部基生,叶片心形或心状肾形,稀心状箭形,先端渐尖或急尖,基部耳垂,边缘呈波状,表面绿色,背面灰绿色;叶柄条形或狭条形,带蓝灰色,基部略扩大成狭鞘。花葶灰绿色略带紫红色,排列成聚伞状伞房花序;苞片和小苞片卵状披针形,先端渐尖,边缘薄膜质。花瓣倒卵形,白色;子房卵形或狭卵形,无毛。蒴果狭椭圆形。
【药用部位】	全草。
【采收加工】	秋季采集全草,鲜用或晒干。
【产地及分布】	国内分布于江苏、安徽、甘肃、陕西、广西、广东、云南、贵州、四川等地。湖南省内散布。
【性味归经】	味苦,性寒,有小毒,归肝、肾经。
【功用主治】	清热解毒、活血祛瘀、止痛、止血;主治目赤肿痛、咽痛、口疮、疔疮肿痛、毒蛇咬伤、癣疥、湿疹、跌打瘀肿、腰痛、咯血、吐血。
【用法用量】	内服:煎汤,6~30 g;或浸酒。外用:适量,鲜草捣烂敷;或晒干研末调敷;或煎水洗。

(1)治急性结膜炎:鲜血水草30~60 g。水煎服,每日1剂。

(2)治口腔溃疡:血水草全草适量。捣烂,绞汁漱口。

(3)治毒蛇咬伤:血水草适量。捣烂,兑淘米水外洗,外敷;亦可内服。

(4)治内伤出血:血水草15 g,蜈蚣藤根、两面针根各10~15 g。泡酒内服,适量,每日2次。

218. 虞美人

【药材名称】	丽春花。
【学名及分类】	*Papaver rhoeas* L,为罂粟科罂粟属植物。
【俗 名】	丽春花、赛牡丹、锦被花、百般娇、蝴蝶满园春、虞美人花。
【习性及生境】	物候期:花期3—8月;我国各地庭园有栽培。
【识别特征】	一年生草本,全体被伸展的刚毛,稀无毛。茎直立,具分枝,被淡黄色刚毛。叶互生,叶片轮廓披针形或狭卵形,两面被淡黄色刚毛;下部叶具柄,上部叶无柄。花梗被淡黄色平展的刚毛。花蕾长圆状倒卵形,下垂;花瓣圆形、横向宽椭圆形或宽倒卵形,全缘,紫红色,基部通常具深紫色斑点;花丝丝状,深紫红色;子房倒卵形,无毛,辐射状。蒴果宽倒卵形,无毛。种子多数,肾状长圆形。
【药用部位】	全草、花、果实。
【采收加工】	全草:夏、秋季采集,晒干。果实:待蒴果干枯,种子呈褐色时采摘。
【产地及分布】	国内分布于北京、天津、山西、内蒙古、黑龙江、上海、江苏、福建、江西、广东、广西等地。湖南省内主要分布于雨花、长沙、望城、宁乡、石峰、岳塘、湘阴、汨罗、临湘、汉寿、津市、南县、祁阳、辰溪、新晃、娄星。
【性味归经】	味苦、涩,性微寒,有毒,归肺、大肠经。
【功用主治】	镇咳、镇痛、止泻;主治咳嗽、偏头痛、腹痛、痢疾。
【用法用量】	内服;煎汤,花,1.5~3.0 g;全草,3~6 g。

治痢疾:丽春花1.5~3.0 g。煎汤,分两次内服。

219. 罂粟

【药材名称】 罂粟。

【学名及分类】 *Papaver somniferum* L.，为罂粟科罂粟属植物。

【俗　　名】 鸦片、大烟、罂子粟、象谷、囊子、阿芙蓉。

【习性及生境】 花果期3—11月。

【识别特征】 一年生草本。主根近圆锥状，垂直。茎直立，不分枝，无毛，具白粉。叶互生，叶片卵形或长卵形，先端渐尖至钝，基部心形，边缘为不规则的波状锯齿，两面无毛，具白粉；下部叶具短柄，上部叶无柄、抱茎。花蕾卵圆状长圆形或宽卵形，无毛；花瓣近圆形或近扇形，子房球形。蒴果球形或长圆状椭圆形，无毛，成熟时褐色。种子多数，黑色或深灰色，表面呈蜂窝状。

【药用部位】 种子、果实。

【采收加工】 果实：6—8月焦黄时。种子：采摘果实。剖取，晒干。

【产地及分布】 国内产于北京、天津、河北、内蒙古、辽宁、吉林、黑龙江、上海等地。湖南省内偶见于临澧、大祥、洞口、武陵源、赫山、宜章、辰溪、麻阳、靖州、新化。

【性味归经】 味酸、涩，性微寒，归肺肾、大肠经。

【功用主治】 敛肺止咳、涩肠、固肾、止痛；主治久咳劳嗽、喘息、泄泻、痢疾、脱肛、遗精、白带、心腹及筋骨疼痛。

【用法用量】 内服：煎汤，3~10 g；或入丸、散。止咳嗽，蜜炙用；止泻痢，醋炙用。

选方

(1)治肾渴，解五石毒：罂粟子。上煮稀粥，入蜜饮之。

(2)治一切嗽：罂粟壳一两，五味子半两，杏仁半两，胡桃肉半两。上为末，同蜜丸如弹子大，水一盏煎服。

(3)治水泄不止：罂粟壳一枚，乌梅肉、大枣肉各十枚。水一盏，煎七分，温服。

220. 小花黄堇

【药材名称】 黄堇。

【学名及分类】 *Corydalis racemosa* (Thunb.) Pers.，为罂粟科紫堇属植物。

【俗　　名】 黄花地锦苗、断肠草、白断肠草、黄堇、黄荷包牡丹、鱼子草。

【习性及生境】 生于海拔400~1 600(~2 070)m的林缘阴湿地或多石溪边。

【识别特征】 灰绿色丛生草本，具主根。茎具棱，分枝，具叶，枝条花葶状，对叶生。基生叶具长柄，常早枯萎。茎生叶具短柄，叶片三角形，上面绿色，下面灰白色，卵圆形至宽卵圆形。总状花序密具多花，后渐疏离。苞片披针形至钻形，渐尖至具短尖，约与花梗等长。花黄色至淡黄色。蒴果线形。种子黑亮，近肾形，具短刺状突起，种阜三角形。

【药用部位】 根、全草。

【采收加工】 春、夏季采挖。洗净，鲜用。

【产地及分布】 国内分布于河南、甘肃、海南、台湾、四川、云南等地。湖南省内散布。

【性味归经】 味苦，性凉，归心、肝、胃经。

【功用主治】 清热解毒、消肿止痛；主治痈疮肿毒、顽癣、跌打损伤。

【用法用量】 外用：适量，捣敷。内服：煎汤，3~6 g，鲜者15~30 g。

选方

(1)治牛皮癣、顽癣：黄堇根磨酒、醋外搽。

(2)治疮毒肿痛：鲜黄堇全草五钱，煎服；并用鲜叶捣汁涂患处。

(3)治毒蛇咬伤:鲜黄堇草,捣汁涂敷。

(4)治目赤肿痛:鲜黄堇全草加食盐少许捣烂,闭上患眼后。外敷包好,卧床两小时。

(5)治流火:黄堇全草一两。加黄酒、红糖煎服。连服3 d。

(6)治暑热腹泻、痢疾:鲜黄堇全草一两。水煎服,连服数日。

(7)治肺病咯血:鲜黄堇全草一至二两。捣烂取汁服(用水煎则无效)。

221. 紫堇

【药 材 名 称】 蝎子花。
【学名及分类】 *Corydalis edulis* Maxim.,为罂粟科紫堇属植物。
【俗　　　　名】 蝎子花、麦黄草、断肠草、闷头花。
【习性及生境】 生于海拔400~1 200 m左右的丘陵、沟边或多石地。
【识 别 特 征】 一年生灰绿色草本,具主根。茎分枝,具叶;花枝花葶状,常与叶对生。基生叶具长柄,叶片近三角形,上面绿色,下面苍白色。茎生叶与基生叶同形。萼片小,近圆形,具齿。花粉红色至紫红色,平展。外花瓣较宽展,顶端微凹,无鸡冠状突起。种子密生环状小凹点;种阜小,紧贴种子。
【药 用 部 位】 根、全草、花。
【采 收 加 工】 根或全草春、夏季采挖。除去杂质,洗净,阴干或鲜用。
【产地及分布】 国内分布于华东、河北、陕西、山西、甘肃、河南、湖北、湖南、四川、贵州。湖南省内主要分布于长沙、南岳、祁东、新宁、石门、桑植、益阳、会同、吉首。
【性味归经】 味苦、涩,性凉,有毒,归肺、胃、膀胱经。
【功用主治】 根或全草:清热解毒、杀虫止痒;主治中暑头晕、腹痛、尿痛、肺痨咯血、疮疡肿痛、耳流脓、咽喉肿痛、顽癣、秃疮、毒蛇咬伤。花:治肺结核咯血、遗精、疮毒、顽癣。
【用 法 用 量】 根或全草内服:煎汤,4~10 g。根或全草外用:适量,捣敷,研末调敷,或煎水洗。花内服:煎汤,2~3钱。花外用:捣敷、研末调敷或煎水洗。

 选 方

(1)治肺痨咯血:蝎子花根三钱,煎水或泡酒服。

(2)治遗精:蝎子花三至四钱,以米泔水浸泡并露一宿后,用原来米泔水煎服,醪糟为饮,连服三至四剂。

(3)治疮毒:蝎子花根适量,煎水洗患处。

(4)治秃疮,蛇咬伤:鲜蝎子花根,捣烂外敷。

十字花科

222. 无瓣蔊菜

【药 材 名 称】 无瓣蔊菜。
【学名及分类】 *Rorippa dubia* (Pers.) Hara,为十字花科蔊菜属植物。
【俗　　　　名】 辣米菜、野油菜、塘葛菜、干油菜、石豇豆、鸡肉菜、田葛菜、江剪刀草、野雪里蕻、野芥草、野菜花、山芥菜、独根菜、山萝卜、金丝荚。

【习性及生境】 生于海拔1 200 m左右的荒坡、湿地、田野。
【识别特征】 植株较柔弱,光滑无毛,直立或呈铺散状分枝,表面具纵沟。单叶互生,基生叶与茎下部叶倒卵形或倒卵状披针形,多数呈大头羽状分裂,顶裂片大,边缘具不规则锯齿,叶质薄;茎上部叶卵状披针形或长圆形,边缘具波状齿,具短柄或无柄。萼片直立,披针形至线形,边缘膜质;无花瓣(偶有不完全花瓣)。长角果线形,细而直;果梗纤细,斜升或近水平开展。种子细小,褐色、近卵形。
【药用部位】 全草。
【采收加工】 5—7月采收,鲜用或晒干。
【产地及分布】 国内分布于西南及陕西、甘肃、江苏、浙江、福建、湖北、广东、广西。湖南省内主要分布于南岳、邵阳、新宁、石门、桑植、安化、宜章。
【性味归经】 味辛、苦,性微温,归肺、肝经。
【功用主治】 祛痰止咳、解表散寒、活血解毒、利湿退黄;主治咳嗽痰喘、感冒发热、麻疹、透发不畅、风湿痹痛、咽喉肿痛、疔疮痈肿、漆疮、经闭、跌打损伤、黄疸、水肿。
【用法用量】 内服:煎汤,10~30 g,鲜品加倍;捣绞汁服。外用:适量,捣敷。

223. 蔊菜

【药材名称】 蔊菜。
【学名及分类】 *Rorippa indica* (L.) Hiern,为十字花科蔊菜属植物。
【俗　　　名】 印度蔊菜、塘葛菜、葶苈、江剪刀草、香荠菜、野油菜、干油菜、野菜子、天菜子。
【习性及生境】 生于路旁、田边、园圃、河边、屋边墙脚及山坡路旁等较潮湿处,海拔230~1 450 m。
【识别特征】 一二年生直立草本,植株较粗壮,无毛或具疏毛。茎单一或分枝,表面具纵沟。叶互生,基生叶及茎下部叶具长柄,边缘具不整齐牙齿;茎上部叶片宽披针形或匙形,边缘具疏齿,具短柄或基部耳状抱茎。总状花序顶生或侧生,花小,具细花梗;花瓣黄色,匙形,基部渐狭成短爪。长角果线状圆柱形,短而粗,直立或稍内弯,成熟时果瓣隆起。种子卵圆形而扁,一端微凹,表面褐色,具细网纹;子叶缘倚胚根。
【药用部位】 全草。
【采收加工】 5—7月份采收全草。鲜用或晒干。
【产地及分布】 国内分布于华中及陕西、甘肃、山东、江苏、浙江、福建、广东、四川、云南等地区。湖南省内散布。
【性味归经】 味辛,性凉,归肺、肝经。
【功用主治】 清热解毒、镇咳利尿、活血通经;主治咳嗽痰喘、感冒发热、咽喉肿痛、慢性支气管炎、急性风湿性关节炎、肝炎、小便不利、漆疮、麻疹透发不畅、经闭、跌打损伤、皮肤干燥。
【用法用量】 内服:煎汤,10~30 g,鲜品加倍;或捣汁服。外用:适量,捣敷。

选方

(1)治感冒发热:蔊菜15 g,桑叶9 g,菊花15 g,水煎服。

(2)治风湿关节炎:蔊菜30 g,与猪脚煲服。

(3)治小便不利:蔊菜15 g,茶叶6 g,水冲代茶饮。

(4)治鼻窦炎:蔊菜适量,和雄黄少许捣烂,塞鼻腔内。

(5)治蛇头疔:蔊菜捣烂,调鸭蛋清外敷。

224. 荠

【药材名称】荠。

【学名及分类】 *Capsella bursa-pastoris*（L.）Medik.，为十字花科荠属植物。

【俗　　名】荠菜、菱角菜。

【习性及生境】生在山坡、田边及路旁。

【识别特征】一年或二年生草本，无毛、有单毛或分叉毛；茎直立，单一或从下部分枝。基生叶丛生呈莲座状，大头羽状分裂，长圆形至卵形，顶端渐尖，浅裂、或有不规则粗锯齿或近全缘；茎生叶窄披针形或披针形，基部箭形，抱茎，边缘有缺刻或锯齿。总状花序顶生及腋生；萼片长圆形；花瓣白色，卵形，有短爪。短角果倒三角形或倒心状三角形，扁平，无毛，顶端微凹，裂瓣具网脉。种子长椭圆形浅褐色。

【药用部位】全草。

【采收加工】3—5月采收，除去枯叶杂质，洗净，晒干。

【产地及分布】国内分布于贵州、云南、陕西、上海、江苏等地。湖南省内主要分布于长沙、株洲、南岳、衡山、邵阳、邵东、新宁、湘阴、平江、桑植、益阳、宜章、洪江、永顺。

【性味归经】味甘、淡，性凉，归肝、脾、膀胱经。

【功用主治】凉肝止血、平肝明目、清热利湿；主治吐血、咯血、尿血、崩漏、目赤肿痛、眼底出血、原发性高血压、赤或白痢疾、肾炎水肿、乳糜尿。

【用法用量】内服：煎汤，15~30 g(鲜品60~120 g)；或入丸散。外用：适量，捣汁点眼。

 选方

（1）治内伤吐血：荠30 g，蜜枣30 g，水煎服。

（2）治尿血：荠125 g。水煎，调冬蜜服，或加陈棕炭。

（3）治原发性高血压：荠、夏枯草各60 g，杜仲叶12 g。水煎服。

225. 萝卜

【药材名称】萝卜。

【学名及分类】 *Raphanus sativus* L.，为十字花科萝卜属植物。

【俗　　名】菜头、白萝卜、莱菔、莱菔子、水萝卜、蓝花子。

【习性及生境】栽培植物。

【识别特征】根肉质，长圆形、球形或圆锥形，外皮白、红或绿色；茎分枝，被粉霜；基生叶和下部叶大头羽状分裂，顶裂片卵形，侧裂片2~6对，向基部渐小，长圆形，有锯齿，疏被单毛或无毛；上部叶长圆形或披针形，有锯齿或近全缘；总状花序顶生或腋生；萼片长圆形，花瓣白、粉红或淡红紫色，有紫色纹，倒卵形；长角果圆柱形，在种子间稍缢缩，横隔海绵质；种子卵圆形。

【药用部位】鲜根、叶。

【采收加工】冬季或早春采收，洗净，风干或晒干。

【产地及分布】国内北京、山西、内蒙古、辽宁、吉林、黑龙江、上海、江苏、浙江等地分布。湖南省内广布。

【性味归经】味辛、甘，性凉，归脾、胃、肺、大肠经。

【功用主治】消食、下气、化痰、止血、解渴、利尿；主治消化不良、食积胀满、吞酸、吐食、腹泻、痢疾、便秘、痰热咳嗽、咽喉不利、咯血、吐血、衄血、便血、消渴、淋浊，外治疮疡、损伤瘀肿、烫伤及冻疮。

【用法用量】 内服:煎汤,10~15 g;研末成鲜叶捣汁。外用:适量,鲜叶捣敷;或干叶研末调敷。

(1)治噎食病,胸膈膨胀,肚腹嘈饿,吃饭胀疼,呕吐,打呃,食积在胸膈不消,饮食不下,或噎或哽,张口吐痰涎:萝卜秆五钱(微炒),吴神曲三钱,白蔻仁三钱(去净壳)。共为细末,每服三钱,淡姜汤送下。

(2)治中暑发痧,肚痛腹泻(包括急性肠胃炎):萝卜叶捣汁服,或萝卜叶100~125 g,煎浓汤服。

(3)治红痢、血痢,腹疼里急后重:萝卜秆三钱,神曲二钱,山楂三钱,砂糖二钱。水煎服。

(4)治喉蛾:萝卜叶6 g,清茶叶适量,泡饮,每日或隔日1次。

226. 菥蓂

【药材名称】 菥蓂。
【学名及分类】 *Thlaspi arvense* L.,为十字花科菥蓂属植物。
【俗　　名】 遏蓝菜、败酱草、犁头草。
【习性及生境】 生长在平地路旁,沟边或村落附近。
【识别特征】 一年生草本,无毛;茎直立,不分枝或分枝,具棱。基生叶倒卵状长圆形,顶端圆钝或急尖,基部抱茎,两侧箭形,边缘具疏齿。总状花序顶生;花白色,萼片直立,卵形,顶端圆钝;花瓣长圆状倒卵形,顶端圆钝或微凹。短角果倒卵形或近圆形,扁平,顶端凹入,边缘有翅。种子倒卵形,稍扁平,黄褐色,有同心环状条纹。
【药用部位】 全草。
【采收加工】 5—7月果实成熟时采收,鲜用或晒干。
【产地及分布】 分布全国。湖南省内广布。
【性味归经】 味苦、甘,微寒,归肝、脾经。
【功用主治】 清热解毒、利水消肿。主治目赤肿痛、肺痈、肠痈、泄泻、痢疾、白带、产后瘀血腹痛、消化不良、肾炎水肿、肝硬化腹水、痈疮肿痛。
【用法用量】 内服:煎汤,10~30 g,鲜品加倍。

(1)治肾炎:菥蓂鲜全草30~60 g,水煎服。

(2)治产后子宫内膜炎:菥蓂干全草15 g,水煎,调红糖服。

(3)治产后瘀血痛:菥蓂15 g,水煎,冲失笑散10 g服。

金缕梅科

227. 半枫荷

【药材名称】 半枫荷。
【学名及分类】 *Semiliquidambar cathayensis* H. T. Chang,为金缕梅科半枫荷属植物。
【俗　　名】 阿丁枫、闽半枫荷、小叶半枫荷。

【习性及生境】 山野间或栽培,生于山谷或山坡林中。

【识别特征】 常绿乔木,树皮灰色,稍粗糙;芽体长卵形,略有短柔毛;当年枝干后暗褐色,无毛;老枝灰色,有皮孔。叶簇生于枝顶,革质,异型,不分裂的叶片卵状椭圆形;先端渐尖,基部阔楔形或近圆形,稍不等侧;上面深绿色,发亮,下面浅绿色,无毛;边缘有具腺锯齿;掌状脉3条,两侧的较纤细。雌花的头状花序单生,萼齿针形,有短柔毛,先端卷曲,有柔毛,无毛。

【药用部位】 根、叶。

【采收加工】 全年均可采挖。洗净,晒干。

【产地及分布】 国内分布于江西南部、广西北部、贵州南部、广东及海南。湖南省内主要分布于洞口、冷水滩、蓝山、江华、常宁、桂东、通道。

【性味归经】 味涩、微苦,性湿,归肝经。

【功用主治】 祛风止痛、除湿通络。主治风湿痹痛、脚气、腰腿痛、偏头痛、半身不遂、跌打损伤。

【用法用量】 内服;煎汤,10~30 g;或浸酒。外用:适量,煎汤熏洗。

治外伤出血:半枫荷鲜叶捣烂敷患处,或焙干研末敷患处。

228. 枫香树

【药材名称】 枫香树。

【学名及分类】 *Liquidambar formosana* Hance,为蕈树科枫香树属植物。

【俗　　名】 路路通、山枫香树。

【习性及生境】 多生于平地,村落附近,及低山的次生林。

【识别特征】 落叶乔木,树皮灰褐色,方块状剥落;小枝干后灰色,被柔毛,略有皮孔;芽体卵形,略被微毛,鳞状苞片敷有树脂,干后棕黑色,有光泽。叶薄革质,阔卵形;基部心形;上面绿色,后灰绿色,不发亮;下面有短柔毛,或变秃净仅在脉腋间有毛;叶柄常有短柔毛;托叶线形,游离,或略与叶柄连生,红褐色,被毛,早落。种子多数,褐色,多角形或有窄翅。

【药用部位】 叶、根、树皮。

【采收加工】 叶:春夏采收。根:秋冬采挖。树皮:全年可采,均洗净,晒干。

【产地及分布】 国内产我国秦岭及淮河以南各地,北起河南、山东,东至台湾,西至四川、云南及西藏,南至广东;湖南省内广布。

【性味归经】 味苦,性平,归肺、肝、脾经。

【功用主治】 祛风通络、利水除湿。主治肢体痹痛、水肿、经闭、乳少、手足拘挛。

【用法用量】 内服:煎汤,10~30 g。外用:适量,捣敷。

(1)治泻痢肠炎:枫香树叶适量,水煎服。

(2)治小儿脐风:枫香树嫩尖,捣烂取汁内服。

(3)治风湿关节痛:枫香树根 30~60 g,水煎服。

金缕梅科

229. 瑞木

【药材名称】 瑞木。

【学名及分类】 *Corylopsis multiflora* Hance，为金缕梅科蜡瓣花属植物。

【俗　　名】 大果蜡瓣花。

【习性及生境】 常见于山地灌丛。

【识别特征】 落叶或半常绿灌木，有时为小乔木；嫩枝有绒毛；老枝秃净，灰褐色，有细小皮孔；芽体有灰白色绒毛。叶薄革质，倒卵形，倒卵状椭圆形，或为卵圆形，先端尖锐或渐尖，基部心形；上面干后绿色，略有光泽，脉上常有柔毛，下面带灰白色，有星毛，或仅脉上有星毛；侧脉在上面下陷，在下面突起，边缘有锯齿，齿尖突出；叶柄有星毛；托叶矩圆形，有绒毛，早落。种子黑色。

【药用部位】 根皮。

【采收加工】 根皮夏季挖。刮去粗皮，洗净，晒干。

【产地及分布】 国内分布于福建、台湾、广东、广西、贵州、湖南、湖北及云南等地区。湖南省内广布。

【性味归经】 味甘，性平，归胃、心经。

【功用主治】 止血，主治内伤出血。

【用法用量】 内服：煎汤，3~10 g。

230. 檵木

【药材名称】 檵木。

【学名及分类】 *Loropetalum chinense* (R. Br.) Oliv.，为金缕梅科檵木属植物。

【俗　　名】 大叶檵木。

【习性及生境】 喜向阳的丘陵及山地，亦常出现在马尾松林及杉木林下。

【识别特征】 常绿小乔木，嫩枝有星毛，老枝秃净；芽体细小，有褐色绒毛。叶薄革质，卵状矩圆形，或长卵形，先端渐尖或尾状渐尖，基部钝或略圆，不等侧，上面绿色，干后暗晦无光泽，有稀疏短柔毛，中肋上有星毛，下面有星毛，至少在脉上有毛，全缘；侧脉在上面明显，在下面突起，网脉在下面显著；叶柄有星毛；托叶早落。花未见。蒴果外侧有褐色星状绒毛。种子椭圆形，黑色，有光泽，种脐白色。

【药用部位】 花、叶、根。

【采收加工】 花：4—5月采收。叶、根：全年可采收；均晒干。

【产地及分布】 分布于我国中部、南部及西南各地。湖南省内广布。

【性味归经】 味涩、微苦，平。

【功用主治】 清热解毒、收敛止血；主治咯血、便血、痢疾、崩漏、跌打损伤。

【用法用量】 内服：煎汤，花6~10 g；叶和根15~30 g。外用：研末敷。

选方

(1)治鼻衄：檵木花12 g，紫珠草15 g。水煎服。或鲜品揉团塞鼻中。

（2）治外伤出血：鲜檵木花叶一握，加烧酒捣烂，绞汁1杯。每日1~2次。

（3）治齿痛：檵木根30g，鸡鸭蛋各一枚。煮熟，兑红糖60g服。

231. 蜡瓣花

【药材名称】　中华蜡瓣花。

【学名及分类】　*Corylopsis sinensis* Hemsl.，为金缕梅科蜡瓣花属植物。

【俗　　　名】　蜡瓣花、紫金树、连合子、连核梅。

【习性及生境】　常见于山地灌丛。

【识别特征】　落叶灌木；嫩枝有柔毛，老枝秃净，有皮孔；芽体椭圆形，外面有柔毛。叶薄革质，倒卵圆形或倒卵形，有时为长倒卵形；先端急短尖或略钝，基部不等侧心形；上面秃净无毛，或仅在中肋有毛，下面有灰褐色星状柔毛；最下一对侧脉靠近基部，第二次分支侧脉不强烈；边缘有锯齿，齿尖刺毛状；叶柄有星毛；托叶窄矩形，略有毛。子房有星毛，花柱基部有毛。蒴果近圆球形，被褐色柔毛。种子黑色。

【药用部位】　根皮。

【采收加工】　根皮夏季挖。刮去粗皮，洗净，晒干。

【产地及分布】　国内分布于湖北、安徽、浙江、福建、江西、湖南、广东、广西及贵州等地区。湖南省内广布。

【性味归经】　味甘，性平，归胃、心经。

【功用主治】　疏风和胃、宁心安神；主治外感邪风、头痛、恶心呕吐、心悸、烦躁不安。

【用法用量】　内服：煎汤，3~10g。

232. 水丝梨

【药材名称】　水丝梨。

【学名及分类】　*Sycopsis sinensis* Oliv.，为金缕梅科水丝梨属植物。

【俗　　　名】　假蚊母。

【习性及生境】　生于山地常绿林及灌丛。

【识别特征】　常绿乔木；嫩枝被鳞垢；老枝暗褐色，秃净无毛；顶芽裸露。叶革质，长卵形或披针形，先端渐尖，基部楔形或钝；上面深绿色，发亮，秃净无毛，下面橄榄绿色，略有稀疏星状柔毛，通常嫩叶两面有星状柔毛、兼有鳞垢，老叶秃净无毛。雄花穗状花序密集，近似头状，苞片红褐色，卵圆形，有星毛；萼筒极短，萼齿细小，卵形。蒴果有长丝毛。种子褐色。

【药用部位】　根皮、叶。

【采收加工】　夏秋采收，晒干。

【产地及分布】　国内分布于陕西、四川、云南、贵州、湖北、安徽、浙江、江西、福建、台湾、湖南、广东、广西等地区。湖南省内散布。

【性味归经】　味酸、甘、苦，性凉，归心、肺经。

【功用主治】　养阴润燥，清心除烦。

【用法用量】　内服：煎汤，9~15g。

景天科

233. 八宝

【药材名称】	景天。
【学名及分类】	*Hylotelephium erythrostictum*（Miq.）H. Ohba，为景天科八宝属植物。
【俗　　名】	戒火、火母、救火、挂壁青、火丹草、八宝草。
【习性及生境】	生于山坡草丛、石缝中或沟边湿地。
【识别特征】	多年生草本；块根胡萝卜状；茎直立，叶对生，稀互生或3叶轮生，长圆形或卵状长圆形，先端钝，基部楔形，有疏锯齿；无柄；花：伞房状花序顶生；花密生；萼片卵形，花瓣白或粉红色，宽披针形；雄蕊与花瓣等长或稍短，花药紫色；鳞片长圆状楔形，先端微缺；心皮直立，基部近分离。
【药用部位】	全草。
【采收加工】	夏秋季采挖全草。除去泥土，置沸水中稍烫，晒干。
【产地及分布】	国内分布于云南、贵州、四川、湖北、安徽、浙江、江苏、陕西、河南、山东、山西、河北、辽宁、吉林、黑龙江。湖南省内散布。
【性味归经】	味苦、酸，性寒，归心、肝经。
【功用主治】	清热解毒、止血；主治赤游丹毒、疔疮痈疮、火眼目翳、烦热惊狂、风疹、漆疮、烧烫伤、蛇虫咬伤、吐血、咯血、月经量多、外伤出血。
【用法用量】	内服：煎汤，15~30 g，鲜品50~100 g；或捣汁。外用：适量，捣敷；或取汁涂搽、滴眼；或研粉调搽；或煎水外洗。

（1）治吐血：鲜八宝叶10余片，冰糖25 g。水炖服。

（2）治疗疮：八宝1把杵烂，调烧酒敷患处。

（3）治鸡眼：鲜八宝叶1片。浸小便内5 h后，用火熏烧，趁热外敷。

234. 珠芽景天

【药材名称】	狗牙菜。
【学名及分类】	*Sedum bulbiferum* Makino，为景天科景天属植物。
【俗　　名】	马尿花。
【习性及生境】	生于海拔200~1 500 m的低山、平地、田野阴湿处。
【识别特征】	多年生草本；根须状；茎下部常横卧；叶腋常有圆球形、肉质、小型珠芽着生；基部叶常对生，上部的互生，下部叶卵状匙形，上部叶匙状倒披针形，先端钝，基部渐狭；花：花序聚伞状，分枝3，常再二歧分枝；花瓣黄色，披针形，先端有短尖。
【药用部位】	全草。
【采收加工】	夏季采收全草鲜用或晒干。
【产地及分布】	国内分布于广西、广东、福建、四川、湖北、湖南、江西、安徽、浙江、江苏。湖南省内主要分布于湘潭、衡山、绥宁、新宁、石门、张家界、桑植、郴州、宜章、临武、沅陵、洪江、吉首、泸溪、永顺、龙山。

【性味归经】 味酸、涩,性凉,归肝经。

【功用主治】 清热解毒、凉血止血、截疟;主治热毒痈肿、牙龈肿痛、毒蛇咬伤、血热出血、外伤出血、疟疾。

【用法用量】 内服:煎汤12~24 g;或浸酒。

(1)治疮肿:鲜狗牙菜适量。加盐少许,捣烂敷患处。

(2)治毒蛇咬伤:鲜狗牙菜60 g,鲜半边莲60 g。捣烂绞汁内服,并以渣敷伤处。

(3)治火牙:鲜狗牙菜30 g,鸭蛋1个。加盐少许煮熟。

(4)治肺热咯血:鲜狗牙菜30 g,吉祥草30 g,水煎服。

235. 凹叶景天

【药材名称】 凹叶景天。

【学名及分类】 *Sedum emarginatum* Migo,为景天科景天属植物。

【俗　　名】 石板菜、九月寒、打不死、石板还阳、石雀还阳、岩板菜。

【习性及生境】 生于海拔600~1 800 m处山坡阴湿处。

【识别特征】 多年生草本。茎细弱。叶对生,匙状倒卵形至宽卵形,先端圆,有微缺,基部渐狭,有短距。花序聚伞状,顶生,有多花,常有3个分枝;花无梗,萼片披针形至狭长圆形,先端钝;基部有短距;花瓣黄色,线状披针形至披针形;鳞片长圆形,钝圆,心皮长圆形,基部合生。蓇葖略叉开,腹面有浅囊状隆起;种子细小,褐色。

【药用部位】 全草。

【采收加工】 夏秋季采挖全草。除去泥土,置沸水中稍烫,晒干。

【产地及分布】 国内分布于云南、贵州、四川、湖北、安徽、浙江、江苏、陕西、河南、山东、山西、河北。湖南省内散布。

【性味归经】 味苦、酸,性凉,归心、肝、大肠经。

【功用主治】 清热解毒、凉血止血、利湿;主治痈疮、疔疮、带状疱疹、瘰疬、咯血、吐血、衄血、便血、痢疾、淋病、黄疸、崩漏、带下。

【用法用量】 内服:煎汤,15~30 g,鲜品50~100 g;或捣汁。外用:适量,捣敷;或取汁涂搽、滴眼;或研粉调搽;或煎水外洗。

236. 垂盆草

【药材名称】 垂盆草。

【学名及分类】 *Sedum sarmentosum* Bunge,为景天科景天属植物。

【俗　　名】 豆瓣菜、狗牙瓣、石头菜、佛甲草、爬景天、卧茎景天、火连草、豆瓣子菜、金钱挂、水马齿苋、野马齿苋、匍行景天、狗牙草。

【习性及生境】 生于海拔1 600 m以下山坡阳处或石上。

【识别特征】 多年生草本。不育枝及花茎细,匍匐而节上生根,直到花序之下。3叶轮生,叶倒披针形至长圆形,先端近急尖,基部急狭,有距。聚伞花序,有3~5分枝,花少;花无梗;萼片披针形至长圆形,先端钝,基部无距;花瓣黄色,披针形至长圆形,先端有稍长的短尖;雄蕊较花瓣短;鳞片10,楔状四方形,先端稍有微缺;心皮长圆形,略叉开,有长花柱。种子卵形。

【药用部位】　全草。

【采收加工】　四季均可采收。晒干或鲜用。

【产地及分布】　国内产福建、贵州、四川、湖北、湖南、江西、安徽、浙江、江苏、甘肃、陕西、河南、山东、山西、河北、辽宁、吉林、北京。湖南省内主要分布于长沙、绥宁、平江、石门、桑植、宜章、桂东、沅陵、吉首、保靖、永顺、龙山。

【性味归经】　味甘、淡、微酸,性凉,归肝、肺、大肠经。

【功用主治】　清热利湿、解毒消肿;主治湿热黄疸、淋病、泻痢、肺痈、肠痈、疮疖肿痛、蛇虫咬伤、水火烫伤、咽喉肿痛、口腔溃疡及湿疹、带状疱疹。

【用法用量】　内服:煎汤,15~30 g,鲜品50~100 g;或捣汁。外用:适量,捣敷;或研末;或取汁外涂;或煎水外敷。

选方

(1)治蛇虫咬伤、无名肿痛:垂盆草适量,加盐少许,捣烂敷患处。

(2)治风火牙痛:垂盆草30 g。水煎服。

(3)治目赤肿痛:垂盆草适量,捣烂取汁,加人乳等量点眼,每日数次。

237. 佛甲草

【药材名称】　佛甲草。

【学名及分类】　*Sedum lineare* Thunb.,为景天科景天属植物。

【俗　　　名】　佛指甲、铁指甲、狗牙菜、金荆插。

【习性及生境】　生于低山或平地草坡上。

【识别特征】　多年生草本,无毛。3叶轮生,少有4叶轮或对生的,叶线形,先端钝尖,基部无柄,有短距。花序聚伞状,顶生,疏生花,中央有一朵有短梗的花,另有2~3分枝,分枝常再2分枝,着生花无梗;萼片线状披针形,不等长,不具距,有时有短距,先端钝;花瓣黄色,披针形,先端急尖,基部稍狭;雄蕊较花瓣短;鳞片宽楔形至近四方形。蓇葖略叉开,花柱短;种子小。

【药用部位】　全草。

【采收加工】　鲜用随采;或夏秋季,拔出全株,洗净,放入开水中烫一下,捞起,晒干或烘干。

【产地及分布】　国内产云南、四川、贵州、广东、湖南、湖北、甘肃、陕西、河南、安徽、江苏、浙江、福建、台湾、江西。湖南省内散布。

【性味归经】　味甘、淡,性寒,归肺、肝经。

【功用主治】　清热解毒、利湿退黄、凉血止血;主治咽喉肿痛、目赤肿痛、耳内生疮、热毒痈肿、疔疮、丹毒、缠腰火丹、水火烫伤、毒蛇咬伤、黄疸、湿热泻痢、便血、崩漏、外伤出血、扁平疣。

【用法用量】　内服:煎汤,9~15 g,鲜品20~30 g;或捣汁。外用:适量,鲜品捣敷;或捣汁含漱、点眼。

选方

(1)治蛇咬伤、无名肿毒:佛甲草适量。加盐少许,捣烂敷患处。

(2)治风火牙痛:佛甲草30 g。水煎服。

(3)治赤目肿痛:佛甲草适量。捣烂取汁,加人乳等量点眼,日数次。

绣球花科

238. 常山

【药材名称】 蜀漆。
【学名及分类】 *Dichroa febrifuga* Lour.,为绣球花科常山属植物。
【俗　　名】 恒山、蜀漆、土常山、黄常山、白常山。
【习性及生境】 生于海拔200~2 000 m阴湿林中。
【识别特征】 灌木,小枝圆柱状或稍具四棱,无毛或被稀疏短柔毛,常呈紫红色。叶形状大小变异大,先端渐尖,基部楔形,边缘具锯齿或粗齿,稀波状,两面绿色或一至两面紫色。花蓝色或白色;花蕾倒卵形,花萼倒圆锥形,裂片阔三角形,急尖,无毛或被毛;花瓣长圆状椭圆形,稍肉质,花后反折;花药椭圆形;花柱棒状,柱头长圆形。浆果蓝色,干时黑色;种子具网纹。
【药用部位】 根、嫩枝叶。
【采收加工】 秋后齐地割去茎秆,挖出根,洗去泥土,砍去残余茎秆,晒干或烘干后在有火焰的柴火上燎去须根,撞去灰渣即为成品。
【产地及分布】 国内分布于陕西、甘肃、江苏、安徽、浙江、江西、福建、台湾、湖北、湖南、广东、广西、四川、贵州、云南和西藏。湖南省内广布。
【性味归经】 味苦、辛,性寒,归肺、肝、心经。
【功用主治】 截疟、祛痰;主治疟疾、胸中痰饮积聚。
【用法用量】 内服:煎汤5~9 g;或入丸、散。

治小儿暴惊,卒死中恶:常山(炒)(嫩枝叶)二钱,左顾牡蛎一钱二分。浆水煎服,当吐痰而愈。

239. 冠盖藤

【药材名称】 冠盖藤。
【学名及分类】 *Pileostegia viburnoides* Hook. f. et Thoms.,为绣球花科冠盖藤属植物。
【俗　　名】 黄花楠木、旱禾树、青棉花。
【习性及生境】 生于海拔600~1 000 m山谷林中。
【识别特征】 常绿攀援状灌木;小枝圆柱形,灰色或灰褐色,无毛。叶对生,薄革质,先端渐尖或急尖,基部楔形或阔楔形,边全缘或稍波状,上面绿色或暗绿色,具光泽,无毛,下面干后黄绿色,少具稀疏星状柔毛。伞房状圆锥花序顶生,无毛或稍被褐锈色微柔毛;苞片和小苞片线状披针形,无毛,褐色;花白色;花瓣卵形。蒴果圆锥形。
【药用部位】 根或藤。
【采收加工】 全年可采挖。洗净,切片,晒干或鲜用。
【产地及分布】 国内产安徽、浙江、江西、福建、台湾、湖北、湖南、广东、广西、四川、贵州和云南。湖南省内散布。
【性味归经】 味辛、微苦,性温,归肝、胃经。
【功用主治】 祛风除湿、散瘀止痛、消肿解毒、舒筋活络;主治腰腿酸痛、风湿麻木、跌打损伤、骨折、外伤出血、痈肿疮毒。

【用法用量】　内服:煎汤,15~30 g;或泡酒。外用:适量,捣敷;或研末。

(1)治风湿关节痛:冠盖藤根30 g,猪脚250 g。同煮后加酒酌量,喝汤吃肉。

(2)治痄腮:冠盖藤根30 g,连翘15 g,一支箭12 g,七叶一枝花6 g,水煎服。

(3)治跌打损伤、骨折:冠盖藤根或藤15~30 g。水煎冲黄酒服。另用鲜根、藤捣烂敷于伤处,包扎固定。跌打内伤者可用冠盖藤、华山矾、连钱草各15 g,丹参9 g。加水3碗煎至1碗。顿服,3 h后再煎服。

240. 长江溲疏

【药材名称】　长江溲疏。

【学名及分类】　*Deutzia schneideriana* Rehd.,为绣球花科溲疏属植物。

【俗　　　名】　旋氏溲疏。

【习性及生境】　生于海拔600~2 000 m灌丛中。

【识别特征】　灌木,高1~2 m;老枝灰褐色,无毛,表皮薄片状脱落;花枝长8~12 cm,具4~6叶,紫褐色,疏被星状毛。叶纸质,卵形、倒卵形或椭圆状卵形,长3.5~7.0 cm,宽1.5~3.0 cm,先端急尖或急渐尖,基部圆形或阔楔形,边缘具细锯齿,上面疏被5~6辐线星状毛,下面灰白色,密被12~15辐线星状毛,毛被不连续覆盖,叶脉上常具中央长辐线,侧脉每边4~6条;叶柄长3~4 mm,疏被星状毛。聚伞状圆锥花序长3~15 cm,直径3~4 cm,被星状毛;花蕾长圆形;花冠直径1.8~2.2 cm;花梗长3~8 mm;萼筒浅杯状,高约3 mm;直径约4 mm,密被灰绿色星状毛,裂片三角形,长宽均约1 mm;花瓣白色,长圆形,先端急尖,基部渐狭,外面被星状毛,花蕾时内向镊合状排列;外轮雄蕊长8~10 mm,内轮雄蕊较短,花丝先端2钝齿或有时内轮的先端急尖,齿长不达花药,花药长圆形,具短柄,从花丝齿间伸出,内轮的有时从花丝内侧近中部伸出;花柱3,纤细,较雄蕊稍长。蒴果半球形,灰黑色,被星状毛。花期5—6月,果期8—10月。

【药用部位】　枝、叶。

【采收加工】　夏、秋季采集,切段,晒干或鲜用。

【产地及分布】　国内产江苏、安徽、江西、湖北和湖南。湖南省内产石门、慈利、桑植、永顺、张家界、沅陵、岳阳。

【性味归经】　味辛、酸,性凉,归心、肝、大肠经。

【功用主治】　清热解毒、凉血止血、利湿;主治痈疖疮、带状疱疹、瘰疬、咯血、吐血、衄血、便血、痢疾、淋病、黄疸、崩漏、带下。

【用法用量】　内服:煎汤,9~15 g。外用:适量,煎水洗。

治妇人下焦三十六疾,不孕绝产:梅核仁、辛夷各一升,葛上亭长七枚,泽兰子五合,溲疏二两,藁本一两。上六味末之,蜜和丸。先食,服如大豆二丸,日三,不知稍增。

241. 四川溲疏

【药材名称】　川溲疏。

【学名及分类】　*Deutzia setchuenensis* Franch.,为绣球花科溲疏属植物。

【俗　　　名】　雷波溲疏。

【习性及生境】　生于海拔约1 200 m灌丛中。

【识别特征】灌木,小枝紫褐色,疏被星状毛,表皮不脱落。叶纸质,卵形或卵状长圆形,顶端尾状渐尖,基部阔楔形或近圆形,边缘具细锯齿,上面绿色,下面黄绿色,被辐线星状毛,毛基部具疣状突起,侧脉网脉不隆起。花瓣白色,长圆形,外面密被辐线星状细绒毛,花蕾时镊合状排列;外轮雄蕊花丝阔线形,先端齿扩展,内轮雄蕊近匙形,长超过花药,花药着生于花丝中部;蒴果近球形,具宿存萼裂片。

【药用部位】枝、叶、果。

【采收加工】夏、秋季采集,切断,晒干或鲜用。

【产地及分布】国内分布于湖北、江西、福建、广东、四川、贵州等地区。湖南省内散布。

【性味归经】味苦、涩,性平,小毒。

【功用主治】清热除烦、利尿消积;主治毒蛇咬伤、膀胱炎、小儿疳积、外感暑热、身热烦渴、风湿性关节痛、风湿疮毒。

【用法用量】内服:煎汤,10~30 g。外用:适量,煎水洗。

选方

(1)治伤暑烦热、口渴、多汗、小便短赤:川溲疏9 g,淡竹叶6 g,虎杖12 g,麦冬12 g,石膏15 g。水煎服。

(2)治热淋,小便淋涩刺痛:川溲疏9 g,木通9 g,鱼腥草12 g,乌蔹莓30 g。水煎服。

(3)治膀胱炎:川溲疏果6 g。煎水冲鸡蛋吃,每日3次。

(4)治小儿疳疾:川溲疏枝、叶15 g,臭牡丹15 g。切细,煮鸡蛋,吃蛋饮汤。

(5)治风湿关节痛:川溲疏枝30 g。煎水兑白酒服。

(6)治风湿疮毒:川溲疏枝、叶煎水洗。

(7)治毒蛇咬伤、病人昏迷:川溲疏枝30~60 g。煎水灌服(鲜叶捣烂灌服亦可)。

242. 绣球

【药 材 名 称】绣球。

【学名及分类】*Hydrangea macrophylla* (Thunb.) Ser.,为绣球花科绣球属植物。

【俗　　　名】八仙花、紫绣球、粉团花、八仙绣球。

【习性及生境】生于山谷溪旁或山顶疏林中,海拔380~1 700 m。

【识别特征】灌木,茎常于基部发出多数放射枝而形成一圆形灌丛;枝圆柱形,粗壮,紫灰色至淡灰色,无毛,具少数长形皮孔。叶纸质或近革质,倒卵形或阔椭圆形,基部钝圆或阔楔形,边缘于基部以上具粗齿;叶柄粗壮,无毛。伞房状聚伞花序近球形,花密集,多数不育;不育花萼片阔物卵形、近圆形或阔卵形,粉红色、淡蓝色或白色;花瓣长圆形,花药长圆形。蒴果未成熟,长陀螺状,种子未熟。

【药用部位】根、叶、花。

【采收加工】根:9—11月挖。叶:6—10月采。花:7—9月采。均晒干。

【产地及分布】国内主要分布于山东、江苏、安徽、浙江、福建、河南、湖北、湖南、广东及其沿海岛屿、广西、四川、贵州、云南等地区。湖南省内主要分布于城步。

【性味归经】味苦、微辛,性寒。小毒。

【功用主治】抗疟、清热、解毒、杀虫;主治疟疾、心热惊悸、烦躁、喉痹、阴囊湿疹、疥癞。

【用法用量】内服:煎汤,9~12 g。外用:煎水洗;或研末调涂。

选方

(1)治疟疾:绣球花叶10 g,黄常山6 g。用水400 ml,煎至200 ml,疟疾发作前服。

(2)治胸闷,心悸:绣球根、野菊花、漆树根各15 g,水煎服。

(3)治喉烂:绣球根,好醋磨,以翎毛蘸扫患处,涎出愈。

243. 蜡莲绣球

【药 材 名 称】 蜡莲绣球。

【学名及分类】 *Hydrangea strigosa* Rehd.，为绣球花科绣球属植物。

【俗　　　名】 倒卵蜡莲绣球、狭叶蜡莲绣球、长叶蜡莲绣球、八仙蜡莲绣球、紫背绣球。

【习性及生境】 生于山谷密林或山坡路旁疏林或灌丛中，海拔500~1 800 m。

【识别特征】 灌木；小枝圆柱形或微具四钝棱，灰褐色，密被糙伏毛，无皮孔，老后色较淡，树皮常呈薄片状剥落。叶纸质，先端渐尖，边缘具有硬尖头的小齿或小锯齿，干后上面黑褐色，被稀疏糙伏毛或近无毛，下面灰棕色，新鲜时有时呈淡紫红色或淡红色，密被灰棕色颗粒状腺体和灰白色糙伏毛，脉上的毛更密。孕性花淡紫红色，萼筒钟状，萼齿三角形；花瓣长卵形；种子褐色，阔椭圆形。

【药 用 部 位】 全株。

【采 收 加 工】 幼叶：立夏前后，采摘嫩枝叶，揉搓使其出汗，晒干。根：立冬至次年立春间，采挖其根，除去茎叶，细根，洗净，鲜用，或擦去栓皮，切段，晒干。

【产地及分布】 国内分布于陕西、四川、云南、贵州、湖北和湖南。湖南省内散布。

【性 味 归 经】 味辛、酸，性凉。

【功 用 主 治】 祛痰、截疟、清热解毒；主治颈项瘰疬、咽喉肿痛、疮疖肿痛、胸腹胀满、疟疾。外用治皮肤癣癞。

【用 法 用 量】 根内服：煎汤6~12 g。根外用：适量，捣敷；研末调擦；或煎水洗。幼叶内服：煎汤10~30 g。

(1)治疟疾：蜡莲绣球干根15~18 g，研细，用鸡蛋1~3个，拌和后，煎成淡味蛋饼，在发冷前1 h，一次吃完。

(2)治咽喉肿痛：蜡莲绣球10 g，水煎，含咽。

(3)治癣癞：蜡莲绣球、千里光各适量。水浓煎，洗。

(4)治疟疾：蜡莲绣球叶15~18 g，研细，用鸡蛋1~3个，拌和后，煎成淡味蛋饼，在发冷前1 h吃完；或单用叶30 g左右煎汁服。

244. 马桑绣球

【药 材 名 称】 癞皮树。

【学名及分类】 *Hydrangea aspera* D. Don，为绣球花科绣球属植物。

【俗　　　名】 柔毛绣球、卵叶柔毛绣球、天全柔毛绣球、栗黄马桑绣球、八仙柔毛绣球。

【习性及生境】 生于山谷溪边密林或疏林下，或山坡路旁灌丛中，海拔700~2 600 m。

【识别特征】 灌木；小枝常具钝棱，与其叶柄、花序密被灰白色短柔毛或黄褐色、扩展的粗长毛。叶纸质，披针形、卵状披针形、卵形或长椭圆形，先端渐尖，基部阔楔形或圆形，上面密被糙伏毛，下面密被灰白色短绒毛，有时稍带黄褐色，极易脱落。伞房状聚伞花序，顶端常弯拱；孕性花紫蓝色或紫红色；种子褐色，椭圆形或纺锤形，稍扁，具凸起的纵脉纹。

【药 用 部 位】 全株。

【采 收 加 工】 全年均可采收。鲜用或晒干。

【产地及分布】 国内产甘肃、陕西、江苏、湖北、湖南、广西、贵州、四川、云南。湖南省内主要分布于邵阳、洞口、新宁、城步、石门、桑植、洪江、花垣、永顺。

【性 味 归 经】 味苦、辛，性平，归肝、胃经。

【功 用 主 治】 止血、解毒、祛风除湿；主治外伤出血、疝气、乳痈、烫伤、风湿病、带下。

【用法用量】 内服:煎汤,9~15 g。外用:适量,捣敷。

(1)治痢疾:癞皮树枝9 g。煎服。

(2)治骨折:鲜癞皮树皮适量,捣烂敷患处,或用干品研末,开水调敷患处。

245. 挂苦绣球

【药材名称】 挂苦绣球。

【学名及分类】 *Hydrangea xanthoneura* Diels,为绣球花科绣球属植物。

【俗　　　名】 黄脉绣球、黄枝挂苦子树、光叶黄枝挂苦子树、排毛绣球、西南挂苦绣球。

【习性及生境】 生于山腰密林或疏林中或山顶灌丛中,海拔1 600~2 900 m。

【识别特征】 灌木至小乔木;当年生小枝黑褐色或灰黄褐色,无毛或疏被柔毛,二年生小枝色较淡,常具明显的浅色皮孔,树皮稍厚。叶纸质至厚纸质,基部阔楔形或近圆形,边缘有密而锐尖的锯齿,上面绿色,叶脉淡黄色,无毛,下面淡绿色,面上常无毛;叶柄新鲜时紫红色,干后黑褐色,被疏毛。伞房状聚伞花序顶生;花瓣白色或淡绿色,长卵形。蒴果卵球形;种子褐色或淡褐色,椭圆形或纺锤形,扁平,具纵脉纹。

【药用部位】 根、皮。

【采收加工】 根:7—10月采挖,切段晒干。树皮:6—10月剥取,晒干或鲜用。

【产地及分布】 国内产四川、贵州、云南等地区。湖南省内主要分布于城步、桑植。

【性味归经】 味苦、辛,凉。

【功用主治】 根:活血祛瘀、接骨续筋;主治骨折。树皮:清热解毒;主治无名肿毒、恶疮。

【用法用量】 内服:煎汤,根15~30 g;或泡酒。外用:捣敷。

治无名肿毒、恶疮:挂苦绣球鲜皮,切碎捣烂,或干皮研细末调醋敷患处。

246. 钻地风

【药材名称】 钻地风。

【学名及分类】 *Schizophragma integrifolium* Oliv.,为绣球花科钻地风属植物。

【俗　　　名】 小齿钻地风、阔瓣钻地风。

【习性及生境】 生于山谷、山坡密林或疏林中,常攀缘于岩石或乔木上,海拔200~2 000 m。

【识别特征】 木质藤本或藤状灌木;小枝褐色,无毛,具细条纹。叶纸质,先端渐尖或急尖,具狭长或阔短尖头,基部阔楔形、圆形至浅心形,边全缘或上部或多或少具仅有硬尖头的小齿,上面无毛,下面有时沿脉被疏短柔毛。伞房状聚伞花序密被褐色,结果时毛渐稀少;孕性花萼筒陀螺状。蒴果钟状或陀螺状;种子褐色,连翅轮廓纺锤形或近纺锤形。

【药用部位】 根、茎藤。

【采收加工】 全年可采。挖取根部及藤茎,去除泥土,切片,晒干。置于阴凉干燥处。

【产地及分布】 国内产四川、云南、贵州、广西、广东、海南、湖南、湖北、江西、福建、江苏、浙江、安徽等地区。湖南省内主要分布于桃源、张家界、桑植、宜章、江永、沅陵、溆浦、吉首、永顺、龙山。

【性味归经】 味淡,性凉,归脾、肝经。

【功用主治】 舒筋活络、祛风活血;主治风湿痹痛、四肢关节酸痛。

【用法用量】 内服:煎汤,9~15 g;或浸酒。外用:适量,煎水洗。

(1)治风湿性筋骨痛:钻地风根15 g,马兰根30 g,川牛膝9 g,枇杷根30 g,三白草根15 g,瘦猪肉90 g。加甜酒煮服。

(2)治四肢关节酸痛:钻地风根或藤750 g,八角枫、五加皮、丹参各250 g,白牛膝180 g,麻黄15 g。切片或小段,加黄酒6 000 ml,红糖、红枣各500 g,装入小坛内密封,再隔水缓火炖4 h。每日早晚空腹服120 ml左右。头汁服完后,可再加入黄酒5 000 ml,如上法烧炖,服用。

扯根菜科

247. 扯根菜

【药材名称】 扯根菜。

【学名及分类】 *Penthorum chinense* Pursh,为扯根菜科扯根菜属植物。

【俗　　　名】 干黄草、水杨柳、水泽兰。

【习性及生境】 生于海拔90~2 200 m的林下、灌丛草甸及水边。

【识别特征】 多年生草本。根状茎分枝;茎不分枝,稀基部分枝,具多数叶,中下部无毛,上部疏生黑褐色腺毛。叶互生,无柄或近无柄,披针形至狭披针形,先端渐尖,边缘具细重锯齿,无毛。聚伞花序具多花;花序分枝与花梗均被褐色腺毛;花小型,黄白色;萼片革质,三角形,无毛,单脉;无花瓣。蒴果红紫色;种子多数,卵状长圆形,表面具小丘状突起。

【药用部位】 全草。

【采收加工】 夏季采收,扎把晒干。

【产地及分布】 国内产黑龙江、吉林、辽宁、河北、陕西、甘肃、江苏、安徽、浙江、江西、河南、湖北、湖南、广东、广西、四川、贵州、云南等地区。湖南省内主要分布于华容、慈利、宜章、东安、沅陵、洪江、吉首、泸溪、凤凰、保靖、古丈、永顺。

【性味归经】 味苦、微辛,性寒。

【功用主治】 利水除湿、活血散瘀、止血、解毒;主治经闭、水肿、血崩、带下、跌打损伤、尿血、乳糜尿、疮痈肿毒、毒蛇咬伤、痢疾、黄疸、小便不利。

【用法用量】 内服:煎汤,15~30 g。外用:适量,煎水洗或鲜品捣敷患处。

(1)治水肿,食肿,气肿:扯根菜30 g,臭草根15 g,五谷根12 g,折耳根、石菖蒲各9 g。煎水服。每日服三次。每次半碗。

(2)治乳糜尿:扯根菜全草30 g,星宿菜30 g,车前草、夏枯草各15 g,石菖蒲12 g。水煎服。连服2~3 d。

(3)治黄疸型肝炎:扯根菜30 g,金钱草30 g,茵陈15 g,铁马鞭10 g,鱼腥草6 g,穿心莲6 g。水煎服。

(4)治跌打伤肿痛:扯根菜适量,捣茸敷患处;另用扯根菜15 g,煎酒服。

(5)治急性乳腺炎,毒蛇咬伤:扯根菜鲜草加臭牡丹等量,捣烂敷。

(6)治骨髓炎:扯根菜鲜草30 g,蛇含草、香附各15 g。捣烂,醋调敷。并以芫花根皮消毒后作引条引流。

(7)治深部脓肿:扯根菜全草30 g,银花30 g,甘草30 g。煎水当茶饮,第一次用甜酒兑服。外以全草配柑子树叶,捣烂敷。

虎耳草科

248. 虎耳草

【药 材 名 称】 虎耳草。
【学名及分类】 *Saxifraga stolonifera* Meerb.,为虎耳草科虎耳草属植物。
【俗　　　名】 石荷叶、金线吊芙蓉、老虎耳、天荷叶、金丝荷叶、丝棉吊梅、耳朵草、通耳草、天青地红。
【习性及生境】 生于海拔400~4 500 m的林下、灌丛、草甸和阴湿岩隙。
【识别特征】 多年生草本。匍匐枝细长,密被卷曲长腺毛,具鳞片状叶。基生叶具长柄,叶片近心形、肾形至扁圆形,先端钝或急尖,基部近截形、圆形至心形;茎生叶披针形。聚伞花序圆锥状;花瓣白色,中上部具紫红色斑点,基部具黄色斑点,花丝棒状;花盘半环状,围绕于子房一侧,边缘具瘤突。
【药 用 部 位】 全草。
【采 收 加 工】 四季均可采收,将全草拔出。洗净,晾干。
【产地及分布】 国内产河北、陕西、甘肃、江苏、安徽、浙江、江西、福建、台湾、河南、湖北、湖南、广东、广西、四川东部、贵州、云南东部和西南部。湖南省内散布。
【性味归经】 味苦、辛,性寒,有毒,归肺、胃经。
【功用主治】 疏风、清热、凉血、解毒;主治风热咳嗽、肺痈、吐血、聤耳流脓、风火牙痛、风疹瘙痒、痈肿丹毒、痔疮肿痛、毒虫咬伤、烫伤、外伤出血。
【用法用量】 内服:煎汤,10~15 g。外用:适量,煎水洗;鲜品捣敷;或绞汁滴耳及涂抹。

选方

(1)治肺结核:虎耳草、鱼腥草、一枝黄花各30 g,白及、百部、白茅根各15 g。水煎服。

(2)治血崩:鲜虎耳草30~60 g,加黄酒、水各半煎服。

(3)治痔疮肿痛:虎耳草30 g。水煎,加食盐少许,放罐内,坐熏,每日2次。

(4)治风火牙痛:虎耳草30~60 g。水煎,去渣,加鸡蛋1个同煮服。

(5)治吐血:虎耳草9 g,瘦猪肉120 g。混同剁烂,做成肉饼,加水蒸熟食。

249. 落新妇

【药 材 名 称】 马尾参。
【学名及分类】 *Astilbe chinensis*（Maxim.）Franch. et Savat.,为虎耳草科落新妇属植物。
【俗　　　名】 小升麻、术活、马尾参、山花七、阿根八、铁火钳、金毛三七、阴阳虎、金毛狗、红升麻。
【习性及生境】 生于海拔390~3 600 m的山谷、溪边、林下、林缘和草甸等处。
【识别特征】 多年生草本。根状茎暗褐色,粗壮,须根多数。茎无毛。基生叶为二至三回三出羽状复叶;顶生小叶片菱状椭圆形,侧生小叶片卵形至椭圆形,先端短渐尖至急尖,边缘有重锯齿,基部楔形、浅心形至圆形;叶轴仅于叶腋部具褐色柔毛;茎生叶较小。苞片卵形,几无花梗;花密集;萼片卵形,两面无毛,边缘中部以上生微腺毛;花瓣淡紫色至紫红色,线形,单脉。种子褐色。

【药用部位】 全草。

【采收加工】 秋季采收。除去根茎,洗净,晒干或鲜用。

【产地及分布】 国内产黑龙江、吉林、辽宁、河北、山西、陕西、甘肃、青海、山东、浙江、江西、河南、湖北、湖南、四川、云南等地。湖南省内散布。

【性味归经】 味苦,性凉,无毒。

【功用主治】 祛风、清热、止咳;主治风热感冒、头身疼痛、咳嗽。

【用法用量】 内服:煎汤,5~8钱;或浸酒。

选方

(1)治风热感冒:马尾参15 g,煨水服。

(2)治肺痨咯血、盗汗:马尾参、土地骨皮、尖经药、白花前胡各15 g,煨水服,每口3次。

鼠刺科

250. 峨眉鼠刺

【药材名称】 峨眉鼠刺。

【学名及分类】 *Itea omeiensis* C. K. Schneid.,为鼠刺科鼠刺属植物。

【俗　　名】 矩叶老鼠刺、牛皮桐、峨眉拟铁、细叶鼠刺。

【习性及生境】 生于海拔350~1 650 m的山谷、疏林或灌丛中,或山坡、路旁。

【识别特征】 灌木或小乔木,稀更高;幼枝黄绿色,无毛;老枝棕褐色,有纵棱。叶薄革质,先端尾状尖或渐尖,基部圆形或钝,边缘有极明显的密集细锯齿,近基部近全缘,上面深绿色,下面淡绿色,两面无毛;叶柄粗壮,无毛,上面有浅槽沟。腋生总状花序,直立,上部略下弯;花梗被微毛,基部有叶状苞片;花瓣白色,披针形,花时直立,顶端稍内弯,略被微毛;花丝被细毛;花药长圆状球形;子房上位,密被长柔毛。蒴果被柔毛。

【药用部位】 根、花。

【采收加工】 根:9—10月采切段晒干。花:夏季采,晒干。

【产地及分布】 国内产安徽、浙江、江西、福建、湖南、广西、四川、贵州、云南。湖南省内散布。

【性味归经】 味苦,性温。

【功用主治】 补虚、祛风湿、续筋骨;主治身体虚弱、劳伤乏力、咳嗽、咽痛、产后关节痛、腰痛、白带、跌打损伤、骨折。

【用法用量】 内服:煎汤,根60~90 g,花18~21 g。

选方

(1)治身体虚弱,劳伤乏力:峨眉鼠刺根60~90 g,加六月雪同煎,早晚饭前各服1次。

(2)治咳嗽喉痛:峨眉鼠刺干花18~21 g,煎汁,冲黄酒,加砂糖,早晚饭前各服1次。

海桐科

251. 崖花子

【药材名称】 崖花子。

【学名及分类】 *Pittosporum truncatum* Pritz.，为海桐科海桐属植物。

【俗　　名】 菱叶海桐。

【习性及生境】 生于林间阴湿山坡、溪边。

【识别特征】 常绿灌木，多分枝，嫩枝有灰毛，不久变秃净。叶簇生于枝顶，硬革质，倒卵形或菱形，中部以上最宽；先端宽而有一个短急尖，中部以下急剧收窄而下延；上面深绿色，发亮，下面初时有白毛；花单生或数朵呈伞形状，生于枝顶叶腋内，花梗纤细，无毛，或略有白绒毛；萼片卵形，无毛，边缘有睫毛；花瓣倒披针形；子房被褐毛，卵圆形。蒴果短椭圆形，果片薄，内侧有小横格。

【药用部位】 根。

【采收加工】 根全年可采。洗净，切片，晒干。

【产地及分布】 国内分布于湖北、四川、陕西、甘肃、云南及贵州等省区。湖南省内主要分布于新宁、武冈、石门、安化、溆浦、通道、永顺。

【性味归经】 味苦、辛，性温，归肝、肾、大肠、心经。

【功用主治】 祛风活络、散瘀止痛；主治风湿性关节炎、坐骨神经痛、骨折、胃痛、牙痛、高血压、神经衰弱。

【用法用量】 内服：煎汤，15~30 g。

治原发性高血压：崖花子根加白酒至浸没为度，封闭浸泡7日后启用。每服5~15 ml，每日3次。

252. 海金子

【药材名称】 海金子。

【学名及分类】 *Pittosporum illicioides* Makino，为海桐科海桐属植物。

【俗　　名】 崖花子、崖花海桐、狭叶海金子。

【习性及生境】 多生于山谷溪旁。

【识别特征】 常绿灌木，嫩枝无毛，老枝有皮孔。叶生于枝顶，簇生呈假轮生状，薄革质，倒卵状披针形或倒披针形，先端渐尖，基部窄楔形，常向下延，上面深绿色，干后仍发亮，下面浅绿色，无毛。伞形花序顶生；子房长卵形，被糠秕或有微毛，子房柄短。蒴果近圆形，或有纵沟3条，果片薄木质；果梗纤细，常向下弯。

【药用部位】 根、根皮、枝叶、种子。

【采收加工】 全年可采，除去泥土，切片，晒干；或剥取皮部，切段，晒干或鲜用。

【产地及分布】 国内分布于福建、台湾、浙江、江苏、安徽、江西、湖北、湖南、贵州等地。湖南省内广布。

【性味归经】 味苦。根和根皮：性温。枝叶：性微温。种子：性寒。

【功用主治】 根、根皮：活络止痛、宁心益肾、解毒；主治风湿痹痛、骨折、胃痛、失眠、遗精、毒蛇咬伤。枝叶：消肿解毒、止血；主治疮疖肿毒、皮肤湿痒、毒蛇咬伤、外伤出血。种子：清热利咽、涩肠固精；主治咽痛、肠炎、白带、滑精。

【用法用量】 内服:煎汤,15~30 g;或浸酒。外用:适量,鲜品捣敷。

选方

（1）治坐骨神经痛、风湿关节痛:海金子根30 g,瑞香12 g,钩藤根、独活各15 g。水煎服或酒浸服。

（2）治骨折:手术复位后,取海金子鲜根捣烂,敷伤处,包扎固定。另取海金子根60,酒炒后,水煎服。

（3）治失眠、遗精:海金子根250 g,用烧酒500 ml,浸3昼夜。每次服浸出液15 ml,每日3次。

（4）治肝炎:海金子、伏牛花、黄花远志各用根15 g。水煎服。

（5）治脱力黄胖:海金子根30 g,塞于鸡腹内,加黄酒炖熟。甜咸随意服食,忌食酸、辣、芥菜及饮茶。

253. 海桐

【药材名称】 海桐。

【学名及分类】 *Pittosporum tobira* (Thunb.) W. T. Ait.,为海桐科海桐属植物。

【俗　　名】 海棠。

【习性及生境】 多生于半阴地。

【识别特征】 常绿灌木或小乔木,嫩枝被褐色柔毛,有皮孔。叶聚生于枝顶,二年生,革质,嫩时上下两面有柔毛,上面深绿色,发亮,干后暗晦无光,先端圆形或钝,常微凹入或为微心形,基部窄楔形。伞形花序或伞房状伞形花序顶生或近顶生,密被黄褐色柔毛。花白色,有芳香,后变黄色;花瓣倒披针形,离生。蒴果圆球形,有棱或呈三角形,多少有毛,果片木质,内侧黄褐色,有光泽,具横格;种子红色。

【药用部位】 枝叶。

【采收加工】 全年均可采。晒干或鲜用。

【产地及分布】 国内分布于长江以南各省。湖南省内主要分布于攸县、衡南、衡山、武冈、平江、宁远、鹤城、保靖、永顺。

【性味归经】 味苦、微涩,性微寒。

【功用主治】 解毒、杀虫;主治疥疮、肿毒。

【用法用量】 外用:适量,煎水洗;或捣烂涂敷。

蔷薇科

254. 草莓

【药材名称】 草莓。

【学名及分类】 *Fragaria × ananassa* (Weston) Duchesne ex Rozier.,为蔷薇科草莓属植物。

【俗　　名】 凤梨草莓。

【习性及生境】 多生长于温暖凉爽的地区。

【识别特征】 多年生草本。茎低于叶或近相等,密被开。展黄色柔毛。叶三出,小叶具短柄,质地较厚,倒卵形或菱形,稀几圆形,顶端圆钝,基部阔楔形;花瓣白色,近圆形或倒卵椭圆形,基部具不显的爪;雌蕊极多。聚合果大,鲜红色,宿存萼片直立,紧贴于果实;瘦果尖卵形,光滑。

【药用部位】 果实。

【采 收 加 工】 草莓开花后约30 d即可成熟采摘。

【产地及分布】 国内分布于江苏等省。湖南省内散布。

【性 味 归 经】 味甘、微酸,性凉,归肺、胃经。

【功 用 主 治】 清凉止渴、健胃消食;主治口渴、食欲不振、消化不良。

【用 法 用 量】 内服:作食品。

255. 棣棠

【药 材 名 称】 棣棠花。

【学名及分类】 *Kerria japonica* (L.) DC.,为蔷薇科棣棠属植物。

【俗　　　名】 鸡蛋黄花、土黄条。

【习性及生境】 生山坡灌丛中,海拔200~3 000 m。

【识 别 特 征】 落叶灌木;小枝绿色,圆柱形,无毛,常拱垂,嫩枝有棱角。叶互生,三角状卵形或卵圆形,顶端长渐尖,基部圆形、截形或微心形,边缘有尖锐重锯齿,两面绿色,上面无毛或有稀疏柔毛,下面沿脉或脉腋有柔毛;托叶膜质,带状披针形,有缘毛,早落。单花,着生在当年生侧枝顶端;花瓣黄色,宽椭圆形,顶端下凹。瘦果倒卵形至半球形,褐色或黑褐色,表面无毛,有皱褶。

【药 用 部 位】 花。

【采 收 加 工】 4—5月采花,晒干。

【产地及分布】 国内产甘肃、陕西、山东、河南、湖北、江苏、安徽、浙江、福建、江西、湖南、四川、贵州、云南。湖南省内广布。

【性 味 归 经】 味微苦、涩,性平,归肺、脾、胃经。

【功 用 主 治】 化痰止咳、利湿消肿、解毒;主治咳嗽、风湿痹痛、产后劳伤、水肿、小便不利、消化不良、痈疽肿毒、湿疹、荨麻疹。

【用 法 用 量】 内服:煎汤,6~15 g。外用:适量,煎水洗。

(1)治水肿:棣棠花6 g、青木香6 g、何首乌9 g、车前草12 g、有柄石韦30 g,水煎服。

(2)治消化不良:棣棠花15 g、炒麦芽12 g,水煎服。

(3)治荨麻疹:棣棠花适量,秦皮酌量。水煎外洗。

(4)治痈疽肿毒:棣棠花、马兰、薄荷、菊花、蒲公英各9~15 g,水煎服。

256. 大叶桂樱

【药 材 名 称】 大叶桂樱。

【学名及分类】 *Laurocerasus zippeliana* Miq.,为蔷薇科李属植物。

【俗　　　名】 大叶野樱、大驳骨、驳骨木、黑茶树、黄土树、大叶稠李。

【习性及生境】 生于石灰岩山地阳坡杂木林中或山坡混交林下,海拔600~2 400 m。

【识 别 特 征】 常绿乔木,小枝灰褐色至黑褐色,具明显小皮孔,无毛。叶片革质,先端急尖至短渐尖,基部宽楔形至近圆形,叶边具稀疏或稍密粗锯齿,齿顶有黑色硬腺体,两面无毛;托叶线形,早落。花瓣近圆形,白色;子房无毛,花柱几与雄蕊等长。果实长圆形或卵状长圆形,顶端急尖并具短尖头;黑褐色,无毛,核壁表面稍具网纹。

【药用部位】 叶。
【采收加工】 夏、秋季采收叶。随采随用或晒干。
【产地及分布】 国内产甘肃、陕西、湖北、湖南、江西、浙江、福建、台湾、广东、广西、贵州、四川、云南。湖南省内主要分布于南岳、新宁、桃源、宜章、桂东、江永、会同、洪江。
【性味归经】 味淡、微涩,性平,归肝、肺经。
【功用主治】 祛风止痒、通络止痛;主治全身瘙痒、鹤膝风、跌打损伤等症。
【用法用量】 外用:适量,煎水洗。

治全身瘙痒:取大叶桂樱叶适量。洗净,用清水煎煮,去渣取汁洗澡。

257. 美脉花楸

【药材名称】 美脉花楸。
【学名及分类】 *Sorbus caloneura* (Stapf) Rehder in Sarg,为蔷薇科花楸属植物。
【俗　　　名】 山黄果、豆格盘、川花楸。
【习性及生境】 普遍生于杂木林内、河谷地或山地,海拔600~2 100 m。
【识别特征】 乔木或灌木;幼枝无毛;叶长椭圆形、卵状长椭圆形或倒卵状长椭圆形,具圆钝锯齿,上面常无毛,下面脉疏生柔毛,复伞房花序有多花,花萼疏被柔毛,萼片三角卵形,先端急尖,花瓣宽卵形至倒卵形,白色;果球形,稀倒卵圆形,成熟时褐色,被皮孔。
【药用部位】 果实、茎及茎皮。
【采收加工】 种子除去果皮杂质,晒干,置通风干燥处保存备用。
【产地及分布】 国内产两湖、两广及西南东部。湖南省内散布。
【性味归经】 味甘、辛,性平,归脾、胃经。
【功用主治】 消积健胃、收敛止泻;主治肠炎下痢、小儿疳积。
【用法用量】 内服:煎汤,果实1~2两;茎和茎皮3~5钱。

(1)治浮肿:美脉花楸成熟果实5钱。水煎,日服2次。
(2)治肺结核:美脉花楸树皮3钱。水煎,日服1次。

258. 石灰花楸

【药材名称】 石灰花楸。
【学名及分类】 *Sorbus folgneri* (C. K. Schneid.) Rehder in Sarg.,为蔷薇科花楸属植物。
【俗　　　名】 石灰花楸、白绵子树、毛枸子、石灰条子、粉背叶、反白树、傅氏花楸、华盖木。
【习性及生境】 广泛生于山坡杂木林中,海拔800~2 000 m。
【识别特征】 乔木,小枝圆柱形,具少数皮孔,黑褐色,幼时被白色绒毛;冬芽卵形,先端急尖,外具数枚褐色鳞片。叶片卵形至椭圆卵形,先端急尖或短渐尖,基部宽楔形或圆形,边缘有细锯齿或在新枝上的叶片有重锯齿和浅裂片,上面深绿色,无毛,下面密被白色绒毛;花瓣卵形,先端圆钝,白色。果实椭圆形,红色,近平滑或有极少数不明显的细小斑点。

【药用部位】　茎枝。

【采收加工】　秋季采收茎枝。切段,晒干。

【产地及分布】　国内产陕西、甘肃、河南、湖北、湖南、江西、安徽、广东、广西、贵州、四川、云南。湖南省内散布。

【性味归经】　味酸、苦,性平,归肝经。

【功用主治】　祛风除湿、舒筋活络;主治风湿痹痛、周身麻木。

【用法用量】　外用:适量,煎水熏洗。

治风湿骨痛、全身麻木:石灰花楸、见风消、细辛、石楠藤各适量。煎水洗。

259. 火棘

【药材名称】　火棘。

【学名及分类】　*Pyracantha fortuneana*(Maxim.)H. L. Li,为蔷薇科火棘属植物。

【俗　　名】　火把果、救兵粮、救军粮、救命粮、红子。

【习性及生境】　生于山地、丘陵地阳坡灌丛草地及河沟路旁,海拔500~2 800 m。

【识别特征】　常绿灌木,侧枝短,先端成刺状,嫩枝外被锈色短柔毛,老枝暗褐色,无毛;芽小,外被短柔毛。叶片倒卵形或倒卵状长圆形,先端圆钝或微凹,有时具短尖头,基部楔形,下延连于叶柄,边缘有钝锯齿,齿尖向内弯,近基部全缘,两面皆无毛;叶柄短,无毛或嫩时有柔毛。花集成复伞房花序,花瓣白色,近圆形。果实近球形,橘红色或深红色。

【药用部位】　根、叶。

【采收加工】　叶:全年均可采,鲜用;根:9—10月采挖,洗净,切段,晒干。

【产地及分布】　国内产陕西、河南、江苏、浙江、福建、湖北、湖南、广西、贵州、云南、四川、西藏。湖南省内广布。

【性味归经】　味苦、涩,性凉,归胆、胃经。

【功用主治】　清热解毒、止血;主治疮疡肿痛、目赤、痢疾、外伤出血、跌打损伤。

【用法用量】　内服:煎汤,10~30 g。外用:适量,捣敷。

治疮疡肿痛:火棘叶30 g,龙胆草15 g,七叶一枝花15 g。捣汁外敷。

260. 全缘火棘

【药材名称】　全缘火棘。

【学名及分类】　*Pyracantha loureiroi*(Kostel.)Merr.,为蔷薇科火棘属植物。

【俗　　名】　救军粮、木瓜刺。

【习性及生境】　生于山坡或谷地灌丛疏林中,海拔500~1 700 m。

【识别特征】　常绿灌木或小乔木,通常有枝刺,稀无刺;嫩枝有黄褐色或灰色柔毛,老枝无毛。叶片先端微尖或圆钝,有时具刺尖头,基部宽楔形或圆形,叶边通常全缘或有时具不显明的细锯齿,幼时有黄褐色柔毛,老时两面无毛,上面光亮,叶脉明显,下面微带白霜,中脉明显突起;花瓣白色,卵形。梨果扁球形,亮红色。

【药用部位】　根、叶。

【采收加工】 叶:全年均可采,鲜用。根:9—10月采挖,洗净,切段,晒干。
【产地及分布】 国内产陕西、湖北、湖南、四川、贵州、广东、广西。湖南省内广布。
【性味归经】 味酸、苦,性凉,归肺、肝经。
【功用主治】 解毒拔脓、消肿止痛、清热凉血;主治阴疽、骨髓炎、感冒。
【用法用量】 内服:煎汤,10~30 g。外用:适量,捣敷。

同火棘。

261. 沙梨

【药材名称】 沙梨。
【学名及分类】 *Pyrus pyrifolia*（Burm. F.）Nakai,为蔷薇科梨属植物。
【俗　　名】 麻安梨。
【习性及生境】 适宜生长在温暖而多雨的地区,海拔100~1 400 m。
【识别特征】 乔木,小枝嫩时具黄褐色长柔毛或绒毛,不久脱落,二年生枝紫褐色或暗褐色,具稀疏皮孔;冬芽长卵形,先端圆钝,鳞片边缘和先端稍具长绒毛。叶片先端长尖,基部圆形或近心形,稀宽楔形,边缘有刺芒锯齿。微向内合拢,上下两面无毛或嫩时有褐色绵毛。果实近球形,浅褐色,有浅色斑点,先端微向下陷,萼片脱落;种子卵形,微扁,深褐色。
【药用部位】 果实、果皮、花、叶、树枝、树皮、木灰、根。
【采收加工】 果实:8—9月,当果皮呈现该品种固有的颜色,有光泽和香味,种子变为褐色,果柄易脱落时,即可适时采摘,轻摘轻放,不要碰伤梨果和折断果枝。梨皮:9—10月果实成熟时采摘果实,削取果皮,鲜用或晒干。梨花:花盛开时采摘,晾干。梨叶:夏、秋季采叶,鲜用或晒干。梨枝:全年均可采,剪取枝条,切成小段,晒干。梨木:皮春、秋季节均可剥皮。梨树根:全年均可采,挖取侧根,洗净,切断,晒干。
【产地及分布】 国内产安徽、江苏、浙江、江西、湖北、湖南、贵州、四川、云南、广东、广西、福建。湖南省内散布。
【性味归经】 果实:味甘、微酸,性凉,归肺、胃、心经。果皮:味甘、涩,性凉。花:味淡,性平。叶:味辛、涩、微苦,性平。树枝:味辛、涩、微苦,性平。树皮:味苦,性寒。木材烧成的灰:味微咸,性平。根:味甘、淡,性平。
【功用主治】 果实:清肺化痰、生津止渴;主治肺燥咳嗽、热病烦躁、津少口干、消渴、目赤、疮疡、烫火伤。果皮:清心润肺、降火生津、解疮毒;主治暑热烦渴、肺燥咳嗽、吐血、痢疾、发背、疔疮、疥癣。花:泽面去斑;主治面生粉滓斑。叶:舒肝和胃、利水解毒;主治霍乱吐泻腹痛、水肿、小便不利、小儿疝气、菌菇中毒。树枝:行气和中、止痛;主治霍乱吐泻、腹痛。树皮:清热解毒;主治热病发热、疮癣。木材烧成的灰:降逆下气;主治气积郁冒、胸满气促、结气咳逆。根:润肺止咳、理气止痛;主治肺虚咳嗽、疝气腹痛。
【用法用量】 果实内服:煎汤,15~30 g;或生食,1~2枚;或捣汁;或蒸服,或熬膏。果实外用:适量,捣敷或捣汁点眼。梨皮内服:煎汤,9~15 g,鲜品30~60 g。梨皮外用:适量,捣汁涂。梨花内服:煎汤,9~15 g;或研末。梨花外用:适量,研末调涂。梨叶内服:煎汤,9~15 g;或鲜品捣汁服。梨叶外用:适量,捣敷或捣汁涂。梨汁内服:煎汤,9~15 g。梨木皮内服:煎汤,3~9 g;或研末,每次3 g。梨树根内服:煎汤,10~30 g。

（选方）

(1)治卒咳嗽:以一颗梨,刺作五十孔,每孔内以椒一粒,以面裹,于热火灰中煨令熟,出,停冷,去椒食之。

(2)治小儿痰嗽:甜梨一个入硼砂一分,纸包水湿火煨,熟吃。

(3)治太阴温病口渴甚,吐白沫黏滞不快者:梨汁、荸荠汁、鲜苇根汁、麦冬汁、藕汁(或用蔗浆),临时斟酌多少,和匀凉服,不甚喜凉者,重汤炖温服。

(4)治消渴:香水梨(或好鹅梨,或江南雪梨,俱可)用蜜熬瓶盛,不时用热水或冷水调服,止嚼梨亦妙。

(5)治反胃转食,药物不下:大雪梨一个,以丁香十五粒刺入梨内,湿纸包四五重,煨熟食之。

(6)治小儿心脏风热,昏懵躁闷,不能下食:梨三枚,切,粳米一合。上以水二升,煮梨取汁一盏,去滓,投米煮粥食之。

(7)治妊娠中风,失音不语,心神冒闷:梨汁、竹沥、生地黄汁各二合,牛乳一合,白蜜半合。相和令匀,每服,温饮一小盏。

(8)治急惊风热痰壅:梨汁和牛黄服之。

(9)治血液衰少,渐成噎膈:梨汁同人乳、蔗汁、芦根汁、童便、竹沥服之。

(10)治卒患赤目弩肉,坐卧痛者:好梨一颗,捣绞取汁,黄连三枝碎之。以绵裹渍令色变,仰卧注目中。

(11)治霍乱心痛,利,无汗:取梨叶枝一大握,水二升,煎取一升服。

(12)治小儿腹痛,大汗出,名曰寒疝:浓煮梨叶七合,以意消息,可作三四服,饮之大良。

(13)治病中水毒:梨叶一把,熟捣,以酒一杯,和绞服之,不过三。

(14)治蠷螋尿疮,黄水出:嚼梨叶汁敷之,干即易之。

(15)治伤寒瘟疫,已发未发:梨木皮、大甘草各一两,黄秫谷一合(为末),锅底煤一钱。每服三钱,白汤下,日二服。

262. 桃

【药 材 名 称】桃。

【学名及分类】 *Prunus persica* （L.）Batsch,为蔷薇科李属植物。

【俗　　　名】陶古日。

【习性及生境】生于海拔800~1 200 m的山坡、山谷沟底或荒野疏林及灌丛内。

【识别特征】乔木;树皮暗红褐色,老时粗糙呈鳞片状;小枝细长,无毛,有光泽,绿色,向阳处转变成红色,具大量小皮孔;冬芽圆锥形,顶端钝,外被短柔毛。花单生,先于叶开放;花梗极短或几无梗;萼筒钟形,被短柔毛,稀几无毛,绿色而具红色斑点;萼片卵形至长圆形,顶端圆钝,外被短柔毛;花瓣长圆状椭圆形至宽倒卵形,粉红色,罕为白色。

【药用部位】种子、果实、叶、树皮、根或根皮、花、果实上的毛、枝。

【采收加工】7—8月成熟时采摘。

【产地及分布】国内各省区广泛栽培。湖南省内散布。

【性味归经】果实:甘、酸,温,归肺、大肠经。种子:苦、甘,小毒,归心、肝、大肠经。

【功用主治】果实:生津、润肠、活血、消积;主治津少口渴、肠燥便秘、闭经、积聚。种子:活血祛瘀、润肠通便;主治经病、血滞经闭、产后瘀滞腹痛、跌打损伤、瘀血肿痛、肠痈、肺痈、肠燥便秘。

【用法用量】内服:果实适量鲜用,种子煎汤,6~10 g。外用;捣烂调敷。

（选方）

(1)治老人虚秘:桃仁、柏子仁、火麻仁、松子仁等份。同研,熔白蜡和丸如桐子大。以少黄丹汤服下。

(2)治冬月唇干血出:用桃仁捣烂,猪油调涂唇上,即效。

(3)治上气咳嗽,胸膈痞满,气喘:桃仁三两(去皮,尖)。以水一升,研取汁,和粳米二合,煮粥食之。

263. 樱桃

【药材名称】 樱桃。

【学名及分类】 *Prunus pseudocerasus* Lindl.,为蔷薇科李属植物。

【俗　　　名】 崖樱桃。

【习性及生境】 生于山谷林中,海拔700~1 200 m。

【识别特征】 乔木,树皮红褐色。小枝灰褐色,被短柔毛或疏柔毛。冬芽长椭圆形,无毛或微被毛。叶片先端尾尖或骤尾尖,基部近圆形,边有不整齐单锯齿,齿端有小腺体,上面近深绿色,无毛,下面淡绿色,脉上被毛;托叶疏柔狭带形,比叶柄短,边有腺齿,早落。花序伞形;总苞片褐色,倒卵状长圆形;花瓣白色,长椭圆形,先端二裂。核果红色,卵球形,核表面略具棱纹。

【药用部位】 果实、果汁、果核、叶、枝条、根。

【采收加工】 成熟后带柄采摘。采收樱桃要轻摘轻放,多鲜用。

【产地及分布】 国内产陕西、甘肃、湖北、四川、贵州。湖南省内主要分布于衡山、武冈、平江、石门、桑植、永顺。

【性味归经】 味甘、酸、涩,性温,归脾、肾经。

【功用主治】 补脾益肾,祛风湿;主治脾虚泄泻、肾虚遗精、风湿腰腿疼痛、四肢不仁、瘫痪、冻疮。

【用法用量】 樱桃内服:煎汤,30~150 g;或浸酒。樱桃外用:适量,浸酒涂擦;或捣敷。樱桃汁内服:适量,炖温。樱桃汁外用:适量,搽。樱桃核内服:煎汤,5~15 g。樱桃核外用:适量,磨汁涂;或煎水熏洗。樱桃叶内服:煎汤,15~30 g;或捣汁。樱桃叶外用:适量,捣敷;或煎水熏洗。樱桃枝内服:煎汤,3~10 g。樱桃枝外用:适量,煎水洗。樱桃根内服:煎汤,9~15 g,鲜品30~60 g。樱桃根外用:适量,煎水洗。樱桃花外用:适量,煎水洗。

选方

(1)防治喉症:樱桃500 g。熬水或泡酒服。

(2)治冻疮:鲜樱桃放瓶内埋于地下,入冬时取出外涂。

(3)治冻瘃疮:将樱桃水搽在疮上。若预搽面,则不生冻瘃。

(4)治烧烫伤:樱桃水蘸棉花上,频涂患处,当时止痛,还能制止起泡化脓。

(5)治麻疹透发不畅:樱桃核12~15 g水煎,早晚饭前各服1次。忌食糖、葱、大蒜及饮酒。

(6)治出痘喉哑:甜樱桃核20枚。砂锅焙黄色,煎汤服。

(7)治眼皮生瘤:樱桃核磨水搽之,其瘤渐渐自消。

(8)治瘿瘤初起:樱桃核醋磨,敷之消。

(9)治疝气疼痛:樱桃核捣碎,醋炒后研末。每服6 g,每日2次。

(10)治疹发不出,名曰闷疹:樱桃水1杯,略温灌下。

(11)治腹泻,咳嗽:樱桃叶及树枝(适量)。水煎服。

(12)治阴痒:鲜樱桃叶250 g。上药洗净,水煎洗阴部,分2次洗,每日1剂,连洗3~5剂。

(13)治阴道滴虫:樱桃树叶500 g。煎水坐浴,同时用棉球(用线扎好)蘸樱桃水塞阴道内,半日换1次,半月即愈。

(14)治劳倦内伤:鲜樱桃根90~120 g。水煎,早晚饭前各服1次。忌食酸、辣、芥菜、萝卜等。

(15)治肝经火旺,手心潮烧:樱桃根60 g。水煎服。

(16)治疮痘瘢:用樱桃仁研细敷之。

264. 李

【药 材 名 称】李。

【学名及分类】*Prunus salicina* Lindl.,为蔷薇科李属植物。

【俗　　　名】山李子、嘉庆子、嘉应子、玉皇李。

【习性及生境】生于山坡灌丛中、山谷疏林中或水边、沟底、路旁等处。海拔400~2 600 m。

【识别特征】落叶乔木;树冠广圆形,树皮灰褐色;老枝紫褐色或红褐色,无毛;小枝黄红色,无毛。叶片先端渐尖、急尖或短尾尖,基部楔形,边缘有圆钝重锯齿,常混有单锯齿,幼时齿尖带腺,上面深绿色,有光泽,花瓣白色,长圆倒卵形,先端啮蚀状,基部楔形,有明显带紫色脉纹,具短爪。核果黄色或红色,有时为绿色或紫色,顶端微尖,基部有纵沟,外被蜡粉;核卵圆形或长圆形,有皱纹。

【药用部位】果实、种子、树胶、叶、根及根皮。

【采收加工】果实:7—8月果实成熟时采摘。鲜用。种子:7—8月果实成熟时采摘,除去果肉收果核,洗净,破核取仁,晒干。根:全年均可采。刮去粗皮,洗净,切断,晒干或鲜用。根皮:全年可采挖。挖根洗净,剥取根皮,晒干。花:4—5月间花盛开时采摘一部分。晒干。叶:夏、秋间采叶。鲜用或晒干。树胶:在李树生长繁茂季节,采收树干上分泌的胶质。晒干。

【产地及分布】国内产陕西、甘肃、四川、云南、贵州、湖南、湖北、江苏、浙江、江西、福建、广东、广西和台湾。湖南省内广布。

【性味归经】果实:味甘、酸,性平,归肝、脾、胃经。种子:味苦,性平,归肝、肺经。根:味苦,性寒。根皮:味咸,性寒,归心、肝、肾经。树脂:味苦,性寒。

【功用主治】果实:清热、生津、消积;主治虚劳骨蒸、消渴、食积。种子:祛瘀、利水、润肠;主治血瘀疼痛跌打损伤、水肿臌胀、脚气、肠燥便秘。叶:清热解毒;主治壮热惊痫、肿毒溃烂。花:泽面;主治粉䵟䵞、斑点。根:清热解毒、利湿;主治疮疡肿毒、热淋、痢疾、白带。根皮:降逆、燥湿、清热解毒;主治气逆奔豚、湿热痢疾、赤白带下、消渴、脚气、丹毒疮痈。树脂:清热、透疹退翳;主治麻疹透发不畅、目生翳障。

【用法用量】果实内服:煎汤,10~15 g;鲜用,生食,每次100~300 g。种子内服:煎汤,3~9 g。种子外用:适量,研末调敷。根内服:煎汤,6~15 g。根外用:适量,烧存性研末。树胶内服:煎汤,15~30 g。花外用:6~18 g,研末敷。叶内服:煎汤,10~15 g。叶外用:适量,煎汤洗浴;或捣敷;或捣汁涂。根皮内服:煎汤,3~9 g。根皮外用:适量,煎汁含漱;或磨汁涂。

选方

(1)治糖尿病、口渴、多饮:鲜李子绞汁冷服。

(2)治胃痛呕吐恶心:干李子30 g,鲜鱼腥草根20 g,厚朴10 g。水煎冲红糖服,每日2次。

(3)治周身酸痛、举步乏力、精神困倦:李根10 g,配千日红、通关藤。水煎服。

(4)治呃逆:鲜李根60 g,冬葵30 g。水煎服。

(5)治少儿身热:李叶无论多少,㕮咀,以水煮,去渣,浴儿。

(6)治恶刺:李叶、枣叶各适量。捣绞取汁,点之。

(7)治肿毒溃烂:李叶捣烂敷。

(8)治小儿痘疹不透发:用李树上津胶。每用些须熬水,饮之即起。

(9)透发麻疹:李树胶15 g。煎汤,每日服2次,每次半茶盅。

(10)治小儿麻疹腹痛:李树胶汁。3~5岁每次0.2~0.5 g,用开水烊化服。若1次无效,每隔2日后再服等量1次。

(11)治臌胀:李核仁研末,和面作面饼子,空腹食之。

(12)治面皯黵:李核中仁去皮,细研,以蛋白和如稀饧涂,至晚用淡浆水洗之后,涂胡粉,不过5~6日有效。

(13)治蝎子蛋痛:苦李核仁。捣涂敷。

(14)治小儿疳积:李根皮9 g。水煎服。

(15)治早期血吸虫病:李根皮120 g。水煎服,每日服3次。服满500 g,以后每日服2次,每次只用60 g,连服4~5日。

(16)治牙齿痛:鲜李根白皮细切,水煎浓汁半碗,漱口,含之良久吐出,又含。

265. 龙芽草

【药材名称】 龙芽草。

【学名及分类】 *Agrimonia pilosa* Ledeb.,为蔷薇科龙牙草属植物。

【俗　　　名】 瓜香草、老鹤嘴、毛脚茵、施州龙芽草、石打穿、金顶龙芽、仙鹤草、路边黄、地仙草。

【习性及生境】 常生于溪边、路旁、草地、灌丛、林缘及疏林下,海拔100~3 800 m。

【识别特征】 多年生草本。根多呈块茎状。茎被疏柔毛及短柔毛,稀下部被稀疏长硬毛。叶为间断奇数羽状复叶,叶柄被稀疏柔毛或短柔毛;小叶片无柄或有短柄,顶端急尖至圆钝,稀渐尖,基部楔形至宽楔形,边缘有急尖到圆钝锯齿,有显著腺点;托叶草质,绿色,镰形,稀卵形。花序穗状总状顶生;花瓣黄色,长圆形。果实倒卵圆锥形,被疏柔毛,顶端有数层钩刺,幼时直立,成熟时靠合。

【药用部位】 地上部分、根、带短小根茎的冬芽。

【采收加工】 11月采收,晒干。

【产地及分布】 我国南北各省区均产。湖南省内广布。

【性味归经】 地上部分:性平,归肺、肝、脾经。根:性温。带短小根茎的冬芽:性凉。

【功用主治】 地上部分:收敛止血、止痢、杀虫;主治咯血、吐血、衄血、尿血、便血、崩漏、外伤出血、腹泻、痢疾、脱力劳伤、疟疾、滴虫性阴道炎。带短小根茎的冬芽:驱虫、解毒消肿;主治绦虫病、阴道滴虫病、疮疡疥癣、疖肿、赤白痢;根:解毒、驱虫;主治赤白痢、疮疡、肿痛、痢疾、绦虫病、闭经。

【用法用量】 内服:煎汤,根9~15 g;或研末。外用:捣烂敷。

(1)治偏头痛,头昏,头痛:龙芽草根30 g,鸡、鸭各一只,煮服。

(2)治风火牙痛:龙芽草根少许,塞牙痛处。

(3)治疟疾:鲜龙芽草根30 g。于发作前2~3 h煎服。

266. 路边青

【药材名称】 头晕草。

【学名及分类】 *Geum aleppicum* Jacq.,为蔷薇科路边青属植物。

【俗　　　名】 水杨梅、蓝布政。

【习性及生境】 生山坡草地、沟边、地边、河滩、林间隙地及林缘,海拔200~3 500 m。

【识别特征】 多年生草本。须根簇生。茎直立,被开展粗硬毛稀几无毛。基生叶为大头羽状复叶,叶柄被粗硬毛,小叶大小极不相等;花瓣黄色,几圆形,比萼片长;萼片卵状三角形,顶端渐尖,副萼片狭小,披针形,顶端渐尖稀2裂,外面被短柔毛及长柔毛。聚合果倒卵球形,瘦果被长硬毛,花柱宿存部分无毛,顶端有小钩;果托被短硬毛。

【药用部位】 全草。

【采收加工】 夏季采收。鲜用或切段晒干。

【产地及分布】 国内产黑龙江、吉林、辽宁、内蒙古、山西、陕西、甘肃、新疆、山东、河南、湖北、四川、贵州、云南、西藏。湖南省内散布。

【性味归经】 味甘、辛,性平,归肝、脾、大肠经。

【功用主治】 清热解毒、疏肝行气、活血消肿、祛风除湿;主治痈疽疮疡、瘰疬、跌打伤痛、风湿痹痛、痢疾、月经不调、崩漏带下、脚气水肿、小儿惊风。

【用法用量】 内服:煎汤,9~15 g,研末 1~1.5 g。外用:适量,捣敷,或煎汤洗。

(1)治虚弱、头晕痛:头晕草蔸60 g。与肉或蛋炖食。

(2)治疗疮肿毒:头晕草叶适量。捣烂外敷。

267. 枇杷

【药材名称】 枇杷。

【学名及分类】 *Eriobotrya japonica* (Thunb.) Lindl.,为蔷薇科枇杷属植物。

【俗　　名】 卢橘。

【习性及生境】 生长在较温暖的地区。

【识别特征】 常绿小乔木,小枝粗壮,黄褐色,密生锈色或灰棕色绒毛。叶片革质,先端急尖或渐尖,基部楔形或渐狭成叶柄,上部边缘有疏锯齿,基部全缘,上面光亮,多皱,下面密生灰棕色绒毛;托叶钻形,先端急尖,有毛。圆锥花序顶生具多花;花瓣白色,长圆形或卵形,基部具爪,有锈色绒毛。果实球形或长圆形,黄色或橘黄色,外有锈色柔毛;种子球形或扁球形,褐色,光亮,种皮纸质。

【药用部位】 果实、叶。

【采收加工】 果实:因成熟期不一样,宜分次采收,采黄留青,采熟留青。叶:全年可采。

【产地及分布】 国内产甘肃、陕西、河南、江苏、安徽、浙江、江西、湖北、湖南、四川、云南、贵州、广西、广东、福建、台湾。湖南省内散布。

【性味归经】 味甘、酸,性凉,归肺、脾经。

【功用主治】 润肺下气、止渴;主治肺热咳嗽、吐逆、烦渴。

【用法用量】 内服:生食,或煎汤,30~60 g。

治肺热咳嗽:鲜枇杷肉60 g,冰糖30 g。水煎服。

268. 月季花

【药材名称】 月季花。

【学名及分类】 *Rosa chinensis* Jacq.,为蔷薇科蔷薇属植物。

【俗　　名】 月月红、月月花。

【习性及生境】 生于山坡或路旁。

【识别特征】 直立灌木,小枝粗壮,圆柱形,近无毛,小叶片先端长渐尖或渐尖,基部近圆形或宽楔形,边缘有锐锯齿,两面近无毛,上面暗绿色,常带光泽,下面颜色较浅。花瓣重瓣至半重瓣,红色、粉红色至白色,倒卵形,先端有凹缺,基部楔形;花柱离生,伸出萼筒口外,约与雄蕊等长。果卵球形或梨形,红色,萼片脱落。

【药用部位】 花。

【采收加工】 夏、秋季选晴天采收半开的花朵。及时摊开晾干。

【产地及分布】 国内各省普遍分布。湖南省内主要分布于长沙、洪江、保靖、永顺。

【性味归经】 味甘、微苦,性温,归肝经。

【功用主治】 活血调经、解毒消肿;主治月经不调、痛经、闭经、跌打损伤、瘀血肿痛、瘰疬、痈肿、烫伤。

【用法用量】 内服:煎汤或开水泡服,3~6 g,鲜品9~15 g。外用:适量,鲜品捣敷;或干品研末调搽患处。

选方

(1)治高血压:月季花9~15 g。开水泡服。

(2)治月经不调:鲜月季花15~21 g。开水泡服。

(3)治烫伤:月季花焙干研粉,茶油调搽患处。

269. 小果蔷薇

【药材名称】 小和尚藤。

【学名及分类】 *Rosa cymosa* Tratt.,为蔷薇科蔷薇属植物。

【俗　　名】 小金樱花、山木香、红荆藤、倒钩簕。

【习性及生境】 生长于较暖的山坡或丘陵地区。

【识别特征】 攀缘灌木;小枝无毛或稍有柔毛,有钩状皮刺;小叶卵状披针形或椭圆形,稀长圆状披针形,先端渐尖,基部近圆,有紧贴或尖锐细锯齿,两面无毛,下面色淡,沿中脉有稀疏长柔毛;小叶柄和叶轴无毛或有柔毛,有稀疏皮刺和腺毛,托叶膜质,离生,线形,早落:花多朵或复伞房花序,萼片卵形,花瓣白色,倒卵形,先端凹;蔷薇果球形,熟后红至黑褐色,萼片脱落。

【药用部位】 果实、花。

【采收加工】 果实:秋冬季采,鲜用或晒干。花:5—6月采,晾干或晒干。

【产地及分布】 国内分布于广东、广西、湖南、四川、陕西、河南、江西等地。湖南省内广布。

【性味归经】 味甘、涩,性平,归肺、肝、肾经。

【功用主治】 化痰止咳、养肝明目、益肾固涩;主治白带、遗尿、眼目昏糊。

【用法用量】 内服:煎汤,10~30 g;或兑入红白糖或甜酒;或与瘦肉与鸡同炖。外用:适量、捣敷。

选方

(1)治月经不正,经水黑色起泡:小和尚藤根五两,刮金板三两,绛耳木根二两。炖肉服。

(2)治脱肛:小和尚藤四两,无花果二两。炖肉服。

(3)治子宫脱垂:小和尚藤二两,落地金钱二两。炖肉服。

(4)治疮伤溃烂日久,很少黄水脓液,久不生口:小和尚藤嫩叶捣敷。

(5)治小便出血:鲜小和尚藤根一两,牛膝、仙鹤草各一至二钱,水煎,早晚饭前各服一次。

(6)治哮喘:小和尚藤根五钱至一两,煮猪肺食。

(7)治劳倦及关节风湿痛初起:小和尚藤根三至四两,水煎服。

(8)治跌打损伤:小和尚藤捶敷患处。

(9)治风痰咳嗽:小和尚藤二至三两。水煎,冲红糖,早、晚饭前各服一次。

270. 软条七蔷薇

【药材名称】饭罗泡。

【学名及分类】*Rosa henryi* Bouleng.,为蔷薇科蔷薇属植物。

【俗　　名】亨氏蔷薇、湖北蔷薇。

【习性及生境】生山谷、林边、田边或灌丛中,海拔1 700~2 000 m。

【识别特征】灌木,有长匍枝;小枝有短扁、弯曲皮刺或无刺。小叶片先端长渐尖或尾尖,基部近圆形或宽楔形,边缘有锐锯齿,两面均无毛,下面中脉突起;花瓣白色,宽倒卵形,先端微凹,基部宽楔形;花柱结合成柱,被柔毛,比雄蕊稍长。果近球形,成熟后褐红色,有光泽,果梗有稀疏腺点;萼片脱落。

【药用部位】根。

【采收加工】全年均可采,挖根,洗净,切片晒干。

【产地及分布】国内产陕西、河南、安徽、江苏、浙江、江西、福建、广东、广西、湖北、湖南、四川、云南、贵州等地区。湖南省内广布。

【性味归经】味甘,性温。

【功用主治】活血调经、化瘀止血,主治月经不调、妇女不孕症、外伤出血。

【用法用量】内服:煎汤,5~10 g。外用:适量,研粉调涂。

选方

(1)治疟疾:饭罗泡花,拌茶煎服。

(2)治暑热胸闷,吐血口渴,呕吐不思饮食:饭罗泡花一钱五分至三钱。煎服。

271. 金樱子

【药材名称】金樱子。

【学名及分类】*Rosa laevigata* Michx.,为蔷薇科蔷薇属植物。

【俗　　名】刺梨子、山石榴、山鸡头子、和尚头、唐樱竻、油饼果子。

【习性及生境】喜生于向阳的山野、田边、溪畔灌木丛中,海拔200~1 600 m。

【识别特征】常绿攀缘灌木,小枝粗壮,散生扁弯皮刺,无毛,幼时被腺毛,老时逐渐脱落减少。小叶革质,小叶片先端急尖或圆钝,稀尾状渐尖,边缘有锐锯齿,上面亮绿色,无毛,下面黄绿色;花瓣白色,宽倒卵形,先端微凹;雄蕊多数;心皮多数,花柱离生,有毛,比雄蕊短很多。果梨形、倒卵形,稀近球形,紫褐色,外面密被刺毛,萼片宿存。

【药用部位】果实、根或根皮、叶、花。

【采收加工】成熟假果变红时采摘,撞毛刺,晒干,即为"金樱子"。将去刺后的金樱子纵向剖开,置水中挖去瓤子(小瘦果)及茸毛,再晒干,即为"金樱子肉"。

【产地及分布】国内产陕西、安徽、江西、江苏、浙江、湖北、湖南、广东、广西、台湾、福建、四川、云南、贵州等地区。湖南省内广布。

【性味归经】果实:味酸、涩,性平,归脾、肾、膀胱经。根或根皮:味酸、涩,性平,归脾、肝、肾经。叶:味苦,性凉。花:味酸、涩,性平。

【功用主治】果实:固精、缩尿、涩肠止带;主治遗精、滑精、遗尿、尿频、久泻、久痢、白浊、白带、崩漏、脱肛、子宫下垂。根或根皮:收敛固涩、止血敛疮、祛风活血、止痛杀虫;主治遗精、泄泻、痢疾、咯血、便血、崩漏、带下、脱肛、子宫下垂、风湿痹痛、跌打损伤、烫伤、牙痛、蛔虫症、诸骨鲠喉、乳糜尿。叶:清热解毒、活血止血、止带;主治痈肿疔疮、烫伤、痢疾、闭经、带下、创伤出血。花:涩肠固精、缩尿、止带、杀虫;主治久泻、久痢、遗精、尿频、遗尿、绦虫病、蛔虫病、蛲虫病、须发早白。

【用法用量】 内服:煎汤,9~15 g;或入丸、散;或熬膏。

选方

(1)治肺结核:金樱子根60 g,与瘦肉适量合炖,去药渣,睡前顿服,连服5~10剂。

(2)治久咳:鲜金樱子90~120 g,水煎,早、晚饭前各服1次。

(3)治血证之咯血、吐血:金樱子根30 g,侧柏叶(炒炭)15 g。水煎服。

(4)治久虚泻下痢:鲜金樱子根100 g(老、大者为佳)。水煎服。

(5)治失眠多梦:金樱子15 g,盘柱南五味子9 g,铁扫帚9 g,叶下珠9 g。水煎服。

(6)治脾虚下痢:金樱子,经霜后以竹夹子摘取,劈为2片,去其籽,以水淘洗过,捣烂,入大锅水煎,不得绝火,煎水耗半,取出滤过,仍重煎似稀饧。每次取1匙,再暖酒1盏,调服。

(7)治尿频遗尿:金樱子9 g,桑螵蛸9 g,莲须9 g,山药12 g。水煎服。

(8)治子宫下垂:金樱子、生黄芪各30 g,党参18 g,升麻6 g。水煎服。

(9)治经闭:金樱子根15 g,南蛇藤根15 g。水煎服。

(10)治痛经:金樱子根、七姊妹根各50~100 g,当归50 g。水煎服。

(11)治经漏:金樱子根250 g,老母鸡1只,田七3 g。上药研末,放入鸡腹内(去肠杂)蒸熟,分2~3次服。

(12)治白带过多:金樱子蔸(切片)15 g。上药煮瘦肉100 g,分两次服。

(13)治阴挺下脱(子宫下垂):金樱子根100 g,升麻10 g。水煎服。

(14)治男子遗精:①金樱子根60 g,墨鱼60 g,猪瘦肉250 g,加水合炖,去渣,取汤及肉,分两次服,每日服1剂,连服5~7剂。②金樱子50 g,韭菜子30 g,五味子20 g,合炒,共研细末,每晚睡前服15~20 g,盐开水送服。

(15)治烫伤:鲜金樱子果实煎取浓液,涂抹患处。

(16)治梦遗滑精,尿频遗尿:取金樱子500 g,加水煎煮3次,合并煎液,滤过,浓缩至清膏;另取蔗糖400 g制成糖浆,加入清膏,搅匀,继续浓缩稠膏,约制成850 g。口服,每次10 g,每日2次。

(17)治遗精,带下,小儿遗尿,慢性泄泻:金樱子肉1 500 g,芡实1 500 g。金樱子肉加水煎煮2次,合并煎液,滤过。取芡实1 350 g粉碎成粗粉,用60%的乙醇作溶剂掺漉,漉液回收乙醇;漉液与上述金樱子滤液合并,浓缩至稠膏相对密度约为1.3,加入芡实粉末150 g混匀,干燥,粉碎,过筛,制粒,包糖衣,每片重0.25 g,约压制成2 500片。口服,每次4~6片,每日3次。

272. 缫丝花

【药材名称】 缫丝花。

【学名及分类】 *Rosa roxburghii* Tratt.,为蔷薇科蔷薇属植物。

【俗　　名】 刺糜、刺梨、文光果。

【习性及生境】 生于海拔500~2 500 m的向阳山坡、沟谷、路旁及灌丛中。

【识别特征】 开展灌木,树皮灰褐色,成片状剥落;小枝圆柱形,斜向上升,有基部稍扁而成对皮刺。小叶片先端急尖或圆钝,基部宽楔形,边缘有细锐锯齿,两面无毛,下面叶脉突起,网脉明显;托叶大部贴生于叶柄,离生部分呈钻形,边缘有腺毛。花瓣重瓣至半重瓣,淡红色或粉红色,微香,倒卵形,外轮花瓣大,内轮较小。果扁球形,绿红色,外面密生针刺;萼片宿存,直立。

【药用部位】 根、叶、果实。

【采收加工】 秋、冬季采果实,晒干。

【产地及分布】 国内产陕西、甘肃、江西、安徽、浙江、福建、湖南、湖北、四川、云南、贵州、西藏等地区。湖南省内主要分布于怀化、新晃、吉首、凤凰、花垣、古丈、永顺、龙山。

【性味归经】 果实:味甘、酸、涩,性平,归脾、胃经。根:味甘、苦、涩,性平。叶:味酸、涩,性微寒。
【功用主治】 果实:健胃、消食、止泻;主治食积饱胀、肠炎、腹泻。根:健胃消食、止痛、收敛、止血;主治胃脘胀满疼痛、牙痛、喉痛、久咳、泻痢疾、遗精、带下、崩漏、痔疮。叶:清热解暑、解毒疗疮、止血,主治痈肿、痔疮、暑热倦怠、外伤出血。
【用法用量】 内服:煎汤,9~15 g;或生食。

治外痔:缫丝花焙干,研末,麻油调敷。亦可煎服。

273. 野山楂

【药材名称】 山楂。
【学名及分类】 *Crataegus cuneata* Sieb. et Zucc.,为蔷薇科山楂属植物。
【俗　　名】 小叶山楂、牧虎梨、红果子、浮萍果、大红子、猴楂、毛枣子、山梨。
【习性及生境】 生于山谷、多石湿地或山地灌木丛中,海拔250~2 000 m。
【识别特征】 落叶灌木,分枝密,通常具细刺;小枝细弱,圆柱形,有棱,幼时被柔毛,一年生枝紫褐色,无毛,老枝灰褐色,散生长圆形皮孔;冬芽三角卵形,先端圆钝,无毛,紫褐色。托叶大形,草质,镰刀状,边缘有齿;花瓣近圆形或倒卵形,白色,基部有短爪。果实近球形或扁球形,红色或黄色,常具有宿存反折萼片或1苞片;小核内面两侧平滑。
【药用部位】 果实。
【采收加工】 秋后果实变成红色,果点明显时采收。
【产地及分布】 国内产河南、湖北、江西、湖南、安徽、江苏、浙江、云南、贵州、广东、广西、福建。湖南省内广布。
【性味归经】 味酸、甘,性微温,归肝、胃经。
【功用主治】 健脾消食、活血化瘀;主治食滞肉积、脘腹胀痛、产后瘀痛、漆疮、冻疮。
【用法用量】 内服:煎汤,3~10 g。外用:适量,煎水洗。

选方

(1)治一切食积:山楂四两,白术四两,神曲二两。上为末,蒸饼丸,梧子大,服七十丸,白汤下。

(2)治食肉不消:山楂肉四两,水煮食之,并饮其汁。

(3)治诸滞腹痛:山楂一味煎汤饮。

(4)治痢疾赤白相兼:山楂肉不拘多少,炒研为末,每服一二钱,红痢蜜拌,白痢红白糖拌,红白相兼,蜜砂糖各半拌匀,白汤调,空心下。

(5)治产妇恶露不尽,腹中疼痛,或儿枕作痛:山楂百十个,打碎煎汤,入砂糖少许,空心温服。

(6)治老人腰痛及腿痛:山楂、鹿茸(炙)等份。为末,蜜丸梧子大,每服百丸,日二服。

(7)治寒湿气小腹疼,外肾偏大肿痛:茴香、山楂。上等份为细末,每服一钱或二钱,盐、酒调,空心热服。

274. 蛇莓

【药材名称】 蛇莓。
【学名及分类】 *Duchesnea indica* (Andr.) Focke in Engler & Prantl,为蔷薇科蛇莓属植物。
【俗　　名】 蛇泡草、龙吐珠、三爪风。

【习性及生境】生于山坡、河岸、草地、潮湿的地方,海拔1 800 m以下。

【识别特征】多年生草本;根茎短,粗壮;匍匐茎多数,有柔毛。小叶片倒卵形至菱状长圆形,先端圆钝,边缘有钝锯齿,两面皆有柔毛,或上面无毛,具小叶柄;叶柄有柔毛;托叶窄卵形至宽披针形。花单生于叶腋;花瓣倒卵形,黄色,先端圆钝;心皮多数,离生;花托在果期膨大,海绵质,鲜红色,有光泽,外面有长柔毛。瘦果卵形,光滑或具不显明突起,鲜时有光泽。

【药用部位】全草。

【采收加工】6—11月采收全草。洗净,晒干或鲜用。

【产地及分布】国内产辽宁以南各地区。湖南省内散布。

【性味归经】味甘、苦,性寒,有毒,归肺、肝、大肠经。

【功用主治】清热解毒、凉血止血、散瘀消肿;主治热病、惊痫、感冒、痢疾、黄疸、目赤、口疮、咽痛、疔腮、疖肿、毒蛇咬伤、吐血、崩漏、月经不调、烫伤、跌打肿痛。

【用法用量】内服:煎汤,9~15 g,鲜品30~60 g;或捣汁饮。外用:适量,捣敷。

(1)治颈淋巴结核:蛇莓鲜草60 g,地骨皮15 g,水煎服。

(2)治感冒发热咳嗽:蛇莓鲜品30~60 g,水煎服。

(3)治胃癌:蛇莓、龙葵、白英、砚穿、白花蛇舌草、半枝莲各15 g,水煎服。

(4)治黄疸:蛇莓全草15~30 g,水煎服。

(5)治痢疾、肠炎:蛇莓全草15~30 g,马齿苋15 g,水煎服。

(6)治吐血、咯血:鲜蛇莓草30~60 g。捣烂绞汁1杯,冰糖少许炖服。

(7)治对口疮:鲜蛇莓、银花、马樱丹叶各等量,饭粒少许。同捣烂敷患处。

(8)治腮腺炎:蛇莓(鲜)30~60 g。加盐少许同捣烂外敷。

(9)治带状疱疹:鲜蛇莓全草捣烂,取汁外敷。

275. 贵州石楠

【药材名称】椤木石楠。

【学名及分类】*Photinia bodinieri* H. Lév.,为蔷薇科石楠属植物。

【俗　　名】椤木、水红树花、梅子树、凿树、山官木。

【习性及生境】生于灌丛中,海拔600~1 000 m。

【识别特征】常绿乔木;幼枝黄红色,后呈紫褐色,有稀疏平贴柔毛,老时灰色,无毛,有时具刺。叶片革质,先端急尖或渐尖,有短尖头,基部楔形,边缘稍反卷,有具腺的细锯齿,上面光亮,中脉初有贴生柔毛,花多数,密集成顶生复伞房花序;花瓣圆形,先端圆钝,基部有极短爪,内外两面皆无毛。果实球形或卵形,黄红色,无毛;种子卵形,褐色。

【药用部位】根、叶。

【采收加工】秋、冬季采挖根。洗净,晒干。

【产地及分布】国内产陕西、江苏、安徽、浙江、江西、湖南、湖北、四川、云南、福建、广东、广西。湖南省内广布。

【性味归经】味辛、苦,性平,小毒,归肝经。

【功用主治】养阴补肾、利筋骨、祛风止痛;主治风湿痹痛。

【用法用量】煎汤,15~60 g。

276. 小叶石楠

【药 材 名 称】 小叶石楠。

【学名及分类】 *Photinia parvifolia* (E. Pritz.) C. K. Schneid.,为蔷薇科石楠属植物。

【俗　　　名】 牛筋木、牛李子、山红子。

【习性及生境】 生于海拔1 000 m以下低山丘陵灌丛中。

【识 别 特 征】 落叶灌木,枝纤细,小枝红褐色,无毛,有黄色散生皮孔;冬芽卵形,先端急尖。叶片草质,先端渐尖或尾尖,基部宽楔形或近圆形,边缘有具腺尖锐锯齿,上面光亮,初疏生柔毛,以后无毛,下面无毛;花瓣白色,圆形,先端钝,有极短爪,内面基部疏生长柔毛。果实椭圆形或卵形,橘红色或紫色,无毛,有直立宿存萼片,卵形种子;果梗密布疣点。

【药 用 部 位】 根。

【采 收 加 工】 秋、冬季采挖。洗净,晒干。

【产地及分布】 国内产河南、江苏、安徽、浙江、江西、湖南、湖北、四川、贵州、台湾、广东、广西。湖南省内广布。

【性 味 归 经】 味苦,性微寒,归肝经。

【功 用 主 治】 清热解毒、活血止痛;主治黄疸、乳痈、牙痛。

【用 法 用 量】 煎汤,15~60 g。

(1)治乳痈:小叶石楠根60 g。捣碎外敷。

(2)治黄疸:小叶石楠根12 g,山枝15 g。水煎服。

277. 委陵菜

【药 材 名 称】 委陵菜。

【学名及分类】 *Potentilla chinensis* Ser.,为蔷薇科委陵菜属植物。

【俗　　　名】 一白草、生血丹、扑地虎、五虎噙血、天青地白、萎陵菜。

【习性及生境】 生山坡草地、沟谷、林缘、灌丛或疏林下,海拔400~3 200 m。

【识 别 特 征】 多年生草本。根粗壮,圆柱形,稍木质化。花茎直立或上升,被稀疏短柔毛及白色绢状长柔毛。基生叶托叶近膜质,褐色,外面被白色绢状长柔毛,茎生叶托叶草质,绿色,边缘锐裂。伞房状聚伞花序;花瓣黄色,宽倒卵形,顶端微凹;花柱近顶生,基部微扩大,稍有乳头或不明显,柱头扩大。瘦果卵球形,深褐色,有明显皱纹。

【药 用 部 位】 全草、根。

【采 收 加 工】 全草:5—10月采挖带根的,晒干。根:将地上部分茎叶全部除去,仅用其根。

【产地及分布】 国内产黑龙江、吉林、辽宁、内蒙古、河北、山西、陕西、甘肃、山东、河南、江苏、安徽、江西、湖北、湖南、台湾、广东、广西、四川、贵州、云南、西藏。湖南省内主要分布于洞口、慈利、宜章、湘西、吉首、泸溪、花垣、保靖、永顺。

【性 味 归 经】 味苦,性平。

【功 用 主 治】 凉血止痢、清热解毒;主治菌痢、休息痢、阿米巴痢、咳嗽、吐血、便血、崩漏、痔疮出血、带下、瘰疬、疮疖肿毒。

【用 法 用 量】 内服:煎汤,0.5~1.0两;研末或浸酒。外用:煎水洗,捣敷或研末撒。

(1)治赤白痢疾:委陵菜15 g,马齿苋15 g,茶叶6 g。水煎服,每日2次。

(2)治阿米巴痢疾:委陵菜鲜品60 g,人苋30 g。水煎服。

(3)治休息痢:委陵菜根15 g,十大功劳15 g,车前草9 g。水煎服。

(4)治白带:委陵菜、鸡冠花各9 g,银杏6 g。水煎或炖猪蹄食。

(5)治吐血:委陵菜9 g,侧柏炭、仙鹤草各12 g。水煎服。

(6)治便血:委陵菜根15 g,小蓟炭12 g,侧柏炭9 g。煎服。

278. 翻白草

【药 材 名 称】 翻白草。

【学名及分类】 *Potentilla discolor* Bunge,为蔷薇科委陵菜属植物。

【俗　　　名】 鸡腿根、天藕、翻白萎陵菜、叶下白、鸡爪参。

【习性及生境】 生荒地、山谷、沟边、山坡草地、草甸及疏林下,海拔100~1 850 m。

【识别特征】 多年生草本。根粗壮,下部常肥厚呈纺锤形。花茎直立,上升或微铺散,密被白色绵毛。茎生叶托叶草质,绿色,卵形或宽卵形,边缘常有缺刻状牙齿,稀全缘,下面密被白色绵毛。聚伞花序有花数朵至多朵,外被绵毛;花瓣黄色,倒卵形,顶端微凹或圆钝,比萼片长;花柱近顶生,基部具乳头状膨大,柱头稍微扩大。瘦果近肾形,光滑。

【药 用 部 位】 全草。

【采 收 加 工】 全草夏秋季采收。将连块根挖出,除去泥土,洗净,鲜用或晒干。

【产地及分布】 国内产黑龙江、辽宁、内蒙古、河北、山西、陕西、山东、河南、江苏、安徽、浙江、江西、湖北、湖南、四川、福建、台湾、广东。湖南省内散布。

【性味归经】 味苦、甘,性平,归肝、胃、大肠经。

【功用主治】 清热解毒、止血消肿、补中益气、祛风化痰;主治肺病、疟疾、痢疾、咯血、吐血、便血、前漏、痈肿疮毒、瘰疬结核、腹胀气坠、牙痛、白浊、白带。

【用法用量】 内服:煎汤,10~15 g;或浸酒服。外用:适量,煎水熏洗:或鲜品捣敷。

(1)治咳嗽:翻白草根适量炖猪肺食。

(2)治痰喘:翻白草适量煮冰糖服。

(3)治黄疸(湿热):鲜翻白草100 g,鲜莕荠草100 g,鲜五虎草50 g。每日1剂,水煎,分2次服,连服10~15剂。

279. 三叶委陵菜

【药 材 名 称】 三叶委陵菜。

【学名及分类】 *Potentilla freyniana* Bornm.,为蔷薇科委陵菜属植物。

【俗　　　名】 三张叶。

【习性及生境】 生山坡草地、溪边及疏林下阴湿处。

【识别特征】 多年生草本,有纤匐枝或不明显。根分枝多,簇生。花茎纤细,直立或上升,被平铺或开展疏柔毛。小叶片顶端急尖或圆钝,基部楔形或宽楔形,边缘有多数急尖锯齿,两面绿色,疏生平铺柔毛,下面沿脉较密;花瓣淡黄色,长圆倒卵形,顶端微凹或圆钝;花柱近顶生,上部粗,基部细。成熟瘦果卵球形,表面有显著脉纹。

【药用部位】 全草。

【采收加工】 夏季采挖带根的全草。洗净,晒干或鲜用。

【产地及分布】 国内产黑龙江、吉林、辽宁、河北、山西、山东、陕西、甘肃、湖北、湖南、浙江、江西、福建、四川、贵州、云南。湖南省内散布。

【性味归经】 味苦、涩,性微寒,归肺、胃、大肠、肝经。

【功用主治】 清热解毒、敛疮止血、散瘀止痛;主治咳喘、痢疾、腹痛吐泻、痈肿疔疮、烧伤、烫伤、口舌生疮、阴疽流、瘰疬、痔疮、毒蛇咬伤、崩漏、月经过多、产后出血、外伤出血、胃痛、牙痛、腰骨疼痛、跌打损伤。

【用法用量】 内服:煎汤,10~15 g;研末服,1~3 g;或浸酒。外用:适量,捣敷,或煎水洗;或研末撒在患处。

(1)治阴道流血、子宫出血:三叶委陵菜鲜根15~30 g。水煎服,连服1周。或委陵菜根粉6 g。用温开水冲服。

(2)治血崩:三叶委陵菜鲜根30 g,薯莨15 g。水煎服。

(3)治急性肠炎:三叶委陵菜根30 g,樟树根30 g。洗净切片,烘干研粉,成人每次3~6 g,每日3次,小儿酌减。治细菌性痢疾亦有效。

(4)治疔毒:三叶委陵菜全草,适量。加食盐少许,捣烂敷患处。

(5)治胃、十二指肠溃疡出血:三叶委陵菜根研粉,每次服2 g,每日3~4次。

280. 蛇含委陵菜

【药材名称】 蛇含委陵菜。

【学名及分类】 *Potentilla kleiniana* Wight. et Arn.,为蔷薇科委陵菜属植物。

【俗　　　名】 蛇含萎陵菜、蛇含、五爪龙、五皮风、五皮草。

【习性及生境】 生田边、水旁、草甸及山坡草地,海拔400~3 000 m。

【识别特征】 一年生、二年生或多年生宿根草本。多须根。花茎上升或匍匐,被疏柔毛或开展长柔毛。基生叶托叶膜质,淡褐色,外面被疏柔毛或脱落几无毛,茎生叶托叶草质,绿色,卵形至卵状披针形,全缘,顶端急尖或渐尖,外被稀疏长柔毛。聚伞花序密集枝顶如假伞形;花瓣黄色,倒卵形,顶端微凹,长于萼片;花柱近顶生,圆锥形,基部膨大,柱头扩大。瘦果近圆形,一面稍平,具皱纹。

【药用部位】 带根全草。

【采收加工】 4—10月采挖带根的全草,除去花枝与果枝,洗净,晒干。

【产地及分布】 国内产辽宁、陕西、山东、河南、安徽、江苏、浙江、湖北、湖南、江西、福建、广东、广西、四川、贵州、云南、西藏。湖南省内广布。

【性味归经】 味苦、性微寒,归肝、肺经。

【功用主治】 主治高热惊风、疟疾、肺热咳嗽、百日咳、痢疾、疮疖肿毒、咽喉肿痛、风火牙痛、带状疱疹、目赤肿痛、蛇虫咬伤、风湿麻木、跌打损伤、月经不调、外伤出血。

【用法用量】 内服:煎汤,15~30 g;研末或浸酒。外用:适量,煎水洗,捣敷或研末敷。

(1)治小儿惊风:蛇含委陵菜12 g,土升麻9 g,辰砂草6 g,银花藤6 g,土瓜根6 g。煎水服;或蛇含委陵菜9 g,全虫1个,僵虫1个,朱砂1.5 g。各药研成细末,混合成散剂,开水吞服。

(2)治疟疾并发高烧:蛇含委陵菜16 g,白蔹6 g,紫苏10 g。水煎服,于疟前2 h服,每日1剂,连服3剂。

(3)治麻疹后热咳:蛇含委陵菜、白蜡花、枇杷花各9 g。研末,加蜂蜜蒸服。

(4)治百日咳:蛇含委陵菜15 g,生姜3片。煎水服。

(5)治肺脓疡:鲜蛇含委陵菜90 g,或加百蕊草30 g。煎服。

(6)治细菌性痢疾、阿米巴痢疾:蛇含委陵菜60 g,水煎加蜂蜜调服。

(7)治急性乳腺炎初起:鲜蛇含委陵菜、蒲公英各30 g,煎服;另用上药各等量捣烂敷患处,干则更换。

(8)治无名肿毒:蛇含委陵菜、天胡荽、半边莲(均鲜)各适量,捣烂外敷。

(9)治咽喉肿痛:鲜蛇含委陵菜捣汁含漱。

(10)治痔疮:蛇含委陵菜全草洗净捣烂,冲入热水浸泡,趁热坐熏。

(11)治毒蛇咬伤:鲜蛇含委陵菜,捣烂敷伤口周围;另用鲜蛇含委陵菜、鲜鸭跖草各30 g,野菊花15 g。煎服。

(12)治淋巴结核:蛇含委陵菜30 g,星宿菜、葫芦茶各9 g,茅瓜24 g,豆腐125 g。水煎服。

(13)治雷公藤中毒:鲜蛇含委陵菜全草60~120 g,鲜构树枝梢(连叶)7~9枚。捣烂取汁,加鸭蛋清四只混匀,灌服。

281. 中华绣线菊

【药 材 名 称】 中华绣线菊。
【学名及分类】 *Spiraea chinensis* Maxim.,为蔷薇科绣线菊属植物。
【俗　　　　名】 铁黑汉条、华绣线菊。
【习性及生境】 生于山坡灌木丛中、山谷溪边、田野路旁,海拔500~2 040 m。
【识 别 特 征】 灌木,小枝呈拱形弯曲,红褐色,幼时被黄色绒毛,有时无毛;冬芽卵形,先端急尖,有数枚鳞片,外被柔毛。叶片菱状卵形至倒卵形,先端急尖或圆钝,基部宽楔形或圆形,边缘有缺刻状粗锯齿,或具不显明3裂,上面暗绿色,被短柔毛,脉纹深陷,下面密被黄色绒毛,花瓣近圆形,先端微凹或圆钝,白色。
【药 用 部 位】 根。
【采 收 加 工】 全年采根,洗净,晒干。
【产地及分布】 国内产内蒙古、河北、河南、陕西、湖北、湖南、安徽、江西、江苏、浙江、贵州、四川、云南、福建、广东、广西。湖南省内广布。
【性 味 归 经】 味苦、微甘,性凉,归肝、胃经。
【功 用 主 治】 清热消肿、祛风止痛、解毒散瘀;主治咽喉肿痛、风湿性关节痛。
【用 法 用 量】 内服:煎汤,25~50 g。外用:适量,捣烂敷患处。

282. 中华绣线梅

【药 材 名 称】 中华绣线梅。
【学名及分类】 *Neillia sinensis* Oliv.,为蔷薇科绣线梅属植物。
【俗　　　　名】 观音茶、毛果小黄条。
【习性及生境】 生于山坡、山谷或沟边杂木林中。
【识 别 特 征】 小枝圆柱形,无毛,幼时紫褐色,老时暗灰褐色。冬芽卵形,先端钝,微被短柔毛或近于无毛,红褐色。单叶互生;托叶线状披针形或卵状披针形。早落;叶片卵形至卵状长椭圆形。花两性;总状花序顶生;花瓣倒卵形,淡粉红色。蓇葖果长椭圆形,萼筒宿存,外被疏生长腺毛。

【药用部位】　全株。

【采收加工】　全年均可采。晒干或鲜用。

【产地及分布】　国内全省均有分布。湖南省内散布。

【性味归经】　味辛,性平,归肺、大肠经。

【功用主治】　祛风解表、和中止泻;主治感冒、泄泻。

【用法用量】　内服:煎汤,30~60 g。

防治感冒、流行性感冒:中华绣线梅全株30~60 g,水煎服。

283. 山莓

【药材名称】　山莓。

【学名及分类】　*Rubus corchorifolius* L. f.,为蔷薇科悬钩子属植物。

【俗　　　名】　高脚波、馒头菠、刺葫芦、泡儿刺、大麦泡、龙船泡、四月泡、三月泡、撒秧泡、牛奶泡、山抛子、树莓。

【习性及生境】　生于向阳山坡、溪边、山谷、荒地和疏密灌丛中潮湿处,海拔200~2 200 m。

【识别特征】　直立灌木;枝具皮刺,幼时被柔毛。叶:单叶,卵形或卵状披针形,基部微心形。花:花单生或少数簇生,花萼密被柔毛,萼片卵形或三角状卵形,花瓣长圆形或椭圆形,白色,长于萼片;雄蕊、雌蕊多数。果近球形或卵圆形,成熟时红色,核具皱纹;花期2—3月,果期4—6月。

【药用部位】　果实。

【采收加工】　7—8月果实饱满,外表呈绿色时摘收,晒干或用开水浸1~2 min后晒干。

【产地及分布】　国内除东北及甘肃、青海、新疆、西藏等地外,全国均产。湖南省内广布。

【性味归经】　味酸、微甘,性平。

【功用主治】　醒酒止渴、化痰解毒、收涩;主治醉酒、痛风、丹毒、烫火伤、遗精、遗尿。

【用法用量】　内服:煎汤,9~15 g;或生食。外用:捣汁涂。

治遗精:山莓干果实五至七钱,水煎服。

284. 高粱泡

【药材名称】　高粱泡。

【学名及分类】　*Rubus lambertianus* Ser.,为蔷薇科悬钩子属植物。

【俗　　　名】　冬牛、冬菠、刺五泡藤。

【习性及生境】　生低海拔山坡、山谷或路旁灌木丛中阴湿处或生于林缘及草坪。

【识别特征】　半落叶藤状灌木,枝幼时有细柔毛或近无毛,有微弯小皮刺。单叶宽卵形,稀长圆状卵形,顶端渐尖,基部心形,上面疏生柔毛或沿叶脉有柔毛,下面被疏柔毛,花瓣倒卵形,白色,无毛,稍短于萼片;雄蕊多数,稍短于花瓣,花丝宽扁;雌蕊通常无毛。果实小,近球形,由多数小核果组成,无毛,熟时红色;核较小,有明显皱纹。

【药用部位】　根。

【采收加工】　全年均可采。除去茎叶,洗净,切碎,鲜用或晒干。

【产地及分布】　国内产河南、湖北、湖南、安徽、江西、江苏、浙江、福建、台湾、广东、广西、云南。湖南省内广布。

【性味归经】 味苦、涩,性平,归膀胱、肺、肝经。

【功用主治】 祛风清热、凉血止血、活血祛瘀;主治风热感冒、风湿痹痛、半身不遂、咯血、衄血、便血、崩漏、经闭、痛经、产后腹痛、疮疡。

【用法用量】 内服:煎汤15~30 g。外用:适量,鲜品捣敷。

(1)治疟疾:高粱泡根30 g。酒、水各半煎汤,冲鸡蛋或红糖服。

(2)治感冒高热、咳嗽:高粱泡根30~60 g。水煎服。

(3)治肝硬化:高粱泡根60~90 g,猪肝250 g。炖服,每星期服1次。

(4)治呕血、便血:高粱泡根60 g,积雪草15 g,红糖少许。水煎服。

(5)治风湿性关节炎:高粱泡根30 g,牛膝9 g,水煎服。

(6)治原发性高血压偏瘫:高粱泡根60 g,接骨金粟兰9 g,淫羊藿15 g,青木香6 g,丹参根15 g,甜酒少许。水煎服。

285. 茅莓

【药材名称】 茅莓。

【学名及分类】 *Rubus parvifolius* L.,为蔷薇科悬钩子属植物。

【俗　　名】 小叶悬钩子、茅莓悬钩子、草杨梅子、蛇泡簕、牙鹰簕、婆婆头。

【习性及生境】 生山坡杂木林下、向阳山谷、路旁或荒野,海拔400~2 600 m。

【识别特征】 灌木,枝呈弓形弯曲,被柔毛和稀疏钩状皮刺;伞房花序顶生或腋生,稀顶生花序成短总状,具花数朵至多朵,被柔毛和细刺;花瓣卵圆形或长圆形,粉红至紫红色,基部具爪;雄蕊花丝白色,稍短于花瓣;子房具柔毛。果实卵球形,红色,无毛或具稀疏柔毛;核有浅皱纹。

【药用部位】 根。

【采收加工】 秋、冬季采挖。洗净,鲜用或晒干。

【产地及分布】 国内产黑龙江、吉林、辽宁、河北、河南、山西、陕西、甘肃、湖北、湖南、江西、安徽、山东、江苏、浙江、福建、台湾、广东、广西、四川、贵州。湖南省内广布。

【性味归经】 味甘、苦,性平,归肺、肝、肾、膀胱经。

【功用主治】 清热解毒、祛风利湿、活血消肿;主治感冒高热、咽喉肿痛、风湿痹痛、肝炎、泻痢、肾炎水肿、尿路感染、结石、咯血、妇人崩漏、跌打损伤、疮痈肿毒。

【用法用量】 内服:煎汤,6~15 g;或浸酒。外用:适量,捣敷;或煎汤熏洗;或研末调敷。

(1)治泌尿系结石:鲜茅莓根120 g。洗净切片,加米酒120 g,水适量,煮1 h,去渣取汁,2次分服,每日1剂。服至排出结石或症状消失为止。

(2)治过敏性皮炎:茅莓根、明矾各适量。茅莓煎汤加入明矾,外洗患处,每日1次。

286. 红腺悬钩子

【药材名称】 红腺悬钩子。

【学名及分类】 *Rubus sumatranus* Miq.,为蔷薇科悬钩子属植物。

【俗　　名】 长果悬钩子。

【习性及生境】	生山地、山谷疏密林内、林缘、灌丛内、竹林下及草丛中,海拔达 2 000 m。
【识别特征】	灌木;枝细瘦,被柔毛和长短不等的腺毛,疏生钩状皮刺。小叶长圆披针形或卵状披针形,顶端长渐尖,基部圆形,两面均被柔毛,下面沿中脉有小皮刺,边缘具缺刻状尖锐重锯齿;花瓣近圆形,顶端圆钝;雄蕊多数,花丝线形;雌蕊很多,花柱和子房均无毛。果实椭圆形,稀卵球形,无毛;核小,表面具细皱纹。
【药用部位】	根,叶。
【采收加工】	秋季采挖匍匐枝的细根及块根。洗净,晒干。
【产地及分布】	产湖北、湖南、江西、安徽、浙江、福建、台湾、广东、广西、四川、贵州、云南、西藏。湖南省内广布。
【性味归经】	味苦,性寒,归肝、胃经。
【功用主治】	清热解毒;主治产后热腹痛、健胃、行水、身面浮肿、中耳炎。
【用法用量】	外用:捣敷;或煎水含漱。内服:煎汤,9~15 g。

选方

(1)治细菌性痢疾、肠炎:红腺悬钩子 15~30 g。水煎服。

(2)治疮疖肿毒:红腺悬钩子鲜叶、蓼辣尖、半边莲各适量,捣烂敷。

287. 灰白毛莓

【药材名称】	乌龙摆尾。
【学名及分类】	*Rubus tephrodes* Hance,为蔷薇科悬钩子属植物。
【俗　　名】	灰绿悬钩子、乌龙摆尾、倒水莲、蛇乌苞、黑乌苞、乌苞、蓬蘽。
【习性及生境】	生于山坡、路旁或灌丛中,海拔达 1 500 m。
【识别特征】	攀缘灌木,枝密被灰白色绒毛,疏生微弯皮刺,并具疏密及长短不等的刺毛和腺毛,老枝上刺毛较长。单叶,近圆形。大型圆锥花序顶生;萼片卵形,顶端急尖,全缘;花瓣小,白色,近圆形至长圆形,比萼片短;雄蕊多数,花丝基部稍膨大。果实球形,较大,紫黑色,无毛,由多数小核果组成;核有皱纹。
【药用部位】	根、叶、果实。
【采收加工】	根:秋、冬季挖根,除去茎干和须根,洗净,切片晒干。叶:夏季采收,鲜用或晒干。果实:秋季果实成熟时采收,晒干。
【产地及分布】	国内产湖北、湖南、江西、安徽、福建、台湾、广东、广西、贵州。湖南省内广布。
【性味归经】	根:味酸、涩,性温。叶:味酸、涩,性平。果实:味甘、酸,性温,归肝、肾经。
【功用主治】	根:活血散瘀、祛风通络;主治经闭腰痛、腹痛、筋骨疼痛、跌打损伤、感冒、痢疾、解毒。叶:活血;主治跌打损伤、瘰疬、龋齿疼痛。果实:补肾益精;主治头目眩晕、多尿、阳痿。
【用法用量】	根内服:煎汤,10~20 g。叶内服:10~20 g,捣烂兑酒。叶外用:适量,捣敷。果实内服:煎汤,6~15 g。

选方

(1)治经闭:乌龙摆尾根 15~30 g。水煎服。

(2)治腰腹:乌龙摆尾根 30 g。水煎服。

(3)治产后感冒:乌龙摆尾根水煎服。

(4)治痢疾:乌龙摆尾 60~90 g,金樱子根 30~60 g。水煎,红痢加红糖,白痢加白糖服。

(5)治跌打损伤:乌龙摆尾叶捣烂,兑酒服。

(6)治瘰疬、鼠尾溃烂:乌龙摆尾叶捣烂,敷患处。

(7)治须发早白:取乌龙摆尾果实榨取汁,合成膏,涂发。

(8)治虚极欲倒,如坐舟车,真阳不足,上气喘气,气短自汗而眩晕,手足冷,脉沉细:乌龙摆尾果实(炒)、人参、大附子(童便制)各三钱,肉桂二钱,甘草一钱。煎服。

288. 太平莓

【药材名称】 太平莓。
【学名及分类】 *Rubus pacificus* Hance,为蔷薇科悬钩子属植物。
【俗　　　名】 大叶莓。
【习性及生境】 生海拔300~1000 m的山地路旁或杂木林内。
【识别特征】 常绿矮小灌木,枝细,圆柱形,微拱曲,幼时具柔毛,老时脱落,疏生细小皮刺。单叶,革质,宽卵形至长卵形,顶端渐尖,基部心形,上面无毛,下面密被灰色绒毛;花瓣白色,顶端微缺刻状,基部具短爪,稍长于萼片;雄蕊多数,花丝宽扁,花药具长柔毛;雌蕊很多,无毛,稍长于雄蕊。果实球形,红色,无毛;核具皱纹。
【药用部位】 全草。
【采收加工】 6—8月割取带花、叶的全草。洗净,充分晒干。
【产地及分布】 国内产湖南、江西、安徽、江苏、浙江、福建。湖南省内主要分布于衡阳、衡山、邵阳、绥宁、新宁、平江、道县、沅陵、吉首、古丈、永顺。
【性味归经】 味辛、苦、酸,性平。
【功用主治】 清热、活血;主治发热、产后腹痛。
【用法用量】 内服:煎汤,30~60 g。

 选方

治妇女产后腹痛、发热:太平莓干燥全草250 g,甘草15~18 g。水煎,冲红糖、黄酒,早晚饭前各服1次。

289. 插田泡

【药材名称】 插田泡。
【学名及分类】 *Rubus coreanus* Miq.,为蔷薇科悬钩子属植物。
【俗　　　名】 插田藨、高丽悬钩子。
【习性及生境】 生海拔100~1700 m的山坡灌丛或山谷、河边、路旁。
【识别特征】 灌木,枝粗壮,红褐色,被白粉,具近直立或钩状扁平皮刺。花瓣倒卵形,淡红色至深红色,与萼片近等长或稍短;雄蕊比花瓣短或近等长,花丝带粉红色;雌蕊多数;花柱无毛,子房被稀疏短柔毛。果实近球形,深红色至紫黑色,无毛或近无毛;核具皱纹。
【药用部位】 根、果实、叶。
【采收加工】 9—10月挖根。洗净,切片,晒干。
【产地及分布】 国内产陕西、甘肃、河南、江西、湖北、湖南、江苏、浙江、福建、安徽、四川、贵州、新疆。湖南省内广布。
【性味归经】 根:味苦、涩,性凉。果实:味甘、酸,性温,归肝、肾经。叶:味苦、涩,性凉。
【功用主治】 活血止血、祛风除湿;主治跌打损伤、骨折、月经不调、吐血、衄血、风湿痹痛、水肿、小便不利、瘰疬。果实:补肾固精、平肝明目;主治阳痿、遗精遗尿、白带、不孕症、胎动不安、风眼流泪、目生翳障。叶:祛风明目、除湿解毒;主治风眼流泪、风湿痹痛、狗咬伤。
【用法用量】 内服:煎汤,6~15 g;或浸酒。外用:适量,鲜品捣敷。

(1)治小便不利:插田泡支端根15 g,车前草9 g,水灯心6 g。水煎服。

(2)治倒经:插田泡不定根15 g。用酒、水各半蒸,内服,每日两次。

豆科

290. 草木樨

【药 材 名 称】 草木樨。

【学名及分类】 *Melilotus suaveolens* Ledeb.,为豆科草木樨属植物。

【俗　　　名】 草木樨、辟汗草、黄香草木樨。

【习性及生境】 生于山坡、河岸、路旁、砂质草地及林缘。

【识别特征】 二年生草本。茎直立,粗壮,多分枝,具纵棱,微被柔毛。羽状三出复叶;托叶镰状线形,小叶先端钝圆或截形,基部阔楔形,边缘具不整齐疏浅齿,上面无毛,粗糙,下面散生短柔毛,花冠黄色,旗瓣倒卵形,与翼瓣近等长。荚果卵形,先端具宿存花柱,表面具凹凸不平的横向细网纹,棕黑色;有种子1~2粒。种子卵形,黄褐色,平滑。

【药 用 部 位】 全株。

【采 收 加 工】 在8—9月果实大部分成熟时收获,割起全株,晒干即成。

【产地及分布】 国内产东北、华南、西南各地。其余各省常见栽培。湖南省内主要分布于南岳、洪江。

【性 味 归 经】 味辛,性平。

【功 用 主 治】 和中健胃、清热化湿、利尿;主治暑湿胸闷、口腻、口臭、赤白痢、淋病、疖疮。

【用 法 用 量】 内服:煎汤,9~15 g。

(1)治暑湿胸闷、头胀痛、口臭:草木樨9 g,水煎服。

(2)治淋病:草木樨15 g,瞿麦、木通、滑石各9 g,水煎服。

291. 白车轴草

【药 材 名 称】 三消草。

【学名及分类】 *Trifolium repens* L.,为豆科车轴草属植物。

【俗　　　名】 白三叶、荷兰翘摇。

【习性及生境】 在湿润草地、河岸、路边呈半自生状态。

【识别特征】 短期多年生草本。主根短,侧根和须根发达。茎匍匐蔓生,上部稍上升,节上生根,全株无毛。掌状三出复叶;托叶卵状披针形,膜质,基部抱茎成鞘状,离生部分锐尖;小叶倒卵形至近圆形,先端凹头至钝圆,基部楔形渐窄至小叶柄,中脉在下面隆起。花序球形,顶生;花冠白色、乳黄色或淡红色,具香气。旗瓣椭圆形,龙骨瓣比翼瓣稍短;子房线状长圆形。荚果长圆形;种子通常3粒。种子阔卵形。

【药 用 部 位】 全草。

【采收加工】 夏秋季花盛期采收全草。

【产地及分布】 国内北京、山西、辽宁、吉林、黑龙江、上海、江苏、浙江、江西、山东、河南、湖北、湖南、广西、重庆、四川等地。湖南省内主要分布于新宁。

【性味归经】 味微甘,性平,归肝、大肠经。

【功用主治】 清热、凉血、宁心;主治癫痫、痔疮出血、硬结肿块。

【用法用量】 内服:煎汤,15~30 g。外用:适量,捣敷。

(1)治癫痫:三消草30 g水煎服。并用15 g捣茸包患者额上。

(2)治痔疮出血:三消草30 g。酒、水各半煎。

292. 红车轴草

【药材名称】 红车轴草。

【学名及分类】 *Trifolium pratense* L.,为豆科车轴草属植物。

【俗　　名】 红三叶。

【习性及生境】 生于林缘、路边、草地等湿润处。

【识别特征】 短期多年生草本。茎粗壮,具纵棱,直立或平卧上升,疏生柔毛或秃净。掌状三出复叶;托叶近卵形,膜质,小叶叶面上常有V字形白斑。花序球状或卵状,顶生;无总花梗或具甚短总花梗,包于顶生叶的托叶内,托叶扩展成焰苞状;花冠紫红色至淡红色,旗瓣匙形,先端圆形,微凹缺,基部狭楔形,龙骨瓣稍比翼瓣短;子房椭圆形,花柱丝状细长。荚果卵形;通常有1粒扁圆形种子。

【药用部位】 花、枝叶。

【采收加工】 夏季采摘花序或带花嫩枝叶,阴干。

【产地及分布】 国内分布于东北、华北、江苏、浙江、安徽、江西等省。湖南省内主要分布于石门、桑植、宜章。

【性味归经】 味辛、酸,性平,归肺、肝经。

【功用主治】 镇痉、止咳平喘;主治咳嗽、气喘、痉挛、局部溃疡。

【用法用量】 内服:煎汤15~30 g。外用:适量,捣敷;或制成软膏涂敷。

治乳腺癌:红车轴草花,不拘量。每日用开水冲,作茶饮用。

293. 刺槐

【药材名称】 刺槐。

【学名及分类】 *Robinia pseudoacacia* L.,为豆科刺槐属植物。

【俗　　名】 刺槐、洋槐。

【习性及生境】 生于公路旁及村舍附近。

【识别特征】 落叶乔木;树皮灰褐色至黑褐色,浅裂至深纵裂,稀光滑。小枝灰褐色,幼时有棱脊,微被毛,后无毛;花冠白色,各瓣均具瓣柄,旗瓣近圆形,先端凹缺,基部圆,反折,内有黄斑,翼瓣斜倒卵形,与旗瓣几等长,基部一侧具圆耳,龙骨瓣镰状,三角形,与翼瓣等长或稍短,前缘合生,先端钝尖。荚果褐色,或具红褐色斑纹,线状长圆形,扁平,先端上弯,具尖头,果颈短,沿腹缝线具狭翅;种子褐色至黑褐色,微具光泽,有时具斑纹,近肾形,种脐圆形,偏于一端。

【药用部位】 花。

【采收加工】 夏季花盛开时采收花序,摘下花。晾干。

【产地及分布】 国内分布于东北、西北、华北、华东等地。湖南省内主要分布于长沙、南岳、衡山、新宁、武冈、辰溪、洪江、永顺。

【性味归经】 味甘,性平,归心、肺、肝、胃经。

【功用主治】 止血;主治大肠下血、咯血、吐血、血崩。

【用法用量】 内服:煎汤,9~15 g;或泡茶饮。

选方

(1)治咽肿、风火牙痛:刺槐树皮12 g。加盐少许,水煎含咽。

(2)治阴痒、痔疮肿痛:刺槐树皮60 g。浓煎,洗患处。

294. 大豆

【药材名称】 大豆。

【学名及分类】 *Glycine max* (L.) Merr.,为豆科大豆属植物。

【俗　　名】 菽、黄豆。

【习性及生境】 生长于温暖潮湿的环境。

【识别特征】 一年生草本。茎粗壮,直立,或上部近缠绕状,上部多少具棱,密被褐色长硬毛。托叶宽卵形,渐尖,具脉纹,被黄色柔毛;小叶纸质,宽卵形;花紫色、淡紫色或白色,旗瓣倒卵状近圆形,先端微凹并通常外反,基部具瓣柄,翼瓣蓖状,基部狭,具瓣柄和耳,龙骨瓣斜倒卵形,具短瓣柄;雄蕊二体;子房基部有不发达的腺体,被毛。荚果肥大,长圆形,稍弯,下垂,黄绿色,密被褐黄色长毛;种子椭圆形、近球形,卵圆形至长圆形,种皮光滑,淡绿、黄、褐和黑色等多样,因品种而异,种脐明显,椭圆形。

【药用部位】 种子、叶、根、花。

【采收加工】 黑大豆:8—10月果实成熟后采收,晒干,碾碎果壳,拣去黑色种子。黄大豆:8—10月果实成熟后采收,取其种子晒干。

【产地及分布】 国内分布于黑龙江、上海、江苏、浙江、安徽、福建等省。湖南省内散布。

【性味归经】 味甘,性平,归脾、肺、肝、肾、大肠经。

【功用主治】 种子:活血利水、祛风解毒、健脾益肾;主治水肿胀满、风毒脚气、黄疸浮肿、肾虚腰痛、遗尿、风痹痉挛、产后风痉、口噤、痈肿疮毒、食物中毒。花:明目去翳;主治翳膜遮睛。叶:利尿通淋、凉血解毒;主治热淋、血淋、蛇咬伤。根:利水消肿;主治水肿;用大豆、蚕豆、面粉等作原料,经蒸后发酵,并加入盐水制成的糊状食品清热解毒,主治蛇虫蜂螫毒、烫火伤、疠疡风、浸淫疮及鱼、肉、蔬菜中毒。

【用法用量】 黑大豆内服:煎汤,9~30 g;或入丸、散。黑大豆外用:适量,研末掺;或煮汁涂。黄大豆内服:煎汤,30~90 g,或研末。黄大豆外用:捣敷;或炒焦研末调敷。

选方

(1)治卒肿满、身面皆洪大。大豆一升。以水五升,煮二升,去豆,纳酒八升,更煮九升。分三四服,肿瘥后渴,慎不可多饮。

(2)治慢性肾炎:黑大豆60~95 g,鲫鱼125~155 g,水炖服。

(3)治妊娠水肿:黑大豆95 g,大蒜1粒。水煎,调红糖适量服。

(4)治脚气入腹、心闷者:浓煮大豆汁饮一大升,水止更饮。

(5)治小儿丹毒:浓煮大豆汁涂之良,瘥,亦无瘢痕。

(6)治痘疮湿烂:黑大豆研磨敷之。

(7)治小儿烫火疮:水煮大豆汁涂上,易瘥,无斑。

(8)治小儿头疮:黑大豆适量,炒存性,研末,水调敷患处。

(9)治黑头疔:黑大豆(或豆腐渣)泡水中使之胀软,捣烂放温暖处。发霉后敷患处,能使疔毒疔肿消退或出头而愈。

(10)治急性淋巴管炎:大豆、井里青苔各适量,捣烂敷患处。

(11)治对口疮:大豆适量,活鲫鱼1条。捣烂敷患处。

(12)治消渴:乌豆置牛胆中阴干百日,吞之。

(13)治肾虚消渴难治者:天花粉、大黑豆(炒)。上等份为末,面糊丸,如梧桐子大。黑豆百粒(煎)汤下。

(14)治肾虚体弱:黑豆、何首乌、枸杞子、菟丝子各等份。共研细末。每服6 g,每日3次。

(15)治肾虚腰痛、夜尿频数:黑大豆适量。置猪小肚内炖服。

(16)治小儿胎热:黑豆二钱,甘草一钱,灯芯七寸,淡竹叶一片。水煎服。

(17)治青光眼:黑豆100粒,菊花5朵,皮硝18 g。煎水,趁热熏洗,每日数次。

(18)治单纯性消化不良:黄豆500 g,血藤5 kg。将血藤煮取汁,浓缩前把磨好的豆浆倒进血藤汁中煮沸20 min,过滤去渣浓液烘干研粉备用。小儿每次0.5~1.0 g,每日服4次。

(19)治黄疸:黄大豆120 g,青矾60 g,海金沙(炒)15 g。共研末,米汤泛为丸。每日服9~15 g,分21 d服完。

(20)治瘰疬:生大豆嚼食(不拘量),以口中觉有腥味为度。

(21)治痘后生疮:黄豆烧研末,香油调涂。

295. 野大豆

【药材名称】 野大豆。

【学名及分类】 *Glycine soja*,为豆科大豆属植物。

【俗　　名】 乌豆、野黄豆、白花宽叶蔓豆、白花野大豆、豆、山黄豆、小落豆、马料豆。

【习性及生境】 生于海拔200~1 000 m的山野、路旁或灌木丛中。

【识别特征】 一年生缠绕草本。茎、小枝纤细,全体疏被褐色长硬毛。托叶卵状披针形,急尖,被黄色柔毛。总状花序通常短,花梗密生黄色长硬毛;苞片披针形;花萼钟状,密生长毛,三角状披针形,先端锐尖;花冠淡红紫色或白色,旗瓣近圆形,先端微凹,基部具短瓣柄,翼瓣斜倒卵形,有明显的耳,龙骨瓣比旗瓣及翼瓣短小,密被长毛。荚果长圆形,稍弯,两侧稍扁,密被长硬毛,种子间稍缢缩,干时易裂;种子椭圆形,稍扁,褐色至黑色。

【药用部位】 种子、茎、叶、根。

【采收加工】 秋季果实成熟时,割取全株,晒干,打开果荚,收集果实再晒至足干。

【产地及分布】 国内分布于北京、天津、河北、广西、福建等地分布。湖南省内主要分布于沅陵、花垣、凤凰、武冈、新宁、通道、宜章、长沙。

【性味归经】 味甘,性凉,归肾、肝经。

【功用主治】 种子:补益肝肾、祛风解毒;主治肾虚腰痛、风痹、筋骨疼痛、阴虚盗汗、内热消渴、目昏头晕、产后风痛、小儿疳积、痈痛。茎、叶及根:清热敛汗、舒筋止痛;主治盗汗、劳伤筋痛、胃脘痛、小儿积食。

【用法用量】 种子内服:煎汤,9~15 g;或入丸、散。茎叶、根内服:煎汤,30~120 g。茎叶、根外用:适量,捣敷或研磨调敷。

(1)治肾虚腰痛,并治阴亏目昏:腰式乌豇豆、马料豆(野大豆的种子)各一两。煮汤入盐少许,五更时,趁热服。忌铁器。

(2)治妊娠腰痛酸软:马料豆二合,炒焦,熟白酒一碗,煎至七分。空心下。

(3)治阴亏目昏,老眼失明:马料豆、甘枸杞、女贞子各十两(阴亏目昏,除女贞子)。为末,炼蜜丸梧子大。早晚服二三钱,开水送下。

(4)治盗汗:莲子七粒,黑枣七枚,浮麦,马料各一合。水煎服。

(5)治产后中风,口噤目瞪,角弓反张:黑料豆,锅内炒极焦,冲入热黄酒内,服之,再服回生丹。

(6)治痞积,开胃消食,健脾补肾:马料豆、白蒺藜(去刺)各一斤。炒,磨末,蜜丸梧子大。早晚服二三钱,开水送下。

(7)治小儿消化不良,消瘦:野大豆种子15 g,鸡内金6 g。水煎服。

(8)治肝疳初起:野料豆鲜者七钱,干者五钱,鸡肝一具。同煮食;煎服亦可。

(9)治阴证手足紫黑:黑料豆三合。炒熟,好酒烹滚,热服,加葱须同烹更妙。

(10)治中附子、川乌、天雄、斑蝥毒:马料豆煎汁饮之。

(11)治盗汗:野大豆藤(茎叶,根)或荚果30~120 g,红枣30~60 g,加糖煮,连汁全部吃下。

(12)治伤筋:野大豆鲜根加山天萝根皮、酒糟或酒捣烂,烘热包敷患处。

(13)治胃痛、跌扭腰痛:野大豆根15 g,水煎服。

(14)治明目补肾,兼治筋骨疼痛:小红枣十二枚,冷水洗净去蒂,甘州枸杞子三钱,小马料豆四钱。水二碗,煎一碗,早晨空心,连汤共食之。

296. 葛

【药材名称】 葛根。

【学名及分类】 *Pueraria montana* var. *lobata* (Ohwi) Maesen & S. M. Almeida,为豆科葛属植物。

【俗　　名】 葛、野葛、葛藤。

【习性及生境】 生于山地疏或密林中。

【识别特征】 粗壮藤本,全体被黄色长硬毛,茎基部木质,有粗厚的块状根。花冠紫色,旗瓣倒卵形,基部有2耳及一黄色硬痂状附属体,具短瓣柄,翼瓣镰状,较龙骨瓣为狭,基部有线形、向下的耳,龙骨瓣镰状长圆形,基部有极小、急尖的耳;对旗瓣的1枚雄蕊仅上部离生;子房线形,被毛。荚果长椭圆形,扁平,被褐色长硬毛。

【药用部位】 根。

【采收加工】 秋、冬两季采挖,野葛多趁鲜切成厚片或小块,干燥。

【产地及分布】 国内产我国南北各地,除新疆、青海及西藏外,分布全国。湖南省内散布。

【性味归经】 味甘、辛,性平,归脾、胃经。

【功用主治】 解肌退热、发表透疹、生津止渴、升阳止泻;主治外感发热、头项强痛、麻疹初起、疹出不畅、温病口渴、消渴病、泄泻、痢疾、高血压、冠心病。

【用法用量】 内服:煎汤,10~15 g;或捣汁。外用:适量,捣敷。

(1)治感冒所致的恶寒、发热、项背强:葛根9 g,桂枝6 g,葱头5个。水煎服。

(2)治感冒发热、口渴、腹泻:葛根15 g,黄芩9 g,白芍9 g。水煎服。

(3)治高血压头痛、项强、肢体麻木:葛根15 g,豨莶草、野菊花各12 g。水煎服。

(4)治冠心病、心绞痛:葛根9 g,姜黄6 g,降香6 g,蒲黄12 g。水煎服。

(5)治糖尿病:葛根15 g,花粉12 g,生地、熟地各15 g,玉米须30 g。水煎服。

(6)治热病吐衄、干呕不止:葛根捣汁,每次服1杯。

(7)治原发性高血压颈项强痛:葛根30 g。水煎,分2次服,每日1剂,连服15日。

(8)治冠心病、心绞痛:葛根50 g,瓜蒌壳20 g,延胡索15 g,川芎6 g,郁金15 g。水煎,2次分服,每日1剂。

(9)治中央型视网膜炎:葛根30 g,毛冬青30 g,枸杞20 g,菊花15 g。水煎,分2次服,每日1剂。

(10)治鼻衄不止:生葛根适量。捣烂取汁,每次服30 ml,日服2~3次。

297. 山槐

【药材名称】 山槐。

【学名及分类】 *Albizia kalkora* (Roxb.) Prain,为豆科合欢属植物。

【俗　　　名】 滇合欢。

【习性及生境】 生于海拔1 400 m以下的山地疏林、丘陵、平地,或栽培。

【识别特征】 乔木,幼枝无毛或近无毛,稍被白霜。二回羽状复叶;总叶柄基部以上至中部有稍大、盾片状、常脱落的腺体,连叶轴无毛或近无毛;羽片幼时被长柔毛,老时无毛;小叶披针形或披针状长圆形,先端急尖或稍钝,基部多少偏斜,近浑圆或浑圆状近截平,无毛,下面粉白中脉位于近中央;近无柄或有极短的柄。头状花序单生或成对;花冠被紧贴的细长柔毛。

【药用部位】 树皮。

【采收加工】 春、秋季均可剥取树皮。扎把,晒干,以春季清明后采剥为宜。

【产地及分布】 国内分布于华东、华南、华中、西南、陕西、及甘肃等地。湖南省内散布。

【性味归经】 味甘,性平,归心、肝、脾经。

【功用主治】 安神解郁、和血止痛。

【用法用量】 内服:煎汤,10~15 g;或入丸、散。外用:适量,研末调敷。

(1)治心神不安、忧郁失眠:山槐皮15 g,柏子仁6 g。水煎服。

(2)治肺痈咳吐脓血:山槐皮15 g,黄芩12 g。水煎服。

(3)治骨折、碰伤、擦伤、伤处疼痛:山槐皮15 g,芥菜子[①]15 g。桑枝12 g。共为末,酒冲服。

298. 合欢

【药材名称】 合欢。

【学名及分类】 *Albizia julibrissin* Durazz.,为豆科合欢属植物。

【俗　　　名】 合欢、马缨花、绒花树、夜合合、合昏、鸟绒树、拂绒、拂缨。

【习性及生境】 生于海拔1 400 m以下的山地疏林、丘陵、平地,或栽培。

【识别特征】 落叶乔木,树冠开展;小枝有棱角,嫩枝、花序和叶轴被绒毛或短柔毛。托叶线状披针形,较小叶小,早落。小叶线形至长圆形,向上偏斜,先端有小尖头,有缘毛,有时在下面或仅中脉上有短柔毛;中脉紧靠上边缘。头状花序于枝顶排成圆锥花序;花粉红色;花萼管状;花冠裂片三角形,花

---

①植物子还是植物籽,本书尊重了民间用法。另外,二与两的用法,本书尊重了业界的使用特色,不作强制性区分。——编辑注

萼、花冠外均被短柔毛。荚果带状,嫩荚有柔毛,老荚无毛。

【药用部位】 树皮。

【采收加工】 春、秋季均可剥取树皮。扎把,晒干,以春季清明后采剥为宜。

【产地及分布】 国内分布于东北、华北、华中、华东、华南、西南及甘肃、陕西。湖南省内广布。

【性味归经】 味甘,性平,归心、肝、脾经。

【功用主治】 安神解郁、活血消痈;主治心神不安、忧郁、不眠、内外痈疡跌打损伤。

【用法用量】 内服:煎汤,10~15 g;或入丸、散。外用:适量,研末调敷。

选方

(1)治心神不安、忧郁失眠:合欢皮15 g,柏子仁6 g。水煎服。

(2)治肺痈咳吐脓血:合欢皮15 g,黄芩12 g。水煎服。

(3)治骨折、碰伤、擦伤、伤处疼痛:合欢皮15 g,芥菜子15 g。桑枝12 g。共为末,酒冲服。

299. 合萌

【药材名称】 合萌。

【学名及分类】 *Aeschynomene indica* L.,为豆科合萌属植物。

【俗　　名】 连根拔、野含羞草、蜈蚣杨柳、野槐树。

【习性及生境】 生于海拔800 m以下的田边、村边,为绿肥植物。

【识别特征】 一年生草本或亚灌木状,茎直立。多分枝,圆柱形,无毛,具小凸点而稍粗糙,小枝绿色。托叶膜质,卵形至披针形,基部下延成耳状,通常有缺刻或啮蚀状;花冠淡黄色,具紫色的纵脉纹,易脱落,旗瓣大,近圆形,基部具极短的瓣柄,翼瓣篦状,龙骨瓣比旗瓣稍短,比翼瓣稍长或近相等;雄蕊二体;子房扁平,线形。荚果线状长圆形,直或弯曲,腹缝直,背缝多少呈波状;荚节平滑或中央有小疣凸,不开裂,成熟时逐节脱落;种子黑棕色,肾形。花期7—8月,果期8—10月。

【药用部位】 全草。

【采收加工】 9—10月采收。

【产地及分布】 国内全省广布。全国(除干旱荒漠、草原)分布。湖南省内散布。

【性味归经】 甘淡,寒。

【功用主治】 清热、去风、利湿、消肿、解毒;治风热感冒、黄疸、痢疾、胃炎、腹胀、淋病、痈肿、皮炎、湿疹。

【用法用量】 内服:煎汤,3~5钱;或入散剂。外用:捣敷或煎水洗。

选方

(1)治小便不利:合萌二至五钱,煎服。

(2)治黄疸:合萌(鲜)五两。水煎服,每日一剂。

(3)治疖痈:合萌二至五钱,煎服。

(4)治吹奶:合萌,不拘多少,新瓦上煅干,为细末,临卧酒调服二钱匕。已破者,略出黄水,亦效。

(5)治荨麻疹:合萌适量,煎汤外洗。

(6)治外伤出血:合萌鲜草适量,打烂外敷。

300. 截叶铁扫帚

【药材名称】截叶铁扫帚。

【学名及分类】 *Lespedeza cuneata*（Dum. Cours.）G. Don，为豆科胡枝子属植物。

【俗　　名】 夜关门。

【习性及生境】 生于海拔2 500 m以下的山坡路旁。

【识别特征】 小灌木。茎直立或斜升，被毛，上部分枝；分枝斜上举。叶密集，柄短；小叶先端截形，具小刺尖，基部楔形，上面近无毛，下面密被伏毛。小苞片先端渐尖，背面被白色伏毛，边具缘毛；花萼狭钟形，密被伏毛；花冠淡黄色或白色，旗瓣基部有紫斑，有时龙骨瓣先端带紫色，翼瓣与旗瓣近等长；闭锁花簇生于叶腋。荚果宽卵形或近球形，被伏毛。

【药用部位】 根或全株。

【采收加工】 9—10月采收，鲜用或晒干用。

【产地及分布】 国内产陕西、甘肃、山东、台湾、河南、湖北、湖南、广东、四川、云南、西藏等地区。湖南省内广布。

【性味归经】 味苦、涩，性凉，归肾、肝经。

【功用主治】 补肾涩精、健脾利湿、祛痰止咳、清热解毒、消食除积；主治肾虚、遗精遗尿、尿频、白浊、带下、泄泻、痢疾、水肿、小儿疳积、咳嗽气喘、跌打损伤、目赤肿痛、痈疮肿毒、毒虫咬伤。

【用法用量】 内服：煎汤15~30 g，鲜品30~60 g，或炖肉。外用：适量，煎水熏洗或捣敷。

选方

（1）治遗精：截叶铁扫帚一两。炖猪肉服，早晚各服一次。

（2）治糖尿病：截叶铁扫帚鲜全草四两，酌加鸡肉，水炖服；另用铁苋菜干全草一至二两，水煎代茶饮。

（3）治大小人流尿：截叶铁扫帚，煮绿壳鸭蛋食。

（4）治慢性白浊：截叶铁扫帚、梦花根、白藓皮。炖五花肉服。

（5）治溃疡病：乌药三钱，截叶铁扫帚三钱，仙鹤草一两。水煎，每日一剂，分二次服。忌辛辣刺激食物。

（6）治胃痛，肾炎水肿：截叶铁扫帚三至五钱（大剂可用一两）。水煎服。

（7）治劳伤脱力：截叶铁扫帚根一至二两。水煎，蜂蜜冲服。

（8）治神经衰弱，白带过多：截叶铁扫帚全草或根一两。水煎服。

（9）治小儿面目发黄：射干一钱，鱼鳅串根三钱，截叶铁扫帚三钱。以上各药，均用干的，淘米水煨服。每天三次，一次服药水一至二两。

（10）治疳泻：截叶铁扫帚全草，水煎服。

（11）治小儿疳积：鲜截叶铁扫帚三至五钱。和未沾水的鸡肝炖服，连服三至五次。

（12）治小儿疝气：截叶铁扫帚的全草五至九钱，瘦猪肉四两。水煎服。

（13）治痢疾：鲜截叶铁扫帚根三至四两。水煎服。

（14）治产后关节痛风：鲜截叶铁扫帚根四两，猪蹄八两。酒四两，酌加水煎服。

（15）治视力减退：截叶铁扫帚全草八两，车前草一两五钱，青葙子、天竺子、当归各五钱，枸杞根、菟丝子、女贞子各一两，煎服。

（16）治肝热迫眼，赤肿疼痛：鲜截叶铁扫帚八钱至一两。酌加冰糖，冲开水，炖一小时，饭后服，日两次。

（17）治打伤致小便不通，小腹胀痛：截叶铁扫帚一两，积雪草五钱。酌加水煎，日服二次。

（18）治刀伤：截叶铁扫帚，口嚼，敷刀伤处。

（19）治乳肿痛：夜关门冲烂，酒炒，包肿痛处。

（20）治老人肾虚遗尿：截叶铁扫帚、竹笋子、黑豆、糯米、胡椒。共炖猪小肚子服。

301. 美丽胡枝子

【药材名称】 美丽胡枝子。

【学名及分类】 *Lespedeza thunbergii*，为豆科胡枝子属植物。

【俗　　名】 毛胡枝子。

【习性及生境】 生于砂土质的山坡及河岸等处。

【识别特征】 多分枝，枝伸展，被疏柔毛。托叶披针形至线状披针形，褐色，被疏柔毛；花冠红紫色，旗瓣近圆形或稍长，先端圆，基部具明显的耳和瓣柄，翼瓣倒卵状长圆形，短于旗瓣和龙骨瓣，基部有耳和细长瓣柄，龙骨瓣比旗瓣稍长，在花盛开时明显长于旗瓣，基部有耳和细长瓣柄。荚果倒卵形或倒卵状长圆形，表面具网纹且被疏柔毛。

【药用部位】 茎叶、花、根。

【采收加工】 茎叶：夏季开花前采收，鲜用或切段晒干。根：夏、秋季采挖，除去须根，洗净，鲜用或切片晒干备用。

【产地及分布】 国内分布于安徽、浙江、江苏、台湾、广西、广东等地。湖南省内广布。

【性味归经】 茎叶：味苦，性平。根：味苦、微辛，性平。

【功用主治】 茎、叶：清热利尿、通淋；主治热淋、小便不利；花：清热凉血；主治肺热咳嗽便血、尿血。根：清热解毒、祛风除湿、活血止痛；主治肺痈、乳痈、疖肿、腹泻、风湿痹痛、跌打损伤、骨折。

【用法用量】 茎叶内服：煎汤，30~60 g。根内服，煎汤，15~30 g。根外用：适量，鲜品捣敷。

选方

（1）治小便不利：美丽胡枝子鲜茎、叶。30~60 g，金丝草鲜全草30 g。水煎服。

（2）治肺痈：美丽胡枝子干根60 g，水煎，调白砂糖服。

（3）治乳痈、疖肿：美丽胡枝子根30 g，牛蒡子9 g。水煎服。另用鲜马胡须根捣烂敷患处。

（4）治腹泻：美丽胡枝子根皮30 g，水煎服。

（5）治肚脐周围痛：美丽胡枝子15 g，四块瓦、箭杆风、见风消各12 g。水煎服。

（6）治风湿性关节炎：美丽胡枝子、寻骨风、牛膝、薏苡仁各15 g。煎水，服时兑酒少许。

（7）治跌打肿痛：美丽胡枝子、丹参各30 g，煎水，服时兑酒少许。药渣捣烂外敷。

（8）治扭伤、脱臼、骨折：用美丽胡枝子鲜根和酒糟捣烂，敷伤处，或鲜根二重皮和朱砂鲜根等量，捣烂，黄酒炒热外敷。若有骨折，脱臼者应先复位后敷药。

302. 中华胡枝子

【药材名称】 中华胡枝子。

【学名及分类】 *Lespedeza chinensis* G. Don，为豆科胡枝子属植物。

【俗　　名】 小花生草、黑花生端。

【习性及生境】 生于向阳山坡疏林下及林缘草丛中。

【识别特征】 小灌木。全株被白色伏毛，茎下部毛渐脱落，茎直立或铺散；分枝斜升，被柔毛。托叶钻状，小叶倒卵状长圆形、长圆形、卵形或倒卵形，先端截形、近截形、微凹或钝头，具小刺尖，边缘稍反卷，上面无毛或疏生短柔毛，下面密被白色伏毛。总状花序腋生，不超出叶，少花，总花梗极短；花冠白色或黄色，旗瓣椭圆形，基部具瓣柄及2耳状物，翼瓣狭长圆形。荚果卵圆形，先端具喙，基部稍偏斜，表面有网纹，密被白色伏毛。

【药用部位】 根、全株。

【采收加工】 根:夏、秋季采收。洗净,切片,晒干。叶:鲜用或切段晒干。

【产地及分布】 国内分布于山西、陕西、甘肃、河南、湖北、江苏、安徽、浙江、江西、福建、台湾、四川、贵州。湖南省内散布。

【性味归经】 味微苦,性凉,归心、肝、胃、大肠、膀胱经。

【功用主治】 清热解毒、宣肺平喘、截疟、祛风除湿;主治小儿高热、中暑发痧、哮喘、痢疾、乳痈、痈痘肿毒、疟疾、热淋、脚气、风湿痹痛。

【用法用量】 内服:煎汤,15~30 g;或捣汁。外用:适量,捣敷

选方

(1)治小儿高热:中华胡枝子全草9~12 g,红枣3个,水煎服。

(2)治中暑发痧:中华胡枝子鲜叶适量,捣汁,冲开水服。

(3)治哮喘:中华胡枝子30 g,龙芽草20 g,水煎服。

(4)治急性细菌性痢疾:中华胡枝子根15~30 g,水煎,冲糖服。

(5)治疟疾:中华胡枝子全草60 g,水煎服。

(6)治关节痛:中华胡枝子根60 g,寒扭根、红藤、仙鹤草、白马骨各15~18 g。水煎,冲黄酒、红糖,早、晚饭前各服1次。

(7)治疝气:中华胡枝子根30~60 g,水煎服。

303. 槐

【药材名称】 槐。

【学名及分类】 *Styphnolobium japonicum* (L.) Schott,为豆科槐属植物。

【俗　　名】 蝴蝶槐、国槐、金药树、豆槐、槐花树、槐花木、守宫槐、紫花槐、槐树、堇花槐、毛叶槐、宜昌槐、早开槐。

【习性及生境】 生于山坡、平原或植于庭园。

【识别特征】 落叶乔木;树皮灰褐色,纵裂;当年生枝绿色,生于叶痕中央;叶柄基部膨大;小叶卵状长圆形或卵状披针形,先端渐尖,具小尖头,基部圆或宽楔形,上面深绿色,下面苍白色,疏被短伏毛后无毛;圆锥花序顶生;花冠乳白或黄白色,旗瓣近圆形,有紫色脉纹,具短爪,翼瓣较龙骨瓣稍长,有爪,子房无毛,子房近无毛;荚果串珠状,中果皮及内果皮肉质,不裂,种子间缢缩不明显,排列较紧密;种子卵圆形,淡黄绿色,干后褐色。

【药用部位】 花、叶、根、枝。

【采收加工】 花:夏季花蕾形成采收。叶、枝:春夏季采收。根:全年可采。均可晒干。

【产地及分布】 国内南北各省区广泛栽培,华北和黄土高原地区尤为多见。湖南省内主要分布于长沙、衡山、祁东、洞口、新宁、武冈、慈利、桑植、宜章、东安、溆浦、洪江、花垣。

【性味归经】 味苦,性微寒,归肝、大肠经。

【功用主治】 凉血止血、清肝火、疏风清热;主治肠风便血、痔疮下血、血痢、尿血、血淋、崩漏、吐血、衄血、肝热头痛、目赤肿痛、痈肿疮疡、失音、皮肤风疹。

【用法用量】 内服:煎汤,5~10 g;或入丸、散。外用:适量,煎水熏洗;或研末撒。

选方

(1)预防和治疗血管硬化:槐花15 g,杜仲叶15 g,煎水当茶常饮。

(2)治咯血、衄血:槐花15 g,仙鹤草18 g,白茅根30 g,侧柏叶20 g,水煎服,每日1剂。

(3)治功能性子宫出血:陈槐花30 g,百草霜15 g,共研末,每服10 g,热水酒送服。

(4)治舌衄(舌出血不止):槐花适量,晒干或微炒后研末,干掺舌上。

(5)治颈淋巴结核:槐米200 g,糯米100 g。共炒黄研末,每日清晨开水送服10 g,连续服用,服药期间忌糖。

(6)治宫颈糜烂、阴道炎所致阴痒:槐花30 g,生地榆30 g,蛇床子15 g,枯矾15 g,生龙骨8 g。将上药烘干,研细末。用胶囊分装,每枚胶囊含药0.3 g。先用1∶500高锰酸钾溶液冲洗阴道后,取胶囊2枚放入阴道深处,隔日1次。

(7)治大便下血:槐花9~15 g,水煎服。

304. 苦参

【药 材 名 称】 苦参。

【学名及分类】 *Sophora flavescens* Aiton,为豆科苦参属植物。

【俗　　　名】 野槐、山槐、白茎地骨、地槐、牛参、好汉拔。

【习性及生境】 落叶亚灌木。生于海拔1 200 m以下的山地灌木丛林缘。

【识别特征】 草本或亚灌木,稀呈灌木状。茎具纹棱,幼时疏被柔毛,后无毛。小叶互生或近对生,纸质,形状多变,先端钝或急尖,基部宽楔形或浅心形,上面无毛,下面疏被灰白色短柔毛或近无毛。花冠白色或淡黄白色,旗瓣倒卵状匙形,先端圆形或微缺,翼瓣单侧生,强烈皱褶几达瓣片的顶部,柄与瓣片近等长,龙骨瓣与翼瓣相似,稍宽,种子间稍缢缩,呈不明显串珠状,稍四棱形,疏被短柔毛或近无毛;种子长卵形,稍压扁,深红褐色或紫褐色。

【药用部位】 根。

【采收加工】 9—10月挖取全株,用刀分割成单根,晒干或烘干。

【产地及分布】 国内全省山地散见。湖南省内主要分布于炎陵、衡山、祁东、邵东、洞口、新宁、武冈、慈利、资兴、洪江、龙山。

【性味归经】 苦寒,归心、肺、肾、大肠经。

【功用主治】 清热燥湿,祛风杀虫;主治湿热泻痢、肠风便血、黄疸、小便不利、水肿、带下、阴痒、疥癣、麻风、皮肤瘙痒、湿毒疮疡。

【用法用量】 内服:煎汤,3~10 g;或入丸、散。外用:煎水熏洗;或研末敷;或浸酒搽。

(1)治痔漏出血,肠风下血,酒毒下血:苦参(切片,酒浸湿,蒸晒九次为度,炒黄为末,净)一斤,地黄(酒浸一宿,蒸熟,捣烂)四两,加蜂蜜为丸。每服二钱,白滚汤或酒送下,日服二次。

(2)治妊娠小便难,饮食如故:当归、贝母、苦参各四两。上三味,末之,炼蜜丸如小豆大。饮服三丸,加至十丸。

(3)治疥疮:苦参、蛇床子、白矾、荆芥穗各等份。上四味煎汤,放温洗。

(4)治时气壮热不解、心神烦闷、毒气在胸膈:苦参二两(锉),黄芩一两,川升麻二两。上件药,捣筛为散。每服五钱,以水一大盏,煎至五分,去滓。不计时温服,频服,当吐为效。

(5)治溜脓肥疮、脓窠疮、腊梨头、遍身风癞、瘾疹疥癣、瘙痒异常、麻木不仁、诸风手足酸痛、皮肤破烂、阴囊痒极,并妇人阴痒、湿痒:苦参(为末)一斤,鹅毛(香油炒存性)六两。黄米糊丸,朱砂为衣。随病上下,茶汤送下,日进二次。

(6)治鼠瘘诸恶疮:苦参二斤,露蜂房五两,曲二斤,水三斗,渍药二宿,去滓,黍米二升,酿熟稍饮,日三(一方加猬皮更佳)。

(7)治阴蚀疮:苦参、防风、露蜂房、甘草(炙)各等份。上咬咀,水煎浓汁,洗疮。

305. 龙爪槐

【药材名称】 龙爪槐。

【学名及分类】 *Styphnolobium japonicum' Pendula'*，为豆科槐属植物。

【习性及生境】 栽培植物。

【识别特征】 乔木;树皮灰褐色,具纵裂纹。当年生枝绿色,无毛。小叶对生或近互生,纸质,先端渐尖,具小尖头,基部宽楔形或近圆形,稍偏斜,下面灰白色,初被疏短柔毛,旋变无毛;小托叶钻状。圆锥花序顶生,常呈金字塔形;花冠白色或淡黄色,旗瓣近圆形,具短柄,有紫色脉纹,先端微缺,基部浅心形,翼瓣卵状长圆形,先端浑圆,基部斜截形,无皱褶,龙骨瓣阔卵状长圆形;荚果串珠状,种子间缢缩不明显,具肉质果皮,成熟后不开裂;种子卵球形,淡黄绿色,干后黑褐色。

【药用部位】 花、叶、根、枝。

【采收加工】 花:夏季花蕾形成采收。叶、枝:春夏季采收。根:全年可采。均可晒干。

【产地及分布】 国内南北各省区广泛栽培,华北和黄土高原地区尤为多见。湖南省内主要分布于长沙、衡山、祁东、洞口、新宁、武冈、慈利、桑植、宜章、东安、溆浦、洪江、花垣。

【性味归经】 味苦,性微寒,归肝、大肠经。

【功用主治】 凉血止血、清肝火、疏风清热;主治肠风便血、痔疮下血、血痢、尿血、血淋、崩漏、吐血、衄血、肝热头痛、目赤肿痛、痈肿疮疡、失音、皮肤风疹。

【用法用量】 内服:煎汤,5~10 g;或入丸、散。外用:适量,煎水熏洗;或研末撒。

选方

(1)预防和治疗血管硬化:槐花15 g,杜仲叶15 g,煎水当茶常饮。

(2)治咯血、衄血:槐花15 g,仙鹤草18 g,白茅根30 g,侧柏叶20 g,水煎服,每日1剂。

(3)治功能性子宫出血:陈槐花30 g,百草霜15 g,共研末,每服10 g,热水酒送服。

(4)治舌衄(舌出血不止):槐花适量,晒干或微炒后研末,干掺舌上。

(5)治颈淋巴结核:槐米200 g,糯米100 g。共炒黄研末,每日清晨开水送服10 g,连续服用,服药期间忌糖。

(6)治宫颈糜烂、阴道炎所致阴道瘙痒:槐花30 g,生地榆30 g,蛇床子15 g,枯矾15 g,生龙骨8 g。将上药烘干,研细末。用胶囊分装,每枚胶囊含药0.3 g。先用1:500高锰酸钾溶液冲洗阴道后,取胶囊2枚放入阴道深处,隔日1次。

(7)治大便下血:槐花9~15 g,水煎服。

306. 紫云英

【药材名称】 紫云英。

【学名及分类】 *Astragalus sinicus* L.,为豆科黄芪属植物。

【俗   名】 肥田草子、红花草子、满田红子、蒺藜子、草蒺藜。

【习性及生境】 生于海拔1 700 m以下的山地林缘、沟谷、草丛或田间栽培。

【识别特征】 二年生草本。小叶倒卵形或椭圆形,先端钝圆或微凹,基部宽楔形,上面近无毛,下面散生白色柔毛,具短柄。总状花序呈伞形;苞片三角状卵形,花梗短;花萼钟状,被白色柔毛,萼齿披针形,花冠紫红色或橙黄色,旗瓣倒卵形,先端微凹,基部渐狭成瓣柄,翼瓣较旗瓣短,瓣片长圆形,基部具短耳,龙骨瓣与旗瓣近等长,瓣片半圆形;子房无毛或疏被白色短柔毛,具短柄。荚果线状长圆形,稍弯曲,具短喙,黑色,具隆起的网纹;种子肾形,栗褐色。

【约用部位】 全草、种子。

【采收加工】　春、夏采收,洗净,鲜用或晒干。

【产地及分布】　国内分布于陕西、台湾、河南、湖北、江苏、浙江、江西、福建、广东、四川、贵州、云南。湖南省内散布。

【性味归经】　味微甘、辛,性平。

【功用主治】　全草:清热解毒、祛风明目、凉血止血;主治咽喉肿痛、风痰咳嗽、目赤肿痛、疔疮、带状疱疹、疥癣、痔疮、齿衄、外伤出血、月经不调、带下、血小板减少性紫癜。种子:祛风明目;主治目赤肿痛。

【用法用量】　内服:煎汤,15~30 g;或捣汁。外用:适量,鲜品捣敷;或研末调敷。

选方

(1)治水疗:紫云英捣烂,围敷疔疮的周围,露头。

(2)治小儿支气管炎:鲜紫云英30~60 g。捣烂绞汁,加冰糖适量,分2~3次服。

(3)治痔疮:紫云英适量,捣汁,外痔敷;内痔用30 g,煎水服。

(4)治火眼:紫云英捣烂敷。

(5)治齿龈出血:紫云英,洗净,切细,捣汁服。每日3~5回,每回10~20 ml,凉开水送服。

(6)治疟疾:紫云英、鹅不食草各30 g。水煎服。

307. 大金刚藤

【药材名称】　大金刚藤。

【学名及分类】　*Dalbergia dyeriana* Prain ex Harms,为豆科黄檀属植物。

【俗　　　名】　大金刚藤黄檀。

【习性及生境】　生于山坡灌丛或山谷密林中,海拔700~1 500 m。

【识别特征】　大藤本。小枝纤细,无毛。小叶薄革质,倒卵状长圆形或长圆形,基部楔形,有时阔楔形,先端圆或钝,有时稍凹缺,上面无毛,有光泽,下面疏被紧贴柔毛,细脉纤细而密,两面明显隆起;花冠黄白色,旗瓣长圆形。荚果长圆形或带状,果瓣薄革质,干时淡褐色,对种子部分有细而清晰网纹;种子长圆状肾形。

【药用部位】　树皮。

【采收加工】　秋季采收晒干。

【产地及分布】　国内产陕西、甘肃、浙江、湖北、湖南、四川、云南。湖南省内散布。

【性味归经】　味甘,性寒,归心经。

【功用主治】　理气散寒、活络止痛。

【用法用量】　内服:煎汤,9~15 g。外用:适量,煎水熏洗。

308. 藤黄檀

【药材名称】　藤黄檀。

【学名及分类】　*Dalbergia hancei* Benth.,为豆科黄檀属植物。

【俗　　　名】　藤檀、梣果藤、橿树。

【习性及生境】　生于海拔200~1 200 m的山坡灌木丛中或溪边。

【识别特征】　木质藤本。枝纤细,幼枝略被柔毛,小枝有时变钩状或旋扭。花冠绿白色,芳香,各瓣均具长柄,旗瓣椭圆形,基部两侧稍呈截形,具耳,中间渐狭下延而成一瓣柄,翼瓣与龙骨瓣长圆形;子房线形,除腹缝略具缘毛外,其余无毛,具短的子房柄,花柱稍长,柱头小。荚果扁平,长圆形或带状,无毛,基部收缩为一细果颈;种子肾形,极扁平。花期4—5月。

【药用部位】 藤茎、树脂、根。

【采收加工】 夏、秋采茎藤,砍碎,晒干。

【产地及分布】 国内分布于安徽、浙江、福建、广东、广西、四川、贵州、云南。湖南省内散布。

【性味归经】 味辛,性温。

【功用主治】 藤茎:理气止痛;主治胸胁痛、胃脘痛、腹痛、劳伤疼痛。树脂:行气止痛、止血;主治胸胁痛、胃脘痛、腹痛及外伤出血。根:舒筋活络、强壮筋骨;主治腰腿痛、关节痛、跌打损伤、骨折。

【用法用量】 内服:煎汤,3~9 g。

选方

治胃痛、腹痛、胸胁痛:用藤檀茎3~9 g,水煎服。

309. 长萼鸡眼草

【药材名称】 长萼鸡眼草。

【学名及分类】 *Kummerowia stipulacea*（Maxim.）Makino,为豆科鸡眼草属植物。

【俗　　名】 圆叶鸡眼草、野苜蓿草、掐不齐、短萼鸡眼草。

【习性及生境】 生于山地丘陵、田野,是常见杂草。

【识别特征】 一年生草本。茎平伏,上升或直立,多分枝,茎和枝上被疏生向上的白毛,有时仅节处有毛。叶柄短;小叶纸质,倒卵形、宽倒卵形或倒卵状楔形,先端微凹或近截形,基部楔形,全缘;下面中脉及边缘有毛,侧脉多而密。花冠上部暗紫色,旗瓣椭圆形,先端微凹,下部渐狭成瓣柄,较龙骨瓣短,翼瓣狭披针形,与旗瓣近等长,龙骨瓣钝,上面有暗紫色斑点。荚果椭圆形或卵形,稍侧偏,常较萼长1.5~3.0倍。花期7—8月,果期8—10月。

【药用部位】 全草。

【采收加工】 7—8月采收,鲜用或晒干。

【产地及分布】 国内分布于东北、华北、华东、华中、华南、西南各地。湖南省内主要分布于衡东、祁东、邵东、慈利、东安。

【性味归经】 味甘、辛,微苦,性平。

【功用主治】 清热解毒、健脾利湿、活血止血;主治感冒发热、暑湿吐泻、黄疸、痢疾、疳疾、血淋、咯血、衄血、跌打损伤、赤白带下。

【用法用量】 内服:煎汤,9~30 g,鲜品30~60 g;捣汁或研末。外用:适量捣敷。

选方

（1）治上呼吸道感染:鸡眼草15 g,水煎服。

（2）治中暑发痧:鲜鸡眼草90~120 g。捣烂,冲开水服。

（3）治腹泻、痢疾:鸡眼草、马齿苋、地锦草各30 g,水煎服。

（4）治黄疸型肝炎:鲜鸡眼草,鲜车前草各60 g。水煎服。或鸡眼草、六月雪、阴行草各15 g,水煎服。

（5）治小儿疳积:鸡眼草全草15 g,水煎服,连服3 h。

（6）治水肿:尿路感染,小便涩肿,鲜鸡眼草120~180 g,水煎服。

（7）治龋齿疼痛:鲜鸡眼草全草搓成球形,内置杯中,滴茶油3~4滴。每天放鼻前嗅数次,每次2 min。

（8）治跌打损伤:鲜鸡眼草60 g。酒、水各半煎,白糖调服。或鲜叶揭烂外敷。

(9)治子宫脱垂,脱肛:鸡眼草6~9 g,作汤剂内服。

(10)治夜盲:全草9 g,研粉,与猪肝30~60 g蒸食。

(11)治迎风流泪:鸡眼草、狗尾草各90 g,猪肝120 g。水炖至肝熟,食肝喝汤。

310. 贼小豆

【药 材 名 称】 贼小豆。

【学名及分类】 *Vigna minima*（Roxb.）Ohwi et H. Ohashi,为豆科豇豆属植物。

【俗　　　名】 狭叶菜豆、山绿豆。

【习性及生境】 生于旷野、草丛或灌木中。

【识 别 特 征】 一年生缠绕藤本。茎纤细,无毛。羽状复叶具3小叶;托叶披针形,两端渐尖;小托叶线形。小叶披针形至线形,先端渐尖,两面薄被疏毛,次级脉纤细。总状花序腋生,花冠黄色,旗瓣近方形,先端微凹,几无瓣柄;翼瓣倒卵状菱形,龙骨瓣先端作半圆形旋卷;雄蕊二体;子房被柔毛。荚果线形,无毛,有圆柱形种子,种脐白色,凸起。

【药 用 部 位】 种子。

【采 收 加 工】 秋季种子成熟时采收,晒干。

【产地及分布】 产我国北部、东南部至南部。湖南省内分布于衡山、武冈、洪江等地。

【性 味 归 经】 味甘、苦,性凉,归心、脾、胃经。

【功 用 主 治】 利水除湿、和血排脓、消肿解毒;主治水肿、痈肿。

【用 法 用 量】 内服:煎汤,用量20~30 g。

311. 蚕豆

【药 材 名 称】 蚕豆。

【学名及分类】 *Vicia faba* L.,为豆科野豌豆属植物。

【俗　　　名】 佛豆、胡豆、南豆、马齿豆、仙豆。

【习性及生境】 栽培植物。

【识 别 特 征】 一年生草本。主根短粗,多须根,根瘤粉红色,密集。茎粗壮,直立,具四棱,中空、无毛。偶数羽状复叶,叶轴顶端卷须短缩为短尖头;花冠白色,具紫色脉纹及黑色斑晕,旗瓣中部缢缩,基部渐狭,翼瓣短于旗瓣,长于龙骨瓣。荚果肥厚;表皮绿色被绒毛,内有白色海绵状、横隔膜,成熟后表皮变为黑色。种子近长方形,中间内凹,种皮革质,青绿色,灰绿色至棕褐色,稀紫色或黑色;种脐线形,黑色,位于种子一端。

【药 用 部 位】 种子、种皮、果壳、花、叶或嫩苗、茎。

【采 收 加 工】 全株:7—9月果实成熟呈黑褐色时,拔取。晒干。种子:打下,扬净后再晒干;或鲜嫩时用。

【产地及分布】 全国各省广为分布。湖南省内主要分布于宜章、洪江。

【性 味 归 经】 种子:甘、微辛,平,归脾、胃经。种皮:味甘、淡,性平。果壳:味苦、涩,性平。花:味甘涩,性平。叶或嫩苗:味苦、微甘,性温。茎:味苦,性温。

【功 用 主 治】 种子:健脾利水、解毒消肿;主治膈食、水肿、疮毒。种皮:利水渗湿、止血、解毒;主治水肿、脚气、小便不利、吐血、胎漏、下血、天泡疮、黄水疮、瘰疬。果壳:止血、敛疮;主治咯血衄血、吐血、便血、尿血、手术出血烧烫伤、天泡疮。花:凉血止血、止带、降血压;主治劳伤吐血、咳嗽咯血、崩漏带下、高血压病。叶或嫩苗:止血、解毒;主治咯血、吐血、外伤出血、臁疮。茎:止血止泻、解毒敛疮;主治各种内出血、水泻、烫伤。

【用法用量】 内服:煎汤,30~60 g;或研末;或作食品。外用:捣敷;或烧灰敷。

(1)治膈食:蚕豆磨粉,红糖调食。

(2)治水胀:蚕豆(有虫之胡豆)30~240 g,炖牛肉服。

(3)治水肿:蚕豆60 g,冬瓜皮60 g。水煎服。

(4)治扑打及金刃伤,血出不止:蚕豆炒,去壳,取蚕豆捣细和匀,蜡熔为膏,摊贴如神。

(5)阴发背由阴转阳:甘草3钱,大蚕豆30粒,水2碗,煮熟,取蚕豆去皮食,半日后即转阳。

(6)治误吞铁针入腹:蚕豆同韭菜食之,针自大便同出。

312. 皱荚藤儿茶

【药材名称】 藤金合欢。

【学名及分类】 *Senegalia rugata* (Lam.) Britton & Rose,为豆科儿茶属植物。

【俗　　名】 老鼠藤、狮子藤、九牛造。

【习性及生境】 生于海拔500 m以下的山地疏林、灌木丛中或溪边。

【识别特征】 攀援藤本;小枝、叶轴被灰色短茸毛,有散生、多而小的倒刺。托叶卵状心形,早落。总叶柄近基部及最顶羽片之间有1个腺体;小叶线状长圆形,上面淡绿,下面粉白,两面被粗毛或变无毛,具缘毛;中脉偏于上缘。头状花序球形,再排成圆锥花序,花序分枝被茸毛;花白色或淡黄,芳香,花萼漏斗状;花冠稍突出。荚果带形,边缘直或微波状,干时褐色。

【药用部位】 叶。

【采收加工】 全年均可采挖,洗净,鲜用,或晒干。

【产地及分布】 国内分布于江西、广东、广西、贵州、云南。湖南省内主要分布于洪江、城步、南岳。

【性味归经】 味苦,性凉,归肝经。

【功用主治】 清热解毒、活血止痛;主治痈肿疮毒、急性腹痛、牙龈肿痛、风湿骨痛。

【用法用量】 内服:煎汤,6~12 g。外用:适量,鲜根皮捣烂调敷;或浸酒擦。

(1)腹痛急剧:藤金合欢鲜叶捣烂取汁冲酒服。

(2)牙痛:用藤金合欢嫩叶捣烂加雄黄、酒、水各一半,放于鸡蛋壳内在炉上加热外搽,口含几小时即可。

313. 锦鸡儿

【药材名称】 锦鸡儿。

【学名及分类】 *Caragana sinica* (Buc'hoz) Rehd.,为豆科锦鸡儿属植物。

【俗　　名】 小石榴、千口针。

【习性及生境】 生于山坡岩石缝中。

【识别特征】 落叶灌木。枝条丛生,枝干上散生皮孔,外皮易脱落;小枝细长,有棱角,黄褐色或灰褐色。叶革质,在短枝上常呈丛生状;叶轴木质化,有时小叶脱落后宿存并硬化成刺;小叶羽状排列,倒卵形或矩圆状倒卵形,有针尖;小叶柄极短或近无,托叶小,三角形,常硬化成针刺。花单生于叶腋;花萼钟状,萼齿阔三角形花冠黄色带红色,蝶形旗瓣狭长倒卵形,茎部带红色,翼瓣先端圆,龙骨瓣阔而钝;子房近无柄,花柱直立,柱头小。荚果稍扁。

【药用部位】 根部。

【采收加工】 8—9月采挖根部,洗净泥沙,除去细根和尾须,刮去表面粗皮,敲破根皮,抽去木心,切成15~16 cm短节,晒干即成。

【产地及分布】 国内北京、天津、河南等地均有分布。湖南省内主要分布于长沙、宁乡、韶山、平江、桑植、江华。

【性味归经】 味辛、苦,性平,归肺、脾经。

【功用主治】 清肺益脾、活血通脉、祛风;主治头晕目眩、耳鸣、体虚劳倦、肺虚久咳、妇女月经不调、乳汁不足、白带、女子阴中痒、风湿关节痛、痢疾、淋病、半身不遂、跌打损伤、原发性高血压。

【用法用量】 内服:煎汤,10~30 g。外用:适量,捣敷。

(1)治咳逆:锦鸡儿根皮12~30 g,苏子、桑白皮各12 g,水煎服。

(2)治月经不调:锦鸡儿根皮6~9 g,党参6~9 g,水煎服。

(3)治白带:锦鸡儿根皮、茯苓皮各适量,水煎,兑红糖服。

(4)治女子阴中痛:锦鸡儿根皮12~24 g,水煎服。

(5)治乳疖:锦鸡儿根皮适量,水煎服。

314. 老虎刺

【药材名称】 老虎刺。

【学名及分类】 *Pterolobium punctatum* Hemsl.,为豆科老虎刺属植物。

【俗　　名】 老虎刺、倒爪刺、石龙花、倒钩藤、崖婆勒、蚰蛇利。

【习性及生境】 生于海拔300~2 000 m的山坡疏林阳处、路旁石山干旱地方以及石灰岩山上。

【识别特征】 木质藤本或攀缘性灌木;小枝具棱,幼嫩时银白色,被短柔毛及浅黄色毛,老后脱落,花蕾倒卵形,被茸毛;萼片最下面一片较长,舟形,具睫毛,其余的长椭圆形;花瓣相等,倒卵形,顶端稍呈啮蚀状;花药宽卵形,子房扁平,一侧具纤毛,花柱光滑,柱头漏斗形,无纤毛。荚果发育部分菱形,翅一边直,另一边弯曲,光亮;种子单一,椭圆形。

【药用部位】 根、叶。

【采收加工】 夏秋季采收。洗净,鲜用或晒干。

【产地及分布】 国内产广东、广西、云南、贵州、四川、湖南、湖北、江西、福建等地区。湖南省内主要分布于洞口、新宁、武冈、桑植、宜章、东安、凤凰、保靖、永顺。

【性味归经】 味苦、涩,性凉,归肺、胃、肝经。

【功用主治】 祛风散寒、解表止痛、清热解毒、消肿定痛、除湿止咳;主治肺热咳嗽、风湿痹痛、疮疡肿毒、跌打损伤、咽痛、牙痛、风疹。

【用法用量】 内服:煎汤,9~30 g。外用:适量,煎汤洗。

(1)治支气管炎、咽炎、喉炎:根9 g,水煎服。

(2)治皮肤痒疹、风疹、荨麻疹:老虎刺叶适量,水煎外洗。

315. 鹿藿

【药材名称】鹿藿。

【学名及分类】 *Rhynchosia volubilis* Lour.，为豆科鹿藿属植物。

【俗　　名】营豆、野黄豆、老鼠豆、野毛豆。

【习性及生境】生于海拔200~1 200 m的山坡草丛中、村中。

【识别特征】缠绕草质藤本。全株各部多少被灰色至淡黄色柔毛;茎略具棱。小叶纸质,顶生小叶菱形或倒卵状菱形,常有小凸尖,基部圆形或阔楔形,两面均被灰色或淡黄色柔毛,下面尤密,并被黄褐色腺点;花冠黄色,旗瓣近圆形,有宽而内弯的耳,翼瓣倒卵状长圆形,基部一侧具长耳,龙骨瓣具喙;雄蕊二体;子房被毛及密集的小腺点。荚果长圆形,红紫色,极扁平,在种子间略收缩,稍被毛或近无毛,先端有小喙;种子椭圆形或近肾形,黑色,光亮。

【药用部位】茎叶、根。

【采收加工】5—6月采收,鲜用或晒干,贮干燥处。

【产地及分布】国内分布于湖北、江苏、安徽、浙江、江西、福建、台湾、湖北、广东、广西、四川、贵州。湖南省内散布。

【性味归经】苦、辛,平,归肝经。

【功用主治】茎叶:祛风除湿、活血解毒;主治风湿痹痛、头痛、牙痛、腰脊疼痛、瘀血腹痛、产褥热、瘰疬、痈肿疮毒、跌打损伤、烫火伤。根:活血止痛、解毒、消积;主治妇女痛经、瘰疬、疖肿、小儿疳积。

【用法用量】内服:煎汤,9~30 g。外用:捣敷。

 选方

(1)治瘰疬:鹿藿15 g,豆腐适量。加水同煮服。

(2)治流注、痈肿:鲜鹿藿叶适量。捣烂,酌加烧酒捣匀,外敷。

(3)治痔疮:鹿藿30~60 g,鸭蛋1个,炖服。

316. 黑叶木蓝

【药材名称】黑叶木蓝。

【学名及分类】 *Indigofera nigrescens* Kurz ex King et Prain,为豆科木蓝属植物。

【俗　　名】湄公木蓝。

【习性及生境】生于海拔1 000 m以下的山地疏林中。

【识别特征】直立灌木。茎赤褐色,幼枝绿色,有沟纹,被平贴棕色丁字毛。小叶对生,先端圆钝,具小尖头,基部宽楔形或近圆形,两面疏生短丁字毛,干后小叶下面通常变黑色或有黑色斑点与斑块。花冠红色或紫红色,旗瓣倒卵形,先端圆钝,基部有短瓣柄,外面有棕色并间生白色丁字毛;花药卵球形,基部有少量髯毛。荚果圆柱形,顶端圆钝,腹缝线稍加厚,外面疏生丁字毛,内果皮有紫色斑点,被疏毛;种子赤褐色,卵形。

【药用部位】全株、叶、茎。

【采收加工】夏、秋采收全株,切碎晒干备用。

【产地及分布】国内分布于华南、西南及陕西、湖北、浙江、江西、台湾。湖南省内主要分布于石门、沅陵、洪江、邵阳、洞口、武冈、江华、江永、永兴、桂东、资兴、宜章。

【性味归经】全株:味辛、微苦,性平。叶、茎:味苦,性寒。

【功用主治】　全株：活血止痛；主治劳伤。叶、茎：清热解毒、去瘀止血；主治乙型脑炎、腮腺炎、目赤、疮肿、
　　　　　　　吐血。
【用法用量】　全株外用：适量,鲜叶捣烂绞汁涂患处。叶、茎内服：煎汤,0.5~1.0两。叶、茎外用：煎水洗或
　　　　　　　捣敷。

(1)预防乙型脑炎：黑叶木蓝鲜枝叶五钱至一两,水煎服。每三天一次,连服数次。
(2)治乙型脑炎：黑叶木蓝鲜全草二至三两,水煎服。
(3)治腮腺炎：黑叶木蓝鲜全草一两,水煎服；另用木蓝鲜叶和醋捣烂绞汁,涂抹患处。

317. 河北木蓝

【药材名称】　马棘。
【学名及分类】　*Indigofera bungeana* Walp.,为豆科木蓝属植物。
【俗　　　名】　夜关门、一味药、玉草、铁扫帚等。
【习性及生境】　生于海拔 1 000 m 以下的山坡林缘及灌木丛中。
【识别特征】　落叶小灌木。多分枝。枝细长,幼枝灰褐色,明显有棱,被丁字毛。小叶对生,椭圆形、倒卵形或
　　　　　　　倒卵状椭圆形,先端圆或微凹,有小尖头,基部阔楔形或近圆形,两面有白色丁字毛,有时上面毛
　　　　　　　脱落；花冠淡红色或紫红色,旗瓣倒阔卵形,先端螺壳状,基部有瓣柄,外面有丁字毛,翼瓣基部
　　　　　　　有耳状附属物,龙骨瓣近等长；花药圆球形,子房有毛。荚果线状圆柱形,顶端渐尖,幼时密生短
　　　　　　　丁字毛,种子间有横隔,仅在横隔上有紫红色斑点；果梗下弯；种子椭圆形。
【药用部位】　根、地上部分。
【采收加工】　割下地上部分。晒干即成。根宜在秋后采挖。切段,晒干或鲜用。
【产地及分布】　国内分布于湖北、江苏、安徽、浙江、江西、福建、广西、四川、贵州、云南。湖南省内广布。
【性味归经】　味苦、涩,性平,归肺、胃、心经。
【功用主治】　清热解表、散瘀消积；主治风热感冒、肺热咳嗽、烧烫伤、疔疮、毒蛇咬伤、瘰疬、跌打损伤、食积
　　　　　　　腹胀。
【用法用量】　内服：煎汤,20~30 g。外用：适量,鲜品捣敷；干品或炒炭存性研末,调敷。

(1)治哮喘：马棘鲜根60 g。煮瘦猪肉食。
(2)治乳腺炎、疖肿：马棘根30 g,白茅根12 g。水煎服。
(3)治瘰子初起,结核硬块：一味药15~30 g,配马桑根、何首乌炖猪肉服。

318. 南苜蓿

【药材名称】　南苜蓿。
【学名及分类】　*Medicago polymorpha* L.,为豆科苜蓿属植物。
【俗　　　名】　黄花草子、金花菜。
【习性及生境】　栽培或生于海拔 1 000 m 以下的排水良好的土壤中。
【识别特征】　一年生或多年生草本。茎平卧、上升或直立,近四棱形,基部分枝,无毛或微被毛。花冠黄色,旗
　　　　　　　瓣倒卵形,先端凹缺,基部阔楔形,比翼瓣和龙骨瓣长,翼瓣长圆形,基部具耳和稍阔的瓣柄,齿

突甚发达,龙骨瓣比翼瓣稍短,基部具小耳,成钩状;子房长圆形,镰状上弯,微被毛。荚果盘形,暗绿褐色,螺面平坦无毛,有多条辐射状脉纹,近边缘处环结,每圈具棘刺或瘤突15枚。种子长肾形,棕褐色,平滑。

【药 用 部 位】 全草、根。

【采 收 加 工】 夏秋间收割,鲜用或切断晒干备用。

【产地及分布】 国内分布于陕西、甘肃、广东、广西、四川等地。湖南省内散布。

【性 味 归 经】 味苦、涩、微甘,性平。

【功 用 主 治】 全草:清热凉血、利湿退黄、通淋排石;主治热病烦满、黄疸、肠炎、痢疾、浮肿、尿路结石、痔疮出血。根:清热利湿、通淋排石;主治热病烦满、黄疸、尿路结石。

【用 法 用 量】 内服:煎汤15~30 g;或捣汁,鲜品90~150 g;或研末,3~9 g。

(1)治热病烦满,目黄赤,小便黄,酒疸:苜蓿捣汁,服一升,令人叶利即愈。

(2)治各种黄疸:苜蓿、茵陈、车前草、萹蓄各15 g,大枣10个,水煎服。

(3)治黄疸,膀胱结石,小便不通,痔疮出血:苜蓿全草15~30 g,水煎服;或用鲜全草60~90 g,捣烂取汁服。

(4)治肠炎:苜蓿15~30 g,水煎服。或鲜草60~90 g,捣汁服。

(5)治细菌性痢疾:苜蓿30 g,水煎,加蜂蜜30 g,分2次冲服。

(6)治尿路结石:苜蓿、金钱草、穿山甲、木通、五灵脂各9 g。水煎服。

319. 小槐花

【药 材 名 称】 小槐花。

【学名及分类】 *Ohwia Caudata* (Thunb.) Ohashi,为豆科小槐花属植物。

【俗 　 名】 拿身草、粘身柴咽、黏草子、粘人麻、山扁豆。

【习性及生境】 生于海拔200~1 000 m的山坡地或路旁。

【识 别 特 征】 直立灌木或亚灌木。树皮灰褐色,分枝多。叶为羽状三出复叶;托叶披针状线形,具条纹,宿存;小叶近革质或纸质,顶生小叶披针形或长圆形,侧生小叶较小,先端渐尖,急尖或短渐尖,基部楔形,全缘,上面绿色,有光泽,下面疏被贴伏短柔毛,中脉上毛较密,花冠绿白或黄白色,具明显脉纹,旗瓣椭圆形,瓣柄极短,翼瓣狭长圆形,具瓣柄,龙骨瓣长圆形,具瓣柄。荚果线形,扁平,稍弯曲,腹背缝线浅缢缩,荚节长椭圆形。

【药 用 部 位】 全株、根。

【采 收 加 工】 9—10月采收,切断、晒干。

【产地及分布】 国内分布于湖北、江苏、安徽、浙江、江西、福建、台湾、广东、广西、四川、贵州、云南。湖南省内散布。

【性 味 归 经】 味微苦、辛,平。

【功 用 主 治】 全株:清热利湿、消积散瘀;主治劳伤咳嗽、吐血、水肿、小儿疳积、痈疮溃疡、跌打损伤。根:祛风利湿、化瘀拔毒;主治风湿痹痛、痢疾、黄疸痈疽瘰疬、跌打损伤。

【用 法 用 量】 内服:煎汤9~15 g,鲜品15 g~30 g。外用:适量,煎水洗;或捣敷;或研末敷。

(1)治小儿疳积:小槐花全草10 g。水煎服。

(2)治乳痈溃烂:小槐花全草15~30 g.水煎服,并作外洗。

320. 宽卵叶长柄山蚂蟥

【药材名称】 宽卵叶山蚂蟥。

【学名及分类】 *Hylodesmum podocarpum* subsp. *fallax* (Schindl.) H. Ohashi & R. R. Mill，为豆科长柄山蚂蟥属植物。

【俗　　　名】 野苦生、节节蚂蟥、山蚂蟥。

【习性及生境】 生于海拔300~1 200 m的山坡草地或林缘。

【识别特征】 纤细小灌木。茎被柔毛。叶柄有毛；托叶窄三角形，先端尖；叶4~7丛生于茎中下部；三出复叶，顶生小叶宽卵形或卵形，两面被短柔毛。圆锥花序腋生；被疏长柔毛；苞片披针形；花梗结果时增长；花萼宽钟筒状、萼齿宽三角形，被疏毛；花冠粉红色；雄蕊10，单体。荚节半三角状倒卵形，被密生的钩状毛。花期7—8月，果期9—11月。

【药用部位】 全株。

【采收加工】 9—10月采收。切段，晒干。

【产地及分布】 国内分布于东北、华北及陕西、甘肃、安徽、河南、湖北、浙江、江西、福建、广东、广西、四川、贵州、云南。湖南省内广布。

【性味归经】 味微苦，性平，归肺、脾、胆经。

【功用主治】 清热解表、利湿退黄；主治风热感冒、湿热黄疸。

【用法用量】 内服：煎汤，9~15 g。外用：适量，捣烂外敷。

选方

(1)治各种疔疮初起的疼痛灼热者：鲜山蚂蟥全草30 g。将上药捣烂如泥，外敷患处，每日换药1次。

(2)治乳痈初起的肿痛红热：山蚂蟥全草100~200 g。将上药捣烂如泥，外敷患处。

(3)治急性黄疸型肝炎：宽卵叶山蚂蟥30 g。水煎，加白糖服。

321. 饿蚂蟥

【药材名称】 山蚂蟥。

【学名及分类】 *Ototropis multiflora*. (DC.) H. Ohashi & K. Ohashi，为豆科饿蚂蟥属植物。

【俗　　　名】 烂嘴药、三角黏黏草、黏人草、绿叶胡枝子、山黄豆。

【习性及生境】 生于海拔300~1 200 m的山坡草地或林缘。

【识别特征】 小灌木。三出复叶，纸质；顶生小叶椭圆状菱形，无毛或有疏毛，侧生小叶较小，呈斜长椭圆形；托叶披针状钻形。顶生的花序圆锥状，腋生的花序为总状；花萼宽钟状，萼齿极短，有缘毛花冠淡紫色、蝶形；雄蕊10，单体；雌蕊1，子房被毛。荚果有2荚节；荚节半倒卵状三角形，密生短柔毛，背弯，背钩毛，沿背缝线开。花期7—9月，果期8—11月。

【药用部位】 全株。

【采收加工】 在秋季挖出全株。抖去泥土，现用或切断晒干。

【产地及分布】 国内分布于陕西、甘肃、江苏、安徽、浙江、福建、广东、广西、四川、贵州、云南、西藏。湖南省内散布。

【性味归经】 味微苦，性平，归肺、脾经。

【功用主治】 祛风除湿、活血解毒；主治风湿麻痹、崩中、带下、咽喉炎、乳痈、跌打损伤、毒蛇咬伤。

【用法用量】 内服：煎汤，9~15 g；或浸酒。外用：适量，捣汁搽；或捣敷。

(1)治疳积:山蚂蟥12 g,狼巴草6 g,羊角豆全草15 g。水煎服。

(2)治麻疹:山蚂蟥4.5 g,野高粱6 g,黄荆条6 g,野油麻4.5 g,地胡椒6 g。水煎服。

322. 豌豆

【药材名称】 豌豆。

【学名及分类】 *Pisum sativum* L.,为豆科豌豆属植物。

【俗　　名】 䇠豆、荜豆、寒豆、麦豆、雪豆。

【习性及生境】 全国园地均有栽培。

【识别特征】 一年生攀援草本。全株绿色,光滑无毛,被粉霜。叶状,心形,下缘具细牙齿。花于叶腋单生或数朵排列为总状花序;花萼钟状,深5裂,裂片披针形;花冠颜色多样,随品种而异,但多为白色和紫色。子房无毛,花柱扁,内面有髯毛。荚果肿胀,长椭圆形,顶端斜急尖,背部近于伸直,内侧有坚硬纸质的内皮;种子圆形,青绿色,有皱纹或无,干后变为黄色。

【药用部位】 种子、荚果、花、嫩茎。

【采收加工】 6—7月采收全草,鲜用或晒干。

【产地及分布】 国内分布于四川、贵州、云南、西藏、山西等地。湖南省内主要分布于衡山、宜章、洪江。

【性味归经】 种子:味甘,性平,归脾胃经。荚果:味甘,性平。花:味甘,性平。嫩茎叶:味甘,性平。

【功用主治】 种子:和中下气、通乳利水、解毒;主治消渴、味逆、泻痢、腹胀、霍乱转筋、乳少、脚气、水肿、疮痈。荚果:解毒敛疮;主治耳后糜烂。花:清热、凉血,主治咯血、鼻衄、月经过多。嫩茎叶:清热解毒、凉血平肝;主治暑热消渴、高血压、疔毒、疥疮。

【用法用量】 内服:煎汤,60~125 g;或煮食。外用:煎水洗;或研末调涂。

选方

(1)治霍乱,吐痢转筋,心膈烦闷:豌豆三合,香薷三两。上药以水三大盏,煎至一盏半,去滓。分为三服,温温服之,如人行五里再服。

(2)治消渴(糖尿病):青豌豆适量,煮熟淡食。

(3)治脚气抬肩喘:豌豆二升,水五斗,葱白十茎(擘碎),椒三分。煮取汤二斗。倾入两瓷瓮,以脚各安在一瓮中浸,遣人从膝上淋洗百遍。

(4)治痘疮:豌豆四十九粒,绿豆四十九粒(二味各烧成灰),油发一握(烧),珍珠七粒。上共为细末。用胭脂取汁调匀,以针挑破黑头,纳药于中,更用胭脂水涂四畔。

323. 南海藤

【药材名称】 牛大力。

【学名及分类】 *Nanhaia speciosa* (Champ. ex Benth.) J. Compton & Schrire,为豆科南海藤属植物。

【俗　　名】 美丽崖豆藤、牛大力藤、山莲藕等。

【习性及生境】 生于灌丛、疏林和旷野,海拔1 500 m以下。

【识别特征】 藤本,树皮褐色。小枝圆柱形,初被褐色绒毛,后渐脱落。花冠白色、米黄色至淡红色,花瓣近等长,旗瓣无毛,圆形,基部略呈心形,具2枚胼胝体,翼瓣长圆形,基部具钩状耳,龙骨瓣镰形;雄蕊二体,对旗瓣的1枚离生;花盘筒状;子房线形,密被绒毛,具柄,花柱向上旋卷,柱头下指。荚果线状,伸长,扁平,顶端狭尖,基部具短颈,密被褐色绒毛,果瓣木质,开裂,有种子4~6粒;种子卵形。

【药用部位】 果实和叶、种子。

【采收加工】 种子:果实成熟后采收。除去果皮,将种子晒干。叶:夏季采,洗净,鲜用。

【产地及分布】 国内产福建、湖南、广东、海南、广西、贵州、云南。湖南省内主要分布于祁东、苏仙、临武、祁阳、双牌。

【性味归经】 味甘,性平。

【功用主治】 补肺滋肾、舒筋活络;主治肺虚咳嗽、咯血、肾虚、腰膝酸痛、遗精、白带、风湿痹痛、跌打损伤。

【用法用量】 果实外用:适量,研末调敷。果实内服:研末或煅存性研末,0.9~1.5 g;或磨汁。叶外用:适量,煎水洗或捣敷。

选方

(1)治虫疮疥癣:苦檀子、花椒、苦参、藜芦、黄连、独角莲。共研细末,调香油搽。

(2)治瘀气痛:苦檀子果研末。每次0.9~1.5 g,开水冲服。

(3)治小儿疳积:苦檀子果(煅存性)1.5 g,蒸鸡肝吃或磨水服。

(4)治枪伤:苦檀子果适量,捣烂敷患处。

(5)治疥癣:苦檀子叶熬水洗患处;或将叶捣烂,包敷癣上。

324. 厚果鱼藤

【药材名称】 苦檀子。

【学名及分类】 *Derris taiwaniana*（Hayata）Z. Q. Song.,为豆科鱼藤属植物。

【俗　　名】 毛蕊崖豆藤、冲天子、苦檀子、罗藤、厚果鸡血藤。

【习性及生境】 生于海拔600 m以下的山地林缘、沟谷、路旁。

【识别特征】 木质大藤本。幼年时直立如小乔木状。嫩枝褐色,密被黄色绒毛,后渐秃净,老枝黑色,光滑,散布褐色皮孔,茎中空。托叶阔卵形,黑褐色,贴生鳞芽两侧。总状圆锥花序,密被褐色绒毛,花冠淡紫,旗瓣无毛,或先端边缘具睫毛,卵形,基部淡紫,翼瓣长圆形,下侧具钩,龙骨瓣基部截形,具短钩;荚果深褐黄色,肿胀,长圆形,单粒种子时卵形,秃净,密布浅黄色疣状斑点,果瓣木质,甚厚,迟裂;种子黑褐色,肾形,或挤压呈棋子形。

【药用部位】 根、叶、果实。

【采收加工】 果实:成熟后采收。叶:夏季采,洗净,鲜用。

【产地及分布】 国内分布于浙江、江西、福建、台湾、湖南、广东、广西、四川、贵州、云南、西藏。湖南省内主要分布于桑植、石门、永顺、沅陵、城步、新宁、通道、江华、江永、炎陵。

【性味归经】 味苦、辛,性凉,有大毒。

【功用主治】 根:散瘀消肿、果实止痛、杀虫、拔异物;主治急性胃肠炎、痧症、小儿疳积、腹痛时作、跌打损伤、枪伤、癣疥。

【用法用量】 果实外用:适量,研末调敷。果实内服:研末或煅存性研末,0.9~1.5 g;或磨汁。叶外用:适量,煎水洗或捣敷。

选方

(1)治虫疮疥癣:苦檀子、花椒、苦参、藜芦、黄连、独角莲。共研细末,调香油搽。

(2)治瘀气痛:苦檀子果研末。每次0.9~1.5 g,开水冲服。

(3)治小儿疳积:苦檀子果(煅存性)1.5 g,蒸鸡肝吃或磨水服。

(4)治枪伤:苦檀子果适量,捣烂敷患处。

(5)治疥癣:苦檀子叶熬水洗患处;或将叶捣烂,包敷癣上。

325. 绿花夏藤

【药材名称】 绿花崖豆藤。

【学名及分类】 *Wisteriopsis championii*(Benth.)J. Compton & Schrire,为豆科夏藤属植物。

【俗　　　名】 老鼠藤、狮子藤、九牛造。

【习性及生境】 生于山谷岩石、溪边灌丛旁。

【识别特征】 藤本。茎红褐色,皮孔散布,除花序外几无毛。小叶纸质,卵形或卵状长圆形,先端渐尖至尾,基部圆形,两面均无毛,光亮,花冠黄白色,偶有红晕,花瓣近等长,旗瓣圆形,无毛,翼瓣直,基部具2小耳,龙骨瓣长圆形;雄蕊二体,对旗瓣的1枚离生;花盘筒状,子房线形,无毛,基部狭窄至短柄,花柱甚短,上弯,胚珠多数。荚果线形,狭长,扁平,顶端斜尖,基部具短颈,弧状弯曲,果瓣薄;种子凸镜形。

【药用部位】 根。

【采收加工】 全年均可采挖。洗净,鲜用,或晒干。

【产地及分布】 国内分布于福建、广东、广西。湖南省内分布于会同、临湘等地。

【性味归经】 味苦,性凉,归肝经。

【功用主治】 祛风通络、凉血散瘀;主治风湿关节痛、跌打损伤、面神经麻痹。

【用法用量】 内服:煎汤,6~12 g。外用:适量,鲜根皮捣烂调敷;或浸酒擦。

 选方

(1)治面神经麻痹:绿花崖豆藤鲜根皮捣烂,调醋外搽患侧。

(2)治跌打扭伤、风湿关节痛:绿花崖豆藤鲜根皮捣烂,酒炒外敷,或用根皮浸酒外搽。

326. 粉叶首冠藤

【药材名称】 粉叶羊蹄甲。

【学名及分类】 *Cheniella glauca*(Benth.)R. Clark & Mackinder,为豆科首冠藤属植物。

【俗　　　名】 拟粉叶羊蹄甲。

【习性及生境】 生于山坡阳处疏林中或山谷蔽荫的密林或灌丛中。

【识别特征】 木质藤本,除花序稍被锈色短柔毛外其余无毛;卷须略扁,旋卷。叶纸质,近圆形,罅口狭窄,裂片卵形,内侧近平行,先端圆钝,基部阔,心形至截平,上面无毛,下面疏被柔毛,脉上较密;花蕾卵形,被锈色短毛;花瓣白色,倒卵形,各瓣近相等,具长柄,边缘皱波状。荚果带状,薄,无毛,不开裂,荚缝稍厚;种子卵形,极扁平。

【药用部位】 根、树皮、叶及花。

【采收加工】 根、树皮:全年可采。叶及花:夏季采,晒干。

【产地及分布】 国内产广东、广西、江西、湖南、贵州、云南。湖南省内主要分布于洞口、新宁、武冈、永兴、零陵、道县、江永、宁远、江华、芷江、洪江、永顺。

【性味归经】 根:味微涩,性微凉。树皮:味苦、涩,性平。叶:味淡,性平。花:味淡,性凉。

【功用主治】根:止血、健脾;主治咯血,消化不良。树皮:健脾燥湿;主治消化不良、急性胃肠炎。叶:润肺止咳;主治咳嗽、便秘。花:消炎;主治肝炎、肺炎、支气管炎。

【用法用量】根、树皮15~30 g;叶、花9~15 g。

327. 龙须藤

【药材名称】龙须藤。

【学名及分类】*Phanera championii* Benth.,为豆科火索藤属植物。

【俗　　名】轮环藤、牵藤暗消。

【习性及生境】生于海拔700 m以下的丘陵灌木丛中,疏林密林中。

【识别特征】藤本,有卷须;嫩枝和花序薄被紧贴的小柔毛。叶纸质,卵形或心形,先端锐渐尖、圆钝、微凹或2裂,裂片长度不一,基部截形、微凹或心形,上面无毛,下面被紧贴的短柔毛,渐变无毛或近无毛,干时粉白褐色;花瓣白色,具瓣柄,瓣片匙形,外面中部疏被丝毛;子房具短柄,仅沿两缝线被毛,花柱短,柱头小。荚果倒卵状长圆形或带状,扁平,无毛,果瓣革质;种子圆形,扁平。

【药用部位】根或茎、叶、种子。

【采收加工】根:9—11月采,除去须根,切段,鲜用或晒干。叶:6—8月采,鲜用或晒干。种子:秋季果实成熟时采收,晒干,打出。

【产地及分布】国内分布于湖北、浙江、江西、福建、台湾、湖北、广东、广西、海南、贵州。湖南省内主要分布于衡阳、衡山、祁东、洞口、新宁、武冈、桑植、宜章、临武、资兴、东安、江永、江华、会同、通道、永顺。

【性味归经】味苦、辛,性温。

【功用主治】根或茎:祛风除湿、行气活血;主治风湿痹痛、跌打损伤、偏瘫、胃脘痛、疳积、痢疾。叶:利尿、化瘀、理气止痛;主治小便不利、腰痛、跌打损伤、目翳。种子:行气止痛、活血化瘀;主治胁肋胀痛、胃脘痛、跌打损伤。

【用法用量】内服:煎汤,9~15 g。外用:捣敷。

(1)治风湿性关节痛、腰腿痛:龙须藤鲜根60~90 g,酒500 ml浸。每次服1杯,每日2次;或干根30 g水煎服。

(2)治跌打损伤:龙须藤干根、茎15~30 g,水煎调酒服。

(3)治劳伤腰痛:龙须藤根9 g,蒸猪腰子吃。

(4)治偏瘫:龙须藤根30 g,黄酒、猪肉共煮熟,吃猪肉喝汤。

(5)治骨折:龙须藤根皮(二层皮)四份,鲜桃树根皮两份,鲜竹叶椒叶、鲜鹅不食草各一份,共捣烂。酒调敷患处。

(6)治胃、十二指肠溃疡:龙须藤30~60 g,两面针6~9 g。水煎,每日一剂,分2~3次服。

(7)治心胃气痛:干龙须藤根15 g,水煎服。

(8)治小儿疳积:①龙须藤根9~15 g,水煎服。②干龙须藤根9 g,人字草6 g。水煎当茶饮,或研末同猪肝、鸡肝蒸吃。

(9)治痢疾:①龙须藤干根30 g,水煎服。②龙须藤30 g,山芝麻60 g,算盘子15 g,鸭蛋一枚,水煎,分服两次。

(10)治胞衣不下:龙须藤根、朝天罐根各9 g,煨水服。

(11)治癫痫:干根、茎各15~24 g,水煎服。

(12)治天疱疮(天泡疮):龙须藤、盐麸木、小乳汁草各适量,加青矾少许,煎水洗患处。

(13)治小便不利:龙须藤叶30 g,温水服。

(14)治痢疾:龙须藤干叶15~24 g,水煎服。

(15)治打伤:龙须藤适量,捣茸敷患处。

(16)治肿毒:龙须藤叶捣烂,敷患处。

328. 救荒野豌豆

【药 材 名 称】 肥田草。

【学名及分类】 *Vicia sativa* L.,为豆科野豌豆属植物。

【俗　　　名】 救荒野豌豆、大巢菜、薇、野豌豆、野绿豆、箭舌野豌豆、草藤、山扁豆、雀雀豆、野毛豆、马豆、苕子。

【习性及生境】 生于海拔50~3 000 m荒山、田边草丛及林中。

【识 别 特 征】 一年生或二年生草本。茎斜升或攀缘,单一或多分枝,具棱,被微柔毛。小叶长椭圆形或近心形,先端圆或平截有凹,具短尖头,基部楔形,侧脉不甚明显,两面被贴伏黄柔毛。花冠紫红色或红色,旗瓣长倒卵圆形,先端圆,微凹,中部缢缩,翼瓣短于旗瓣,长于龙骨瓣;子房线形,微被柔毛,花柱上部被淡黄白色髯毛。荚果线长圆形,表皮土黄色种间缢缩,有毛,成熟时背腹开裂,果瓣扭曲。种子圆球形,棕色或黑褐色。

【药 用 部 位】 全草、种子。

【采 收 加 工】 每年4—5月采割。晒干,亦可鲜用。

【产 地 及 分 布】 国内分布于北京、天津、河北、山西、内蒙古、辽宁等地。湖南省内主要分布于衡山、绥宁、张家界、桑植、宜章、祁阳、保靖、永顺、龙山。

【性 味 归 经】 味甘、辛,性寒,归心、肝、脾经。

【功 用 主 治】 益肾、利水、止血、止咳;主治肾虚腰痛、遗精、黄疸、水肿、疟疾、鼻衄、心悸、咳嗽痰多、月经不调、疮疡肿毒。

【用 法 用 量】 内服:煎汤,15~30 g。外用:适量,捣敷;或煎水洗。

(1)治疟疾:肥田草30 g,煨水服。

(2)治鼻出血:肥田草30 g,煨甜酒吃。

(3)治月经不调:肥田草种子、小血藤各15 g,泡酒服。

(4)治咳嗽痰多:肥田草种子30 g,煨水服。

(5)治疔疮:肥田草、盐卤捣敷。

(6)治痈疽发背、疔疮、痔疮:肥田草9 g,水煎服。外用适量,煎水洗患处。

(7)治小儿疳积:肥田草全草15 g,煮蛋食。或巢菜根15 g,水煎服。

(8)治眼蒙夜盲:肥田草全草30 g。蒸猪肝食。

329. 中南鱼藤

【药 材 名 称】 中南鱼藤。

【学名及分类】 *Derris fordii* Oliv.,为豆科鱼藤属植物。

【俗　　　名】 霍氏鱼藤。

【习性及生境】 生于海拔300~700 m的山坡或溪边灌木丛中或疏林中。

【识别特征】 攀援状灌木。小叶厚纸质或薄革质,卵状椭圆形、卵状长椭圆形或椭圆形,先端渐尖,略钝,基部圆形,两面无毛,侧脉纤细两面均隆起;花数朵生于短小枝上,花萼钟状,萼齿短,圆形或三角形;花冠白色,旗瓣阔倒卵状椭圆形,有短柄,翼瓣一侧有耳,龙骨瓣基部具尖耳;雄蕊单体;子房无柄,被白色长柔毛。荚果薄革质,长椭圆形至舌状长椭圆形,扁平,无毛,种子褐红色,长肾形。

【药用部位】 茎叶。

【采收加工】 夏秋季采收茎叶,茎切片,晒干,叶晒干。

【产地及分布】 国内分布于湖北、浙江、江西、福建、广东、广西、四川、贵州、云南。湖南省内主要分布于洞口、武冈、宜章、临武、桂东、东安、江华、沅陵、会同、洪江、凤凰、永顺。

【性味归经】 味苦,性平。

【功用主治】 解毒杀虫;主治疮毒、皮炎、皮肤湿疹、跌打肿痛、关节疼痛。

【用法用量】 外用:适量,煎水洗或研磨敷。

治皮炎:中南鱼藤茎煎水洗。或加枫树皮(路路通亦可)、松树根皮、骨碎补等更好。

330. 云实

【药材名称】 云实。

【学名及分类】 *Biancaea decapetala*(Roth)O. Deg.,为豆科云实属植物。

【俗　　名】 员实、天豆、马豆。

【习性及生境】 生于海拔1 500 m以下的山地荒坡、石灰岩山地灌木丛。

【识别特征】 藤本;树皮暗红色;枝、叶轴和花序均被柔毛和钩刺。小叶膜质,长圆形,两端近圆钝,两面均被短柔毛,老时渐无毛;托叶小,斜卵形,先端渐尖,早落。总状花序顶生,具多花;萼片长圆形,被短柔毛;花瓣黄色,膜质,圆形或倒卵形,盛开时反卷,基部具短柄;子房无毛。荚果长圆状舌形,脆革质,栗褐色,无毛,有光泽,沿腹缝线膨胀成狭翅,成熟时沿腹缝线开裂,先端具尖喙;种子椭圆状,种皮棕色。

【药用部位】 种子、根或根皮、叶、茎及根中寄生的天牛及其近缘的昆虫、幼虫。

【采收加工】 8—10月果实成熟时采收,剥取种子,晒干。

【产地及分布】 国内分布于华东、华南、西南、河北、陕西、甘肃、湖北。湖南省内散布。

【性味归经】 种子:味辛,性温。根或根皮:味苦、辛,性平。叶:味苦、辛,性凉。

【功用主治】 种子:解毒除湿、止咳化痰、杀虫;主治痢疾、疟疾、慢性气管炎、小儿疳积、虫积。根或根皮:祛风除湿、解毒消肿;主治感冒发热、咳嗽、咽喉肿痛、牙痛、风湿痹痛、肝炎、痢疾、淋证、痈疽肿毒、皮肤瘙痒、毒蛇咬伤。叶:除湿解毒、活血消肿;主治皮肤瘙痒、口疮、痢疾、跌打损伤、产后恶露不尽。茎及根中寄生的天牛及其近缘的昆虫、幼虫:益气透疹、消疳;主治劳伤、疹毒内陷、疳积。

【用法用量】 内服:煎汤,9~15 g;或入丸、散。

(1)治赤白痢不瘥,羸困:云实二合,附子一两(炮裂,去皮、脐),龙骨一两(末),女萎一两(半)。上件药,捣罗为末,煮枣肉和丸如梧桐子大。每服,不拘时候,以粥饮下十丸。

(2)治慢性气管炎:云实子30 g,水煎,每日2次分服。或研成粗粉,水煎3汁,浓缩成稠膏状,加入适量赋形剂,制成冲剂,连服10~20 d。

331. 皂荚

【药材名称】 皂荚。

【学名及分类】 *Gleditsia sinensis* Lam.，为豆科皂荚属植物。

【俗　　名】 天于、大皂角、皂果子、皂角、牙皂、刀皂。

【习性及生境】 生于海拔100 m以下的路边、沟旁、住宅附近。

【识别特征】 落叶乔木或小乔木；枝灰色至深褐色；刺粗壮，圆柱形，常分枝，多呈圆锥状。叶为一回羽状复叶，小叶纸质，卵状披针形至长圆形，先端急尖或渐尖，顶端圆钝，具小尖头，边缘具细锯齿。荚果带状，劲直或扭曲，果肉稍厚，两面鼓起，或有的荚果短小，多少呈柱形，弯曲作新月形，内无种子；果瓣革质，褐棕色或红褐色，常被白色粉霜；种子多颗，长圆形或椭圆形，棕色，光亮。

【药用部位】 果实或不育果实、种子、棘刺、茎皮和根皮、叶。

【采收加工】 秋季果实，成熟变黑时采摘，晒干。

【产地及分布】 国内分布于东北、华北、华中、华东、华南及甘肃、陕西、四川、贵州。湖南省内散布。

【性味归经】 味辛，性温，有毒，归肺、肝、胃、大肠经。

【功用主治】 果实：祛痰止咳、开窍通闭、杀虫散结；主治痰咳喘满、中风口噤、痰涎壅盛、神昏不语、癫痫喉痹、二便不通、痈肿疥癣。种子：润肠通便、祛风散热、化痰散结；主治大便燥结、肠风下血、痢疾里急后重、痰喘肿满、疝气疼痛、瘰疬肿毒、疮癣。棘刺：消肿透脓、搜风、杀虫；主治痈疽肿毒、瘰疬、疬风疮疹、顽癣、产后缺乳、胎衣不下。茎皮和根皮：解毒散结、祛风杀虫；主治淋巴结核、无名肿毒、风湿骨痛疥癣恶疮。叶：祛风解毒、生发；主治风热疮癣、毛发不生。

【用法用量】 内服：1~3 g。多入丸、散。外用：研末搐鼻；或煎水洗；或研末掺或调敷；或熬膏涂；或烧烟熏。

 选方

(1)治咳逆上气，时时唾浊，但坐不得眠：皂荚八两(刮去皮，用酥炙)末之，蜜丸梧子大，以枣膏和汤服三丸，日三夜一服。

(2)治急慢惊风，昏迷不醒：皂角一钱，生半夏一钱，北细辛三分，共碾细末。用灯芯蘸药入鼻孔，得嚏为验，不则难疗。用姜汤调少许服之，亦效。

(3)治风湿手足腰腿疼痛等症：皂角(不蛀者)一斤。锉碎为细末，用多年米醋，熬成膏子。夹纸摊贴大效。

(4)治头风头痛，暴发欲死：长皂荚一梃(去皮、弦、子)。切碎，蜜水拌微炒，研为极细末。每用一二厘吹入鼻内，取嚏；再用一分，以当归、川芎各一钱，煎汤调下。

332. 紫荆

【药材名称】 紫荆。

【学名及分类】 *Cercis chinensis* Bunge，为豆科紫荆属植物。

【俗　　名】 老茎生花、紫珠、裸枝树、满条红、白花紫荆、短毛紫荆。

【习性及生境】 多植于庭园、屋旁、寺街边，少数密林或石灰岩地区。

【识别特征】 丛生或单生灌木；树皮和小枝灰白色。叶纸质，近圆形或三角状圆形，先端急尖，基部浅至深心形，两面通常无毛，嫩叶绿色，仅叶柄略带紫色，叶缘膜质透明，新鲜时明显可见。花紫红色或粉红色，簇生于老枝和主干上；子房嫩绿色，花蕾时光亮无毛，后期则密被短柔毛。荚果扁狭长形，绿色，先端急尖或短渐尖，喙细而弯曲，基部长渐尖，两侧缝线对称或近对称；种子阔长圆形，黑褐色，光亮。

【药用部位】 树皮、木质部、根或根皮、花、果实。
【采收加工】 树皮:7—8月剥取树皮,晒干。木部:全年均可采收,鲜用时切片晒干。根:全年均可采挖根,洗净,剥皮,鲜用或切片晒干。花:4—5月采花,晒干。果实:5—7月采收荚果,晒干。
【产地及分布】 国内全省各地广布。湖南省内散布。
【性味归经】 味苦,性平。
【功用主治】 树皮:活血、通淋解毒;主治妇女月经不调、瘀滞腹痛、风湿痹痛、小便淋痛、喉痹、痈肿、疥癣、跌打损伤、蛇虫咬伤。木质部:活血、通淋;主治妇女月经不调、瘀滞腹痛、小便淋沥涩痛。根或根皮:破瘀活血、消痈解毒;主治妇女月经不调、瘀滞腹痛、痈肿疮毒、疖腮、狂犬咬伤。花:清热凉血、通淋解毒;主治热淋、血淋、疮疡、风湿筋骨疼痛。果实:止咳平喘、行气止痛;主治咳嗽痰多、哮喘、心口痛。
【用法用量】 树皮内服:煎汤,10~20 g;浸酒或入丸、散。树皮外用:研末调敷。木部内服:煎汤9~15 g。根内服:煎汤6~12 g。根外用:适量捣敷。花内服:煎汤3~6 g。花外用:适量研末敷。荚果内服:煎汤6~12 g。

选方

(1)治筋骨疼痛,痰火痿软,湿气流痰:紫荆皮二两(酒炒),秦(当)归五钱,川牛膝三钱,川羌活二钱,木瓜三钱。上好酒五斤,重汤煎一炷香为度,露一夜,去火毒用。

(2)治鹤膝风挛:真紫荆皮。老酒煎,候温常服。

(3)治妇人血气:紫荆皮为末,醋糊丸,樱桃大。每酒化服一丸。

(4)治产后诸淋:紫荆皮五钱。半酒半水煎,温服。

(5)治一切痈疽、发背、流注、诸肿毒冷热不明者:川紫荆皮(炒)三两,独活(去节,炒)三两,赤芍药(炒)二两,白芷(生)一两,木蜡(又名望见消、阳春雪,随加减妙,即石菖蒲)(炒)一两。为末,用葱汤调,热敷。

(6)内消初生痈肿:白芷、紫荆皮。酒调。

(7)治痔疮肿痛:紫荆皮五钱。新水食前煎服。

(8)治伤眼青肿:紫荆皮。小便浸七日,晒研,用生地黄汁、姜汁调敷,不肿用葱汁。

(9)治血枯闭经:紫荆根30 g,鬼针草、六月雪、珍珠菜根、金钱草各9 g。放锅内同炒,加黄酒适量焖干。水煎,冲红糖、黄酒服。

(10)治疯狗咬伤:鲜紫荆根皮酌加砂糖捣烂,敷伤口周围。

(11)治鼻疳及鼻中生疮:紫荆花,干为末,贴之。

333. 紫穗槐

【药材名称】 紫穗槐。
【学名及分类】 *Amorpha fruticosa* L.,为豆科紫穗槐属植物。
【俗 名】 穗花槐、鬼槐。
【习性及生境】 耐瘠,耐水湿和轻度盐碱土。
【识别特征】 小枝灰褐色,被疏毛,后变无毛,嫩枝密被短柔毛。叶互生,奇数羽状复叶,基部有线形托叶;小叶卵形或椭圆形,先端圆形,锐尖或微凹,有一短而弯曲的尖刺,基部宽楔形或圆形,上面无毛或被疏毛,下面有白色短柔毛,具黑色腺点。花有短梗;旗瓣心形,紫色,无翼瓣和龙骨瓣;雄蕊下部合生成鞘,上部分裂,包于旗瓣之中,伸出花冠外。荚果下垂,微弯曲,顶端具小尖,棕褐色,表面有凸起的疣状腺点。

【药用部位】 根。
【采收加工】 春、夏季采收。鲜用或晒干。
【产地及分布】 国内主要分布于北京、天津、河北、内蒙古、辽宁、吉林等地。湖南省内主要分布于新晃、双牌、涟源、祁阳、湘西。
【性味归经】 味微苦,性凉,归胃经。
【功用主治】 清热解毒、祛湿消肿;主治痈疮、烧伤、烫伤、湿疹。
【用法用量】 内服:煎汤10~30 g。

334. 紫藤

【药材名称】 紫藤。
【学名及分类】 *Wisteria sinensis*(Sims)Sweet,为豆科紫藤属植物。
【俗　　　名】 招豆藤、朱藤、藤花菜、黄环、紫金藤、藤萝。
【习性及生境】 生于山地沟谷林缘。
【识别特征】 落叶藤本。茎左旋,枝较粗壮,嫩枝被白色柔毛,后秃净;冬芽卵形。小叶纸质,卵状椭圆形至卵状披针形,嫩叶两面被平伏毛,后秃净。花萼杯状,密被细绢毛;花冠细绢毛,上方2齿甚钝,下方3齿卵状三角形;花冠紫色,旗瓣圆形,先端略凹陷,花开后反折,翼瓣长圆形,基部圆,龙骨瓣较翼瓣短,阔镰形,子房线形,密被绒毛,花柱无毛,上弯。荚果倒披针形,密被绒毛,悬垂枝上不脱落;种子褐色,具光泽,圆形,扁平。
【药用部位】 茎或茎皮、根、种子。
【采收加工】 全年可采,切段,晒干。
【产地及分布】 国内分布于华北、华中、华东、华南、西南。湖南省内主要分布于慈利、张家界、永顺、城步、新宁、通道、江华、长沙。
【性味归经】 茎或茎皮:味甘、苦,性微温,小毒。根:味甘,性温。种子:味甘,性微温,小毒。
【功用主治】 茎或茎皮:利水、除痹、杀虫;主治浮肿、关节疼痛、肠寄生虫病。根:祛风除湿、舒筋活络;主治痛风痹症。种子:活血通络、解毒、驱虫;主治筋骨疼痛、腹痛吐泻、小儿蛲虫病。
【用法用量】 内服:煎汤,9~15 g。

 选方

(1)治休息痢、肠滑:紫藤二两,捣细为散,每于食前以粥饮调下二钱。
(2)治蛔虫病:紫藤茎皮、红藤各9 g。水煎服。

酢浆草科

335. 酢浆草

【药材名称】 酢浆草。
【学名及分类】 *Oxalis corniculata* L.,为酢浆草科酢浆草属植物。
【俗　　　名】 酸三叶、酸醋酱、酸味草、酸浆草。

【习性及生境】 生于海拔1 800 m以下的荒地、田野、路旁、宅旁。

【识别特征】 草本,全株被柔毛。根茎稍肥厚。茎细弱,多分枝,直立或匍匐,匍匐茎节上生根。托叶小,长圆形或卵形,边缘被密长柔毛;小叶无柄,倒心形,先端凹入,基部宽楔形,两面被柔毛或表面无毛,沿脉被毛较密,边缘具贴伏缘毛。花单生或数朵集为伞形花序状,腋生,总花梗淡红色,与叶近等长;花瓣黄色,长圆状倒卵形,子房长圆形,被短伏毛,花柱柱头头状。蒴果长圆柱形,5棱。种子长卵形,褐色或红棕色,具横向肋状网纹。

【药用部位】 全草。

【采收加工】 7—9月采收,鲜用或晒干。

【产地及分布】 全国广布。湖南省内散布。

【性味归经】 酸、寒,归肝、肺、膀胱经。

【功用主治】 清热利湿、凉血散瘀、解毒消肿;主治湿热、泄泻痢疾、黄疸、淋证、带下、吐血、衄血、尿血、月经不调、跌打损伤、咽喉肿痛、痈肿疔疮、丹毒、湿疹、疥癣、痔疮、麻疹、烫火伤、蛇虫咬伤。

【用法用量】 内服:煎汤,9~15 g,鲜品30~60 g;或研末;或鲜品绞汁饮。外用:煎水洗、捣烂敷捣汁涂或煎水漱口。

选方

(1)治急性腹泻:酢浆草(鲜)60 g,洗净,取冷开水半碗,擂汁,一次顿服。

(2)治痢疾:酢浆草全草研末,每次15 g,开水冲服。

(3)治湿热发黄:酸浆草15 g,土大黄15 g。泡开水当茶喝。

(4)治小便赤涩疼痛:酸浆草,上一味,采嫩者,洗研绞取自然汁,每服半合,酒半盏和匀,空心服之,未通再服。

(5)治妇人赤白带下:酢浆草,阴干为末,空心酒下三钱匕。

(6)治妇女经漏、淋沥不断:鲜酸浆草60 g。捣烂取汁,酌加红糖炖服。

(7)治咽喉肿痛:酢浆草鲜全草30~60 g,食盐少许,共捣烂用纱布包好,含于口中;或煎汤漱口,并治口腔炎。

(8)治乳痈:酸浆草、马兰各30 g。水煎服。药渣捣烂,敷患处。

(9)治瘰疬:酢浆草鲜品30 g(切碎),鸡蛋1个,共煮熟服食;另取鲜品捣烂调鸡蛋白涂敷患处。

(10)治二便不通:酸浆草一大把,车前草一握,捣汁,入砂糖一钱,调服一盏,不通再服。

336. 红花酢浆草

【药材名称】 铜锤草。

【学名及分类】 *Oxalis corymbosa* DC.,为酢浆草科酢浆草属植物。

【俗　　名】 多花酢浆草、紫花酢浆草、南天七、铜锤草、大酸味草。

【习性及生境】 生长在低海拔山地、路旁、荒地、水田中。

【识别特征】 多年生直立草本。无地上茎,地下部分有球状鳞茎,外层鳞片膜质,褐色,背具3条肋状纵脉,被长缘毛,内层鳞片呈三角形,无毛。叶基生;小叶扁圆状倒心形,顶端凹入,两侧角圆形,基部宽楔形,表面绿色,被毛或近无毛;背面浅绿色,通常两面或有时仅边缘有干后呈棕黑色的小腺体,背面尤甚并被疏毛;托叶长圆形,顶部狭尖,与叶柄基部合生。总花梗基生,二歧聚伞花序,通常排列成伞形花序式,被毛;花瓣倒心形,淡紫色至紫红色,基部颜色较深;花丝被长柔毛。

【药用部位】 全草、根。

【采收加工】 全草:3—6月采收全草,洗净鲜用或晒干。根:秋季挖根,洗净泥土,鲜用或晒干。

【产地及分布】 国内各地均有分布,湖南省内主要分布于湘潭、南岳、衡山、祁东、邵东、新宁、郴州、宜章、吉首。

【性味归经】 全草:味酸,性寒,归肝、小肠经。根:味酸,性寒。

【功用主治】 全草:散瘀消肿、清热利湿、解毒;主治跌打损伤、月经不调、咽喉肿痛、水泻、痢疾、水肿、白带、淋浊、痔疮、痈肿、疮疖、烧烫伤。根:清热、平肝、定惊;主治小儿疳热、惊风。

【用法用量】 全草内服:煎汤15~30 g或浸酒炖肉。全草外用:适量,捣烂敷。根内服:煎汤9~15 g。

(1)治跌打损伤(未破皮者):鲜红花酢浆草30 g,小锯锯藤15 g。拌酒糟,包敷患处。

(2)治月经不调:鲜红花酢浆草30 g。泡酒服。

(3)治扁桃体炎:鲜红花酢浆草30~60 g。米泔水洗净,捣烂绞汁,调蜜服。

(4)治咽喉肿痛,牙痛:鲜红花酢浆草全草60~90 g。水煎,慢慢咽服。

(5)治慢性肾炎:鲜品15~30 g。配鸡蛋煎服。

(6)治肾盂肾炎:鲜红花酢浆草30 g。捣烂和鸡蛋炒熟服。

(7)治蛇头疔:鲜红花酢浆草叶和蜜捣烂敷患处。

(8)治烫伤:鲜全草适量,捣烂,用冷开水调敷患处。

(9)治小儿急惊风:鲜红花酢浆草根15 g,鱼鳅串、铁灯草各9 g。煎水服。

(10)治小儿肝热,骨蒸:鲜根15 g。水煎服。

(11)治尿酸痛风:鲜品捣汁加蜜服。

(12)治痔疮脱肛:全草炖猪大肠服。

337. 山酢浆草

【药 材 名 称】 山酢浆草。

【学名及分类】 *Oxalis griffithii* Edgew. & Hook. f.,为酢浆草科酢浆草属植物。

【俗　　　名】 老鸦酸、麦穗七、麦子七、大酸梅草、钻地蜈蚣、三块豆、地海椒、上天梯。

【习性及生境】 生于700~1 900 m的山地山谷、林下。

【识别特征】 多年生草本。根纤细;根茎横生,节间具褐色或白色小鳞片和细弱的不定根。茎短缩不明显,基部围以残存覆瓦状排列的鳞片状叶柄基。叶基生;托叶阔卵形,被柔毛或无毛,与叶柄茎部合生;叶柄近基部具关节;小叶倒三角形或宽倒三角形;蒴果椭圆形或近球形。总花梗基生,单花,花瓣白色或稀粉红色,倒心形,先端凹陷,基部狭楔形,具白色或带紫红色脉纹。蒴果卵球形,种子卵形,褐色或红棕色,具纵肋。

【药用部位】 全草。

【采收加工】 7—9月采收,鲜用或晒干。

【产地及分布】 国内分布于华中、华东、西南、华南及陕西、甘肃。湖南省内主要分布于衡山、衡东、祁东、新邵、新宁、桑植、芷江、古丈、永顺、龙山。

【性味归经】 味酸、微辛,性平,归膀胱、胃、肝经。

【功用主治】 消热利尿、散寒消肿;主治骨炎、血尿、鹅口疮、热淋、痢疾腹泻、痈疖、跌打伤肿。

【用法用量】 内服:煎汤,9~15 g,鲜品30~60 g;或研末;或鲜品绞汁饮。外用:煎水洗、捣烂敷捣汁涂或煎水漱口。

同酢浆草。

牻牛儿苗科

338. 尼泊尔老鹳草

【药材名称】 尼泊尔老鹳草。

【学名及分类】 *Geranium nepalense* Sweet，为牻牛儿苗科老鹳草属植物。

【俗　　　名】 五叶草、少花老鹳草、老鹳草。

【习性及生境】 生于200~1 750 m的山坡湿地、田间杂草地。

【识别特征】 多年生草本。根为直根，多分枝，纤维状。茎多数，细弱，多分枝，仰卧，被倒生柔毛。叶对生或偶为互生；托叶披针形，棕褐色干膜质，叶片五角状肾形，茎部心形，掌状5深裂，裂片菱形或菱状卵形，先端锐尖或钝圆，基部楔形，中部以上边缘齿状浅裂或缺刻状；花瓣紫红色或淡紫红色，倒卵形，先端截平或圆形，基部楔形，雄蕊下部扩大成披针形，具缘毛；花柱不明显。蒴果果瓣被长柔毛，喙被短柔毛。

【药用部位】 全株。

【采收加工】 夏、秋季果实将成熟时，割取地上部分或将全株拔起，去净泥土和杂质，晒干。

【产地及分布】 国内分布于西南及陕西、甘肃、青海、河南、湖北、广东、广西、台湾。湖南省内主要分布于衡山、洞口、新宁、武冈、石门、桑植、东安、沅陵、芷江、凤凰、花垣、永顺、龙山。

【性味归经】 味苦、微辛，性平，归肝、大肠经。

【功用主治】 疏风通络、清热利湿、祛风湿、活血解毒、收敛、止泻；主治风湿痹痛、肌肤麻木不仁筋骨酸楚、跌打瘀肿、湿热痢疾、疮毒疖肿。

【用法用量】 内服：煎汤9~15 g；或浸酒或熬膏。外用：适量，捣烂加酒炒热外敷或制成软膏涂敷。

（1）治风湿痹痛：尼泊尔老鹳草250 g，桂枝、当归、赤芍、红花各18 g，酒1 000 ml，浸1周，滤过。每次饮1小盅，每日2次。

（2）治肌肤麻木，坐骨神经痛：尼泊尔老鹳草适量，清水煎成浓汁，去渣滤过，加糖收膏。每次9~15 g，每日2次，温开水兑服。

（3）治腰扭伤：尼泊尔老鹳草根30 g，苏木15 g，煎汤；血余炭9 g，冲服。每日1剂，日服2次。

（4）治蛇虫咬伤：尼泊尔老鹳草鲜品、雄黄末少许，捣烂外敷伤口周围。

（5）治急慢性肠炎，下痢：尼泊尔老鹳草18 g，红枣9枚。煎浓汤，每日3次分服。

（6）治咽喉肿痛：尼泊尔老鹳草15~30 g，煎汤漱口。

（7）治疮毒初起：鲜尼泊尔老鹳草适量，捣汁或浓煎取汁，搽擦患处。

339. 老鹳草

【药材名称】 老鹳草。

【学名及分类】 *Geranium wilfordii* Maxim.，为牻牛儿苗科老鹳草属植物。

【俗　　　名】 鬼针子、斗拢牛儿苗、牵巴巴、烫烫青、露草、五虎风、藤五爪。

【习性及生境】 生于500~1 800 m山地草坡、林下。

【识别特征】多年生草本。根茎直生,粗壮,具簇生纤维状细长须根。茎直立,单生,具棱槽,假二叉状分枝,被倒向短柔毛。叶基生和茎生叶对生;托叶卵状三角形或上部为狭披针形;基生叶片圆肾形。花序腋生和顶生;苞片钻形;萼片长卵形或卵状椭圆形,先端具细尖头,背面沿脉和边缘被短柔毛,有时混生开展的腺毛;花瓣白色或淡红色,倒卵形,与萼片近等长,内面基部被疏柔毛;雄蕊稍短于萼片,花丝淡棕色,下部扩展,被缘毛;雌蕊被短糙状毛,花柱分枝紫红色。蒴果被短柔毛和长糙毛。

【药用部位】全草。

【采收加工】夏、秋季果实将成熟时,割取地上部分或将全株拔起,去净泥土和杂质,晒干。

【产地及分布】国内分布于广西、重庆、四川、贵州、云南、西藏、陕西、甘肃、新疆等地。湖南省内主要分布于产石门、桑植、慈利、龙山、永顺、洪江。

【性味归经】味苦、微辛,性平,归肝、大肠经。

【功用主治】疏风通络、清热利湿、祛风湿、活血、解毒、收敛、止泻;主治风湿痹痛、肌肤麻木不仁、筋骨酸楚、跌打瘀肿、湿热痢疾、疮毒疔肿。

【用法用量】内服:煎汤,9~15 g;或浸酒;或熬膏。外用:适量,捣烂加酒炒热外敷;或制成软膏涂敷。

(1)治筋骨瘫痪:老鹳草、筋骨草、舒筋草,炖肉服。

(2)治筋骨疼痛,通行经络,去诸风:新鲜老鹳草洗净,置100斤于铜锅内,加水煎煮2次,过滤,再将滤液浓缩至约30斤,加饮用酒5两,煮10 min,最后加入熟蜂蜜6斤,混合拌匀,煮20 min,待冷装罐。

(3)治腰扭伤:老鹳草根1两,苏木5钱,煎汤,血余炭3钱冲服,每日1剂,日服2次。

(4)治肠炎、痢疾:老鹳草1两,凤尾草1两,煎成90 ml,1日3次分服,连服1~2剂。

340. 野老鹳草

【药材名称】野老鹳草。

【学名及分类】*Geranium carolinianum* L.,为牻牛儿苗科老鹳草属植物。

【俗　　名】老鹳草、两支蜡烛、一枝香。

【习性及生境】生于平原或丘陵区杂草丛中。

【识别特征】一年生草本,根纤细,单一或分枝,茎直立或仰卧,单一或多数,具棱角。基生叶早枯,茎生叶互生或最上部对生;托叶披针形或三角状披针形;茎下部叶具长柄,被倒向短柔毛,上部叶柄渐短;叶片圆肾形,基部心形。花序腋生和顶生;花瓣淡紫红色,倒卵形,先端圆形,基部宽楔形,雄蕊稍短于萼片;雌蕊稍长于雄蕊。蒴果,果瓣由喙上部先裂向下卷曲。

【药用部位】果实。

【采收加工】夏、秋二季果实近成熟时采割,干燥。

【产地及分布】国内分布于华东、华中、西南。湖南省内散布。

【性味归经】味辛、苦,性平,归肝、肾。

【功用主治】祛风湿、活血调经、清热止泻。

【用法用量】内服:煎服,9~15 g;或熬膏、酒浸服。外用:适量。

同老鹳草。

大戟科

341. 蓖麻

【药材名称】 蓖麻。

【学名及分类】 *Ricinus communis* L.，为大戟科蓖麻属植物。

【俗　　名】 冬茅削标、润肠仁、红蓖、蓖麻子。

【习性及生境】 生于海拔20~500 m（云南海拔2 300 m）村旁疏林或河流两岸冲积地，常逸为野生。

【识别特征】 一年生粗壮草本或草质灌木。全株常被白霜。叶互生，近圆形，裂片卵状披针形或长圆形，具锯齿；叶柄粗，中空，盾状着生，顶端具2盘状腺体，基部具腺体，托叶长三角形，合生，早落。花雌雄同株，无花瓣，无花盘；总状或圆锥花序，顶生，后与叶对生，雄花生于花序下部，雌花生于上部，均多朵簇生苞腋。雄花花萼裂片镊合状排列。雌花子房密生软刺或无刺，每室1胚珠，花柱3，顶部2裂，密生乳头状突起。蒴果卵球形或近球形，具软刺或平滑。种子椭圆形，光滑，具淡褐色或灰白色斑纹，胚乳肉质；种阜大。

【药用部位】 种子、叶、根。

【采收加工】 8—11月前果呈棕色、未开裂时，选晴天，分批剪下果序，摊晒，脱粒，扬净。

【产地及分布】 国内各省均有分布。湖南省内主要分布于衡南、武冈、宜章、辰溪、洪江、湘西、花垣、永顺。

【性味归经】 味甘、辛，性平，小毒，归肝、脾肺、大肠经。

【功用主治】 拔毒、导滞、通络利窍；主治痈疽肿毒、瘰疬、乳痈、喉痹、疥癞癣疮、烫伤、水肿胀满、大便燥结、口眼㖞斜、跌打损伤。

【用法用量】 内服：入丸剂，1~5 g；生研或炒食。外用：捣敷或调敷。

选方

（1）治痈疽、发背、附骨痈等疮：用蓖麻子去皮，研为泥，旋摊膏药贴之，消肿散毒。

（2）治喉痹：蓖麻子，取肉捶碎，纸卷作筒，烧烟吸之。

（3）治咽中疮肿：蓖麻子一枚（去皮），朴硝一钱，同研。新汲水作一服，连进二三服效。

（4）治瘰疬：蓖麻子炒熟，去皮，烂嚼，临睡服二三枚，渐加至十数枚。

（5）治疬风，手指挛曲、节间痛不可忍、渐至断落：蓖麻一两（去皮），黄连一两（锉如豆）。以小瓶子入水一升，同浸，春夏三日，秋冬五日。后取蓖麻子一枚，擘破，以浸药水。平旦时一服，渐加至四五枚，微利不妨，瓶中水少更添。忌动风食。

（6）治诸骨鲠：蓖麻子七粒。去壳研细，入寒水石末，缠令干湿得所。以竹篾子挑二三钱入喉中，少顷以水咽之即下。

（7）治烫火伤：蓖麻子、蛤粉等份。末，研膏。汤损用油调涂，火疮用水调涂。

（8）治面上雀子斑：蓖麻子、密陀僧、硫黄各二钱。上用羊髓和匀，临睡敷上，次早洗去。

（9）治诸般针刺入肉不出：用蓖麻子去壳烂研，先以帛衬伤处，敷上，频看，若见刺出即拔出。恐药紧弩出好肉，或加白梅肉同研敷尤好。

（10）治犬咬伤：蓖麻子五十粒。去壳，以井水研膏，先以盐水洗咬处，次以蓖麻膏贴。

342. 泽漆

【药材名称】 泽漆。

【学名及分类】 *Euphorbia helioscopia* L.，为大戟科大戟属植物。

【俗　　名】 猫儿眼睛草、五凤灵枝、五凤草、绿叶绿花草、凉伞草、五朵云、白种乳草、五点草、五灯头草、乳浆草、肿手棵、马虎眼。

【习性及生境】 生于山沟、路旁、荒野及湿地。

【识别特征】 一年或二年生草本。全株含白色乳汁。茎丛生，基部斜升，紫红色，上部淡绿色。叶互生；无柄或因突然狭窄而具短柄；叶片倒卵形或匙形，先端钝圆，有缺刻或细锯齿，基部楔形，两面深绿色或灰绿色，被疏长毛，下部叶小，开花后渐脱落。杯状聚伞花序顶生，伞梗基部具轮生叶状苞片；总苞杯状，盾形，黄绿色；泽漆下有短柄，花药歧出，球形；雌花位于花序中央，子房有长柄，伸出花序之外。蒴果球形，光滑。种子褐色，卵形，有明显凸起网纹，具白色半圆形种阜。

【药用部位】 根、叶。

【采收加工】 4—5月开花时采地上部分，晒干。

【产地及分布】 我国除西藏外，各地均有分布。湖南省内散布。

【性味归经】 辛、苦、微寒，有毒，归肺、大肠、小肠经。

【功用主治】 利水消肿，化痰止咳，解毒杀虫；主治水气肿满，痰饮喘咳，疟疾，菌痢，瘰疬，结核性瘘管，骨髓炎。

【用法用量】 内服：煎汤，3~9 g；或熬膏，入丸、散用。外用：煎水洗；熬膏涂或研末调敷。

(1)治水气通身红肿、四肢无力、喘息不安、腹中响响胀满、眼不得视：泽漆根十两，鲤鱼五斤，赤小豆二升，生姜八两，茯苓三两，人参、麦冬、甘草各二两。上八味细切，以水一斗七升，先煮鱼及豆，减七升，去滓，纳药煮取四升半。一服三合，日三，人弱服二合，再服气下喘止，可至四合，晬时小便利，肿减，或大便溏下。

(2)治水肿盛满、气急喘嗽、小便涩赤如血者：泽漆叶(微炒)五两，桑根白皮(炙黄，锉)三两，白术一两，郁李仁(汤浸，去皮，炒熟)三两，杏仁(汤浸，去皮尖，双仁，炒)一两半，陈橘皮(汤浸，去白，炒干)一两，人参一两半。上七味，粗捣筛。每服五钱匕，用水一盏半，生姜一枣大，拍破，煎至八分，去滓温服。以利黄水三升及小便利为度。

(3)治心下有物大如杯、不得食者：葶苈二两(熬)，大黄二两，泽漆四两(洗)。捣筛，蜜丸，和捣千杵。服如梧子大二丸，日三服，稍加。

(4)治肺源性心脏病：鲜泽漆茎叶60 g。洗净切碎，加水500 g，放鸡蛋2个煮熟，去壳刺孔，再煮熬数分钟。先吃鸡蛋后喝汤，每日1剂。

(5)治瘰疬：猫儿眼睛草一捆，井水二桶，锅内熬至一桶，去滓澄清，再熬至一碗，瓶收。每以椒、葱、槐枝，煎汤洗疮净，乃搽此膏。

(6)治癣疮有虫：泽漆，晒干为末，香油调搽。

(7)治神经性皮炎：鲜泽漆白浆敷癣上或用椿树叶捣碎同敷。

343. 飞扬草

【药材名称】 飞扬草。

【学名及分类】 *Euphorbia hirta* L.，为大戟科大戟属植物。

【俗　　名】 救必应、大飞扬、大瓜子草、洞乖知密、夜关门、对牙草、铺地花、打不死。

【习性及生境】	生于海拔500 m以下的山坡草地旷野路旁旱地。
【识别特征】	一年生草本。根纤细,常不分枝。茎单一,自中部向上分枝或不分枝,被褐色或黄褐色的多细胞粗硬毛。叶对生,先端极尖或钝,基部略偏斜;边缘与中部以上有细锯齿,中部以下较少或全缘;叶面绿色,叶背灰绿色,有时具紫色斑,两面均具柔毛,叶背面脉上的毛较密;叶柄极短。蒴果三棱状,被短柔毛。种子近圆状,每个棱面有数个纵槽,无种阜。
【药用部位】	带根全草。
【采收加工】	夏、秋二季采挖,洗净,晒干。
【产地及分布】	国内分布于湖北、浙江、江西、福建、台湾、广东、广西、海南、四川、贵州、云南。湖南省内主要分布于南岳、衡山、祁东、邵阳、隆回、洞口、绥宁、新宁、城步、宜章、东安、洪江。
【性味归经】	味辛、酸性凉,小毒,归肺、膀胱、大肠经。
【功用主治】	清热解毒、止痒,通乳;主治肺痈、乳痈、痢疾泄泻、热淋、血尿、湿疹、脚癣、皮肤瘙痒、疔疮肿毒、牙疳、产后少乳。
【用法用量】	内服:煎汤,6~9 g,鲜品30~60 g。外用:适量,捣敷;或煎水洗。

(1)治湿疹:飞扬草1 000 g,黑面叶2 000 g,毛麝香250 g。加水45 000 ml,煎成15 000 ml。根据湿疹部位可选择坐浴、湿敷或外涂。有感染者加穿心莲内服。

(2)治脚癣:飞扬草330 g,白花丹220 g,小飞扬、乌桕叶、五色梅、杠板归各110 g。水煎2次,过滤去渣,浓缩成1 000 ml,搽患处。

344. 地锦草

【药材名称】	地锦。
【学名及分类】	*Euphorbia humifusa* Willd. ex Schltdl.,为大戟科大戟属植物。
【俗　　　名】	地锦、铺地锦、田代氏大戟。
【习性及生境】	生于原野荒地、路旁、田间、沙丘、海滩、山坡等地。
【识别特征】	一年生草本。根纤细,长10~18 cm,直径2~3 mm,常不分枝。茎匍匐,自基部以上多分枝,偶尔先端斜向上伸展,基部常红色或淡红色,长达20(30)cm,直径1~3 mm,被柔毛或疏柔毛。叶对生,矩圆形或椭圆形,长5~10 mm,宽3~6 mm,先端钝圆,基部偏斜,略渐狭,边缘常于中部以上具细锯齿;叶面绿色,叶背淡绿色,有时淡红色,两面被疏柔毛;叶柄极短,长1~2 mm。花序单生于叶腋,基部具1~3 mm的短柄;总苞陀螺状,高与直径各约1 mm,边缘4裂,裂片三角形;腺体4,矩圆形,边缘具白色或淡红色附属物。雄花数枚,近与总苞边缘等长;雌花1枚,子房柄伸出至总苞边缘;子房三棱状卵形,光滑无毛;花柱3,分离;柱头2裂。蒴果三棱状卵球形,成熟时分裂为3个分果爿,花柱宿存。种子三棱状卵球形,灰色,每个棱面无横沟,无种阜。花果期5—10月。
【药用部位】	全草。
【采收加工】	夏、秋二季采收,除去杂质,晒干。
【产地及分布】	除海南外,分布于全国。湖南省内广布。
【性味归经】	味辛,性平,归肝、大肠经。
【功用主治】	清热解毒、凉血止血、利湿退黄;主治痢疾、泄泻、咯血、尿血、便血、崩漏、疮疖痈肿、湿热黄疸。
【用法用量】	内服:煎汤,9~20 g。外用适量。

345. 大戟

【药 材 名 称】 大戟。
【学名及分类】 *Euphorbia pekinensis* Rupr.，为大戟科大戟属植物。
【俗　　　名】 龙虎草、将军草、红芽大戟。
【习性及生境】 生于海拔200~3 000 m，山坡、灌丛、路旁、荒地、草丛、林缘和疏林内。
【识别特征】 多年生草本。根圆柱状，分枝或不分枝。茎单生或自基部多分枝，被柔毛或被少许柔毛或无毛。叶互生，先端尖或渐尖，边缘全缘；主脉明显，侧脉羽状，叶两面无毛或有时叶背具少许柔毛或被较密的柔毛；腺体半圆形或肾状圆形，淡褐色。雄花多数，伸出总苞之外；雌花具较长的子房柄，子房幼时被较密的瘤状突起。蒴果球状，被稀疏的瘤状突起；花柱宿存且易脱落。种子长球状，暗褐色或微光亮，腹面具浅色条纹；种阜近盾状，无柄。
【药用部位】 根。
【采收加工】 8—10月地上部分枯萎后至早春萌芽前挖掘地下根，切段或切片，晒干或烘干。
【产地及分布】 广布于全国（除台湾、云南、西藏和新疆），北方尤为普遍。湖南省内主要分布于长沙、邵阳、新邵、洞口、绥宁、新宁、武冈、华容、桑植、宜章、东安、溆浦、洪江、永顺。
【性味归经】 味苦，性寒，有毒，入肺、脾、肾经。
【功用主治】 主治水肿胀满、痰饮积聚、痈肿疔毒、二便不通。也可用于痰饮积聚、胸膈胀满、胁肋隐痛、消肿散结。还可用于痈肿疮毒及痰火瘰疬、内服外用均可。
【用法用量】 内服：煎汤，0.5~1.0钱；或入丸、散。外用：煎水熏洗。

（1）治水肿：枣一斗，锅内入水，上有四指，用大戟并根苗盖之一遍，盆合之，煮熟为度。去大戟不用，旋旋吃，无时。

（2）治水病、无问年月深浅：大戟、当归、橘皮各一大两（切），以水二大升，煮取七合，顿服，利水二三斗。

（3）治通身肿满喘息、小便涩：大戟（去皮，细切，微炒）二两，干姜（炮）半两。上二味捣罗为散。每服三钱匕，用生姜汤调下，良久，糯米饮投之，以大小便利为度。

346. 一品红

【药 材 名 称】 一品红。
【学名及分类】 *Euphorbia pulcherrima* Willd. ex Klotzsch，为大戟科大戟属植物。
【俗　　　名】 猩猩木、老来娇。
【习性及生境】 一品红是短日照植物，喜温暖，喜湿润，喜阳光。
【识别特征】 灌木。根圆柱状，极多分枝。茎直立，无毛。叶互生，先端渐尖或急尖，基部楔形或渐狭，绿色，边缘全缘或浅裂或波状浅裂，叶面被短柔毛或无毛，叶背被柔毛；叶柄无毛；无托叶；苞叶狭椭圆形，通常全缘，极少边缘浅波状分裂，朱红色。花序数个聚伞排列于枝顶；总苞坛状，淡绿色，无毛；腺体黄色，常压扁，呈两唇状。雄花多数，常伸出总苞之外；苞片丝状，具柔毛；雌花子房柄明显伸出总苞之外，无毛；子房光滑；花柱中部以下合生。蒴果，三棱状圆形，平滑无毛。种子卵状，灰色或淡灰色，近平滑；无种阜。
【药用部位】 茎叶。
【采收加工】 全年采收，鲜用或晒干。

【产地及分布】　国内产于广东、广西、山东、湖南等地。湖南省内主要分布于张家界。

【性味归经】　味苦、涩,性平。

【功用主治】　消瘀、止血、消肿。用于月经过多、跌打瘀肿、外伤出血等。

【用法用量】　内服:煎汤3~9 g。外用:适量,鲜品捣敷。

(1)治功能性子宫出血:一品红20 g,用水煎服,或用一品红10 g,陈艾炭10 g,旱莲草30 g,水煎服。

(2)治跌打肿痛:一品红鲜叶适量,捣烂外敷。

347. 钩腺大戟

【药材名称】　钩腺大戟。

【学名及分类】　*Euphorbia sieboldiana* C. Morr. et Decne.,为大戟科大戟属植物。

【俗　　名】　康定大戟、土大戟、长圆叶大戟、锥腺大戟、粉柄大戟、黄土大戟、长角大戟、马蹄大戟。

【习性及生境】　生长于海拔40~3 000 m的地区,多生于林缘、草地、山坡、林间、林下、灌丛或生境杂林。

【识别特征】　多年生草本。根状茎较粗壮,基部具不定根。茎单一或自基部多分枝。叶互生,先端钝或尖或渐尖,基部渐狭或呈狭楔形,全缘;侧脉羽状;叶柄极短或无;总苞叶先端钝尖,基部近平截;苞叶常呈肾状圆形,先端圆或略呈凸尖,基部近平截或微凹或近圆形。腺体新月形,两端具角,角尖钝或长刺芒状,以黄褐色为主,少有褐色或淡黄色或黄绿色。种子近长球状,灰褐色,具不明显的纹饰;种阜无柄。

【药用部位】　根状茎。

【产地及分布】　国内分布于河北、陕西、辽宁、吉林等地。湖南省内主要分布于长沙、南岳、衡山、新宁、临湘、石门、桑植、沅陵、洪江、龙山。

【功用主治】　具泻下和利尿之效。

【用法用量】　煎水外用洗疥疮;有毒,宜慎用。

348. 乳浆大戟

【药材名称】　乳浆大戟。

【学名及分类】　*Euphorbia esula* L.,为大戟科大戟属植物。

【俗　　名】　红茎乳浆草、猫眼草、奶浆草、楼上楼、小叶鬼打伞、红筷子。

【习性及生境】　生于海拔1 000 m以下的山坡草地或田野荒地。

【识别特征】　多年生草本。根圆柱状,不分枝或分枝,常曲折,褐色或黑褐色。茎单生或丛生,单生时自基部多分枝;不育枝常发自基部,较矮,有时发自叶腋。叶线形至卵形,先端尖或钝尖,基部楔形至平截;无叶柄;不育枝叶常为松针状。蒴果三棱状球形,具3个纵沟;花柱宿存;成熟时分裂为3个分果爿。种子卵球状,成熟时黄褐色;种阜盾状,无柄。花果期4—10月。

【药用部位】　全草。

【采收加工】　春、夏季采收,鲜用或晒干。

【产地及分布】　国内分布于东北华北及宁夏、陕西、甘肃、山东、江苏、安徽、浙江、湖北、四川、贵州。湖南省内主要分布于长沙、新宁、湘阴、临湘、宜章、临武、东安、通道、古丈、永顺。

【性味归经】 味微苦,性平,有毒,归大肠、膀胱经。
【功用主治】 利尿消肿、散结杀虫;主治水肿、臌胀、瘰疬、皮肤瘙痒。
【用法用量】 内服:煎汤,0.9~2.4 g。外用:适量,捣敷。

(1)治痢疾、腹泻:乳浆大戟 3 g,炒麦芽 12 g,茶叶 9 g。水煎服。

(2)治湿热黄疸、血淋:乳浆大戟 3 g,茅根 12 g。水煎服。

(3)治毒蛇咬伤、刀伤出血:乳浆大戟适量。捣烂敷患处。

349. 续随子

【药材名称】 续随子。
【学名及分类】 *Euphorbia lathyris* L.,为大戟科大戟属植物。
【俗 名】 千两金、菩萨豆、拓冬实、联步、拒冬子、看园老、百药解、千金药解、小巴豆。
【习性及生境】 生于向阳山坡。
【识别特征】 二年生草本,全株无毛。根柱状,侧根多而细。茎直立,基部单一,略带紫红色,顶部二歧分枝,灰绿色。叶交互对生,于茎下部密集,于茎上部稀疏,线状披针形,先端渐尖或尖,基部半抱茎,全缘。花序单生,近钟状,裂片三角状长圆形,边缘浅波状;腺体新月形,两端具短角,暗褐色。雄花多数,伸出总苞边缘;雌花子房柄几与总苞近等长;子房光滑无毛;花柱细长,分离。蒴果三棱状球形,光滑无毛,花柱早落,成熟时不开裂。种子柱状至卵球状,褐色或灰褐色,无皱纹,具黑褐色斑点;种阜无柄,极易脱落。
【药用部位】 种子。
【采收加工】 南方7月中、下旬,北方8—9月上旬,待果实变黑褐色时采收,晒干,脱粒,扬净,再晒至全干。
【产地及分布】 国内分布于辽宁、吉林、黑龙江、广西、四川、贵州、云南、湖北、山西、江苏、浙江、福建、河南、湖南、台湾等地。湖南省内主要分布于洪江、新化。
【性味归经】 辛,温,有毒,归肝、肾、大肠经。
【功用主治】 逐水退肿、解毒杀虫;主治水肿、腹水、二便不利、经闭、毒蛇咬伤。
【用法用量】 内服:制霜入丸、散,1~2 g。外用:捣敷或研末醋调涂。

(1)治阳水肿胀:续随子(炒,去油)二两,大黄一两。为末,酒水丸绿豆大,每服以白汤送下五十丸,以去陈莝。

(2)治小便不通、脐腹胀痛不可忍。诸药不效者:续随子(去皮)一两,铅丹半两。上二味,先研续随子细,次入铅丹同研匀,用少蜜和作团,盛瓷罐内密封,于阴处掘地坑埋之,上堆冰雪,惟多是妙,腊月合,至春末取出,研匀,别炼蜜丸如梧桐子大。每服十五至二十丸,煎木通汤下,不拘时,甚者不过再服,要效速即化破服。病急即旋合亦得。

(3)治积聚症块及涎积:续随子三十枚(去皮),腻粉二钱,青黛(炒)一钱匕(研)。上三味,先研续随子令烂,次下二味,合研匀细,以烧糯米软饭和丸,如鸡头大。每服先烧大枣一枚,剥去皮核,烂嚼,取药一丸椎破,并枣同用,冷腊茶清下。服后便卧,并不搜搅,至中夜后,取下积聚恶物为效。

(4)治血瘀经闭:续随子 3 g,丹参、制香附各 9 g,煎服。

350. 斑地锦草

【药 材 名 称】 斑地锦草。

【学名及分类】 *Euphorbia maculata* L.,为大戟科大戟属植物。

【俗　　　名】 斑地锦。

【习性及生境】 生于平原、荒地、路旁及田间,为习见杂草。

【识别特征】 一年生草本。根纤细。茎匍匐,被白色疏柔毛。叶对生,长椭圆形至肾状长圆形,先端钝,基部偏斜,不对称,略呈渐圆形,边缘中部以下全缘,中部以上常具细小疏锯齿;叶面绿色,中部常具有一个长圆形的紫色斑点,叶背淡绿色或灰绿色,新鲜时可见紫色斑,干时不清楚,两面无毛。蒴果三角状卵形,被稀疏柔毛,成熟时易分裂为3个分果爿。种子卵状四棱形,灰色或灰棕色,每个棱面具5个横沟,无种阜。

【药用部位】 全草。

【采收加工】 10月采收全株,洗净,晒干或鲜用。

【产地及分布】 国内除广东、广西外,分布几遍全国各地。湖南省内主要分布于攸县、衡南、绥宁、城步、吉首、泸溪、古丈、永顺。

【性味归经】 味辛,性平,归肝、大肠经。

【功用主治】 清热解毒、利湿退黄、活血止血;主治痢疾、泄泻、黄疸、咯血、吐血、尿血、便血、崩漏、乳汁不下、跌打肿痛及热毒疮疡。

【用法用量】 内服:煎汤,10~15 g,鲜者可用15~30 g;或入散剂。外用:适量,鲜品捣敷或干品研末撒。

(1)治脏毒赤白:地锦草采得后,洗,曝干,为末,米饮服一钱。

(2)治细菌性痢疾:地锦草一两,铁苋菜一两,凤尾草一两。水煎服。

(3)治血痢不止:地锦草晒研,每服二钱,空心米饮下。

(4)治胃肠炎:鲜地锦草一至二两。水煎服。

(5)治感冒咳嗽:鲜地锦草一两。水煎服。

(6)治咯血、吐血、便血、崩漏:鲜地锦草一两。水煎或调蜂蜜服。

(7)治小便血淋:地锦草井水擂服。

(8)黄疸:用地锦草、羊草、桔梗、苍术各一两,甘草五钱,共研为末;另以陕西省醋二碗与皂矾四两,同熬匀后,将药末投入,再加白面适量和成丸子,如小豆大。每服三十至五十丸,空心服,醋汤送下。一天服二次。

(9)治功能性子宫出血:地锦草二斤。水煎去渣熬膏。每日二次,每服一钱半,白酒送服。

(10)治金疮出血不止:地锦草研烂涂之。

(11)治牙齿出血:鲜地锦草,洗净,煎汤漱口。

(12)治湿热黄疸:地锦全草五六钱。水煎服。

(13)治趾间鸡眼:先割破,令出血,用地锦草捣烂敷上,甚效。

(14)治奶汁不通:地锦草七钱。用公猪前蹄一只炖汤,以汤煎药,去渣,兑甜酒二两,温服。

(15)治小儿疳积:地锦全草二三钱。同鸡肝一具或猪肝三两蒸熟,食肝及汤。

(16)治项虎(对口疮):鲜地锦草加醋少许,捣烂外敷。

(17)治痈疮疔毒肿痛:鲜地锦草,洗净,和酸饭粒、食盐少许敷患处。

(18)治风疮疥癣:地锦草同满江红草捣末敷。

(19)治臁疮烂疮:地锦草为末外搽。

(20)治缠腰蛇(带状疱疹):鲜地锦草捣烂。加醋搅匀,取汁涂患处。

(21)治咽喉发炎肿痛:鲜地锦草五钱,咸酸甜草五钱。捣烂绞汁,调蜜泡服。日服三次。

(22)治火眼:地锦草熬水洗,或蒸猪肝食。

(23)治跌打肿痛:鲜地锦草适量,同酒糟捣匀,略加面粉外敷。

(24)治蛇咬伤:鲜地锦草捣敷。

(25)治赤白痢:用地锦草洗净、晒干,研为末,米汤送服一钱。

(26)治妇女血崩:用嫩地锦草蒸熟,加油、盐、姜调食,并喝一二杯送下。

(27)治小便血淋:用地锦草加水捣服。

(28)治刀伤出血不止:用地锦草捣烂涂上。

(29)治风疮癣疥:用地锦草同满江红草一起捣成末,敷患处。

351. 毛丹麻杆

【药材名称】 假奓包叶。

【学名及分类】 *Discocleidion rufescens*（Franch.）Pax et K. Hoffm.,为大戟科丹麻杆属植物。

【俗　　名】 木吉益草、老虎麻、通条树、糖壳树。

【习性及生境】 生于山地疏林、灌木丛中。

【识别特征】 灌木或小乔木;小枝、叶柄、花序均密被白色或淡黄色长柔毛。叶纸质,顶端渐尖,基部圆形或近截平,稀浅心形或阔楔形,边缘具锯齿,上面被糙伏毛,下面被绒毛,叶脉上被白色长柔毛;侧脉近基部两侧常具褐色斑状腺体;叶柄长顶端具2枚线形小托叶,被毛,边缘具黄色小腺体。总状花序或下部多分枝呈圆锥花序,苞片卵形;雄花簇生于苞腋;花萼裂片卵形,顶端渐尖;雄蕊花丝纤细;腺体小,棒状圆锥形;雌花苞片披针形,疏生长柔毛;花萼裂片卵形;花盘具圆齿,被毛;子房被黄色糙伏毛,花柱外反,2深裂至近基部,密生羽毛状突起。蒴果扁球形,被柔毛。

【药用部位】 茎皮及叶。

【采收加工】 春、夏季采收,洗净,鲜用或晒干。

【产地及分布】 国内产甘肃、陕西、四川、湖北、湖南、贵州、广西、广东。湖南省内广布。

【性味归经】 味淡,性平,归肝、肾、大肠经。

【功用主治】 驱虫、解毒、定痛;主治蛔虫病、狂犬咬伤、毒蛇咬伤、腰痛。

【用法用量】 内服:煎汤,9~15 g。外用:适量,煎水洗。

352. 广东地构叶

【药材名称】 广东地构叶。

【学名及分类】 *Speranskia cantonensis*（Hance）Pax et K. Hoffm.,为大戟科地构叶属植物。

【俗　　名】 瘤果地构叶、华南地构叶。

【习性及生境】 多年生草本或半灌木。生于海拔1 000 m以下的荒坡、溪边或石灰岩阔叶林下。

【识别特征】 草本;叶纸质,卵形或卵状椭圆形,具圆钝齿,两面被柔毛;叶柄顶端常具黄色腺体;花序上部具雄花5~15朵,下部雌花4~10朵;雄花1~2朵生于苞腋;花萼裂片卵形;花瓣倒心形或倒卵形;花盘具5腺体;花萼裂片卵状披针形,无花瓣;果:蒴果扁球形,具瘤状突起。

【药用部位】 全草。

【采 收 加 工】	全年均可采,洗净,鲜用或晒干。
【产地及分布】	国内分布于陕西、甘肃、河北、湖北、江西、广东、广西、四川、贵州、云南。湖南省内主要分布于新宁、武冈、张家界、宜章、临武、永州、零陵、江永、江华、怀化、沅陵、溆浦、洪江、湘西、吉首、保靖、古丈、永顺。
【性味归经】	味苦,性平。
【功用主治】	祛风湿、通经络、破瘀止痛;主治风湿痹痛、症瘕积聚、瘰疬、疗疮肿毒、跌打损伤。
【用法用量】	内服:煎汤,15~30 g。外用:适量,捣敷;或煎水洗。

治跌打损伤:地构叶全草捣烂,酒调罨包伤处。

353. 重阳木

【药 材 名 称】	重阳木。
【学名及分类】	*Bischofia polycarpa* (H. Lévl.) Airy Shaw,为大戟科秋枫属植物。
【俗　　　　名】	乌杨、茄冬树、红桐。
【习性及生境】	生于海拔1 000 m以下的村边、路旁、溪边水湿地。
【识 别 特 征】	落叶乔木;树皮褐色,纵裂;木材表面槽棱不显;树冠伞形状,大枝斜展,小枝无毛,当年生枝绿色,皮孔明显,灰白色,老枝变褐色,皮孔变锈褐色;全株均无毛。小叶片纸质,顶端突尖或短渐尖,基部圆或浅心形,边缘具钝细锯齿;托叶小,早落。花雌雄异株,春季与叶同时开放,组成总状花序;花序轴纤细而下垂。雄花:萼片半圆形,膜质,向外张开;花丝短;有明显的退化雌蕊。雌花:萼片与雄花的相同,有白色膜质的边缘。果实浆果状,圆球形,成熟时褐红色。
【药 用 部 位】	叶、根、皮、果实。
【采 收 加 工】	秋季采摘成熟果实,去杂洗净。
【产地及分布】	国内分布于秦岭、淮河流域以南至福建、广东、广西、四川、贵州、云南。湖南省内主要分布于长沙、南岳、衡山、宜章、江华、洪江、泸溪、永顺、龙山。
【性味归经】	味辛、涩,性凉。
【功用主治】	树皮:理气活血解毒消肿;主治风湿痹痛、痢疾。叶:宽中消积、清热解毒;主治噎膈、反胃传染性肝炎、小儿疳积、肺热咳嗽、咽痛、疮疡。
【用法用量】	内服:煎汤。根,18~75 g;皮,10~35 g;叶,15~70 g。

354. 山麻杆

【药 材 名 称】	山麻杆。
【学名及分类】	*Alchornea davidii* Franch.,为大戟科山麻杆属植物。
【俗　　　　名】	荷包麻。
【习性及生境】	生于海拔1 000 m以下的荒坡灌木丛中、迹地。
【识 别 特 征】	落叶灌木;嫩枝被灰白色短绒毛,一年生小枝具微柔毛。叶薄纸质,阔卵形或近圆形,顶端渐尖,基部心形、浅心形或近截平,边缘具粗锯齿或具细齿,齿端具腺体;小托叶线状,具短毛;叶柄具短柔毛,托叶披针形,具短毛,早落。雌雄异株,雄花序穗状,花序梗几无,呈荑葇花序状,苞片卵形;雌花序总状,顶生,苞片三角形,小苞片披针形。雄花:花萼花蕾时球形。雌花:萼片长三角形,具短

柔毛;子房球形,被绒毛,花柱线状。蒴果近球形;种子卵状三角形,种皮淡褐色或灰色,具小瘤体。

【药用部位】 茎皮及叶。

【采收加工】 春、夏季采收,洗净,鲜用或晒干。

【产地及分布】 国内分布于陕西、河南、江苏、安徽、湖北、广西、四川、贵州、云南。湖南省内主要分布于慈利石门、张家界、沅陵、永顺、洪江、泸溪、城步、新宁、通道、长沙。

【性味归经】 味淡,性平,归肝、肾、大肠经。

【功用主治】 驱虫、解毒定痛;主治蛔虫病、狂犬咬伤、毒蛇咬伤、腰痛。

【用法用量】 内服:煎汤,9~15 g。外用:适量,煎水洗。

选方

(1)治蛔虫病:山麻杆3 g,研粉,加入面粉中做馒头吃。

(2)治疯狗咬伤:山麻杆叶6 g。水煎服。服后有呕吐反应。

(3)治蛇咬伤:鲜山麻杆适量,捣烂敷患处。

(4)治劳伤腰部酸痛:(山麻杆)根皮、草桑根白皮各21~24 g,百节皮、牛人参各15~18 g。水煎,冲黄酒、红糖,早晚饭前各服1次。忌食酸、辣。

355.红背山麻杆

【药材名称】 红背娘。

【学名及分类】 *Alchornea trewioides* (Benth.) Müll. Arg.,为大戟科山麻杆属植物。

【俗　　名】 红背叶、红背娘。

【习性及生境】 生于海拔700 m以下的路旁田边荒地、迹地灌木丛中,石灰岩常见。

【识别特征】 灌木;小枝被灰色微柔毛,后变无毛。叶薄纸质,阔卵形,顶端急尖或渐尖,基部浅心形或近截平,边缘疏生具腺小齿,上面无毛,下面浅红色,小托叶披针形,托叶钻状,具毛,凋落。雌雄异株,雄花序穗状,雌花序总状。雄花:花萼花蕾时球形,无毛,萼片长圆形。雌花:萼片披针形,被短柔毛;子房球形,被短绒毛,花柱线状。蒴果球形,具3圆棱,果皮平坦,被微柔毛;种子扁卵状,种皮浅褐色,具瘤体。

【药用部位】 叶及根。

【采收加工】 叶:春、夏季采叶,洗净,鲜用或晒干。根:全年均可采根,洗净,晒干。

【产地及分布】 国内分布于华中、华东、华南。湖南省内主要分布于桑植、石门、永顺、武冈、道县、江华、江永、新化、攸县。

【性味归经】 味甘,性凉,归肺、肝、肾经。

【功用主治】 清热利湿凉血解毒、杀虫止痒;主治痢疾、热淋、石淋、血尿、崩漏、带下、风疹、湿疹疥癣、龋齿痛、褥疮。

【用法用量】 内服:煎汤,根0.5~1.0两,叶3~5钱。外用:适量,鲜叶捣敷或煎水洗。

选方

(1)治肺痈:用适量红背娘根加薏米用水煎服。

(2)治脱肛:用适量红背娘根加水煎煮后冲白糖服用。

(3)治骨鲠:用红背娘根二层皮和生盐各适量,捣烂取药汁慢慢吞下。

(4)治感冒发热:用红背娘适量(干、鲜都可以)用水煎服。

(5)治跌打肿痛:用红背娘鲜叶适量,捣烂调酒外擦患部。

356. 铁苋菜

【药 材 名 称】 铁苋菜。

【学名及分类】 *Acalypha australis* L.,为大戟科铁苋菜属植物。

【俗　　　名】 蛤蜊花、海蚌含珠、蚌壳草。

【习性及生境】 生于海拔1 700 m以下的山坡、田野荒地。

【识 别 特 征】 一年生草本,小枝细长。叶膜质,长卵形、近菱状卵形或阔披针形,顶端短渐尖,基部楔形,稀圆钝,边缘具圆锯;托叶披针形。雌雄花同序,花序腋生,稀顶生,花序轴具短毛,雌花苞片卵状心形,花后增大,边缘具三角形齿,外面沿掌状脉具疏柔毛;花梗无;雄花生于花序上部,排列呈穗状或头状,雄花苞片卵形。雄花:花蕾时近球形。雌花:萼片长卵形。蒴果果皮具疏生毛和毛基变厚的小瘤体;种子近卵状,种皮平滑,假种阜细长。

【药 用 部 位】 全草。

【采 收 加 工】 夏季采收,洗净晒干。

【产地及分布】 国内除西部高原或干燥地区外,大部分省区均有分布。湖南省内广布。

【性 味 归 经】 味苦、涩,性凉,归心、肺、大肠、小肠经。

【功 用 主 治】 清热利湿、凉血解毒、消积;主治痢疾泄泻、吐血、衄血、尿血、便血、崩漏、小儿疳积痈疖疮疡、皮肤湿疹。

【用 法 用 量】 内服:煎汤,9~15 g,鲜品30~60 g。外用:适量,捣敷。

(1)治崩漏:铁苋菜、蒲黄炭各15 g,藕节炭25 g。水煎服。

(2)治吐血,衄血:铁苋菜、白茅根各50 g。水煎服。

(3)治血淋:鲜铁苋菜50 g,蒲黄炭、小蓟、木通各15 g。水煎服。

(4)治疮痈肿毒、蛇虫咬伤:鲜铁苋菜适量,捣烂外敷。

357. 山乌柏

【药 材 名 称】 山乌柏。

【学名及分类】 *Triadica cochinchinensis* Loureiro.,大戟科乌柏属植物。

【俗　　　名】 红心乌柏、红乌柏、红叶乌柏。

【习性及生境】 生于平原、丘陵山地的疏林或灌木丛中。

【识 别 特 征】 乔木或灌木,各部均无毛;小枝灰褐色,有皮孔。叶互生,纸质,嫩时呈淡红色,顶端钝或短渐尖,基部短狭或楔形,背面近缘常有数个圆形的腺体;中脉在两面均凸起,于背面尤著。花单性,雌雄同株,密集成顶生总状花序,雌花生于花序轴下部,雄花生于花序轴上部或有时整个花序全为雄花。蒴果黑色,球形,分果爿脱落后而中轴宿存,种子近球形,外薄被蜡质的假种皮。

【药 用 部 位】 根、叶。

【采 收 加 工】 10—11月采挖,晒干或鲜用。

【产地及分布】 国内分布于江西、浙江、福建、湖南、广东、广西、海南、贵州、云南、台湾等地。湖南省内广布。

【性 味 归 经】 味苦、涩,性寒,有小毒。

【功 用 主 治】 利水通便、消肿散瘀、解毒;主治大小便不通、水肿、腹水、白浊、疮痈、湿疹、跌打损伤、毒蛇咬伤。

【用法用量】 内服:煎汤,3~9 g;或捣汁。外用:捣敷;或煎汤洗。

(1)治肾炎水肿、肝硬化腹水、痈疮、跌打肿痛:鲜山乌桕根皮9~15 g,干用3~9 g炒,水煎服。

(2)治小便淋沥红:山乌桕根60 g,金砂蕨藤18 g,车前草30 g,水煎,白糖60 g冲服。

(3)治白浊:山乌桕根15 g,猪肉60 g。水煎服。

(4)治痔疮及皮肤湿疹:红乌桕、铺地粘、金银花各适量。水煎洗患处。

(5)治毒蛇咬伤:山乌桕根9~15 g。水煎1~2 h,冲白糖服。外用鲜叶捣烂,敷伤口周围。

358. 乌桕

【药材名称】 乌桕。

【学名及分类】 *Triadica sebifera* (L.) Small,为大戟科乌桕属植物。

【俗　　名】 乌桕木、木子树。

【习性及生境】 生于坡地、树丛。

【识别特征】 乔木,各部均无毛而具乳状汁液;树皮暗灰色,有纵裂纹;枝广展,具皮孔。叶互生,纸质,顶端骤然紧缩具长短不等的尖头,基部阔楔形或钝,全缘。花单性,雌雄同株,聚集成总状花序,雌花通常生于花序轴最下部或罕有在雌花下部,亦有少数雄花着生,雄花生于花序轴上部或有时整个花序全为雄花。蒴果梨状球形,成熟时黑色。具3种子,分果爿脱落后而中轴宿存;种子扁球形,黑色,外被白色、蜡质的假种皮。花期4—8月。

【药用部位】 全株。

【采收加工】 全年可采。

【产地及分布】 国内分布于华中、华东、华南、西南、陕西、甘肃等地。湖南省内广布。

【性味归经】 根皮或树皮:味苦,性微温,有毒,归肺、肾、胃、大肠经。叶:味苦,性微温,有毒,归肺、肾、胃、大肠经。种子:味甘,性凉。种子榨取的油:味甘,性凉,有毒。

【功用主治】 根皮或树皮:泻下逐水、消肿散结、解蛇虫毒;主治水肿、症瘕积聚、臌胀、大小便不通、疔毒痈肿、湿疹、疥癣、毒蛇咬伤。叶:泻下逐水、消肿散瘀、解毒杀虫;主治水肿、大小便不通、腹水、湿疹、疥癣、痈疮肿毒、跌打损伤、毒蛇咬伤。种子:拔毒消肿、杀虫止痒;主治湿疹癣疮、皮肤皲裂、水肿便秘。种子榨取的油:杀虫、拔毒、利尿、通便;主治疥疮脓疱疮、水肿便秘。

【用法用量】 内服:煎汤,9~12 g;或入丸、散。外用:煎水洗;或研末调敷。

(1)治水气、小便涩、身体虚肿:乌桕皮二两,木通一两,槟榔一两。上药,捣细罗为散,每服不计时候,以粥饮调下二钱。

(2)治婴儿胎毒满头:水边乌桕树根,晒研,入雄黄末少许,生油调搽。

359. 毛桐

【药材名称】 毛桐。

【学名及分类】 *Mallotus barbatus* (Wall. ex Baill.) Müll. Arg.,为大戟科野桐属植物。

【俗　　名】 毛果桐、糠壳树。

【习性及生境】 生于海拔400~1 000 m的山地、坡地的疏林或灌丛中。

【识别特征】 小乔木;嫩枝、叶柄和花序均被黄棕色星状长绒毛。叶互生、纸质,卵状三角形或卵状菱形,顶端渐尖,基部圆形或截形,边缘具锯齿或波状,上部有时具2裂片或粗齿,上面除叶脉外无毛,下面密被黄棕色星状长绒毛,散生黄色颗粒状腺体。蒴果排列较稀疏,球形,密被淡黄色星状毛和紫红色、长约6 mm的软刺,形成连续厚6~7 mm的厚毛层;种子卵形,黑色,光滑。

【药用部位】 根或茎皮、叶。

【采收加工】 根或茎皮:全年均可采挖,洗净,切片,晒干。叶:夏、秋季采收,洗净,晒干。

【产地及分布】 国内分布于湖北、湖南、广东、广西、四川、贵州、云南等地。湖南省内主要分布于洞口、绥宁、城步、慈利、沅陵、新晃、芷江、洪江、花垣、保靖、永顺。

【性味归经】 根或茎皮:味稍苦,性平,归肺、大肠、膀胱经。叶:味苦,性寒。

【功用主治】 活血、解毒、消肿;主治骨折、肺结核、狂犬咬伤。

【用法用量】 根或茎皮内服:煎汤,15~30 g。叶外用:适量,捣敷;或煎水洗;或研末敷。

(1)治肺结核咯血:毛桐根60 g,仔公鸡1只。炖服。

(2)治褥疮:毛桐叶、毛漆公叶各等量。晒干研末,清洁创面后,外敷。

(3)治湿疹:毛桐叶晒干研粉,外敷患处。

360. 野桐

【药材名称】 野桐。

【学名及分类】 *Mallotus tenuifolius* Pax,大戟科野桐属植物。

【俗　　　名】 天青地白柴、八角楸、毛虫柴、螳螂风、犬尾招。

【习性及生境】 生于海拔300~1 700 m的山坡、丘陵、路旁灌丛和山坡疏林中。

【识别特征】 小乔木或灌木;树皮褐色。嫩枝具纵棱,枝、叶柄和花序轴均密被褐色星状毛。叶互生,纸质,形状多变。花雌雄异株,苞片钻形,雄花花蕾球形,顶端急尖;花萼裂片卵形,外面密被星状毛和腺点;雌花序总状,不分枝。雌花苞片披针形,花梗密被星状毛;花萼披针形,顶端急尖,外面密被星状绒毛;子房近球形,三棱状;花柱中部以下合生,具疣状突起和密被星状毛。蒴果近扁球形,钝三棱形,密被有星状毛的软刺和红色腺点;种子近球形,褐色或暗褐色,具皱纹。

【药用部位】 根。

【采收加工】 全年均可采,鲜用或晒干。

【产地及分布】 国内分布于江苏、浙江、安徽、福建、河南、湖北、湖南、广西、四川、云南等地。湖南省内主要分布于衡南、衡山、祁东、新宁、桑植、东安、沅陵、古丈、永顺、龙山。

【性味归经】 酸、涩,平。

【功用主治】 清热平肝、收敛、止血;主治慢性肝炎、脾肿大、白带、化脓性中耳炎、刀伤出血。

【用法用量】 内服:煎汤,9~30 g。外用:捣敷;或研末撒;或煎水洗。

(1)治小儿腹泻(水渣便)、赤白痢、食物中毒:野桐根皮或茎皮60 g(去粗皮),水煎服。

(2)治腰部扭伤疼痛、妇女产后腰痛、腹痛:野桐根或树皮90~120 g,煎水兑酒、糖,早晚饭前各服1次。忌食酸辣、芥菜、萝卜菜。

(3)治小儿鹅口疮:野桐根9 g,煎水洗口。

361. 粗糠柴

【药材名称】 粗糠柴。
【学名及分类】 *Mallotus philippensis*（Lam.）Müll. Arg.，为大戟科野桐属植物。
【俗　　名】 香檀、香桂树、新妇树、假桂树、菲律宾桐、鹅果树、花樟树、鸡尾树。
【习性及生境】 生于海拔300~1 600 m灌丛、杂木林及林缘、路边。
【识别特征】 小乔木或灌木；小枝、嫩叶和花序均密被黄褐色短星状柔毛。叶互生或有时小枝顶部的对生，近革质，顶端渐尖，基部圆形或楔形，边近全缘，上面无毛，下面被灰黄色星状短绒毛，叶脉上具长柔毛，散生红色颗粒状腺体。花雌雄异株，花序总状，顶生或腋生，单生或数个簇生。蒴果扁球形，密被红色颗粒状腺体和粉末状毛；种子卵形或球形，黑色，具光泽。
【药用部位】 根、叶及果实的腺毛、毛绒。
【采收加工】 果实：充分成熟时采摘，入布袋中，摩擦搓揉抖振，擦落毛茸，拣去果实，收集毛茸，干燥即可。叶：全年均可采收，鲜用或晒干。根：全年均可采收，洗净，切片，晒干。
【产地及分布】 国内分布于广东、广西、湖南、云南、四川、福建、江西等地。湖南省内主要分布于炎陵、南岳、绥宁、新宁、武冈、张家界、永定、永州、宁远、江华、会同、洪江、吉首、泸溪、凤凰、花垣、保靖、古丈、永顺。
【性味归经】 味淡，性平，小毒。
【功用主治】 根：清热利湿，用于急、慢性痢疾、咽喉肿痛。果上腺体粉末：驱虫，驱绦虫兼能驱蛲虫、线虫。
【用法用量】 果实内服：煎汤，15~30 g。根内服：煎汤，15~30 g。叶内服：煎汤，3~6 g。叶外用：适量，鲜品捣敷；或研末撒，或煎水洗。

选方
（1）治胃肠炎：粗糠柴叶6 g。捣烂，加二次米泔水炖服。
（2）治外伤出血：用粗糠柴鲜叶捣烂外敷，或用叶研粉撒敷。
（3）治疮疡溃烂久不收口：用粗糠柴叶水煎外洗，并用叶研粉撒患处。

362. 杠香藤

【药材名称】 杠香藤。
【学名及分类】 *Mallotus repandus* var. *Chrysocarpus*（Pamp.）S. M. Hwang，为大戟科野桐属植物。
【俗　　名】 倒挂金钩、木贼枫藤、万刺藤、犁头枫、青钩藤闹钩、大力王、桶交藤、加吊藤、狂狗藤、木本疆菜瘦、木梗犁头尖、大叶牛奶香、六角枫藤。
【习性及生境】 生于路旁、河边及灌丛中。
【识别特征】 灌木或乔木，有时藤本状。小枝、叶柄、幼叶、花序花萼、果实均密被锈色星状绒毛。单叶互生；叶片膜质，先端渐尖或急尖，基部圆或截平或稍呈心形，全缘或作波状，老时上面无毛而有微点及腺体，下面被毛及黄色透明小腺点。花单性异株；雄花序为总状或圆锥状，单一或分枝，腋生或顶生。蒴果球形，被锈色星状短绒毛；种子近球形，黑色，微有光泽。
【药用部位】 根、茎、叶。
【采收加工】 根：春、秋采根。茎：切片，晒干。叶：夏、秋季采叶，鲜用或晒干。
【产地及分布】 国内分布于江苏、浙江、安徽、福建、湖北、湖南、广东、广西、海南、四川、贵州、云南、陕西、台湾等地。湖南省内广布。
【性味归经】 味苦、辛，性温。
【功用主治】 祛风除湿、活血通络、解毒消肿、驱虫止痒；主治风湿痹证、腰腿疼痛、跌打损伤、痈肿疮疡、绦虫病、湿疹、顽癣、蛇犬咬伤。

【用法用量】 内服:煎汤,9~30 g。外用:干叶研末,调敷;或鲜叶捣敷。

治关节疼痛:杠香藤枝叶、五加皮、钻地风各三至五钱,水煎服。

363. 白背叶

【药 材 名 称】 白背叶。
【学名及分类】 *Mallotus apelta* (Lour.) Müll. Arg.,为大戟科野桐属植物。
【俗　　　名】 白鹤叶、白面风、白桃叶。
【习性及生境】 生于山坡路旁灌丛中或林缘。
【识别特征】 灌木或小乔木;小枝、叶柄和花序均密被淡黄色星状柔毛和散生橙黄色颗粒状腺体。叶互生,卵形或阔卵形,稀心形,顶端急尖或渐尖,基部截平或稍心形,边缘具疏齿,上面干后黄绿色或暗绿色,无毛或被疏毛,下面被灰白色星状绒毛,散生橙黄色颗粒状腺体。花雌雄异株,雄花序为开展的圆锥花序或穗状;雌花序穗状,稀有分枝;花萼裂片卵形或近三角形,外面密生灰白色星状毛和颗粒状腺体;花柱基部合生,柱头密生羽毛状突起。蒴果近球形,密生被灰白色星状毛的软刺,软刺线形,黄褐色或浅黄色;种子近球形,褐色或黑色,具皱纹。
【药用部位】 叶、根。
【采收加工】 全年均可采收,鲜用或晒干。
【产地及分布】 国内分布于江苏、浙江、安徽、福建、江西、河南、湖南、广东、广西、海南、贵州、云南、陕西等地。湖南省内散布。
【性味归经】 味微苦、涩,性平。
【功用主治】 清热、解毒、祛湿、止血;主治疮疖、中耳炎、鹅口疮、湿疹、跌打损伤、外伤出血。
【用法用量】 外用:捣敷;或研末撒;或煎水洗,或滴耳。内服:煎汤,1.5~9.0 g。

选方

(1)治疮疖溃烂:白背叶3 g,冰片0.3 g。共研细末,撒敷患处。

(2)治新生儿鹅口疮:白背叶适量蒸水,用消毒棉卷蘸水,细心拭抹患处,随抹随清。每日3次,连抹2日。

(3)治外伤出血、溃疡:白背叶晒干,擦成棉绒样收贮。出血时取少量贴上,外加绷带扎紧固定。

364. 石岩枫

【药 材 名 称】 石岩枫。
【学名及分类】 *Mallotus repandus* (Willd.) Müll. Arg.,为大戟科野桐属植物。
【俗　　　名】 倒挂茶、倒挂金钩。
【习性及生境】 生于路旁、河边及灌丛中。
【识别特征】 攀缘状灌木;嫩枝、叶柄、花序和花梗均密生黄色星状柔毛;老枝无毛,常有皮孔。叶互生,纸质或膜质,顶端急尖或渐尖,基部楔形或圆形,边全缘或波状,嫩叶两面均被星状柔毛,成长叶仅下面叶脉腋部被毛和散生黄色颗粒状腺体。花雌雄异株,总状花序或下部有分枝;雄花序顶生,稀腋生;苞片钻状,密生星状毛,雄花花萼裂片卵状长圆形,外面被绒毛;花药长圆形,药隔狭。雌花序顶生,苞片长三角形;雌花花萼裂片卵状披针形,外面被绒毛,具颗粒状腺体;花柱被星状毛,密生羽毛状突起。蒴果密生黄色粉末状毛和具颗粒状腺体;种子卵形,黑色,有光泽。
【药用部位】 根、茎、叶。

【采收加工】 根、茎:全年均可采,洗净,切片,晒干。叶:夏、秋季采,鲜用或晒干。
【产地及分布】 国内主产陕西、江苏、安徽、浙江、福建、台湾、湖北、湖南、广东、四川等地。湖南省内广布。
【性味归经】 味苦、辛,性温。
【功用主治】 清热、利湿。主治肺热吐血、湿热泄泻、小便淋痛、带下。
【用法用量】 内服:煎汤,9~30 g。外用:适量,干叶研末,调敷;或鲜叶捣敷。

选方

(1)治风湿痹痛:石岩枫茎30 g,炖猪脚或煮鸡蛋服;或茎叶、五加皮、树参各9~15 g。水煎服。

(2)治手风湿痛:石岩枫根、盐麸木根各60 g。猪蹄、酒少许炖服。

(3)治面神经麻痹:石岩枫根120 g,甘草12 g。水煎服。

(4)治跌打损伤:石岩枫叶适量。研末,茶油调敷伤处。

(5)治乳痈:石岩枫茎9~18 g(酒炒)。炖猪肉服。

(6)治发背:石岩枫根30 g。水煎或加豆腐炖服。

(7)驱绦虫:石岩枫根和叶9 g。水煎服。

(8)治慢性湿疹:石岩枫干叶适量。研粉,调茶油,涂患处。

(9)治腮腺炎:石岩枫根15 g,雀不站、醉鱼草、板蓝根、路路通各9 g。水煎服。

(10)治淋巴结核:石岩枫茎9~18 g。水煎或煮鸡蛋服。

(11)治偏坠肿痛:石岩枫茎15 g,鸡蛋1~2个。同煮食。

365. 油桐

【药材名称】 油桐。
【学名及分类】 *Vernicia fordii* (Hemsl.) Airy Shaw,为大戟科油桐属植物。
【俗　　名】 三年桐。
【习性及生境】 喜生于较低的山坡、山麓和沟旁。
【识别特征】 落叶乔木。叶卵圆形,先端短尖,基部平截或浅心形,全缘,叶柄与叶近等长。花雌雄同株,先叶或与叶同放。萼2~3裂,被褐色微毛,花瓣白色,有淡红色脉纹,倒卵形;雄花雄蕊8~12,外轮离生,内轮花丝中部以下合生;雌花子房3~5室。核果近球形,果皮平滑。花期4—5月,果期10月。产于秦岭以南各省及越南。为重要工业油料植物,果皮可制活性炭或提取碳酸钾。
【药用部位】 种子、根、叶、花、果实。
【采收加工】 种子:10—11月采收果实收集种子。叶:5—10月采收叶,均晒干。根:全年可采。
【产地及分布】 国内产于陕西、河南、江苏、安徽、浙江、江西、福建、湖南、湖北、广东、海南、广西、四川、贵州、云南等地区。湖南省内广布。
【性味归经】 味微辛,性寒,有毒。
【功用主治】 种子:吐风痰、消肿毒、利二便;主治风痰喉痹、痰火瘰疬、食积腹胀、二便不通、丹毒、疥癣、烫伤、急性软组织炎症、寻常疣。种子所榨出的油:涌吐痰涎、清热解毒、收湿杀虫、润肤生肌;主治喉痹、痈疡、疥癣、臁疮、烫伤、冻疮、皲裂。未成熟的果实:行气消食、清热解毒;主治疝气、食积、月经不调、疔疮疖肿。花:清热解毒生肌;主治新生儿湿疹、秃疮、热毒疮、天疱疮、烧烫伤。叶:清热消肿、解毒杀虫;主治肠炎、痢疾、痈肿臁疮、疥癣、漆疮、烫伤。根:下气消积、利水化痰、驱虫;主治食积痞满、水肿、哮喘、瘰疬、蛔虫病。
【用法用量】 内服:煎汤。外用:捣敷。

（1）治瘰疬：油桐树种子磨水涂，再以一两个和猪精肉煎汤饮。不可多用，宜多服数次。

（2）治大小便不通：油桐树种子1粒。磨水服，大约半粒磨水30 g。

（3）治疔疮：以油桐子和醋磨浓汁抹患处。

（4）治疝气：枯油桐子3枚，樱桃5枚，川芎15 g，茅根24 g。水煎服。

（5）治皮肤皲裂：油桐子1个，埋入土中，半月后取出烘焦研末。加冰片1.5 g，桃仁3 g，用猪油调制成软膏外搽。

366. 木油桐

【药材名称】木油桐。

【学名及分类】*Vernicia montana* Lour.，为大戟科油桐属植物。

【俗　　　名】千年桐、油桐、广东油桐、皱桐、龟背桐。

【习性及生境】多生于疏林中，海拔1 300 m。

【识别特征】落叶乔木。叶宽卵形，先端短尖或渐尖，基部心形或平截，全缘或2~5浅裂，老叶下面沿脉被柔毛，掌状脉5；叶柄无毛，顶端有2具柄杯状腺体。花序生于当年已发叶枝条，雌雄异株或同株异序。萼无毛，2~3裂，花瓣白色或基部紫红色，有紫红脉纹；雄花雄蕊8~10，2轮；雌花子房密被褐色毛。核果卵球状，具3纵棱，有网状皱纹，种子扁球形，种皮厚，有疣突。花期3—5月，果期8—9月。

【药用部位】种子、根、叶、花、果实。

【采收加工】果实、种子：10—11月采收果实收集种子。叶：5—10月采收叶，均晒干。根：根全年可采。

【产地及分布】国内分布于华南、西南及湖北、浙江、江西、台湾。湖南省内主要分布于长沙、浏阳、衡阳、衡山、新宁、石门、桃江、安化、宜章、永兴、靖州、吉首、凤凰、保靖、永顺。

【性味归经】味微辛，性寒，有毒。

【功用主治】种子：吐风痰、消肿毒、利二便；主治风痰喉痹、痰火瘰疬、食积腹胀、二便不通、丹毒、疥癣、烫伤、急性软组织炎症、寻常疣。种子所榨出的油：涌吐痰涎、清热解毒、收湿杀虫、润肤生肌；主治喉痹、痈疡、疥癣、臁疮、烫伤、冻疮、皲裂。未成熟的果实：行气消食、清热解毒；主治疝气、食积、月经不调、疔疮疖肿。花：清热解毒生肌；主治新生儿湿疹、秃疮、热毒疮、天疱疮、烧烫伤。叶：清热消肿、解毒杀虫；主治肠炎、痢疾、痈肿臁疮、疥癣、漆疮、烫伤。根：下气消积、利水化痰、驱虫；主治食积痞满、水肿、哮喘、瘰疬、蛔虫病。

【用法用量】内服：煎汤。外用：捣敷。

选方

同油桐。

叶下珠科

367. 算盘子

【药材名称】算盘子。

【学名及分类】*Glochidion Puberum*（L.）Hutch.，为叶下珠科算盘子属植物。

【俗　　　名】黎击子、野南瓜、算盘珠、地金瓜。

【习性及生境】生于海拔300~2 200 m山坡、溪旁灌木丛中或林缘。

【识别特征】直立灌木,多分枝;小枝灰褐色;小枝、叶片下面、萼片外面、子房和果实均密被短柔毛。叶片纸质或近革质,长圆形、长卵形或倒卵状长圆形,稀披针形,顶端钝、急尖、短渐尖或圆,基部楔形至钝,上面灰绿色,仅中脉被疏短柔毛或几无毛,下面粉绿色;托叶三角形。花小,雌雄同株或异株。蒴果扁球状,边缘有纵沟,成熟时带红色,顶端具有环状而稍伸长的宿存花柱;种子近肾形,具三棱,朱红色。

【药用部位】果实。

【采收加工】秋季采摘,拣净杂质,晒干。

【产地及分布】国内主要分布于北京、辽宁、上海、江苏等地。湖南省内广布。

【性味归经】味苦,性凉,小毒,归肾经。

【功用主治】清热除湿、解毒利咽、行气活血;主治痢疾、泄泻、黄疸、疟疾、淋浊、带下、咽喉肿痛、牙痛、疝痛、产后腹痛。

【用法用量】内服:煎汤,9~15 g。

选方

(1)治黄疸:算盘子60 g,大米(炒焦黄)30~60 g。水煎服。

(2)治疟疾:野算盘子30 g。酒、水各半煎,在疟疾发作前2~3 h服。

(3)治尿道炎、小便不利:野算盘子果实15~30 g。水煎服。

(4)治赤白带下、产后腹痛:算盘子、红糖各60 g。煎服。

(5)治睾丸炎:鲜算盘子90 g,鸡蛋2个。先将药煮成汁,再以药汁煮鸡蛋,每日2次,连服2 d。

(6)治痔漏:算盘子10股,桑白皮1股。煎水蒸洗,不过三四次而愈矣。

368. 里白算盘子

【药材名称】里白算盘子。

【学名及分类】*Glochidion triandrum*(Blanco)C. B. Rob.,为叶下珠科算盘子属植物。

【俗　　　名】里白馒头果。

【习性及生境】生于海拔500~2 600 m山地疏林中或山谷、溪旁灌木丛中。

【识别特征】灌木或小乔木;小枝具棱,被褐色短柔毛。叶片纸质或膜质,长椭圆形或披针形,顶端渐尖、急尖或钝,基部宽楔形或钝,两侧略不对称,上面绿色,幼时仅中脉上被疏短柔毛,后变无毛,下面带苍白色,被白色短柔毛;雌花生于小枝上部,雄花生在下部;雄花基部具有小苞片,小苞片卵状三角形;萼片倒卵形,外面被短柔毛;雄蕊合生;雌花萼片内凹;子房卵状,被短柔毛,花柱合生呈圆柱状,顶端膨大。蒴果扁球状,被疏柔毛,顶端常有宿存的花柱,基部萼片宿存;种子三角形,褐红色,有光泽。

【药用部位】果实。

【采收加工】秋季采摘,拣净杂质,晒干。

【产地及分布】国内分布于福建、广东、广西、海南、四川、贵州、云南、台湾。湖南省内广布。

【性味归经】味苦,性凉,小毒,归肾经。

【功用主治】清热除湿、解毒利咽、行气活血。主治痢疾、泄泻、黄疸、疟疾、淋浊、带下、咽喉肿痛、牙痛、疝痛、产后腹痛。

【用法用量】 内服:煎汤,9~15 g。

同算盘子。

369. 日本五月茶

【药材名称】 日本五月茶。
【学名及分类】 *Antidesma japonicum* Sieb. et Zucc.,为叶下珠科五月茶属植物。
【俗　　　名】 酸味子、蔓五月茶。
【习性及生境】 生于海拔600 m以下的山谷、山地林下。
【识别特征】 乔木或灌木;小枝初时被短柔毛,后变无毛。叶片纸质至近革质,椭圆形、长椭圆形至长圆状披针形,稀倒卵形,顶端通常尾状渐尖,有小尖头,基部楔形、钝或圆,除叶脉上被短柔毛外,其余均无毛。总状花序顶生,不分枝或有少数分枝;雄花被疏微毛至无毛,基部具有披针形的小苞片;花萼钟状,裂片卵状三角形,外面被疏短柔毛,后变无毛;雄蕊伸出花萼之外,花丝较长,着生于花盘之内;花盘垫状;雌花:花梗极短;花萼与雄花的相似,但较小;花盘垫状,内面有时有1~2枚退化雄蕊;子房卵圆形,无毛,花柱顶生。核果椭圆形。花期4—6月,果期7~9月。
【药用部位】 根叶及全株。
【采收加工】 全年均可采叶、根。
【产地及分布】 国内分布于华中、华东、华南、西南等地。湖南省内散布。
【性味归经】 味辛、苦,性凉,归胃经。
【功用主治】 祛风湿、解蛇毒;主治蛇伤。
【用法用量】 内服:煎汤,15~30 g。外用:适量,煎水洗。

370. 落萼叶下珠

【药材名称】 落萼叶下珠。
【学名及分类】 *Phyllanthus flexuosus* (Sieb. et Zucc.) Müll. Arg.,为叶下珠科叶下珠属植物。
【俗　　　名】 弯曲叶下珠、红五眼。
【习性及生境】 生于路旁、山谷、灌木丛中。
【识别特征】 灌木;枝条弯曲,小枝褐色;全株无毛。叶片纸质,椭圆形至卵形,顶端渐尖或钝,基部钝至圆,下面稍带白绿色;托叶卵状三角形,早落。雄花数朵和雌花1朵簇生于叶腋。雄花:宽卵形或近圆形,暗紫红色;花盘腺体5;雄蕊5,花丝分离,花药2室,纵裂;花粉粒球形或近球形,具3孔沟,沟细长,内孔圆形。雌花:卵形或椭圆形;子房卵圆形,顶端2深裂。蒴果浆果状,扁球形,基部萼片脱落;种子近三棱形。
【药用部位】 全株。
【采收加工】 全年均可采,鲜用或晒干备用。
【产地及分布】 国内分布于安徽、浙江、江西、湖北、广东、广西、四川、贵州、云南、西藏、湖南。湖南省内广布。
【性味归经】 味苦、辛,性凉。
【功用主治】 清热解毒、祛风除湿;主治过敏性皮炎、小儿夜啼、蛇咬伤、风湿病。
【用法用量】 内服:煎汤,5~15 g。外用:适量,捣敷。

(1)治细菌性痢疾、膀胱炎:鲜叶下珠30 g,金银花叶20 g,红糖20 g。洗净,捣烂,加冷开水适量,绞汁加红糖,分2~3次服。每日1~2剂,连服3~5 d。

(2)治肾盂肾炎急性期或慢性急发作:鲜叶下珠40 g,白花蛇舌草30 g,车前草20 g。水煎,分3次服,每日1剂,连服3~5 d。

(3)治疳积引起的结膜炎、夜盲:叶下珠15 g,猪肝50 g。共蒸熟,吃肝喝汤。

(4)治单纯性消化不良:叶下珠15 g。水煎分2~3次服。

(5)治竹叶青蛇咬伤:鲜叶下珠90 g。洗净,捣烂绞汁,用米酒适量或米汤冲服,渣敷伤口周围肿处。

(6)治急性黄疸型肝炎:鲜叶下珠30 g,六月雪20 g,茵陈30 g。水煎,分2次服,每日1剂。

(7)治小儿夜啼:鲜叶下珠30 g,鸭肝1具。水蒸分次服。

(8)治眼花目盲:叶下珠30 g,猪肝120 g。水煎去药渣,分次服。

371. 叶下珠

【药材名称】 叶下珠。

【学名及分类】 *Phyllanthus urinaria* L.,为叶下珠科叶下珠属植物。

【俗　　　名】 珍珠草、鲫鱼草、日开夜闭、胡羞羞。

【习性及生境】 生于路旁、山坡、田边。

【识别特征】 一年生草本,茎通常直立,基部多分枝,枝倾卧而后上升;枝具翅状纵棱,上部被纵列疏短柔毛。叶片纸质,因叶柄扭转而呈羽状排列,长圆形或倒卵形,顶端圆、钝或急尖而有小尖头,下面灰绿色;托叶卵状披针形。花雌雄同株。雄花:2~4朵簇生于叶腋;花粉粒长球形,内孔横长椭圆形。雌花:单生于小枝中下部的叶腋内;卵状披针形,边缘膜质,黄白色;花盘圆盘状,边全缘;子房卵状,有鳞片状凸起,花柱分离。蒴果圆球状,红色,表面具小凸刺,有宿存的花柱和萼片;种子橙黄色。

【药用部位】 全草。

【采收加工】 7~9月采收,鲜用或晒干。

【产地及分布】 国内分布于华北、陕西、江西、安徽、浙江、江苏、广东、广西等地。湖南省内广布。

【性味归经】 味微苦,性凉,归肝、脾、肾经。

【功用主治】 清热解毒、利水消肿、明目、消积;主治痢疾、泄泻、黄疸、水肿、石淋、目赤、夜盲、疳积、毒蛇咬伤。

【用法用量】 内服:煎汤,15~30 g。外用:捣敷。

选方

(1)治痢疾,肠炎腹泻:叶下珠、铁苋菜各30 g。煎汤,加糖适量冲服,或配老鹳草水煎服。

(2)治黄疸:鲜叶下珠60 g,鲜马鞭草90 g,鲜半边莲60 g。水煎服。

(3)治肝炎:鲜叶下珠、鲜黄胆草各60 g,母螺7粒,鸭肝1个,冰糖60 g。水炖服。

(4)治夜盲症:鲜叶下珠30~60 g,动物肝脏120 g,苍术9 g。水炖服。

(5)治小儿疳积:叶下珠鲜根、老鼠耳鲜根各15 g,猪肝或猪瘦肉酌量。水炖服。

(6)治痈疖初起:鲜叶下珠捣烂外敷,干则更换。

(7)治青竹蛇咬伤:叶下珠鲜叶洗净捣烂敷伤处。

372. 青灰叶下珠

【药材名称】 青灰叶下珠。

【学名及分类】 *Phyllanthus glaucus* Wall. ex Müll. Arg.，为叶下珠科叶下珠属植物。

【俗　　名】 黑面雷。

【习性及生境】 生于海拔600 m以下的山坡疏林下或林缘。

【识别特征】 灌木;枝条圆柱形,小枝细柔;全株无毛。叶片膜质,椭圆形或长圆形,顶端急尖,有小尖头,基部钝至圆,下面稍苍白色;托叶卵状披针形,膜质。花数朵簇生于叶腋;花梗丝状,顶端稍粗。雄花:萼片卵形;花盘腺体6;雄蕊5,花丝分离,药室纵裂;花粉粒圆球形,具3孔沟,沟细长,内孔圆形。雌花:通常1朵与数朵雄花同生于叶腋;萼片6,卵形;花盘环状;子房卵圆形,3室,每室2颗胚珠,花柱3,基部合生。蒴果浆果状,紫黑色,基部有宿存的萼片;种子黄褐色。

【药用部位】 根。

【采收加工】 夏、秋季采挖。切片,晒干。

【产地及分布】 国内分布于西南及江苏、安徽、浙江、江西、湖北、广东、广西。湖南省内主要分布于长沙、南岳、衡山、祁东、邵东、新宁、武冈、湘阴、张家界、益阳、郴州、宜章、东安、双牌、洪江、吉首、保靖、古丈、永顺。

【性味归经】 味苦、酸,性平,归脾、胃、肝经。

【功用主治】 祛风除湿、健脾消积;主治风湿痹痛、小儿疳积。

【用法用量】 内服:煎汤,9~15 g。

虎皮楠科

373. 交让木

【药材名称】 交让木。

【学名及分类】 *Daphniphyllum macropodum* Miq.，为虎皮楠科虎皮楠属植物。

【俗　　名】 交让木、山黄树、豆腐头、画眉珠。

【习性及生境】 生于海拔600~1 900 m的山地溪边、山顶密林中。

【识别特征】 乔木或灌木状。小枝粗,暗褐色。叶革质,长圆形或长圆状披针形,先端尖,稀渐尖,基部楔形或宽楔形,下面有时被白粉;侧脉12~18对,细密,两面均明显;叶柄粗,紫红色,上面具槽。雄花序无花萼,雄蕊8~10,花药长方形,药隔不突出;雌花序无花萼,子房卵形,有时被白粉,花柱极短,柱头2,叉开。果椭圆形,柱头宿存,暗褐色,具疣状突起;果柄纤细。花期3—5月,果期8—10月。

【药用部位】 叶及种子。

【采收加工】 秋季采,晒干用或鲜用。

【产地及分布】 国内分布于我国华中、华东、华南、西南等地。湖南省内散布。

【性味归经】 味苦,性凉。

【功用主治】 清热解毒;主治疮疖肿毒。

【用法用量】 外用:适量,捣烂敷。

(1)治疗毒、疮痈、红肿疼痛未成脓者:用交让木叶捣烂,外敷。
(2)治疗毒红肿:交让木种子或叶,加食盐捣烂敷患处。

374. 虎皮楠

【药材名称】 虎皮楠。
【学名及分类】 *Daphniphyllum oldhamii* (Hemsl.) K. Rosenth.,为虎皮楠科虎皮楠属植物。
【俗　　名】 四川虎皮楠、南宁虎皮楠。
【习性及生境】 生于海拔1 000 m以下的山地阴湿阔叶林中。
【识别特征】 小乔木或灌木状。小枝暗褐色,具不规则纵条纹及皮孔。叶革质,椭圆状披针形至长椭圆形。雄花序花梗纤细,花萼小,不整齐4~5裂,裂片三角形,边缘不整齐,雄蕊6~9;雌花序萼片4~5,三角形,子房被白粉,柱头2,叉开,外卷。果椭圆形或倒卵形,柱头宿存。花期3—5月,果期8—11月。
【药用部位】 根、叶。
【采收加工】 叶:秋季采收,鲜用。根:洗净,鲜用,或切片晒干。
【产地及分布】 国内分布于华中、华东、华南、西南等地。湖南省内广布。
【性味归经】 味苦涩,性凉。
【功用主治】 清热解毒、活血散瘀;主治感冒发热、咽喉肿痛、脾脏肿大、毒蛇咬伤、骨折创伤。
【用法用量】 内服:煎汤,15~30 g。外用:鲜叶适量,捣烂敷;或捣汁搽。

芸香科

375. 飞龙掌血

【药材名称】 见血飞。
【学名及分类】 *Toddalia asiatica* (L.) Lam.,为芸香科飞龙掌血属植物。
【俗　　名】 黄椒、三百棒、飞龙斩血、见血飞、黄大金根、血棒头、飞见血。
【习性及生境】 生于山林、路旁、灌丛或疏林中。
【识别特征】 木质藤本。老茎具木栓层,茎枝及叶轴具钩刺。3小叶复叶,互生,小叶卵形至椭圆形,先端骤尖或短尖,基部宽楔形,中部以上具钝圆齿。雄花序为伞房状圆锥花序,雌花序为聚伞圆锥花序。花单性;萼片及花瓣均4~5,萼片基部合生,花瓣镊合状排列;雌花花柱短。核果橙红或朱红色,近球形含胶液;种子肾形,褐黑色,脆骨质。花期春夏,果期秋冬。
【药用部位】 根、叶。
【采收加工】 全年均可挖根,鲜用或切段晒干。
【产地及分布】 国内分布于西南及浙江、福建、湖北、湖南、广东、广西、海南、陕西、台湾等地。湖南省内主要分布于洞口、新宁、石门、桑植、宜章、资兴、东安、江华、怀化、通道、花垣、永顺、龙山。

【性味归经】 味辛、微苦,性温,小毒。

【功用主治】 散瘀、止血、定痛;主治风湿痹痛、腰痛、胃痛、痛经闭经、跌打损伤、劳伤吐血、衄血、瘀滞崩漏、疮痈肿毒。

【用法用量】 内服:煎汤,9~15 g;或浸酒;或入散剂。外用:鲜品捣敷;干品研末撒或调敷。

(1)治跌打损伤:见血飞9 g,月月红根6 g,牛膝9 g。共研末,用酒为引。

(2)治血滞经闭:见血飞60 g,大血藤60 g,川牛膝60 g,红花15 g泡酒。每服5~15 g。

(3)治刀伤出血、伤口疼痛:见血飞6 g,冰片1.5 g。研成细末,混合外敷。

376. 柚

【药材名称】 柚。

【学名及分类】 *Citrus maxima*(Burm.)Merri.,为芸香科柑橘属植物。

【俗　　名】 概、条、雷柚、柚子、胡柑、臭橙、臭柚、朱栾、香栾。

【习性及生境】 栽培于丘陵或低山地带。

【识别特征】 乔木,幼枝、叶下面、花梗、花萼及子房均被柔毛。叶宽卵形或椭圆形,先端钝圆或短尖,基部圆,疏生浅齿。总状花序,稀单花腋生;果球形、扁球形、梨形或宽圆锥状,淡黄或黄绿色,果皮海绵质,油胞大,凸起,果实心松软。可育种子常为不规则多面体,顶端扁平,单胚。花期4—5月,果期9—12月。

【药用部位】 根、叶、花、果实、种子。

【采收加工】 9—11月果实成熟时采收,鲜用。

【产地及分布】 国内浙江、福建、江西、湖北、湖南、广东、广西、四川、贵州、云南、台湾等地均有分布。湖南省内主要分布于桑植、宜章、零陵、溆浦。

【性味归经】 味甘、酸,性寒。

【功用主治】 消食、化痰、醒酒;主治饮食积滞、食欲不振、醉酒。

【用法用量】 内服:生食。

治痰气咳嗽:用柚去核切,砂瓶内浸酒,封固一夜,煮烂,蜜拌匀,时时含咽。

377. 酸橙

【药材名称】 酸橙。

【学名及分类】 *Citrus × aurantium* Siebold & Zucc. ex Engl.,为芸香科柑橘属植物。

【俗　　名】 枳实、皮头橙。

【习性及生境】 栽培于丘陵、低山地带和江河湖泊的沿岸。

【识别特征】 小乔木。徒长枝刺长达8 cm。叶卵状长圆形或椭圆形,全缘或具浅齿;叶柄翅倒卵形,稀叶柄无翅。总状花序少花,有时兼有腋生单花。花萼(4)5浅裂,无毛;雄蕊基部合生成多束。果球形或扁球形,果皮厚,难剥离,橙黄或朱红色,油胞大,凹凸不平,果肉味酸,有时带苦味。花期4—5月,果期9—12月。

【药 用 部 位】 果实。

【采 收 加 工】 夏至前拾取果实,晒干。

【产地及分布】 国内分布于秦岭以南各地。湖南省内广布。

【性味归经】 幼果:味苦、辛,性微寒,归脾、胃、大肠经。未成熟的果实:味苦酸,性微寒,归肺、脾、胃、大肠经。

【功用主治】 幼果:破气消积、化痰除痞;主治积滞内停、痞满胀痛、大便秘结、泻痢后重、结胸、胸痹、胃下垂、子宫脱垂脱肛。未成熟的果实:理气宽胸、行滞消积;主治胸膈痞满、胁肋胀痛、食积不化、脘腹胀满、下痢后重、脱肛、子宫脱垂。

【用 法 用 量】 内服:水煎,3~10 g;或入丸、散。外用:适量研末调涂;或炒热烫。

选方

(1)治痞,消食,强胃:白术二两,枳实(麸炒黄色,去瓤)一两。上同为极细末,荷叶裹炒,饭为丸,如梧桐子大。每服五十丸,多用白汤下,无时。

(2)治胸痹心中痞气,气结在胸,胸满胁下逆抢心:枳实四枚,厚朴四两,薤白半升,桂枝一两,栝楼实一枚(捣)。上五味,以水五升,先煮枳实、厚朴,取二升,去滓,纳诸药,煮数沸,分温三服。

(3)治卒患胸痹痛:枳实捣(末),宜服方寸匕,日三,夜一服。

(4)治伤寒后,卒胸膈闭痛:枳实,麸炒为末。米饮服二钱,日二服。

(5)治大便不通:枳实、皂荚等份。为末,饭丸,米饮下。

378. 柑橘

【药 材 名 称】 陈皮。

【学名及分类】 *Citrus reticulata* Blanco,为芸香科柑橘属植物。

【俗　　　名】 橘。

【习性及生境】 栽培于海拔700 m以下的丘陵、低山地带、江河湖泊岸或平原。

【识别特征】 小乔木。分枝多,枝扩展或略下垂,刺较少。单身复叶,叶片顶端常有凹口,叶缘至少上半段通常有钝或圆裂齿,很少全缘。花单生或2~3朵簇生。果形通常扁圆形至近圆球形,果皮甚薄而光滑,或厚而粗糙,淡黄色、朱红色或深红色,甚易或稍易剥离,橘络甚多或较少,呈网状,通常柔嫩,中心柱大而常空,汁胞通常纺锤形;种子或多或少数,稀无籽,通常卵形,顶部狭尖,基部浑圆,子叶深绿、淡绿或间有近于乳白色,合点紫色,多胚,少有单胚。

【药 用 部 位】 果皮、果实、叶、种子、根。

【采 收 加 工】 采摘成熟果实,剥取果皮,晒干或低温干燥。

【产地及分布】 我国秦岭以南广泛分布。湖南省内主要分布于炎陵、衡山、祁东、武冈、张家界、宜章、零陵、祁阳、道县、江永、江华、辰溪、溆浦、洪江。

【性味归经】 果皮:味苦、辛,性温。归肺、脾经。成熟果实:味甘、酸,性平,归肺、胃经。成熟果实用蜜糖渍制:味甘、辛,性温,归脾、肺经。成熟果皮:味辛、苦,性温,归脾、胃、肺经。幼果未成熟果实的果皮:味苦、辛,性温,归肝、胆、胃经。果皮:味辛、苦,性温,归脾、胃、肺经。外层果皮:味辛、苦,性温,归肺、脾经。白色内层果皮:味苦、辛,微甘,性温,归脾、胃经。果皮内层筋络:味甘、苦,性平,归肝肺、脾经。种子、叶、根:味苦,性平,归肝、肾经。

【功用主治】 果皮:理气健脾,燥湿化痰;用于脘腹胀满,食少吐泻,咳嗽痰多。成熟果实:润肺生津、理气和胃;主治消渴、哕逆、胸膈结气。成熟果实,用蜜糖渍制而成:宽中下气、消积化痰;主治饮食积滞、泻痢、胸膈满闷、咳喘。成熟果皮:理气降逆、调中开胃、燥湿化痰;主治脾胃气滞湿阻、胸膈满闷、脘腹胀痛、不思饮食、呕吐哕逆、咳嗽痰多、治乳痈初起。幼果未成熟果实的果皮:疏肝破气、消积化滞;主治肝郁气滞之胁肋胀痛、乳房胀痛、乳核、乳痈、疝气疼痛、食积气滞之胃脘胀痛以及气滞血瘀所致的症瘕积聚、久疟癖块。外层果皮:散寒燥湿、理气化痰、宽中健胃;主治风寒咳嗽、痰多气逆、恶心呕吐、胸脘痞胀。白色内层果皮:和胃化湿;主治湿浊内阻胸脘痞满、食欲不振。果皮内层:筋络通络理气、化痰;主治经络气滞久咳胸痛、痰中带血、伤酒口渴。种子:理气散结、止痛;主治疝气、睾丸肿痛、乳痈腰痛。叶:疏肝行气、化痰散结;主治乳痈、乳房结块、胸胁胀痛、疝气。根:行气止痛;主治脾胃气滞、脘腹胀痛、疝气。

【用法用量】 果皮内服:3~10 g,煎水;适量,作食品;亦可蜜煎。果皮外用:搽涂。

379. 花椒

【药材名称】 花椒。
【学名及分类】 *Zanthoxylum bungeanum* Maxim.,为芸香科花椒属植物。
【俗　　名】 大椒、秦椒、蜀椒、南椒、巴椒、陆拨、汉椒。
【习性及生境】 生于林缘、草丛或坡地石旁。
【识别特征】 落叶小乔木或灌木状。茎干被粗壮皮刺,小枝刺基部宽扁直伸,幼枝被柔毛。奇数羽状复叶,叶轴具窄翅,小叶5~13,对生,无柄,纸质,卵形、椭圆形,稀披针形或圆形,先端尖或短尖;基部宽楔形或近圆,两侧稍不对称,具细锯齿,齿间具油腺点,上面无毛,下面基部中脉两侧具簇生毛。聚伞状圆锥花序顶生,花序轴及花梗密被柔毛或无毛。花被片黄绿色,大小近相同。果紫红色,散生凸起油腺点,顶端具短芒尖或无。
【药用部位】 果实、种子、根、茎、叶。
【采收加工】 9—10月果实成熟,选晴天,剪下果穗,摊开晾晒,待果实开裂,果皮与种子分开后,晒干。
【产地及分布】 国内分布于河北、辽宁、江苏、浙江、安徽、江西、山东、河南、湖南、广东、广西等地。湖南省内散布。
【性味归经】 味辛,性温,小毒,归脾、胃、肾经。
【功用主治】 温中止痛、除湿止泻、杀虫止痒;主治脾胃虚寒型脘腹冷痛、蛔虫腹痛、呕吐泄泻、肺寒咳喘、龋齿牙痛、阴痒带下、湿疹皮肤瘙痒。
【用法用量】 内服:服汤,3~6 g,或入丸、散。外用:煎水洗或含漱;或研末调敷。

(1)治心胸中大寒痛、呕不能食、腹中寒、上冲皮起、出见有头足、上下痛不可触近:蜀椒二合(炒去汗),干姜四两,人参二两。水煎去滓,纳胶饴一升,微火煎,分温再服,如一炊顷,可饮粥二升。

(2)治胸中气满、心痛引背:蜀椒(出汗)一升,半夏(洗)一升,附子(炮)一两。上三味捣筛,蜜和为丸,如梧子大。一服五丸,日三。

(3)治水泻无度:以椒二两(去目),醋二升。煮至醋尽,焙干,为末,糊丸,绿豆大,瓷盒收之。每服十丸、十五丸,米饮下。

380. 刺壳花椒

【药材名称】 单面针。
【学名及分类】 *Zanthoxylum echinocarpum* Hemsl.,为芸香科花椒属植物。
【俗　　名】 单面针。

【习性及生境】　生于海拔200~800 m的山坡灌木丛中石灰岩山地。

【识别特征】　攀援藤本;嫩枝的髓部大,枝、叶有刺,叶轴上的刺较多,花序轴上的刺长短不均但劲直,嫩枝、叶轴、小叶柄及小叶叶面中脉均密被短柔毛。小叶厚纸质,互生,或有部分为对生,卵形、卵状椭圆形或长椭圆形,基部圆,有时略呈心脏形,全缘或近全缘,在叶缘附近有干后变褐黑色细油点,在扩大镜下可见,有时在叶背沿中脉被短柔毛。花序腋生,有时兼有顶生;萼片及花瓣均4片,萼片淡紫绿色。

【药用部位】　根、根皮、茎、叶。

【采收加工】　根、根皮、茎皮:切片晒干。叶:鲜用或晒干。全年均可采收。

【产地及分布】　国内分布于西南及湖北、广东、广西。湖南省内主要分布于石门、零陵、东安、道县、江华、沅陵、保靖、永顺。

【性味归经】　味辛、苦,性凉,小毒。

【功用主治】　消食助运、行气止痛;主治脾运不健、厌食腹胀、脘腹气滞作痛。

【用法用量】　内服:煎汤,9~15 g;或研末,1.0~1.5 g。

(1)治消化不良,厌食饱胀:单面针根皮或叶30 g。水煎当茶饮,多次分服。

(2)治胃腹痛:单面针根皮9~15 g。水煎服。或研末服,0.9~1.5 g。

(3)治中暑:单面针根皮15 g,四子马蓝15 g,绿豆30 g。水煎服。

381. 花椒簕

【药材名称】　花椒簕。

【学名及分类】　*Zanthoxylum scandens* Bl.,为芸香科花椒属植物。

【俗　　　名】　尖叶花椒。

【习性及生境】　生于海拔200~800 m的常绿阔叶林中、沟边、路旁。

【识别特征】　藤状灌木。小枝细长披垂,枝干具短钩刺。奇数羽状复叶,小叶草质,互生或叶轴上部叶对生,卵形、卵状椭圆形或斜长圆形,先端钝微凹,基部宽楔形,或稍圆,全缘或上部具细齿,上面中脉微凹下,无毛,或被粉状微毛,叶轴具短钩刺。聚伞状圆锥花序腋生或顶生。花单性;萼片4,淡紫绿色,宽卵形;花瓣4,淡黄绿色;雄花具4雄蕊;雌花具(3)4心皮。果序及果柄均无毛或疏被微柔毛;果瓣紫红色,顶端具短芒尖。

【药用部位】　全株。

【采收加工】　全年均可采收,洗净,切片晒干。

【产地及分布】　国内分布于华南及湖北、江西、贵州、云南。湖南省内广布。

【性味归经】　味辛,性温,小毒,归脾、胃、肾经。

【功用主治】　祛风除湿、止痹痛。

【用法用量】　内服:煎汤,3~9 g。外用:适量,煎水熏洗。

同花椒。

382. 朵花椒

【药材名称】 朵花椒。

【学名及分类】 *Zanthoxylum molle* Rehd.，为芸香科花椒属植物。

【俗　　名】 刺风树、朵椒、鼓钉皮。

【习性及生境】 生于海拔200~1 400 m的山地密林中。

【识别特征】 落叶乔木。花枝具直刺；小枝髓心中空。奇数羽状复叶，叶轴下部圆，无窄翅；小叶对生，几无柄，厚纸质，宽卵形或椭圆形，稀近圆形，先端短尾尖，基部圆或稍心形，全缘或具细圆齿，叶下面密被白灰或黄灰色毡状绒毛，油腺点不显或稀少。伞房状聚伞花序顶生，多花，花序轴被褐色柔毛，疏生小刺。花梗密被柔毛；花瓣白色；果瓣淡紫红色，顶部无芒尖，油点多而细小，干后凹下。花期6—8月，果期10—11月。

【药用部位】 根树皮、叶、果实。

【采收加工】 夏、秋季，剥取树皮，晒干。

【产地及分布】 国内分布于浙江、安徽、江西、贵州。湖南省内主要分布于洞口、新宁、石门、桑植、永顺。

【性味归经】 味辛，性温，小毒，归脾、胃、肾经。

【功用主治】 温中散寒、燥湿杀虫；主治胃腹冷痛、呕吐蛔虫病。

【用法用量】 内服：煎汤9~15 g。外用：适量，捣敷；研末调敷或点水洗。

(1)治风湿痹痛、腰膝疼痛：①朵花椒、牛膝、五加皮、羌活各9 g。水煎或浸酒服。②朵花椒、五加皮、钻地风各9~15 g。水煎服。

(2)治妇人产后关节风痛：朵花椒树皮9~15 g，配五加皮、钻地风等同用。

383. 蚬壳花椒

【药材名称】 蚬壳花椒。

【学名及分类】 *Zanthoxylum dissitum* Hemsl.，为芸香科花椒属植物。

【俗　　名】 钻山虎、单面针、铁杆椒、岩花椒、白皮两面针、麻疯刺、蚌壳花椒、蚌壳椒、山枇杷、白三百棒、九百锤、大叶花椒、山椒根、黄椒根、单面虎、砚壳花椒。

【习性及生境】 生于海拔300~1 400 m的疏林或灌木丛中。尤以石灰岩山坡多见。

【识别特征】 攀援藤本；老茎的皮灰白色，枝干上的刺多劲直，叶轴及小叶中脉上的刺向下弯钩，刺褐红色。小叶互生或近对生，形状多样，全缘或叶边缘有裂齿（针边蚬壳花椒），两侧对称，稀一侧稍偏斜，顶部渐尖至长尾状，厚纸质或近革质，无毛，中脉在叶面凹陷，油点甚小，在扩大镜下不易察见；花瓣淡黄绿色，宽卵形。果密集于果序上，果梗短；果棕色，外果皮比内果皮宽大，外果皮平滑，边缘较薄，干后显出弧形环圈，残存花柱位于一侧。

【药用部位】 果实、根、茎、叶。

【采收加工】 9—10月果实成熟，选晴天，剪下果穗，摊开晾晒，待果实开裂，果皮与种子分开后，晒干。

【产地及分布】 国内分布于陕西、甘肃、湖北、广东、广西。湖南省内散布。

【性味归经】 果实：味辛，性温，小毒。根：味苦、辛，性温。茎枝或叶：味苦、辛，性温。

【功用主治】 果实：散寒止痛、调经；主治疝气痛、月经过多。根：祛风散寒、理气活血；主治风湿痹痛、气滞脘痛、寒疝腹痛、牙痛、跌打损伤。茎枝或叶：祛风散寒、活血止痛；主治风湿痹痛、胃痛、疝气痛、腰痛、跌打损伤。

【用法用量】 内服：服汤，3~6 g；或入丸、散。外用：煎水洗或含漱；或研末调敷。

384. 竹叶花椒

【药 材 名 称】 竹叶花椒。

【学名及分类】 *Zanthoxylum armatum* DC.,为芸香科花椒属植物。

【俗　　　名】 山椒、狗花椒、花胡椒、野花椒、臭花椒、山花椒、鸡椒、白总管、万花针、岩椒、菜椒。

【习性及生境】 生于海拔2 300 m以下的山坡疏林、灌丛中及路旁。

【识别特征】 小乔木或灌木状。枝无毛,基部具宽而扁锐刺。奇数羽状复叶,叶轴、叶柄具翅,下面有时具皮刺,无毛;小叶对生,纸质,几无柄,披针形、椭圆形或卵形,先端渐尖,基部楔形或宽楔形,疏生浅齿,或近全缘,齿间或沿叶缘具油腺点,叶下面基部中脉两侧具簇生柔毛,下面中脉常被小刺。聚伞状圆锥花序腋生或兼生于侧枝之顶,花枝无毛。花被片大小几相同,淡黄色。果紫红色,疏生微凸油腺点。

【药 用 部 位】 叶、果实、根或根皮。

【采 收 加 工】 6—8月果实成熟时采收,将果皮晒干,除去种子备用。

【产地及分布】 国内分布于华东、华中、华南、西南及陕西、甘肃等地。湖南省内广布。

【性味归经】 味辛、微苦,性温,小毒。

【功用主治】 温中燥湿、散寒止痛、驱虫止痒;主治脘腹冷痛、寒湿吐泻、蛔厥腹痛、龋齿牙痛、湿疹、疥癣痒疮。

【用法用量】 内服:煎汤,6~9 g;研末,1~3 g。外用:煎水洗或含漱;或酒精浸泡外搽;或研粉塞入龋齿洞中,或鲜品捣敷。

选方

(1)治胃痛、牙痛:竹叶花椒果3~6 g,山姜根9 g,研末。温开水送服。

(2)治瘀症腹痛:竹叶花椒果9~15 g。水煎或研末。每次1.5~3.0 g,黄酒送服。

(3)治胆道蛔虫病:竹叶花椒果实30 g,生油150 g(10岁左右儿童量)。文火炸至果实干枯,去渣,取油放冷。每日分3~4次服。

(4)治感冒、气管炎:竹叶花椒碾细末。每次15~38 g,每日2~3次,开水冲服。

385. 梗花椒

【药 材 名 称】 梗花椒。

【学名及分类】 *Zanthoxylum stipitatum* C. C. Huang,为芸香科花椒属植物。

【俗　　　名】 麻口皮子。

【习性及生境】 生于海拔1 000 m以下的山地灌木丛中。

【识别特征】 灌木。枝干具长达1.5 cm基部宽扁三角形皮刺;小叶11~17 cm,宽不及1 cm,具细锯齿,上面无刺,下面中脉基部两侧具红褐色簇生毛,干后红褐至暗红黑色;果轴、果枝及果瓣均紫红色。

【药 用 部 位】 根皮、树皮。

【采 收 加 工】 培育2~3年,9—10月果实成熟,选晴天,剪下果穗,摊开晾晒,待果实开裂,果皮与种子分开后,晒干。

【产地及分布】 国内分布于广东、福建。湖南省内主要分布于衡山、城步、慈利、宜章、沅陵、洪江、凤凰。

【性味归经】 味辛,性温,有毒。

【功用主治】 祛风散寒、活血止痛、解毒消肿;主治风寒湿痹、腹痛泄泻、咽喉疼痛、牙龈肿痛、无名肿毒、跌打损伤、毒蛇咬伤、吐血衄血。

【用法用量】 内服:服汤,3~6 g;或入丸、散。外用:煎水洗或含漱;或研末调敷。

386. 黄檗

【药材名称】 黄檗。

【学名及分类】 *Phellodendron amurense* Rupr.，为芸香科黄檗属植物。

【俗　　　名】 黄柏、关黄柏、元柏、黄伯栗、黄波椤树、黄檗木、檗木、黄菠梨、黄菠栎、黄菠萝。

【习性及生境】 生于山地杂木林中或山谷溪流附近。

【识别特征】 落叶乔木，枝扩展，成年树的树皮有厚木栓层，浅灰或灰褐色，深沟状或不规则网状开裂，内皮薄，鲜黄色，味苦，黏质，小枝暗紫红色，无毛。叶轴及叶柄均纤细，小叶薄纸质或纸质，顶部长渐尖，基部阔楔形，一侧斜尖，或为圆形，叶缘有细钝齿和缘毛，叶面无毛或中脉有疏短毛，叶背仅基部中脉两侧密被长柔毛，秋季落叶前叶色由绿转黄而明亮，毛被大多脱落。花序顶生；萼片细小，阔卵形；花瓣紫绿色；雄花的雄蕊比花瓣长，退化雌蕊短小。果圆球形，蓝黑色，通常有浅纵沟，干后较明显。

【药用部位】 树皮。

【采收加工】 定植15~20年采收，5月上旬至6月上旬，用半环剥或环剥、砍树剥皮等方法剥皮。

【产地及分布】 国内分布于东北及华北。湖南省内主要分布于长沙、炎陵、洞口、新宁、石门、张家界、慈利、桃江、安化、桂阳、嘉禾、桂东、东安、江永、新晃、凤凰、龙山。

【性味归经】 味苦，性寒，归肾、膀胱、大肠经。

【功用主治】 清热燥湿、泻火解毒；主治湿热痢疾、泄泻、黄疸、梦遗、淋浊、带下、骨蒸劳热、痿躄，以及口舌生疮、目赤肿痛、痈疽疮毒、皮肤湿疹。

【用法用量】 内服：煎汤，3~9 g；或入丸、散。外用：适量，研末调敷，或煎水浸洗。

(1)治湿热恶痢、血痢，频并窘痛，无问脓血，并皆治之：芍药、黄柏各一两，当归、黄连各五钱。上为末，饭为丸，如鸡头大，每服五七十丸，食前米饮汤下。忌油腻、酒、湿面等物。

(2)治血痢：黄柏、黄连各四两。苦酒五升，煎二升半，温分服无时。

(3)治妊娠下痢不止：黄柏、干姜、赤石脂各二两，酸石榴皮二枚。上切细，以水八升，煮取二升，分三服。

(4)治小儿久赤白痢、腹胀疗痛：黄柏一两(微炙，锉)，当归一两(锉，微炒)。上件药捣为末，煨大蒜和丸，如绿豆大。每服以粥饮下七丸，日三四服，量儿大小，加减服之。(黄柏丸)

(5)治伤寒身黄、发热：肥栀子十五个(擘)，甘草一两(炙)，黄柏二两。上三味，以水四升，煮取一升半，去滓，分温再服。

(6)治胆道感染：黄柏9 g，茵陈30 g，龙胆草9 g。水煎服。

(7)治不渴而小便闭、热在下焦血分：黄柏(去皮，锉，酒洗，焙)、知母(锉，酒洗，焙干)各一两，肉桂五分。上为细末，熟水为丸，如梧桐子大。每服一百丸，空心白汤下。顿两足令药易下行故也。如小便利，前阴中如刀刺痛，当有恶物下为验。

(8)治妇人、男子淋闭，血药不效：川黄柏(新瓦上焙)，牡蛎(火煅)。上为细末，食前调服。

(9)治筋骨疼痛，因湿热者：黄檗(炒)，苍术(米泔浸，炒)。上二味为末，沸汤，入姜汁调服。二物皆有雄壮之气，表实气实者，加酒少许佐之。有气加气药，血虚者加补药，痛甚者加生姜汁热辣服之。

(10)降阴火，补肾水：黄檗(炒褐色)，知母(酒浸，炒)各四两，熟地黄(酒蒸)、龟版(酥炙)各六两。上为末，猪脊髓、蜜丸。服七十丸，空心盐白汤下。

(11)治婴童肾经火盛、阴硬不软：黄柏一两(盐水炒)，知母五钱(盐水炒)，生地五钱。为末，蜜丸。盐汤下，灯心汤亦可。

(12)治盗汗：炒黄柏、炒知母各一钱五分，炙甘草五分。上为粗末，作一服，水二盏，煎至一盏，食前温服。

（13）治产中咳嗽：黄柏、桑白皮（炙黄）等份。为末，每服三钱，水一盏，入糯米二十粒，煎六分，以款冬花烧灰六钱，同调温服。

（14）治呕血：黄柏（好者）以蜜涂之，千杵为末。用麦门冬热水调下二钱匕，立瘥。

（15）治急劳寒热进退，渐将羸瘦：黄柏（去粗皮）三两，乌梅二十一枚（焙干）。上二味，粗捣筛。每服五钱匕，水一盏半，煎至一盏，去滓露一宿，平旦空心服。

（16）治口糜生疮：黄柏（蜜涂，炙干，去火毒）、白僵蚕（直者，置新瓦上，下以火焊至丝断，去火毒）。上二味，等份。捣为细散，掺疮及舌上，吐涎。

（17）治舌上疮、口疮：黄柏、薄荷叶各等份，硼砂甚者加冰片。上为末，生蜜丸弹子大，每服一丸，嚼化。

（18）治毒热上攻、口中生疮：黄柏（蜜炙），细辛（洗去土、叶）。上等份，为细末，每用少许，掺于舌上，有涎吐出，以愈为度。

（19）治乳石发口疮：黄柏（去粗皮，蜜炙）二两，龙胆一两半，黄连（去须）、升麻各一两。上四味，粗捣筛，每服五钱匕；水一盏半，煎至八分，去滓。时时含咽。

（20）治一切赤眼障翳：慈竹（截作段，去两头）、黄柏（刮去粗皮，刮细者满填竹内）。用新砖对立，置竹砖上，两头各安净碗，以干竹火烧令沥出，尽收之。以铜箸点眼。

（21）治小儿蓐内赤眼：黄柏，以乳浸，点之。

（22）治疮疹初萌，急以此防眼：黄柏（去粗皮）、新绿豆、红花各一分，甘草（生）半钱。上为末，麻油调为膏，薄涂眼眶四周，频用为妙。

（23）治肺壅、鼻中生疮，肿痛：黄柏、槟榔等份。捣罗为末，以猪脂调敷之。

（24）治一切肿毒：黄柏、大黄各等份。为末，用醋调搽。如干用水润之。

（25）治男子阴疮损烂：黄连、黄柏等份，末之，煮肥猪肉汁，渍疮讫，粉之。

（26）治小儿脓疮，遍身不干：黄柏末，入枯矾少许掺之。

（27）治燕窝疮：黄柏末、红枣肉（烧炭存性）各五钱。共研极细末，香油调敷患处。

（28）治小儿冻耳成疮，或痒或痛：黄柏、白蔹各半两。上件药，捣细罗为散，先用汤洗疮，后以生油调涂之。

（29）治颈上瘰疬不疼不痛，俱是痰结：黄柏、海藻各一两。研细收贮，每用五分，放手心上，以舌舔之。一日三五次即消。

（30）治烫火伤：鸡子壳、黄柏、朴硝、大黄、寒水石各等份。上为细末，白水调涂。

（31）面悦：取檗三寸，土瓜三枚，大枣七枚。和膏汤洗面，乃涂药。

387. 臭节草

【药材名称】臭节草。

【学名及分类】 *Boenninghausenia albiflora*（Hook.）Rchb. ex Meisn.，为芸香科石椒草属植物。

【俗　　　名】岩椒草。

【习性及生境】生于山坡、林下及灌木丛中。

【识别特征】多年生草本，有浓烈气味，基部近木质。枝、叶灰绿色，稀紫红色。叶薄纸质，小裂片倒卵形、菱形或椭圆形。花序多花，花枝纤细，基部具小叶。花瓣白色，有时顶部桃红色，长圆形或倒卵状长圆形；雄蕊8，长短相间，花药红褐色。每果瓣3~5枚褐黑色种子。花果期7—11月。产长江以南各地。全草入药，茎叶含精油。

【药用部位】根、全草。

【采收加工】根：6—7月采收，鲜用或切碎，晒干备用。全草：夏秋采集，阴干。

【产地及分布】国内分布于浙江、安徽、福建、江西、湖北、湖南、广东、广西、台湾等地。湖南省内散布。

【性味归经】 根:味辛、苦,性凉。全草:味辛、苦,性温。

【功用主治】 根:解表、截疟、活血、解毒;主治感冒发热、支气管炎、疟疾、胃肠炎、跌打损伤、痈疽疮肿、烫伤。
全草:解表截疟、活血散瘀、解毒。用于疟疾、感冒发热、支气管炎、跌打损伤;外用治外伤出血、
痈疖疮疡。

【用法用量】 根内服:煎汤,9~15 g;或研末、泡酒。根外用:捣烂敷。全草内服:3~5钱,水煎服或泡酒服。全
草外用:适量,捣烂敷患处。

选方

(1)治疟疾:臭节草、柴胡、青蒿、艾叶各9 g,水煎,于发作前4 h服,或用单味鲜品于发作前2 h,捣烂敷大椎穴。

(2)治急性胃肠炎:臭节草15 g,厚朴、仙鹤草各9 g,水煎服。

(3)治跌打损伤:臭节草60 g,浸酒500 ml,每日2次,每次30 ml,饭前服。

388. 吴茱萸

【药材名称】 吴茱萸。

【学名及分类】 *Tetradium ruticarpum*(A. Juss.)T. G. Hartley,为芸香科吴茱萸属植物。

【俗　　　名】 食茱萸、吴萸。

【习性及生境】 生于低海拔向阳的疏林下或林缘旷地。

【识别特征】 小乔木或灌木状。奇数羽状复叶,小叶稍厚纸质,卵形至披针形,先端短尾尖,基部楔形或稍圆,
全缘或浅波状。聚伞圆锥花序顶生,雌花簇生。萼片及花瓣均5,雄花花瓣略短,退化雌蕊4~5
深裂,雌花具细小退化雄蕊。果序密集成团,暗紫红色。花期4—6月,果期8—11月。

【药用部位】 全株。

【采收加工】 在果实呈茶绿色而心皮未分离时采收,在露水未干前采摘整个果穗,切勿摘断果枝,晒干,用手
揉搓,使果柄脱落,扬净。

【产地及分布】 国内分布于浙江、安徽、福建、湖北、湖南、广东、广西、四川、贵州、云南、陕西、甘肃、台湾。湖南
省内广布。

【性味归经】 味辛、苦,性热,小毒,归肝脾、胃经。

【功用主治】 散寒、温中、解郁、燥湿;主治脘腹冷痛、厥阴头痛、疝痛、痛经、脚气肿痛、呕吐吞酸、寒湿泄泻。

【用法用量】 内服:煎汤,1.5~5.0 g;或入丸、散。外用:研末调敷;或煎水洗。止呕,黄连水炒;治疝,盐水炒。

选方

(1)治心中寒、心背彻痛:吴茱萸一升,桂心、当归各二两。上三味,捣为末,炼蜜为丸,如梧桐子大。每服三
十丸,温酒下,渐加至四十丸。

(2)治呕吐涎沫、头痛及少阴病吐利、手足逆冷、烦躁欲死者:吴茱萸(洗)一升,人参三两,生姜(切)六两,大
枣(擘)十二枚。以水七升,煮取二升,去滓。温服七合,日三服。

(3)治蛔心痛:吴茱萸(水浸一宿,焙干炒)半两,鹤虱(微炒)一两半。上二味,捣罗为细散。每服二钱匕,空
心温酒调下。

(4)治远年近日小肠疝气、偏坠搐疼、脐下撮痛、以致闷乱,及外肾肿硬、日渐滋长、阴间湿痒,抓成疮:吴茱萸
(去枝梗)一斤(四两用酒浸,四两用醋浸,四两用汤浸,四两用童子小便浸,各浸一宿,同焙干),泽泻(去灰土)二
两。上为细末,酒煮面糊,丸如梧桐子大。每服五十丸,空心食前盐汤或酒吞下。

(5)治霍乱心腹痛、呕吐不止:吴茱萸(汤浸,焙,炒)、干姜(炮)各一两,甘草(炙)一两半。上三味,粗捣筛。
每服二钱匕,水一盏,煎至七分,去滓温服,不拘时。

389. 枳

【药材名称】 枳。

【学名及分类】 *Citrus trifoliata* L.，为芸香科柑橘属植物。

【俗　　名】 枸橘。

【习性及生境】 我国长江流域及其以南地区均有栽培。

【识别特征】 小乔木，树冠伞形或圆头形。枝绿色，嫩枝扁，有纵棱，刺尖干枯状，红褐色，基部扁平。叶柄有狭长的翼叶；花瓣白色，匙形。果近圆球形或梨形，大小差异较大，果顶微凹，有环圈，果皮暗黄色，粗糙，也有无环圈，果皮平滑的，油胞小而密，果心充实，瓢囊6~8瓣，汁胞有短柄，果肉含黏液，微有香橼气味，甚酸且苦，带涩味；种子阔卵形，乳白或乳黄色，有黏液，平滑或间有不明显的细脉纹。

【药用部位】 果实。

【采收加工】 7月下旬至8月上旬，果实近成熟时采摘，大者横切成两半，晒干或微火烘干。

【产地及分布】 国内主要分布于四川、江西、湖南、浙江、江苏等地。湖南省内主要分布于南岳、衡山、祁东、祁阳、东安、沅陵、溆浦。

【性味归经】 味苦、酸，性微寒，归肺、脾、胃、大肠经。

【功用主治】 理气宽胸、行滞消积；主治胸膈痞满、胁肋胀痛、食积不化、脘腹胀满、下痢后重、脱肛、子宫脱垂。

【用法用量】 内服：煎汤，3~9 g；或入丸、散。外用：煎水洗或炒热熨。

选方

（1）治气滞、食饮痰火停结：用枳壳一两，厚朴八钱，俱用小麦麸皮拌炒，去麸。每用枳壳二钱，厚朴一钱六分。水煎服。

（2）治久嗽上焦热、胸膈不利：枳壳（炒）、桔梗各三两，黄芩二两。上咬咀，每日早用二两作一服，水三盏煎二盏，匀作三服，午时一服，申时一服，临卧时一服。

（3）治虚羸大便秘：枳壳（制）、阿胶（炒）各等份。上为细末，炼蜜和剂，杵两三千下，丸如桐子大，别研滑石末为衣。温汤下二十丸，半日来未通，再服三十丸，止于五十丸。

苦木科

---

390. 臭椿

【药材名称】 樗白皮。

【学名及分类】 *Ailanthus altissima*（Mill.）Swingle，为苦木科臭椿属植物。

【俗　　名】 山椿、虎目、虎眼树、鬼目、大眼桐、樗树、白椿。

【习性及生境】 生于海拔100 m以下的山地宅旁、石灰岩山地。

【识别特征】 落叶乔木，树皮平滑而有直纹；嫩枝有髓，幼时被黄色或黄褐色柔毛，后脱落。叶为奇数羽状复叶；小叶对生或近对生，纸质，先端长渐尖，基部偏斜，截形或稍圆，两侧各具1或2个粗锯齿，齿背有腺体1个，叶面深绿色，背面灰绿色，柔碎后具臭味。花淡绿色，花药长圆形；心皮5，花柱粘合，柱头5裂。翅果长椭圆形；种子位于翅的中间，扁圆形。

【药用部位】 根皮或树干、叶。

【采收加工】 根皮:春、夏季剥取根皮或干皮,刮去或不刮去粗皮,切块片或丝,晒干。叶:春夏季采收叶,鲜用或晒干。

【产地及分布】 全国(除黑龙江、海南)广布。湖南省内主要分布于南岳、衡山、新宁、慈利、东安、沅陵。

【性味归经】 味苦、涩,性寒,归大肠、胃、肝经。

【功用主治】 清热燥湿、涩肠、止血、止带、杀虫;主治泄泻、痢疾、便血、崩漏、痔疮出血。

【用法用量】 内服:煎汤,6~12 g;或入丸、散。外用:适量,煎水洗;或熬膏涂。

选方

(1)治濡泻里急后重、数至圊:樗树根皮(锉)一两,枳壳(去瓤,麸炒)半两,甘草(炙,锉)一分。上三味,捣罗为散。每服二钱匕,粥饮调下,食前一服止。

(2)治疳痢晓夜无度:取樗树根浓汁一鸡子壳许。上一味,以和粟米泔一鸡子壳许,灌下部。再度即差,其验如神。小儿减半用之。

(3)治久赤白痢不止:樗树皮一两(炙黄,锉),甘草一分(炙微赤,锉),川椒五粒(去目,及闭口者,微炒去汗)。上件药,以水二大盏,浸一宿,煎至中盏内七分,去滓,食前分温服。

(4)治休息痢:樗白皮二两,诃子五钱(去核),母丁香三十粒,为末糊丸,梧子大。每服三钱,陈米汤入醋少许送下,日三次。

(5)治下痢诸药不效:樗白皮一握,粳米五十粒,葱白一握,甘草一二寸,豉二合。水一升,取半升顿服。小儿量大小加减。

(6)治下血经年:樗白皮三钱,水一盏,煎七分,入酒半盏服。

391. 刺臭椿

【药 材 名 称】 刺臭椿。

【学名及分类】 *Ailanthus vilmoriniana* Dode,为苦木科臭椿属植物。

【俗　　　名】 刺樗。

【习性及生境】 生于海拔200~1 300 m的山地疏林中。

【识 别 特 征】 乔木;幼嫩枝条被软刺。叶为奇数羽状复叶,有小叶8~17对;小叶对生或近对生,披针状长椭圆形,先端渐尖,基部阔楔形或稍带圆形,每侧基部有2~4粗锯齿,锯齿背面有一腺体,叶面除叶脉有较密柔毛外其余无毛或有微柔毛,背面苍绿色,有短柔毛;叶柄通常紫红色,有时有刺。圆锥花序长约30 cm。翅果长约5 cm。

【药用部位】 根皮、树干、叶。

【采收加工】 根皮:春、夏季剥取根皮或干皮,刮去或不刮去粗皮,切块片或丝,晒干。叶:春夏季采收叶,鲜用或晒干。

【产地及分布】 国内分布于西南及湖北、江西、广西。湖南省内主要分布于沅陵等地。

【性味归经】 味苦、涩,性寒,归大肠、胃、肝经。

【功用主治】 清热燥湿、涩肠、止血、止带、杀虫;主治泄泻、痢疾、便血、崩漏、痔疮出血。

【用法用量】 内服:煎汤,6~12 g;或入丸、散。外用:适量,煎水洗;或熬膏涂

392. 苦木

【药材名称】苦木。

【学名及分类】 *Picrasma quassioides*（D. Don）Benn.，为苦木科苦木属植物。

【俗　　名】山熊胆、苦楝树。

【习性及生境】生于海拔2 400 m以下的湿润而肥沃的山地、林缘、溪边、路旁等处。

【识别特征】落叶小乔木。树皮灰黑色，幼枝灰绿色，无毛，具明显的黄色皮孔。奇数羽状复叶互生，营集生于枝端；小叶卵状披针形至阔卵形，先端渐尖，基部阔楔形，两侧不对称，边缘具不整齐锯齿。二歧聚伞花序腋生；花杂性，黄绿色；萼片卵形，被毛；花瓣倒卵形；雄蕊着生于4~5裂的花盘基部；雌花较雄花小，子房卵形，花柱彼此相拥扭转，基部连合。核果倒卵形，肉质，蓝至红色，基部具宿存花萼。

【药用部位】叶、茎、根。

【采收加工】全年均可采，除去茎皮，切片，晒干。

【产地及分布】国内分布于黄河以南各地。湖南省内散布。

【性味归经】苦，寒，小毒。

【功用主治】清热解毒、燥湿杀虫；主治上呼吸道感染、肺炎、急性胃肠炎、痢疾、胆道感染、疮疖、疥癣、毒蛇咬伤、湿疹、水火烫伤。

【用法用量】内服：煎汤，6~15 g，大剂量30 g；或入丸、散。外用：煎水洗；研末撒或调敷；或浸酒搽。

（1）治菌痢：苦木茎枝9~15 g。研粉，分3~4次吞服。

（2）治局部化脓性感染和预防外伤感染：苦木500 g，粉碎过120目筛，与凡士林500 g制成软膏。化脓处先用苦木水洗净，外敷，每日1~2次。

（3）治阿米巴痢疾：苦木茎枝15 g，石榴皮15 g，竹叶椒根9 g。水煎，分2次服。

（4）治疮疖、体癣、湿疹：苦树茎适量，水煎外洗。

楝科

393. 单叶地黄连

【药材名称】矮脚南。

【学名及分类】 *Munronia unifoliolata* Oliv.，为楝科地黄连属植物。

【俗　　名】小白花草、石柑子、矮陀陀、地柑子、湖南地黄连、崖州地黄连、贵州地黄连。

【习性及生境】生于海拔200~800 m的石灰岩山地林缘、荒坡。

【识别特征】矮小亚灌木；茎及不分枝，全株被微柔毛。单叶，互生，坚纸质，长椭圆形，先端钝圆或短渐尖，基部宽楔形或圆形，全缘或有钝齿状裂片，两面均被微柔毛，侧脉纤细，斜举；叶柄被微柔毛。聚伞花序腋生；花冠白色，花冠管纤细，与裂片等长或更长，被稀疏的微柔毛，裂片倒披针状椭圆形；雄蕊管略突出，线形至披针形，花药微凸头，与裂齿等长，互生；花盘筒状；子房卵形，被毛，每室有叠生的胚珠2颗。蒴果球形，被柔毛；种子背部半球形，腹面凹入。

【药用部位】全株。

【采收加工】 全年均可采,洗净,鲜用或晒干。

【产地及分布】 国内分布于湖北、四川、贵州、云南。湖南省内分布于沅陵、洪江等地。

【性味归经】 味微苦、涩,性凉。

【功用主治】 清热解毒、活血止痛;主治黄疸型肝炎、疮痈跌打损伤、胃痛。

【用法用量】 内服:煎汤,9~15 g。外用:适量,鲜品捣敷。

选方

治黄疸型肝炎:矮脚南全株60~90 g。煎水兑白糖服。每日1剂。忌油。

394. 楝

【药材名称】 楝。

【学名及分类】 *Melia azedarach* L.,为楝科楝属植物。

【俗　　名】 苦楝、楝树、翠树、紫花树、森树、火枪树、金斗木、相心树、花纹木。

【习性及生境】 生于低海拔旷野、宅旁。

【识别特征】 落叶乔木;树皮灰褐色,纵裂。分枝广展,小枝有叶痕。叶为二至三回奇数羽状复叶;小叶对生,顶生一片通常略大,先端短渐尖,基部楔形或宽楔形,多少偏斜,边缘有钝锯齿,幼时被星状毛,后两面均无毛,侧脉广展,向上斜举。圆锥花序约与叶等长,无毛或幼时被鳞片状短柔毛;花芳香;花瓣淡紫色,倒卵状匙形,两面均被微柔毛,通常外面较密;雄蕊管紫色,无毛或近无毛,有纵细脉,管口有钻形;子房近球形,无毛,花柱细长,柱头头状,顶端具5齿,不伸出雄蕊管。核果球形至椭圆形,内果皮木质,每室有种子1颗;种子椭圆形。

【药用部位】 树皮及根皮。

【采收加工】 根皮:全年或春、秋季采收,剥取干皮或根皮,除去泥沙,晒干。

【产地及分布】 国内分布于黄河以南各地。湖南省内散布。

【性味归经】 味苦,性寒有毒,归脾、胃、肝经。

【功用主治】 杀虫疗癣;主治蛔虫病、钩虫病、蛲虫病、阴道滴虫病疥疮、头癣。

【用法用量】 内服:煎汤,6~15 g,鲜品15~30 g;或入丸、散。外用:适量,煎水洗;或研末调敷。

选方

(1)治蛔虫病:①治小儿蛔虫,楝木,削去苍皮,以水煎取汁饮之,量大小多少,此为有小毒;②治蛔虫日夜咬人,腹内痛不可忍,苦楝树白皮二斤,去粗者,锉。上以水一斗,煎至三升,去滓,于银器内以慢火熬成膏。每日于五更初,以温酒调下半匙,以虫下为度。

(2)治小儿虫痛不可忍者:苦楝根白皮二两,白芜荑半两。为末。每服一钱,水一小盏,煎取半盏,放冷,待发时服。量大小加减,无时。

(3)治钩虫病:苦楝皮(去粗皮)5 000 g,加水25 000 g,熬成5 000 g;另用石榴皮24 g,加水2 500 g熬成1 000 g,再把两种药水混合搅匀,成人每次服30 g。

(4)治蛲虫病:①楝根皮二钱,苦参二钱,蛇床子一钱,皂角五分。共为末,以蜜炼成丸,如枣大,纳入肛中或阴道内。②苦楝根皮、猪牙皂角、蛇床子等量。研细末。用棉球蘸麻油,再将药末撒棉球上,纳入肛门。或用苦楝皮15 g,百部30 g,乌梅6 g。煎水40~50 ml。晚间作保留满肠,连用2~4 d。

(5)治五种虫:以楝皮去其苍者,焙干为末,米饮下三钱匕。

(6)治蟨蝮疮:楝树枝皮烧灰,和猪膏敷之。

(7)治痢疾:苦楝树皮12 g,骨碎补9 g,荆芥6 g,青木香6 g,檵木花9 g。水煎服。

(8)治浸淫疮:苦楝根,晒干,烧存性,为末。猪脂调敷。湿则干掺。先用苦参、大腹皮煎汤洗。

(9)治瘾疹:楝皮浓煎浴。

(10)治瘘疮:楝树白皮、鼠肉、当归各二两。熬成膏,敷之孔上,令生肉。

(11)治虫牙痛:苦楝树皮水煎漱口。

(12)治疥疮风虫:楝根皮、皂角(去皮、子)各等份。为末。猪脂调涂。

(13)治顽固性湿癣:楝根皮,洗净晒干烧灰,调茶油涂抹患处,隔日洗去再涂,如此三四次。

395. 香椿

【药材名称】 香椿。

【学名及分类】 *Toona sinensis*(Juss.)Roem.,为楝科香椿属植物。

【俗　　　名】 椿、红椿、猪椿。

【习性及生境】 常栽培于海拔1 200 m以下的丘陵路旁或村边林。

【识别特征】 乔木;树皮粗糙,深褐色,片状脱落。叶具长柄,偶数羽状复叶;小叶对生或互生,纸质、卵状披针形或卵状长椭圆形,先端尾尖,基部一侧圆形,另一侧楔形,不对称,边全缘或有疏离的小锯齿,两面均无毛,无斑点,背面常呈粉绿色,侧脉平展,与中脉几成直角开出,背面略凸起。花瓣白色,长圆形,先端钝,无毛;花盘无毛,近念珠状;子房圆锥形,有5条细沟纹,无毛,花柱比子房长,柱头盘状。蒴果狭椭圆形,深褐色,有小而苍白色的皮孔,果瓣薄;种子基部通常钝,上端有膜质的长翅,下端无翅。

【药用部位】 树皮或根皮。

【采收加工】 全年可采。

【产地及分布】 国内广泛分布。湖南省内散布。

【性味归经】 味苦、涩,性微寒,归大肠、胃经。

【功用主治】 清热燥湿、涩肠、止血、止带、杀虫;主治泄泻、痢疾、肠风便血、崩漏带下、蛔虫病、丝虫病、疮癣。

【用法用量】 内服:煎汤,6~15 g,或入散、丸。外用:煎水洗;或熬膏涂;或研末调敷。

(1)治妇人白带、男子白浊:椿根白皮、滑石等份。为末,粥丸梧子大。每空腹白汤下百丸。

(2)治尿路感染、膀胱炎:椿根皮、车前草各30 g,川柏9 g,水煎服。

远志科

396. 瓜子金

【药材名称】 瓜子金。

【学名及分类】 *Polygala japonica* Houtt.,为远志科远志属植物。

【俗　　　名】 苦远志、地藤草、远志草。

【习性及生境】 生于海拔1 500 m以下的山坡草丛、路边、田间。

【识别特征】 多年生草本。叶厚纸质或近革质,卵形或卵状披针形,先端钝,基部宽楔形或圆。总状花序与叶对生,或腋外生,最上花序低于茎顶。萼片宿存,外3枚披针形,被毛,内2枚花瓣状,卵形或长圆形;花瓣白或紫色,龙骨瓣舟状,具流苏状附属物,侧瓣长圆形,基部合生,内侧被柔毛;花丝全部合生成鞘,1/2与花瓣贴生。蒴果球形,具宽翅。种子密被白色柔毛。

【药用部位】 根及全草。

【采收加工】 8—10月份采集全草,晒干。

【产地及分布】 国内分布于东北、华北、华南、西北、华东、华中、西南等地。湖南省内散布。

【性味归经】 微苦、微辛,性平,归肺、肝、心经。

【功用主治】 祛痰止咳、散瘀止血、宁心安神、解毒消肿;主治咳嗽痰多、跌打损伤、风湿痹痛、吐血、便血、心悸、失眠、咽喉肿痛、痈肿疮疡、毒蛇咬伤。

【用法用量】 内服:煎汤,6~15 g,鲜品30~60 g;或研末;或捣汁;或浸酒。外用:捣敷;或研末调敷。

(1)治淋巴结炎:瓜子金、百蕊草各15 g,抱石莲12 g。煎水服。

(2)治疟疾:瓜子金(鲜)18~30 g。酒煎,于疟发前2 h服用。

397. 西伯利亚远志

【药材名称】 西伯利亚远志。

【学名及分类】 *Polygala sibirica* L.,为远志科远志属植物。

【俗　　名】 宽叶远志、卵叶远志。

【习性及生境】 生于海拔500 m以下的山坡草地、灌木丛中。

【识别特征】 多年生草本。茎被柔毛。下部叶卵形,上部叶披针形或椭圆状披针形,先端纯,基部楔形,两面被柔毛,上面中脉凹下;具短柄。总状花序腋外生或近顶生,被柔毛,少花。萼片宿存,被柔毛,外萼片披针形,内萼片近镰刀形,花瓣状;花瓣蓝紫色,2/5以下合生,侧瓣倒卵形,龙骨瓣具流苏状附属物;花丝2/3以下合生成鞘,鞘具缘毛。蒴果近倒心形,具窄翅及缘毛。种子密被白色柔毛,种阜白色。花期4—7月,果期5—8月。

【药用部位】 根。

【采收加工】 栽种后第3、4年秋季返苗后或春季出苗前挖取根部,除去泥土和杂质,用木棒敲打,使其松软,抽出木心,晒干即可。去除木心的远志称"远志肉""远志筒"。如采收后不去木心,直接晒干者,称"远志棍"。

【产地及分布】 全国均有分布。湖南省内主要分布于衡山、祁东、邵东、新宁。

【性味归经】 味辛、苦,性微温,归心、肺、肾经。

【功用主治】 宁心安神、祛痰开窍、解毒消肿;主治心神不安、惊悸失眠、健忘、惊痫、咳嗽痰多、痈疽发背、乳房肿痛。

【用法用量】 内服:煎汤,3~10 g;浸酒或入丸、散。外用:适量,研末酒调敷。

(1)治耳目昏重精神恍惚:用远志二两、枣仁二两、当归一两、苍耳仁五钱、枸杞子、甘菊花各四两。为丸每早晚各服三钱,白汤下。

(2)治健忘:远志、石菖蒲等份,煎汤常服。

(3)治不寐:远志肉、酸枣仁、石莲肉(炒)等。水煎服。

(4)治小儿惊疾:远志(去心)煎汤,随时饮之。

(5)治久心痛:远志(去心)、菖蒲(细切)各一两。上二味粗捣筛,每服三钱匕,水一盏,煎至七分,去滓,不拘时温服。

(6)治妇人无病而不生育:远志一两,当归身二两。炒燥和匀,每用药一两浸酒二壶。每日随量早晚饮之。

(7)治气郁成臌胀诸药不效者:远志肉(麸拌炒)四两。每日取五钱加生姜三片煎服。

马桑科

398. 马桑

【药材名称】 马桑。

【学名及分类】 *Coriaria nepalensis* Wall.,为马桑科马桑属植物。

【俗　　　名】 蛤蟆树、上天梯。

【习性及生境】 生于海拔400~3 200 m的山地灌丛中。

【识别特征】 灌木,水平开展。叶对生,纸质至薄革质,椭圆形,全缘。总状花序生于二年生的枝条上,花瓣肉质,龙骨状。雄花序先叶开放,多花密集;萼片卵形,边缘半透明,上部具流苏状细齿;雄蕊10,花丝花期伸长;存在不育雌蕊。雌花序与叶同出;心皮耳形,柱头上部外弯,紫红色。果球形,果期花瓣肉质增大包于果外,成熟时由红色变紫黑色。

【药用部位】 叶、根。果可提酒精,种子含油,茎叶含栲胶,全株有毒,可作土农药。

【采收加工】 4—5月采收,鲜用或晒干。

【产地及分布】 国内分布于西南及陕西、甘肃、湖北、湖南、广西、西藏。湖南省内主要分布于城步、石门、张家界、慈利、桑植、洪江、湘西、吉首、泸溪、保靖、古丈、永顺、龙山。

【性味归经】 辛、苦,寒,有毒。

【功用主治】 清热、解毒、杀虫、敛疮;主治痈疽肿毒、疥癣、黄水疮、烫火伤、痔疮、跌打损伤。

【用法用量】 外用:捣敷;或煎水洗;或研末调敷。

(1)治毒疮:马桑叶研末,调麻油外搽。

(2)治目赤痛:马桑叶、大血藤叶,捣烂敷。

(3)治疥疮:马桑叶、地星秀等份,打成细末。调过灯油搽患处。

(4)治头癣:马桑嫩叶30 g,捣茸,加硫黄粉9 g,花椒粉3 g,用菜油适量调匀,搽患处。

漆树科

399. 黄连木

【药材名称】 黄连木。

【学名及分类】 *Pistacia chinensis* Bunge,为漆树科黄连木属植物。

【俗　　　名】凉茶树、胜铁力木、楷木、楷树、倒鳞木、木黄连、木蓼树、田苗树、黄连树。

【习性及生境】生于海拔1 500 m海拔以下的低山,丘陵。

【识别特征】落叶乔木。小叶近对生,纸质,披针形或窄披针形,先端渐尖或长渐尖,基部窄楔形或近圆,侧脉两面突起。先花后叶,雄圆锥花序花密集,雌花序疏散,均被微柔毛。花具梗;苞片披针形;雄花花萼2~4裂,披针形或线状披针形。雌花花萼7~9裂,外层2~4片,披针形或线状披针形,内层5片卵形或长圆形,无退化雄蕊。核果红色均为空粒,不能成苗,绿色果实含成熟种子,可育苗。花期3—4月,果期9—11月。

【药用部位】叶芽、叶或根、树皮。

【采收加工】叶芽:春季采集,鲜用。叶:夏、秋季采,鲜用或晒干。根、树皮:全年可采,洗净,切片,晒干。

【产地及分布】国内分布于华北、华中、华东、华南、陕西、甘肃、四川、贵州等地。湖南省内主要分布于洞口、新宁、武冈、平江、石门、张家界、桑植、宜章、东安、蓝山、江华、湘西、吉首、泸溪、保靖、古丈、永顺。

【性味归经】味苦、涩,性寒。

【功用主治】生津解毒、利湿;主治暑热口渴、咽喉肿痛、口舌糜烂、吐泻、痢疾、淋症,无名肿毒疮疹。

【用法用量】内服:煎汤,15~30 g;腌食,叶芽适量。外用:适量,捣汁涂或煎水洗。

选方

(1)治痢疾腹泻:黄连木叶15 g,水煎服。

(2)治淋证:黄连木叶,研末,用淘米水兑白糖冲服。

(3)治无名肿毒:黄连木(根或叶)、虎杖、博落回、黄连、黄柏、栀子各等份,研末。先涂九里光膏(即九里光浓煎成膏),后撒药末。

(4)治风湿疮或漆疮初起:黄连木叶或树皮150 g,板栗根皮120~150 g。捣细,用初沸米汤冲泡,加盖闷1~2 h后擦洗患处。

(5)治痔疮:黄连木(根或叶)15 g,牛奶根15 g,地榆9 g,槐根15 g,银花9 g。水煎服。

(6)治外伤出血:黄连木叶、蛤蟆草、土三七各适量。共研末成散剂,外敷局部。

(7)治支气管炎:黄连木叶24 g,地龙9 g。共研细末。分3次冲服,每服9 g。

400. 南酸枣

【药材名称】南酸枣。

【学名及分类】*Choerospondias axillaris*(Roxb.)B. L. Burtt & A. W. Hill,为漆树科南酸枣属植物。

【俗　　　名】五眼果、山枣子、广枣。

【习性及生境】生于海拔300~2 000 m的山坡、丘陵或沟谷林中,速生,适应性强。

【识别特征】高大落叶乔木。奇数羽状复叶互生,小叶对生,窄长卵形,先端长渐尖,基部宽楔形。花单性或杂性异株,雄花和假两性花组成圆锥花序,雌花单生上部叶腋。萼片及花瓣5;雄蕊10,与花瓣等长,花柱离生。核果黄色,椭圆状球形。花期4月,果期8—10月。

【药用部位】果实、种子。

【采收加工】9—10月果实成熟时采收,鲜用或取果核晒干。

【产地及分布】国内产西南、两广至华东。湖南省内散布。

【性味归经】味甘,酸,性平。

【功用主治】行气活血、养心安神、消积、解毒;主治气滞血瘀、胸痛、神经衰弱、失眠、支气管炎、食滞腹满。

【用法用量】　内服:煎汤,30~60 g;鲜果,2~3枚,嚼食,果核,煎汤,15~24 g。外用:果核煅炭研末,调敷。

选方

(1)治慢性支气管炎:南酸枣250 g。炖肉吃。

(2)治疝气:南酸枣种仁适量,磨水内服。

(3)治食滞腹痛:南酸枣鲜果2~3枚,嚼食。

(4)治烫伤:南酸枣树果核适量,烧灰存性,研末,茶油调涂患处。

401. 野漆

【药材名称】　野漆。

【学名及分类】　*Toxicodendron succedaneum*(L.)Kuntze,为漆树科漆树属植物。

【俗　　　名】　洋漆树、木蜡树。

【习性及生境】　生于海拔200~1 800 m的山地荒坡疏林、灌木丛中或溪边。

【识别特征】　乔木。株:各部无毛。枝:顶芽紫褐色,小枝粗。叶:复叶具9~15小叶,无毛,叶轴及叶柄圆;小叶长圆状椭圆形或宽披针形,先端渐尖,基部圆或宽楔形,下面常被白粉,侧脉15~22对;小叶柄长2~5 mm。花:花黄绿色;花萼裂片宽卵形;花瓣长圆形;雄蕊伸出,与花瓣等长。果:核果斜卵形,稍侧扁,不裂。

【药用部位】　叶、根。

【采收加工】　嫩叶:春季采收,鲜用或晒干备用。根:全年可采,挖根,洗净,用根或剥取根皮,鲜用,或切片晒干。

【产地及分布】　国内分布于华北、华中、华东、华南、西南及甘肃、陕西等地。湖南省内散布。

【性味归经】　味苦、涩,性平,有毒。

【功用主治】　散瘀止血、解毒;主治咯血、吐血、外伤出血、毒蛇咬伤。

【用法用量】　内服:煎汤,6~9 g。外用:适量,捣烂敷。

选方

(1)治肺结核出血、溃疡病出血:野漆树鲜叶6~9 g,水煎服。

(2)治外伤出血:野漆树嫩叶适量,马尾松嫩叶或田基黄适量,捣烂外敷。

(3)治肺结核咯血,溃疡病出血:野漆树根皮6~9 g,水煎服。

(4)治小便出血:野漆树根15 g,煨水冲苦竹水15 g服。

(5)治崩、带:野漆树根30 g。煨甜酒水服。

(6)治刀伤出血:野漆树鲜根皮或根皮适量,加白糖捣烂,包敷伤口。

(7)治头部痈毒溃烂:野漆树根皮去栓皮,炙炭研末,猪油调敷;未溃者用根皮加盐捣烂外敷,每日换2次。

402. 漆

【药材名称】　漆树。

【学名及分类】　*Toxicodendron vernicifluum*(Stokes)F. A. Barkl.,为漆树科漆树属植物。

【俗　　　名】　瞎妮子、楂苷、山漆、小木漆、大木漆、干漆、漆树。

【习性及生境】　生于海拔650~1 800 m的向阳山坡林中,亦有栽培。

【识别特征】 落叶乔木。奇数羽状复叶互生,常螺旋状排列,小叶薄纸质,卵形至长圆形,先端急尖,基部偏斜,全缘。圆锥花序与叶近等长,疏花,花黄绿色,单性,花萼裂片卵形,花瓣长圆形,开花时外卷。核果肾形或椭圆形,外果皮黄色,中果皮蜡质;果核棕色,坚硬;花期5—6月,果期7—10月。

【药用部位】 树脂经过加工后的干燥品。

【采收加工】 割伤漆树树皮,收集自行流出的树脂为生漆,干涸后凝成的团块即为干漆。但商品多收集漆缸壁或底部黏着的干渣,经煅制后入药。

【产地及分布】 全国(除黑龙江、吉林、内蒙古、新疆)分布。湖南全省各地散见,多有栽培。

【性味归经】 味辛,性温,小毒,归肝、脾经。

【功用主治】 破瘀、消积、杀虫;主治妇女瘀血阻滞、经闭、症瘕、虫积。

【用法用量】 内服:入丸、散,2~4.5 g。外用:烧烟熏。内服宜炒或煅后用。

(1)治妇人脐下结物,大如杯升,月经不通,发作往来下痢,羸瘦,此为气瘕,按之若牢强,肉症者不可治,未者可治:末干漆一斤,生地黄三十斤(捣绞取汁)。火煎干漆,令可丸,食后服,如梧子大三丸,日三服,即瘥。

(2)治产后恶露不下尽、腹内痛:干漆一两(捣碎炒令烟尽),没药一两。上件药捣细罗为散,每服食前以热酒调下一钱。

(3)治产后血晕:附子一枚(酒泡七次去皮、尖),丹皮一两,干漆一两(炒烟尽),大黄一两(酒煮)。上四味共为末,米醋一升熬成膏,和药丸。每丸重五分,每服三丸,急用五丸,温酒吞下。

(4)治九种心痛,及腹胁积聚滞气:干漆(炒烟出)二两。上一味,捣罗为末,醋面糊丸,如梧桐子大。每服五丸至七丸,热酒下,醋汤亦得,不拘时候。

(5)治小儿蛔虫咬心痛:干漆一两,捣碎,炒令烟出。捣细罗为散,每服以新汲水一合,生油一橡斗子,空心调下一字,不过三服,当取下虫,即瘥。

(6)治小儿无辜疳:陈粳米一合(炒过,去火毒用),黄连一两(去须,锉,炒,防冷出火毒),陈橘皮(去白)半两,干漆一分(炒去烟,出火毒,存性)。上为末,猪胆汁煮面糊为丸,如小豆大。每服七丸,用米饮下,不拘时。

(7)治喉痹欲绝不可针药者:干漆烧烟,以筒吸之。

403. 木蜡树

【药材名称】 木蜡树。

【学名及分类】 *Toxicodendron sylvestre*(Sieb. et Zucc.)Kuntze,为漆树科漆树属植物。

【俗　　名】 野漆树。

【习性及生境】 生于海拔200~1 500 m的山地荒坡、灌木丛中。

【识别特征】 小乔木。芽及小枝被黄褐色绒毛。复叶具7~13小叶,叶轴及叶柄密被黄褐色绒毛;小叶对生,卵形或卵状椭圆形,先端渐尖或稍骤尖,基部圆或宽楔形,全缘,上面被微柔毛,下面被柔毛,中脉毛较密;小叶具短柄或近无柄。圆锥花序叶长之半,被锈黄色绒毛,花黄色,花梗长1.5 mm,被卷曲微柔毛;花萼无毛,裂片卵形;花瓣长圆形,具暗褐色脉纹;雄蕊伸出,花丝线形。核果极偏斜,侧扁,无毛,有光泽,熟后不裂。

【药用部位】 叶。

【采收加工】 叶:6—8月采收叶,鲜用或晒干。根:9—10月采挖根,切片,晒干。

【产地及分布】 国内分布于华中、华东、华南、西南及甘肃、陕西等地。湖南省内散布。
【性味归经】 味辛,性温,小毒。
【功用主治】 祛瘀、消肿杀虫、解毒;主治跌打损伤、创伤出血、钩虫病、疥癣疮毒、毒蛇咬伤。
【用法用量】 内服:煎汤,9~10 g。外用:捣烂敷;或浸酒涂擦。

治胸部打伤:木蜡树鲜根15~50 g。洗净切片,鸡一只,水酒各半炖服。

404. 盐麸木

【药材名称】 五倍子。
【学名及分类】 *Rhus chinensis* Mill.,为漆树科盐麸木属植物。
【俗　　名】 木盐、肤木。
【习性及生境】 生于海拔1 500 m以下的灌木丛、疏林中。
【识别特征】 小乔木或灌木状。小叶椭圆形或卵状椭圆形,具粗锯齿。圆锥花序被锈色柔毛,雄花序较雌花序长。花白色,苞片披针形,花萼被微柔毛,裂片长卵形,花瓣倒卵状长圆形,外卷;雌花退化雄蕊极短。核果红色,扁球形。花期8—9月,果期10月。
【药用部位】 虫瘿。
【采收加工】 敲开,除去杂质。刮去表面毛绒,捣碎,除去虫尸,洗净,干燥。
【产地及分布】 国内(除东北、新疆)广泛分布。湖南全省广布。
【性味归经】 味酸、涩,性寒,归肺、大肠、肾经。
【功用主治】 敛肺、止汗、涩肠、固精、止血、解毒;主治肺虚久咳、自汗盗汗、久痢久泻、脱肛、遗精、白浊、各种出血、痈肿疮疖。
【用法用量】 内服:煎汤,9~15 g;或研末。外用:煎水洗;捣敷或研末调敷。

(1)治泻痢不止:五倍子50 g。半生半烧,为末,糊丸梧子大。每服三十丸,红痢烧酒下,白痢水酒下,水泄米汤下。

(2)治脱肛不收:五倍子末15 g,入白矾一块,水一碗,煎汤洗之。

(3)治产后肠脱:五倍子末掺之;或以五倍子、白矾煎汤熏洗。

(4)治寐中盗汗:五倍子末、荞麦面等份。水和作饼,煨熟。夜卧待饥时,干吃二三个,勿饮茶水。

无患子科

405. 三角槭

【药材名称】 三角槭。
【学名及分类】 *Acer buergerianum* Miq.,为无患子科槭属植物。
【俗　　名】 三角枫、小叶枫、君范槭。

【习性及生境】	生于海拔300~1 000 m的阔叶林中。
【识别特征】	落叶乔木,高5~10 m,稀达20 m。树皮褐色或深褐色,粗糙。小枝细瘦;当年生枝紫色或紫绿色,近于无毛;多年生枝淡灰色或灰褐色,稀被蜡粉。叶纸质,基部近于圆形或楔形,外貌椭圆形或倒卵形;裂片间的凹缺钝尖;上面深绿色,下面黄绿色或淡绿色,被白粉,略被毛,在叶脉上较密;初生脉3条;侧脉通常在两面都不显著;叶柄淡紫绿色,细瘦,无毛。花多数常成顶生被短柔毛的伞房花序;萼片5,黄绿色,卵形,无毛;花瓣5,淡黄色,狭窄披针形或匙状披针形,先端钝圆,雄蕊8,位于雄蕊外侧;子房密被淡黄色长柔毛,花柱无毛。翅果黄褐色;小坚果特别凸起;翅中部最宽,基部狭窄,张开成锐角或近于直立。花期4月,果期8月。
【药用部位】	根、根皮及茎皮。
【采收加工】	全年可采,切断鲜用或晒干。
【产地及分布】	国内产山东、河南、江苏、浙江、安徽、江西、湖北、湖南、贵州和广东等地。湖南省内分布于南岳、祁东、新宁。
【性味归经】	味苦、辛,性温。
【功用主治】	祛风除湿、活血止痛;主治偏正头痛、风寒湿痹、跌打瘀痛、湿疹、疥癣。
【用法用量】	外用适量煎水洗患处。

406. 樟叶槭

【药材名称】	樟叶槭。
【学名及分类】	*Acer coriaceifolium* H. Lévl.,为无患子科槭属植物。
【俗　　　名】	阿伯树。
【习性及生境】	生于海拔200~800 m的石灰岩山地阔叶林中。
【识别特征】	常绿乔木,常高10 m。树皮淡黑褐色或淡黑灰色。小枝细瘦,当年生枝淡紫褐色;多年生枝淡红褐色或褐黑色,皮孔小,卵形或圆形,叶革质,长圆椭圆形或长圆披针形,基部圆形、钝形或阔楔形,先端钝形,具有短尖头,全缘或近于全缘;上面绿色;主脉在上面凹下,在下面凸起,侧脉3~4对;叶柄淡紫色。翅果淡黄褐色,常成被绒毛的伞房果序;小坚果凸起;翅和小坚果张开成锐角或近于直角;果梗细瘦。花期不明,果期7—9月。
【药用部位】	枝叶、根和根皮。
【采收加工】	夏、秋季采挖。洗净,切片或剥皮,鲜用或晒干。
【产地及分布】	国内分布于华南及湖北、江西、浙江、贵州。湖南全省各地散见,产龙山、桑植、永顺、古丈、凤凰、新晃、洞口、泸溪、道县、江华、南岳区。
【性味归经】	味辛、苦,性温,归肝经。
【功用主治】	枝叶:主治咽喉痛、蛾喉。根皮:祛风湿、止痛;主治风湿性关节疼痛。
【用法用量】	内服:煎汤,30~60 g,鲜品加倍。外用:适量,鲜品捣敷。

407. 紫果槭

【药材名称】	紫果槭。
【学名及分类】	*Acer cordatum* Pax,为无患子科槭属植物。
【俗　　　名】	红翅膀、蝴蝶花、飞阳树。

【习性及生境】 生于海拔300~1 500 m的山地疏林中与山谷溪边灌木丛中或者山坡路边林缘偏阴处。

【识别特征】 常绿乔木。高10 m。树皮灰色或漆黑色,不裂。小枝细瘦,无毛,常被白色蜡质层,当年生枝紫色或淡绿灰色。叶片纸质或近于革质,卵状长圆形,稀卵形,上面深褐绿色,光滑,下面淡褐绿色;叶柄无毛。伞房花序顶生,无毛,具5~10余朵花;萼片5,紫红色;花瓣5,淡白色或淡黄白色;雄蕊8,与花瓣近于等长,着生于花盘内侧;子房无毛。翅果幼时红紫色,无毛,小坚果凸起,两翅张开成钝角或近于水平。花期4月中旬,果期10—11月。

【药用部位】 叶芽。

【采收加工】 春季采收,晒干。

【产地及分布】 国内分布于华南及湖北、安徽、浙江、江西、贵州、四川。湖南全省广布,主要分布于湘南、湘西等地。

【性味归经】 味微苦,性凉,归肺、胃经。

【功用主治】 凉血解毒、止咳化痰;主治肺痨、咯血、扁桃体发炎、支气管炎。

【用 法 用 量】 内服:煎汤,6~15 g。

408. 青榨槭

【药 材 名 称】 青榨槭。

【学名及分类】 *Acer davidii* Franch.,为无患子科槭属植物。

【俗　　　名】 光陈子、飞故子、青蛤蟆、大卫槭、鸭公青、凉萌、大叶青树皮、广陈子。

【习性及生境】 生于海拔1 900 m以下的疏林或山脚湿润处稀林中。

【识别特征】 落叶乔木;树皮纵裂。幼枝紫绿色。叶纸质,卵形或长卵形,先端渐尖,基部近心形或圆,具不整齐锯齿。总状花序顶生,下垂。雄花与两性花同株。萼片椭圆形;花瓣倒卵形;子房被红褐色柔毛。翅果黄褐色,两翅成钝角或近水平。花期4月,果期9月。

【药用部位】 根、树皮。

【采收加工】 夏、秋季采收根和树皮。洗净,切片晒干。

【产地及分布】 国内分布于长江以南各省区。湖南全省广布。

【性味归经】 味甘、苦,性平,有小毒,归肝、脾、大肠经。

【功用主治】 祛风除湿、散瘀止痛、消食健脾;主治风湿痹痛、肢体麻木、关节不利、跌打瘀痛、泄泻、痢疾、小儿消化不良。

【用 法 用 量】 内服:煎汤,6~15 g;研末,3~6 g;或浸酒。外用:适量,研末调敷。

(1)治风湿麻木,手足不能活动,卧床不起:青榨槭根6 g研末,用白酒少许和温开水送服,每日两次。

(2)治风湿腰痛:青榨槭根皮或树皮9~15 g。大伸筋、石楠藤、木瓜、牛膝各9 g。水煎或浸酒服。

409. 建始槭

【药 材 名 称】 建始槭。

【学名及分类】 *Acer henryi* Pax,为无患子科槭属植物。

【俗　　　名】 三叶槭。

【习性及生境】 生于海拔500~1 600 m的山地阔叶林中。

【识别特征】 落叶乔木,高约10 m;树皮灰褐色。幼枝被柔毛,后无毛。3小叶复叶,薄纸质,小叶椭圆形,先端渐尖,基部楔形,全缘或顶端具3~5对钝齿,下面叶脉密被毛,老时脱落;叶柄被毛。穗状花序,下垂,被柔毛,常侧生于2~3年生老枝上。花单性,雌雄异株;花梗极短或无;萼片卵形;花瓣短小或不发育;雄蕊4~6,通常5,雌花子房无毛。幼果紫色,熟后黄褐色,两翅呈锐角或近直角。花期4月,果期9月。

【药用部位】 根。

【采收加工】 夏、秋季采挖。洗净、切片、干燥。

【产地及分布】 国内产山西南部、河南、陕西、甘肃、江苏、浙江、安徽、湖北、湖南、四川、贵州。湖南省内产于石门、桑植、慈利、张家界、古丈、沅陵、永顺、溆浦、新宁、城步、绥宁。

【性味归经】 味辛、微苦,性平,归肝经。

【功用主治】 活络止痛;主治关节酸痛、跌打骨折。

【用法用量】 内服:煎汤,10~30 g。

治风湿性关节痛:建始槭根60 g,牛膝、柴青藤根各20 g。水煎,酌加黄酒热服。

410. 鸡爪槭

【药材名称】 鸡爪槭。

【学名及分类】 *Acer palmatum* Thunb. in Murray,为无患子科槭属植物。

【俗　　名】 半枫荷、鸡爪枫、七角槭、小叶五角鸦枫、阿斗先、柳叶枫。

【习性及生境】 生于海拔1 700 m以下的林边或疏林中,园林中常见栽培。

【识别特征】 落叶小乔木;树皮深灰色。小枝紫或淡紫绿色,老枝淡灰紫色。叶近圆形,基部心形或近心形,掌状5~9掌状分裂,通常7裂深裂,密生尖锯齿。后叶开花;花紫色,杂性,雄花与两性花同株;伞房花序。萼片卵状披针形;花瓣椭圆形或倒卵形。幼果紫红色,熟后褐黄色,果核球形,脉纹显著,两翅成钝角。花期5月,果期9月。

【药用部位】 枝叶。

【采收加工】 夏季(6—7月)采收,晒干,切段。

【产地及分布】 国内分布于山东、河南、湖北、江苏、安徽、浙江、江西、贵州。湖南省内分布于湘东、石门、桑植、新化等地。

【性味归经】 味辛、微苦,性平,归心、肝、胃经。

【功用主治】 理气、行气止痛、消胀止痛、解毒散痈;主治心腹胀痛、风湿痹痛、痈肿发背。

【用法用量】 内服:煎汤,5~10 g。外用:适量,煎水洗。

(1)治腹痛:鸡爪槭6~9 g。煨水服,每日3次。

(2)治背花:鸡爪槭适量,煨水洗患处;并用15 g煨水服。

411. 复羽叶栾树

【药材名称】 复羽叶栾树。

【学名及分类】 *Koelreuteria bipinnata* Franch.,为无患子科栾属植物。

【俗　　　名】花楸树、泡花树、灯笼花、马鞍树、摇钱树。
【习性及生境】生于海拔400~1 000 m的山地疏林中，为庭园绿化树种。
【识别特征】落叶乔木，高达20 m。二回羽状复叶，小叶互生，稀对生，斜卵形；先端短尖或短渐尖，基部宽楔形或圆，有内弯小锯齿；小叶柄长约3 mm或近无柄。圆锥花序分枝广展，与花梗均被柔毛。萼5裂达中部，裂片宽卵状三角形或长圆形，有短而硬的缘毛及流苏状腺体，边缘啮蚀状；花瓣4，长圆状披针形，瓣爪被长柔毛，鳞片2深裂。蒴果卵形或近球形，具3棱，淡紫红色，熟时褐色，顶端纯或圆，有小凸尖，果瓣椭圆形或近圆形，具网状脉纹，内面有光泽。花期7—9月，果期8—10月。
【药用部位】花、果实、根、根皮。
【采收加工】花和果实：7—9月采花，晾干；9—10月采果，晒干。根：全年均可采挖，剥皮或切片，洗净晒干。
【产地及分布】国内分布于湖北、广东、广西、四川、贵州、云南。湖南省内产张家界、永顺、洪江、洞口、新宁、城步、绥宁。
【性味归经】味微苦，性平。
【功用主治】祛风清热、止咳、散瘀、杀虫；主治风热咳嗽、风湿热痹、跌打肿痛、蛔虫病。
【用法用量】根内服：煎汤，6~15 g。花和果实内服：煎汤，9~15 g。

 选方

根：
(1)治风湿痹痛：复羽叶栾树根9~15 g。水煎冲黄酒服。
(2)治跌打损伤、瘀血阻滞肿痛：摇钱树根30 g，水煎服；或加大血藤12 g、川芎12 g，浸酒服。
花和果实：
(1)治目痛泪出：复羽叶栾树花1~2枚。水煎服。
(2)治疝气：复羽叶栾树果2~4枚，荔核15 g。煮猪腰子食。
(3)治腰痛：复羽叶栾树花9 g，芭蕉果9 g，猪腰子2枚。煮熟去药，食猪腰子，连服3剂。

412. 无患子

【药材名称】无患子。
【学名及分类】*Sapindus saponaria* L.，为无患子科无患子属植物。
【俗　　　名】木患子、肥珠子、油球子、菩提子、文冠果、洗衣子、鬼见愁、苦提子、退斑膏。
【习性及生境】生于海拔900 m以下的低山疏林、村边林中。生于温暖、土壤疏松而稍湿润的疏林中。
【识别特征】落叶大乔木，高约20 m。嫩枝绿色，无毛。小叶常近对生，叶薄纸质，长椭圆状披针形或稍镰形，先端短尖或短渐尖，基部楔形，稍不对称，两面无毛或下面被微柔毛，侧脉细密，近平行。圆锥花序顶生。花小，辐射对称，花梗短；萼片卵形或长圆状卵形，外面基部被疏柔毛；花瓣5，披针形，有长爪，鳞片2，小耳状；花盘碟状，无毛；雄蕊8，中部以下密被长柔毛。发育分果爿近球形，橙黄色，干后黑色。花期春季，果期夏秋。
【药用部位】种子。
【采收加工】采摘成熟果实。除去果肉，取种子晒干。置通风干燥处。
【产地及分布】国内分布于华中、华东、华南及陕西等地。湖南全省广布，多有栽培。
【性味归经】味苦，性平，归肺、脾经。
【功用主治】清热、祛痰、消积、杀虫；主治喉痹肿痛、肺热咳喘、音哑、食滞、疳积、蛔虫腹痛、滴虫性阴道炎、癣疾、肿毒。

【用法用量】 内服:煎汤,10~30 g;研末或煨食。外用:研末吹喉,擦牙;或煎汤洗,熬膏涂。

选方

(1)治哮喘:无患子煅灰。开水冲服,小儿每次1.8 g,成人每次6 g,连服数日。

(2)治厚皮癣:无患子酌量。用好醋煎沸,趁热擦洗患处。

(3)治扁桃体炎、喉炎:无患子9 g。水煎服。

清风藤科

413. 笔罗子

【药 材 名 称】 笔罗子。

【学名及分类】 *Meliosma rigida* Sieb. et Zucc.,为清风藤科泡花树属植物。

【俗　　　名】 山枇杷、毛鼻良。

【习性及生境】 生于海拔1 000 m以下的阔叶林中。

【识 别 特 征】 常绿小乔木。芽、幼枝、叶背、叶柄及花序均被绣色绒毛。单叶,革质,倒披针形或窄倒卵形,先端尾尖,基部渐窄楔形,全缘或中部以上有数个尖齿,上面中脉及侧脉被柔毛,下面被锈色绒毛,侧脉9~18对。圆锥花序顶生,直立,花密生。萼片5或4,卵形或近圆形,背面基部被毛,有缘毛;外面3片花瓣白色,近圆形,内面2片花瓣长约为花丝之半,2裂达中部,裂片锥尖,基部稍叉开,顶端具缘毛。核果球形;核球形,具细网纹。花期夏季,果期9—10月。

【药 用 部 位】 果实。

【采 收 加 工】 秋季果实成熟时采收,晒干。

【产地及分布】 国内分布于湖北、浙江、江西、福建、台湾、广东、广西、贵州、云南。湖南省内产桑植、张家界、永顺。

【性 味 归 经】 味苦,性平。

【功 用 主 治】 解表、止咳;主治感冒、咳嗽。

【用 法 用 量】 内服:煎汤,6~9 g。

414. 红柴枝

【药 材 名 称】 红柴枝。

【学名及分类】 *Meliosma oldhamii* Miq. ex Maxim.,为清风藤科泡花树属植物。

【俗　　　名】 欧氏泡花树、欧氏蜗头树。

【习性及生境】 生于海拔300~1 300 m的湿润山坡、山谷林间。

【识 别 特 征】 乔木。腋芽密被淡褐色柔毛。羽状复叶,小叶7~15,叶总轴、小叶柄及叶两面均被褐色柔毛,中部的长圆状卵形、窄卵形,顶端1片倒卵形或长圆状倒卵形,先端尖或渐锐尖,基部圆、宽楔形或窄楔形,疏生锐齿,侧脉脉腋有髯毛。圆锥花序直立,3次分枝,被褐色柔毛。花白色;萼片5,椭圆状卵形,外1片较窄小,具缘毛;外面3片花瓣近圆形,内面2片花瓣稍短于花丝,2裂达中部,有时3裂而中间裂片微小,侧裂片窄倒卵形,先端有缘毛;子房被黄色柔毛。核果球形;核具网纹,中肋隆起。花期5—6月,果期8—9月。

【药用部位】 茎。

【采收加工】 花4月采收,果10月采收。

【产地及分布】 国内分布于河南、陕西、安徽、江苏、浙江、江西、湖南、湖北、贵州、云南、福建、广东、广西。湖南省内分布于浏阳、茶陵、衡山、洞口、绥宁、新宁、城步、平江、桑植、宜章、江华、沅陵、新晃、保靖、古丈、永顺。

【性味归经】 味苦、凉,性平,归肝经。

【功用主治】 清热解毒;主治口腔溃疡、舌炎、肝病等。

【用法用量】 内服:6~15 g,煎水。

415. 清风藤

【药 材 名 称】 清风藤。

【学名及分类】 *Sabia japonica* Maxim.,为清风藤科清风藤属植物。

【俗　　　名】 四月黄、一刺两咀、犁转捐、金金藤、散血风、黄藤、小黄藤、乌龙藤、一刺两尖。

【习性及生境】 生于山谷、林缘灌木林中。

【识别特征】 落叶攀缘木质藤本;嫩枝条屈曲,有微毛。老枝紫褐色,常留有木质化成单刺状或双刺状的叶柄基部。单叶互生;叶柄被柔毛叶片近纸质,卵状椭圆形、卵形或阔卵形,叶面中脉有稀毛,叶背带白色,脉上被稀疏柔毛。花单生于叶腋,下面有鳞片数枚;花小,两性;苞片4,倒卵形;萼片5,近圆形或阔卵形,具缘毛;花瓣5,淡黄绿色,倒卵形或长圆状倒卵形,具脉纹;莲蕊5,短于花瓣;花盘杯状,有5裂齿;子房卵形,被细毛。分果爿近圆形或肾形;核有明显的中肋,两侧面具蜂窝状凹穴,熟时深碧色。花期2—3月,果期4—7月。

【药用部位】 茎藤、叶、根。

【采收加工】 春、夏季割取藤茎,切段后,晒干;秋、冬季挖取根部,洗净,切片,鲜用或晒干,叶多在夏、秋季采收,鲜用。

【产地及分布】 国内分布于华中及江苏、安徽、浙江、福建、广东、广西、贵州。湖南全省广布。

【性味归经】 味苦、辛,性温,归肝经。

【功用主治】 祛风利湿、活血解毒;主治风湿痹痛、鹤膝风、水肿脚气、跌打肿痛、骨折、深部脓肿、骨髓炎、化脓性关节炎、脊椎炎、疮疡肿毒、皮肤瘙痒。

【用法用量】 内服:煎汤,9~15 g,大剂量30~60 g;或浸酒。外用:适量,鲜品捣敷;或煎水熏洗。

(1)治风湿痹痛:①清风藤、寻骨风各9 g。水煎服。或清风藤、虎杖、松节各9 g。水煎服。②清风藤根9~15 g,五加皮、金缕半枫荷、楤木、铁箍散各12 g。水煎服。清风藤15 g,威灵仙15 g,寻骨风(绵毛马兜铃)9 g。水煎服。

(2)治偏瘫:清风藤、豨莶草各9 g。水煎服。

(3)治跌打损伤:清风藤根15~30 g。水煎服。或加酒250 g浸1周,每次15 ml,每日3次。

(4)治深部脓肿、骨髓炎早期、化脓性关节炎、脊椎炎:清风藤茎60 g,猕猴桃根60 g。水煎,分多次服。

(5)治皮肤瘙痒:清风藤茎煎水浸泡、熏洗。

416. 尖叶清风藤

【药 材 名 称】 尖叶清风藤。

【学名及分类】 *Sabia swinhoei* Hemsl.,为清风藤科清风藤属植物。

【俗　　　名】四月黄、一刺两咀、犁转捐、金金藤、散血风、黄藤、小黄藤、乌龙藤、一刺两尖。

【习性及生境】生于海拔300~1 200 m的山坡、山谷、林缘。

【识别特征】常绿藤本。嫩枝、花序、嫩叶柄均被灰黄色绒毛或柔毛。小枝被柔毛。叶椭圆形、卵状椭圆形、卵形或宽卵形,先端渐尖或尾尖,下面被短柔毛或脉上有柔毛,侧脉4~6对;叶柄被柔毛。聚伞花序有2~7花,被疏长柔毛。萼片5,卵形,有不明显的红色腺点,有缘毛;花瓣5,淡绿色,卵状披针形或披针形;花盘浅杯状。分果爿深蓝色,近圆形或倒卵形,基部偏斜;核中肋不明显,两侧面有不规则条块状凹穴,腹部凸出。花期3—4月,果期7—9月。

【药用部位】全株或根、藤茎。

【采收加工】春、夏季割取藤茎,切段后,晒干;秋、冬季挖取根部,洗净,切片,鲜用或晒干,叶多在夏、秋季采收,鲜用。

【产地及分布】国内分布于华东、华南及湖北、四川、贵州等地。湖南全省广布。

【性味归经】味辛,性温,归肝、肾、膀胱经。

【功用主治】全株:祛风活血、消肿止痛;主治风湿疼痛、风湿性关节炎、跌打损伤、胸肋引痛、皮肤瘙痒、鹅掌风。根、藤茎:祛风活络、消肿止痛、利水;主治咽喉肿痛、风湿性关节炎、跌打损伤、深部脓肿、皮肤瘙痒。

【用法用量】内服:煎汤,9~15 g,大剂量30~60 g;或浸酒。外用:适量,鲜品捣敷;或煎水熏洗。

同清风藤。

凤仙花科

---

417. 凤仙花

【药材名称】凤仙花。

【学名及分类】*Impatiens balsamina* L.,为凤仙花科凤仙花属植物。

【俗　　　名】指甲花、灯笼花。

【习性及生境】栽培植物。

【识别特征】一年生草本,高60~100 cm。茎粗壮,肉质,直立,不分枝或有分枝,无毛或幼时被疏柔毛。叶互生,最下部叶有时对生;叶片披针形、狭椭圆形或倒披针形,先端尖或渐尖,基部楔形,边缘有锐锯齿;叶柄上面有浅沟,两侧具数对具柄的腺体。花单生或2~3朵簇生于叶腋,无总花梗,白色、粉红色或紫色,单瓣或重瓣;花梗密被柔毛;苞片线形,位于花梗的基部;侧生萼片2,卵形或卵状披针形,唇瓣深舟状,被柔毛,旗瓣圆形,兜状,先端微凹,背面中肋具狭龙骨状突起,顶端具小尖,翼瓣具短柄,2裂,下部裂片小,倒卵状长圆形,上部裂片近圆形;雄蕊5,花丝线形,花药卵球形,顶端钝;子房纺锤形,密被柔毛。蒴果宽纺锤形;两端尖,密被柔毛。种子多数,圆球形,黑褐色。花期7—10月。

【药用部位】种子。

【采收加工】夏季花盛开时采收。鲜用或晒干。

【产地及分布】全国各地栽培或逸生。全省各地栽培。

【性味归经】味甘,性温,有小毒,归肝、胃经。

【功用主治】 行瘀降气、软坚散结；主治经闭、痛经、难产、产后胞衣不下、噎膈、痞块、骨硬、龋齿、疮疡肿毒、活血调经、祛风止痛、跌打损伤、瘀血肿痛、风湿性关节炎。外用解毒；用于痈疖疔疮、蛇咬伤、手癣。

【用法用量】 内服：煎汤，3~6 g。外用：适量，鲜品捣烂敷患处。

(1)治腰胁引痛不可忍者：凤仙花研饼，晒干为末。空心每酒服3钱。

(2)治腰胁扭痛：凤仙花9 g，研末。每次1.5 g，白酒送下，每日服2次。

(3)治经闭腹痛，产后瘀血未尽：凤仙花3~6 g，水煎服。

(4)治跌打损伤肿痛：鲜凤仙花，捣如泥涂肿处，干后再上，血散肿愈。

(5)治痈疖疮毒：凤仙花、木芙蓉叶等量研末。醋调敷患处。

(6)治百日咳，呕血，咯血：凤仙花鲜花7~15朵。水煎服，或和冰糖少许炖服更佳。

(7)治灰指甲：先用小刀将患指指甲刮去一层，再用凤仙花捣烂敷患处，纱布包扎，每日换2~3次。

(8)治蛇咬伤：凤仙花鲜花120~150 g。捣烂，取自然汁服，渣敷伤口周围。

418. 睫毛萼凤仙花

【药材名称】 睫毛萼凤仙花。

【学名及分类】 *Impatiens blepharosepala* Pritz. ex Diels，为凤仙花科凤仙花属植物。

【俗　　　名】 紫映、耳环座、竹节菜、指甲花。

【习性及生境】 生于300~1 700 m的山谷、沟边及草丛中、沟边和林缘。

【识别特征】 一年生草本。高30~60 cm。茎直立，不分枝或基部分枝。叶互生；常密生于茎或分枝上部，矩圆形或矩圆状披针形。总花梗腋生，花1~2朵；花梗中上部有1条形苞片，花紫色；萼片2，卵形，边缘有睫毛；旗瓣近肾形，背面中肋有狭翅，翅端具喙；翼瓣无柄，基部裂片矩圆形，上部裂片大，斧形；唇瓣宽漏斗状，基部突然延长成内弯的长可达3.5 cm的距；花药钝。蒴果条形。

【药用部位】 根或全草。

【采收加工】 夏季花盛开时采收。鲜用或晒干。

【产地及分布】 国内分布于华中及浙江、贵州、福建。湖南省内分布于蓝山、绥宁、会同、炎陵、平江等地。

【性味归经】 味酸、微辛，性凉，归心、胃经。

【功用主治】 根：温经通络、散寒止痛。全草：清热解毒、消肿拔毒；主治疮疖肿毒、甲沟炎。

【用法用量】 外用：适量，鲜品捣烂敷患处。

(1)治甲沟炎：睫毛萼凤仙花鲜草。捣烂敷。

(2)治疮疖肿毒：睫毛萼凤仙花鲜茎、叶。捣烂敷。

419. 黄金凤

【药材名称】 黄金凤。

【学名及分类】 *Impatiens siculifer* Hook. f.，为凤仙花科凤仙花属植物。

【俗　　　名】龙虾菜、金凤菜、臭水草、辣鸽公。

【习性及生境】生于海拔500~1 500 m的溪边草丛中或林下阴湿地。

【识别特征】一年生草本,高30~60 cm。茎细弱,不分枝或有少数分枝。叶互生,通常密集于茎或分枝的上部,卵状披针形或椭圆状披针形,先端急尖或渐尖,基部楔形,边缘有粗圆齿,齿间有小刚毛,侧脉5~11对;上部叶近无柄。总花梗生于上部叶腋,花5~8朵排成总状花序;花梗纤细,基部有1披针形苞片宿存;花黄色;侧生萼片2,窄矩圆形,先端突尖;旗瓣近圆形,背面中肋增厚成狭翅;翼瓣无柄,2裂,基部裂片近三角形,上部裂片条形;唇瓣狭漏斗状,先端有喙状短尖,基部延长成内弯或下弯的长距;花药钝。蒴果棒状。

【药用部位】全草。

【采收加工】夏、秋季采收。洗净,鲜用或晒干。

【产地及分布】国内分布于西南及湖北、江西、福建。湖南全省各地散见,产石门、龙山、桑植、麻阳、芷江、新晃、洪江、邵阳、洞口、新宁、宜章、南岳区。

【性味归经】味辛、苦,性凉,归心、胃、肝经。

【功用主治】祛风除湿、活血消肿、清热解毒;主治风湿骨痛、风湿麻木、跌打损伤、烧、烫伤。

【用法用量】内服:煎汤,9~15 g。外用:适量,捣敷;或煎水熏洗。

冬青科

420. 满树星

【药材名称】满树星。

【学名及分类】*Ilex aculeolata* Nakai,为冬青科冬青属植物。

【俗　　　名】秤星树、百解树、毕解、补借、百解茶、秤星子柴、麻子树、星秤百根。

【习性及生境】生于海拔1 000 m以下的山地林中、丘陵荒坡。

【识别特征】落叶灌木。具长枝和短枝,长枝被柔毛,具宿存鳞片及叶痕。叶倒卵形,先端骤尖,基部楔形,具锯齿,两面疏被柔毛,后近无毛;叶柄被柔毛。花序单生长枝叶腋或短枝叶腋或鳞片腋内;花白色,芳香。雄花序梗具1~3花,花梗无毛;花萼4深裂;花瓣圆卵形,啮蚀状,基部稍合生;雄蕊4~5;不育子房卵球形,具短喙。雌花单生短枝鳞片腋内或长枝叶腋;花萼与花瓣似雄花;退化雄蕊长为花瓣2/3;柱头厚盘状。果球形,熟时黑色;分核4,椭圆体形,背部具深皱纹及网状条纹,内果皮骨质。花期4—5月,果期6—9月。

【药用部位】根皮、叶。

【采收加工】冬季挖取根。洗去泥土,剥取根皮,晒干。夏、秋季采叶,晒干。

【产地及分布】国内分布于华中及福建、广东、广西。湖南全省广布。

【性味归经】味微苦、甘,性凉,归肺、胃经。

【功用主治】疏风化痰、清热解毒;主治感冒咳嗽、烧烫伤、牙痛。

【用法用量】内服:煎汤,9~15 g。

（1）治野菌或砒霜中毒:满树星根120 g,金银花30 g,凤尾草60 g。通过催吐、洗胃、灌肠等法清除毒物后,将上药水煎去渣,分3次服。

(2)治砒霜中毒:鲜满树星根30 g洗净,刮去粗皮,蘸井水在锈铁上磨,下用碗接着药水,连服两碗(500 ml)。但应先催吐或洗肠。

(3)治眩晕(口苦,目赤有热象者):满树星根60 g,臭牡丹根30 g。水煎服。

(4)治扁桃体炎:满树星根150 g。水煎服,每日1剂,连服3日。

(5)治牙龈炎:鲜满树星根50 g。将鲜根切片,冷开水浸泡,频频含漱或含服。

(6)治夏季受热后头昏、尿黄:满树星根、叶30 g,金银花6 g,香薷5 g,白茅根30 g。将药放入茶壶内,沸水冲泡,当茶饮。

421. 枸骨

【药材名称】 枸骨。
【学名及分类】 *Ilex cornuta* Lindl. et Paxt.,为冬青科冬青属植物。
【俗　　名】 枸骨冬青、鸟不落、鸟不宿、无刺枸骨。
【习性及生境】 生于海拔800 m以下的低丘灌木丛、荒坡草丛中。
【识别特征】 常绿灌木或小乔木。小枝粗,具纵沟,沟内被微柔毛。叶二型,四角状长圆形,先端宽三角形、有硬刺齿,或长圆形、卵形及倒卵状长圆形,全缘,先端具尖硬刺,反曲,基部圆或平截,无毛,侧脉5~6对;叶柄被微柔毛。花序簇生叶腋,花4基数,淡黄绿色;雄花花梗无毛;花萼裂片疏被微柔毛;花瓣长圆状卵形;雄蕊与花瓣几等长;退化子房近球形。花萼与花瓣同雄花。果球形,熟时红色,宿存柱头盘状;分核4,倒卵形或椭圆形,背部密被皱纹、纹孔及纵沟,内果皮骨质。花期4—5月,果期10—12月。
【药用部位】 叶、根。
【采收加工】 叶:8—10月采叶,捻去细枝,晒干。
【产地及分布】 国内分布于甘肃、陕西、河南、湖北、江苏、安徽、浙江、江西、广东、广西、四川。湖南全省广布。
【性味归经】 味苦,性凉,归肝、肾经。
【功用主治】 清虚热、益肝肾、祛风湿;主治阴虚劳热、咳嗽咯血、头晕目眩、腰膝酸软、风湿痹痛、白癜风。
【用法用量】 叶内服:煎汤,9~15 g。叶外用:适量,捣汁或熬膏涂敷。根内服:煎汤,6~15 g,鲜品15~60 g。根外用:适量,煎水洗。

选方

(1)治劳伤失血痿弱:每用枸骨叶数斤,去刺。入红枣二三斤,熬膏蜜收。

(2)治肺痨:枸骨嫩叶30 g,烘干,开水泡,当茶饮。

(3)治肺结核咯血,潮热:枸骨叶、沙参、麦冬、白及各9~15 g,水煎服。

(4)治肝肾阴虚,头晕,耳鸣,腰膝酸痛:枸骨叶、枸杞子、女贞子、旱莲草各9~15 g,水煎服。

(5)治腰肌劳损,腰骶疼痛:枸骨叶15 g,桑寄生15 g,猪腰子1对,水炖去药渣,兑黄酒适量,食肉喝汤。

(6)治风湿性关节炎:鲜枸骨嫩枝叶120 g(捣烂),加白酒360 g,浸1 d。每晚睡前温服15~30 g。

(7)治痈疖疮毒:鲜枸骨叶切碎,加酒糟捣烂外敷,干则换。

(8)治白癜风:鲜枸骨叶绞汁或浓煎收膏,涂搽患处。

422. 毛冬青

【药材名称】 毛冬青。
【学名及分类】 *Ilex pubescens* Hook. et Arn.,为冬青科冬青属植物。

【俗　　　名】毛披树、茶叶冬青、铁箍散、百解、毛滑叶树、称星子柴、冻交树、小文青树、青皮木、都龙闷、米碎丹、高山冬青、细叶冬青、乌尾丁。

【习性及生境】生于海拔200~800 m的山坡灌木丛、荒山草丛中。

【识别特征】常绿灌木或小乔木。小枝密被长硬毛。叶椭圆形或长卵形,先端骤尖或短渐尖,基部钝,疏生细尖齿或近全缘,两面被长硬毛,侧脉4~5对;叶柄密被长硬毛。花序簇生1~2年生枝叶腋,密被长硬毛。雄花序分枝为具1或3花的聚伞花序;花粉红色;花萼被长柔毛及缘毛;花瓣卵状长圆形或倒卵形,退化雌蕊垫状,具短喙。雌花序分枝具1(3)花;花瓣长圆形,花柱明显。果球形,熟时红色,宿存花柱明显,柱头头状或厚盘状;分核(5)6(7),椭圆形,背面具纵宽沟及3条纹,内果皮革质或近木质。花期4—5月,果期8—11月。

【药用部位】根。

【采收加工】夏、秋季采挖,除去地上部分及泥沙,晒干。将原药材拣去杂质,洗净,润透,切厚片,干燥筛去灰屑。

【产地及分布】国内分布于华南及安徽、浙江、江西、贵州等地。湖南省内产洞口、城步、通道、道县、江华、江永、宁远、蓝山、永兴、宜章。

【性味归经】味微苦、甘,性平,归肺、肝、心经。

【功用主治】清热解毒、活血通络;主治风热感冒、肺热喘咳、咽痛、乳蛾、牙龈肿痛、胸痹心痛、中风偏瘫、血栓闭塞性脉管炎、丹毒、烧烫伤、痈疽、中心性视网膜炎、葡萄膜炎,以及皮肤急性化脓性炎症。

【用法用量】内服:煎汤,30~90 g。外用:煎汁涂或浸泡。

（1）治高血压病:毛冬青根30~60 g,配白糖或鸡蛋炖服,亦可水煎代茶常服。

（2）治血栓闭塞性脉管炎:毛冬青根90 g,煨猪脚1只服食,每日1次。另取毛冬青根90 g,煎水浸泡伤口,每日1~2次,浸泡后外敷生肌膏。

（3）治刀枪伤及跌打肿痛:乌尾丁根适量。水煎,待冷,每日涂3~6次。

423. 冬青

【药材名称】冬青。

【学名及分类】*Ilex chinensis* Sims,为冬青科冬青属植物。

【俗　　　名】冻青、冻生、冬青木、万年枝、大叶冬青、紫柄冬青、油叶树、红冬青、水汤树、青皮树、观音茶、四季青。

【习性及生境】生于海拔800 m以下的山地、丘陵、疏林中。

【识别特征】常绿乔木,高达13 m。幼枝被微柔毛。叶椭圆形或披针形,稀卵形,长5~11 cm,基部楔形,具圆齿,无毛。复聚伞花序单生叶腋;花梗无毛。花淡紫或紫红色;花萼裂片宽三角形;花瓣卵形;雄蕊短于花瓣;退化子房圆锥状。雌花序为一至二回聚伞花序;花被同雄花;退化雄蕊长为花瓣1/2。果长球形,熟时红色;窄披针形,背面平滑,凹形,内果皮厚革质。花期4—6月,果期7—12月。

【药用部位】叶、果实、树皮或根皮。

【采收加工】叶:秋、冬采摘,鲜用或晒干。果实:冬季果实成熟时采摘,晒干。树皮或根皮:全年均可采,鲜用或晒干。

【产地及分布】国内分布于华中、华东、华南、西南及陕西等地。湖南全省广布。

【性味归经】味苦、涩,性凉。

【功用主治】 清热解毒、生肌敛疮、活血止血；主治肺热咳嗽、咽喉肿痛、痢疾、腹泻、胆道感染、尿路感染、冠心病心绞痛、烧烫伤、热毒痈肿、下肢溃疡、麻风溃疡、湿疹、冻疮、皲裂、血栓闭塞性脉管炎、外伤出血。

【用法用量】 叶内服：熬汤，15~30 g。叶外用：适量，鲜品捣碎；或煎水洗、涂。果实内服：煎汤，4.5 g~9.0 g；或浸酒。树皮或根皮内服：煎汤15~30 g。树皮或根皮外用：适量，捣敷。

叶：

(1)治感冒，扁道桃炎，急慢性支气管炎：四季青、三脉叶马兰各30 g，制成煎液90 ml，每日分三次服。

(2)治乳腺炎：四季青60 g，夏枯草、木芙蓉各45 g，捣烂如泥敷患处，干后加水调湿再敷。

(3)治烫伤：冬青叶水煎浓缩成1:1药液。伤面清创后，用棉球蘸药液反复涂搽，如痂膜下有分泌物出现，可去痂后再行涂布，直至痊愈。

(4)治皮肤皲裂，痛痕：冬青叶适量烧水加凡士林、面粉各适量，调成软膏外涂，每日3~5次。

(5)治妇人阴肿：冬青叶、小麦、甘草各等份。煎水洗之。

(6)治外伤出血：冬青叶鲜适量，嚼烂外敷。

果实：

(1)清心明目，乌须黑发，延年益寿，祛百病，消痰火：冬至日采冬青子一斗五升，糯米三斗，拌匀蒸熟，以酒曲造成酒，去渣煮熟，随意饮五七杯，不拘时。

(2)治痔疮：冬至日取冻青树子，盐、酒浸一夜，九蒸九晒，瓶收。每日空心酒吞服70粒，卧时再服。

(3)治溃疡病出血：四季青子、白及各等量，研细末。每次3.0~4.5 g，每日2次，温开水冲服。

树皮或根皮：

(1)治烫火伤：冬青根皮鲜适量。捣烂，再加井水少许擂汁，放置半小时，上面即凝起胶状物，取此胶外搽。

(2)治月经过多，赤白带下：鲜冬青根皮八钱至一两，作煎剂。

卫矛科

424. 冬青卫矛

【药材名称】 冬青卫矛。

【学名及分类】 *Euonymus japonicus* Thunb.，为卫矛科卫矛属植物。

【俗　　名】 正木、八木、大叶黄杨、调经草。

【习性及生境】 栽培植物。

【识别特征】 常绿灌木或小乔木，高达3 m。小枝具4棱。叶对生，革质，倒卵形或椭圆形，先端圆钝，基部楔形，具浅细钝齿，侧脉5~7对；叶柄长约1 cm。聚伞花序2~3次分枝；花白绿色；花萼裂片半圆形；花瓣近卵圆形；花盘肥大；花丝常弯曲；子房每室2胚珠，着生中轴顶部。蒴果近球形，熟时淡红色。种子每室1，顶生，椭圆形，假种皮橘红色，全包种子。

【药用部位】 根。

【采收加工】 冬季采挖根部，洗去泥土，切片，晒干。

【产地及分布】 全国各地栽培，作绿篱。湖南全省各地广泛栽培。

【性味归经】 味辛、苦，性温，归肝经。

【功用主治】 活血调经、祛风湿；主治月经不调、痛经、风湿痹痛。

【用法用量】 内服:煎汤,15~30 g。

选方

(1)治月经不调:调经草一两。炖肉吃。

(2)治痛经:调经草、水葫芦各五钱。煨水服。

425. 雷公藤

【药材名称】 雷公藤。

【学名及分类】 *Tripterygium wilfordii* Hook. f.,为卫矛科雷公藤属植物。

【俗　　　名】 黄藤根、水莽草、断肠草、水脑子根、菜虫药、南蛇根、三棱花、早禾花、蜡心门、王藤、红花断肠草、黄蜡藤。

【习性及生境】 生于海拔1 500 m以下的山地灌木丛中、荒坡、疏林下。

【识别特征】 落叶藤状或灌木。小枝棕红色。叶椭圆形至卵形,先端急尖或短渐尖,基部阔楔形或圆形,边缘有细锯齿。圆锥聚伞花序较窄小,花白色,萼片先端急尖,花瓣长方卵形,边缘微蚀;雄蕊插生花盘外缘,子房具3棱,花柱柱状,柱头稍膨大,3裂。翅果长圆状,中央果体较大;种子细柱状。

【药用部位】 果实或种子。

【采收加工】 秋季采挖。去外皮,晒干。

【产地及分布】 国内分布于华东及湖北、广西等地。湖南全省广布。

【性味归经】 味苦,性温,有大毒,归肝、肾经。

【功用主治】 祛风散寒、行气止痛、消肿散结;主治胃痛、寒疝疼痛、泄泻、痢疾、脱肛、月经不调、子宫下垂、睾丸肿痛。

【用法用量】 内服:煎汤,去皮根木质部分15~25 g;带皮根10~12 g。均需文火煎1~2 h,也可制成糖浆、浸膏片等。若研粉装胶囊服,每次0.5~1.5 g,每日3次。外用:适量,研粉或捣烂敷;或制成酊剂、软膏涂擦。

选方

(1)治气痛:雷公藤果实、公丁香、母丁香、乳香、没药各9 g。研末,每次3~6 g,外敷局部。

(2)治腰带疮:雷公藤花,乌药。研末调搽患处。

(3)治皮肤发痒:雷公藤叶捣烂,搽敷。

(4)杀孑孓:雷公藤根皮。晒干,研成细末,撒水中。

(5)毒鼠雀:雷公藤根皮500 g。研末,加水2.5 kg,煮0.5 h,将药液拌食物诱杀。

(6)灭蛆:雷公藤根皮。研末,撒粪缸内。

(7)灭钉螺:雷公藤根皮粉500 g。加水2.5 kg,煮0.5 h,过滤取汁,再加黏土、草木灰各等份,拌匀,撒入钉螺区;如加烟草粉各等份混合,效果更好。

426. 南蛇藤

【药材名称】 南蛇藤。

【学名及分类】 *Celastrus orbiculatus* Thunb.,为卫矛科南蛇藤属植物。

【俗　　　名】 老龙皮、牛眼睛藤、星子藤、三月兰、南蛇风、过山风、大南蛇、果山藤、香龙草、大伦藤、白龙、四十八节草、虫药、蔓性落霜红、地南蛇。

【习性及生境】 生于海拔1 500 m以下的丘陵、山地疏林、山坡灌木丛中。

【识别特征】 落叶木质藤状灌木。小枝无毛。叶宽倒卵形、近圆形或椭圆形,先端圆,具小尖头或短渐尖,基部宽楔形或近圆,具锯齿,两面无毛或下面沿脉疏被柔毛,侧脉3~5对。聚伞花序腋生,间有顶生,花序有1~3花。雄花萼片钝三角形;花瓣倒卵状椭圆形或长圆形;花盘浅杯状,裂片浅;雌花花冠较雄花窄小;子房近球形;退化雄蕊长约1 mm。蒴果近球形。种子椭圆形,赤褐色,长4~5 mm。花期5—6月,果期7—10月。

【药 用 部 位】 茎藤。

【采 收 加 工】 春、秋季采收,鲜用或切段晒干。

【产地及分布】 国内分布于东北、华北、华东及陕西、甘肃、湖北、四川、贵州、云南。湖南全省广布。

【性 味 归 经】 味苦、辛,微温,归肝、脾、大肠经。

【功 用 主 治】 祛风除湿、通经止痛、活血解毒;主治风湿性关节痛、四肢麻木、瘫痪、头痛、牙痛、疝气、痛经、闭经、小儿惊风、跌打扭伤、痢疾、痧症、带状疱疹。

【用 法 用 量】 内服:煎汤,9~15 g;或浸酒。

选方

(1)治筋骨痛:南蛇藤15~30 g,水煎服。

(2)治牙痛:南蛇藤30 g,煮蛋食。

(3)治小儿惊风:南蛇藤9 g,大青根4.5 g,水煎服。

(4)治痧症:南蛇藤15 g。水煎服。

(5)治痢疾:南蛇藤15 g。水煎服。

(6)治肠风、痔瘘、脱肛、肛痒:南蛇藤、槐米各10~15 g。煮猪大肠食。

(7)治经闭、腰痛:南蛇藤12 g。水煎服。

(8)治风湿性筋骨痛、腰痛、关节痛:南蛇藤、凌霄花各120 g,八角枫根60 g。白酒250 g,浸7 d。每日临睡前服15 g。

(9)治疝气痛:南蛇藤15 g。黄酒煎服。

(10)治扭伤肿痛:南蛇藤30 g,内红消15 g,骨碎补30 g,白茅根30 g,杜仲15 g。酒炖服。每日1剂。

(11)治带状疱疹:南蛇藤加水磨成糊状,外敷患处。每日4~5次。

427. 显柱南蛇藤

【药 材 名 称】 显柱南蛇藤。

【学名及分类】 *Celastrus stylosus* Wall.,为卫矛科南蛇藤属植物。

【俗　　　名】 山货榔、茎花南蛇藤、藤杜仲。

【习性及生境】 生于海拔500~1 000 m的山地荒坡、灌木丛中。

【识别特征】 落叶攀援状灌木。小枝通常无毛。叶长圆状椭圆形,稀长圆状倒卵形,先端短渐尖或骤尖,基部楔形、宽楔形或钝,边缘具钝齿,侧脉5~7对,两面无毛或幼时下面被毛。聚伞花序腋生及侧生,有3~7花。花梗被黄白色短硬毛,关节位于中下部;雄花萼片近卵形或椭圆形,边缘微啮蚀状;花瓣长圆状倒卵形,边缘啮蚀状;花盘浅杯状,裂片浅,半圆形或钝三角形,雄蕊稍短于花冠,花丝下部光滑或具乳突;子房瓶状,柱头反曲。蒴果近球形。种子一侧突起或微呈新月形。花期3—5月,果期8—10月。

【药 用 部 位】 茎。

【采 收 加 工】 春、秋季采收,切段晒干。

【产地及分布】 国内分布于华中、华南西南及安徽。湖南全省各地散见,产张家界、溆浦、武冈、江永、永兴。

【性味归经】 味苦、辛,性平,小毒,归心、肝、小肠经。

【功用主治】 祛风除湿、利尿通淋、活血止痛;主治风湿痹痛、脉管炎、淋症、跌打肿痛。

【用法用量】 内服:煎汤;3~6 g。

428. 粉背南蛇藤

【药材名称】 粉背南蛇藤。

【学名及分类】 *Celastrus hypoleucus* (Oliv.) Warb. ex Loes.,为卫矛科南蛇藤属植物。

【俗 名】 博根藤、落霜红、绵藤。

【习性及生境】 生于山地丛林中。

【识别特征】 藤状灌木。小枝具稀疏皮孔。叶椭圆形或长圆状椭圆形,先端短渐尖,基部楔形,边缘具锯齿,上面绿色,光滑,下面粉灰色,沿主脉及侧脉被柔毛或无毛。顶生聚伞圆锥花序,具多花,腋生者短小;花序梗较短。花后明显伸长,关节在中上部;花萼裂片近三角形,先端钝;花瓣长圆形或椭圆形;花盘杯状,顶端平截。果序顶生,长而下垂;腋生花多不结实。蒴果球状,果皮内侧有棕红色细点。种子平凸,稍新月状,黑褐色;果序下垂。花期6—8月,果期10月。

【药用部位】 根、叶。

【采 收 加 工】 秋后采收。切片晒干。

【产地及分布】 国内产于河南、陕西、甘肃东部、湖北、四川、贵州。湖南省内主要分布于炎陵、南岳、衡山、祁东、邵阳、绥宁、新宁、石门、张家界、桑植、宜章、道县、江华、沅陵、新晃、泸溪、保靖、古丈、永顺。

【性味归经】 味辛,性平,归肝经。

【功用主治】 化瘀消肿;主治跌打伤肿。

【用法用量】 外用:适量,煎汤洗。

治跌打红肿:粉背南蛇藤、刺老包根等份。煨水洗患处。

429. 短梗南蛇藤

【药材名称】 短梗南蛇藤。

【学名及分类】 *Celastrus rosthornianus* Loes.,为卫矛科南蛇藤属植物。

【俗 名】 南蛇藤、短梗卫矛、黄绳儿。

【习性及生境】 生于海拔500~1 900 m的山地疏林、山顶矮林中。生于山间丛林或路旁。

【识别特征】 藤状灌木。叶椭圆形或倒卵状椭圆形,先端骤尖或短渐尖,基部楔形或宽楔形,具疏浅锯齿或基部近全缘,侧脉4~6对。顶生总状聚伞花序,腋生花序短小,具1至数花,花序梗短。花梗关节在中部或稍下;雄花萼片长圆形,边缘啮蚀状;花瓣近长圆形;花盘浅裂;雄蕊较花冠稍短;退化雌蕊细小;雌花中子房球形,柱头3裂,每裂再2深裂。蒴果近球形,平滑。种子宽椭圆形。花期4—5月,果期8—10月。

【药用部位】 根及根皮。

【采 收 加 工】 秋后采收。洗净切片或剥皮晒干。

【产地及分布】 国内分布于甘肃、陕西、湖北、浙江、福建、台湾、广东、广西、四川、贵州、云南。湖南全省各地散见,产石门、张家界、沅陵、永顺、泸溪、凤凰、洞口、武冈、城步、新宁、炎陵、宜章。

【性味归经】 味辛,性平。

【功用主治】 祛风除湿、活血止痛、解毒消肿;主治风湿痹痛、跌打损伤、疝气痛、疮疡肿毒、带状疱疹、湿疹、毒蛇咬伤。

【用法用量】 内服:煎汤,9~15 g。外用:研末,调敷。

选方

(1)治痢疾:南蛇藤15 g。水煎服。

(2)治小儿惊风:南蛇藤9 g,大青根4.5 g。水煎服。

(3)治一切痧症:南蛇藤15 g。水煎,兑酒服。

(4)治筋骨痛:南蛇藤15~30 g。水煎服。

(5)治牙痛:南蛇藤30 g。煮蛋食。

(6)治肠风、痔瘘、脱肛、肛痒:南蛇藤、槐米。煮猪大肠食。

(7)治经闭、腰痛:南蛇藤12 g。水煎服。

(8)治蛇咬伤、钉螺:南蛇藤根皮捣碎,烘干研末,撒于粪坑内和有钉螺的地区,亦可加水作喷雾剂。

(9)治感冒高热:南蛇藤根15 g,大叶金没匙15 g。水1碗煎成半碗内服。

(10)治腰腿痛:南蛇藤根适量(干药),关节红肿煮磨水,无红肿者磨酒,磨成糊状搽患处。

(11)治丹毒:南蛇藤根和茎60 g。水3碗煮取1碗,每日2次分服。

(12)治带状疱疹:南蛇藤叶鲜用捣汁涂,如溃烂则采枝叶煮汤洗后,另用新叶炒成炭研末干掺或用油调涂。

(13)治风湿筋骨痛:南蛇藤根120 g,凌霄花根120 g,八角枫根60 g,威灵仙50 g。将上药切碎,入白酒500 ml,浸泡15 d后,每晚睡前服15~30 ml。

(14)治偏头痛:南蛇藤20 g,鸡蛋、鸭蛋各1枚。将南蛇藤加入水煎半小时后,放入鸡蛋、鸭蛋,煮熟,吃蛋喝汤。

(15)治痧胀呕吐、腹痛:南蛇藤15 g,青木香10 g,马兰根10 g。水煎服。

(16)治多发性脓肿:南蛇藤根30 g,野菊花叶20 g。水煎服,每日1剂,连服5~7 d。

(17)治脱肛:南蛇藤20 g,槐米15 g,枳壳15 g,猪大肠头1段(15 cm长)。加水炖烂,去药渣,喝汤吃肠(可加佐药伴食)。

(18)治痧胀:南蛇藤15 g,酒适量。水煎,兑米酒少量服。

(19)治经闭:南蛇藤15 g,佩兰10 g,金樱子根20 g,月季花9朵。水煎,分2次服。

430. 苦皮藤

【药材名称】 苦皮藤。

【学名及分类】 *Celastrus angulatus* Maxim.,为卫矛科南蛇藤属植物。

【俗　　名】 苦树、南蛇藤、南蛇根、棱枝南蛇藤。

【习性及生境】 生于海拔500~1 500 m的山地荒坡、灌木丛中。

【识别特征】 落叶藤状灌木。叶长圆状宽椭圆形至圆形,先端圆,具渐尖头,基部圆,具钝锯齿。聚伞圆锥花序顶生,花梗短,关节在顶部,花萼裂片三角形或卵形,花瓣长圆形,边缘不整齐,花盘肉质;雄花雄蕊生于花盘之下,具退化雌蕊;雌花子房球形,柱头反曲,具退化雌蕊。蒴果近球形,种子椭圆形。花期5—6月。

【药用部位】 根及根皮。

【采收加工】 全年均可采。洗净,剥取根皮,晒干。

【产地及分布】 国内分布于陕西、甘肃、山东、湖北、江苏、安徽、广东、广西、四川、贵州、云南。湖南省内产石门、慈利、桑植、张家界、武冈。

【性味归经】 味辛、苦,性凉,有毒,归肝、胃经。

【功用主治】 祛风除湿、活血通经、解毒杀虫;主治风湿痹痛、骨折伤痛、闭经、疮疡溃烂、头癣、阴痒。

【用法用量】 内服:煎汤,15~30 g;或泡酒。外用:适量,水煎洗;或捣烂、研末敷。

选方

(1)治风湿劳伤、关节疼痛:苦皮藤、藤萝根、白金条各30 g。泡酒服。

(2)治经闭:①苦皮藤、大过路黄根各30 g。水煎服。用酒为引。②南蛇藤根15 g,金樱子根15 g。水煎服。

(3)治黄水疮:苦皮藤研粉,菜油调涂。

(4)治久年臁疮:鲜苦树梗二重皮,加猪油适量,杵烂。每日敷2次,连用1~2个星期。

(5)治秃疮:苦皮藤、盘龙七、黄柏各适量。共研细末,菜油调敷。

(6)治阴道发痒:苦皮藤、黄柏各适量。共研细末,菜油调敷。

(7)治毒蛇咬伤:鲜苦树梗二重皮杵烂敷患处。

431. 卫矛

【药材名称】 卫矛。

【学名及分类】 *Euonymus alatus* (Thunb.) Sieb.,为卫矛科卫矛属植物。

【俗　　　名】 鬼见羽、鬼箭羽、艳龄茶、南昌卫矛、毛脉卫矛。

【习性及生境】 生于海拔300~1 900 m的山地林下、灌木丛中。

【识别特征】 落叶灌木,高达3 m。小枝具2~4列宽木栓翅。叶对生,纸质,卵状椭圆形或窄长椭圆形,稀倒卵形,具细锯齿,先端尖,基部楔形或钝圆,两面无毛。聚伞花序有1~3花。花4数,白绿色;花萼裂片半圆形;花瓣近圆形;花盘近方形,雄蕊生于边缘,花丝极短;子房埋藏花盘熟时红棕或灰黑色。蒴果1~4深裂,裂瓣椭圆形。种子红棕色,椭圆形或宽椭圆形,褐或浅棕色红色,全包种子。花期5—6月,果期7—10月。

【药用部位】 枝条或翅状附属物。

【采收加工】 全年采根,夏秋采带翅的枝及叶,晒干。

【产地及分布】 全国(除新疆、青海、西藏、广东、海南及东北)分布。湖南全省各地散见,主产新宁、城步、永兴、宜章及湘西北(石门、桑植、张家界、龙山、永顺、凤凰、溆浦)。

【性味归经】 味苦、辛,性寒,归肝、脾经。

【功用主治】 破血通经、解毒消肿、杀虫;主治症瘕结块、心腹疼痛、经闭、痛经、崩中漏下、产后瘀滞腹痛、恶露不下、疝气、历节痹痛、疮肿、跌打伤痛、虫积腹痛、烫火伤、毒蛇咬伤。

【用法用量】 内服:煎汤,3~10 g。

选方

(1)治腹内包块:卫矛6 g,赤芍9 g,红花9 g,赤木3 g。水煎服。

(2)治经闭,瘀血腹痛:卫矛9 g,丹参15 g,赤芍12 g,益母草30 g,香附9 g。水煎服。

(3)治月经不调:卫矛茎枝10 g,水煎,兑红糖服。

(4)治血崩:卫矛10 g,当归10 g,甘草10 g。水煎,日服2次。

432. 白杜

【药材名称】 白杜。
【学名及分类】 *Euonymus maackii* Rupr.，为卫矛科卫矛属植物。
【俗　　名】 丝棉木、桃叶卫矛、土杜仲、绿皮树。
【习性及生境】 生于山坡林缘或路边湿润肥沃地。
【识别特征】 落叶小乔木，高达6 m。小枝圆柱形。叶对生，卵状椭圆形、卵圆形或窄椭圆形，先端长渐尖，基部宽楔形或近圆，边缘具细锯齿，有时深而锐利，侧脉6~7对。聚伞花序有3至多花；花序梗微扁。花4数，淡白绿或黄绿色；花萼裂片半圆形；花瓣长圆状倒卵形；雄蕊生于4圆裂花盘上，花药紫红色；子房四角形，4室，每室2胚珠。蒴果倒圆心形，4浅裂，熟时粉红色。种子棕黄色，长椭圆形；假种皮橙红色，全包种子。
【药用部位】 根。
【采收加工】 全年均可采。洗净，切片，晒干。
【产地及分布】 国内有广泛分布。湖南省内分布于华容、汉寿、桑植、长沙、平江、湘中、湘西等地。
【性味归经】 味苦、涩，性寒，归心、肝、胃、大肠经。
【功用主治】 祛风除湿、活血止痛、止血、解毒；主治风湿性关节炎、腰痛、膝关节痛、血栓闭塞性脉管炎、衄血、漆疮、痔疮。
【用法用量】 内服：煎汤，15~30 g，鲜品加倍；或浸酒；或入散剂。外用：适量，捣敷；或煎汤熏洗。

治膝关节痛：白杜根15~30 g，红牛膝15 g，独活9 g。水煎服。

433. 扶芳藤

【药材名称】 扶芳藤。
【学名及分类】 *Euonymus fortunei* (Turcz.) Hand.-Mazz.，为卫矛科卫矛属植物。
【俗　　名】 藤杜中、金钱风、爬墙草、小风藤、小松藤、岩风草、千层楼、岩石虎、爬墙风、甜茶叶、九牛造。
【习性及生境】 生于海拔1 200 m以下的山地林缘或攀缘于树上或墙壁上。
【识别特征】 常绿藤状灌木，高约1 m，各部无毛。枝具气生根。叶对生，薄革质，椭圆形、长圆状椭圆形或长倒卵形，基部楔形，边缘齿浅不明显，小脉不明显。聚伞花序3~4次分枝，花序每花序有4~7花，分枝中央有单花。花4数，白绿色；花萼裂片半圆形；花瓣近圆形；雄蕊花丝细长，花盘方形；子房三角状锥形，4棱；蒴果近球形，熟时粉红色，果皮光滑。种子长方椭圆形，假种皮鲜红色，全包种子。花期6月，果期10月。
【药用部位】 带叶茎枝。
【采收加工】 茎、叶全年均可采。清除杂质，切碎，晒干。
【产地及分布】 国内分布于山西、陕西、山东、河南、湖北、江苏、安徽、浙江、江西、广西、四川、云南。湖南全省各地散见，产桑植、石门、慈利、龙山、沅陵、花垣、武冈、城步、新宁、永兴、南岳区。
【性味归经】 味甘、苦、微辛，性微温，归肝、肾、胃经。
【功用主治】 益肾壮腰、舒筋活络、止血消瘀；主治肾虚腰膝酸痛、半身不遂、风湿痹痛、小儿惊风、咯血、吐血、血崩、月经不调、子宫脱垂、跌打骨折、创伤出血。
【用法用量】 内服：煎汤，15~30 g；或浸酒，或入丸、散。外用：适量，研粉调敷；或捣敷；或煎水熏洗。

选方

(1)治两脚转筋、四肢无力:扶芳藤30 g,大血藤15 g,茜草根10 g。煮鸡蛋食。

(2)治风寒牙痛:扶芳藤茎60 g,鸡蛋3枚。蛋煮熟,去药食蛋。

(3)治鼻衄:扶芳藤果或根15 g。水煎服。

434. 疏花卫矛

【药材名称】 疏花卫矛。

【学名及分类】 *Euonymus laxiflorus* Blume ex Miq.,为卫矛科卫矛属植物。

【俗　　　名】 飞天驳、土杜仲、木杜仲。

【习性及生境】 生于海拔300~1 300 m的山地密林中。

【识别特征】 常绿灌木或小乔木,高达4 m。叶对生,纸质或近革质,卵状椭圆形、长圆状椭圆形或窄椭圆形,先端钝渐尖,基部宽楔形或稍圆,全缘或具不明显锯齿,侧脉少而疏。聚伞花序分枝松散,有5~9花。花紫色;萼片边缘常具紫色短睫毛;花瓣长圆形,基部窄;花盘5浅裂,裂片钝;雄蕊无花丝;子房无花柱,柱头圆。蒴果倒圆锥形,顶端稍平截,熟时紫红色。种子长圆状,枣红色;假种皮橙红色,浅杯状,包被种子基部。花期3—6月,果期7—11月。

【药用部位】 根及树皮。

【采收加工】 冬季采收,切片、晒干。

【产地及分布】 国内分布于江西、广西、贵州、云南。湖南省内产于凤凰、通道、洞口、新宁、江华、江永、炎陵、资兴、宜章、祁阳。

【性味归经】 味甘、辛,性微温,归肝肾、脾经。

【功用主治】 祛风湿、强筋骨、活血解毒、利水;主治风湿痹痛、腰膝酸软、跌打骨折、疮疡肿毒、慢性肝炎、慢性肾炎、水肿。

【用法用量】 内服:煎汤,9~20 g;或浸酒。外用:适量,捣敷;或研末调敷;或浸酒搽。

435. 大果卫矛

【药材名称】 大果卫矛。

【学名及分类】 *Euonymus myrianthus* Hemsl.,为卫矛科卫矛属植物。

【俗　　　名】 麻皮杜仲、黄皮杜仲、铜打锤、洞追迷。

【习性及生境】 生于海拔500~1 500 m的山地湿林中;生于山坡溪边沟谷较湿润处。

【识别特征】 常绿灌木,高达6 m。幼枝微具4棱。叶对生,革质,倒卵形、窄倒卵形或窄椭圆形,有时窄披针形,先端渐尖,基部楔形,边缘常波状或具明显钝锯齿,侧脉5~7对。聚伞花序多聚生于小枝上部;4棱。花黄色;花萼裂片近圆形;花瓣近倒卵形;花盘四角有圆形裂片,雄蕊着生于花盘裂片中央小突起上,花丝极短或无;子房锥状,有短花柱。蒴果多倒卵圆形,熟时黄色,4瓣开裂,4室,每室1种子,有时不发育。种子近圆形;假种皮橘黄色。

【药用部位】 根。

【采收加工】 秋后采挖根。洗净泥土,切薄片,晒干;夏、秋季节采茎,洗净,除去杂质,切段,晒干。

【产地及分布】 国内分布于华东、华南、西南及陕西、湖北。湖南全省山地广布,产桃源、桑植、永顺、龙山、花垣、新宁、城步、道县、江永、炎陵、宜章、南岳。

【性味归经】 味甘、微苦,性平。

【功用主治】 补肾活血、化瘀、利湿、健脾利湿;主治妇女头痛、腰痛、产后恶露不清、口干潮热、骨折、跌打损伤、胎动不安、腹痛、脾胃虚弱。

【用法用量】 内服:煎汤,10~60 g。外用:煎汤熏洗。

治痔疮:大果卫矛、山泽兰、鱼腥草水煎,加米醋少许,熏洗局部。

436. 中华卫矛

【药材名称】 中华卫矛。

【学名及分类】 *Euonymus nitidus* Benth.,为卫矛科卫矛属植物。

【俗 名】 矩叶卫矛、杜仲藤。

【习性及生境】 生于海拔400~800 m的山地疏林、林缘。

【识别特征】 常绿灌木或小乔木,高达5 m。叶对生,革质,微有光泽,倒卵形、椭圆形或长圆状宽披针形,两面无毛,近全缘;叶柄较粗。聚伞花序有1~3次分枝,有3~15花;花序梗及分枝均细长。花4数,白或黄绿色;花瓣基部窄缩成短爪;花盘肥厚,4浅裂;雄蕊无花丝。蒴果三角状卵圆形,4裂较深或成圆宽的4棱,每室有1~2种子;果序柄长1~3 cm;果柄长约1 cm。种子宽椭圆形,棕红色;假种皮橙黄色,全包种子,上部两侧开裂。花期3—5月,果期6—10月。

【药用部位】 全株。

【采收加工】 全年均可采,洗净切段晒干。

【产地及分布】 国内分布于浙江、江西南部、福建、广东、广西。湖南省内产于通道、江永。

【性味归经】 味苦、辛,性平。

【功用主治】 祛风除湿、强壮筋骨;主治风湿腰腿疼、肾虚腰疼、跌打损伤、高血压。

【用法用量】 内服:煎汤,30~60 g;或泡酒。

(1)治风湿腰腿痛,肾虚腰痛:杜仲藤30~60 g。水煎服。

(2)治跌打扭挫伤,外伤后期筋脉挛痹:杜仲藤、穿破石各60 g,大罗伞、山荔枝各30 g,水煎服。

(3)治高血压病:杜仲藤、凉粉草各60 g,玉叶金花30 g。水煎服。

437. 西南卫矛

【药材名称】 西南卫矛。

【学名及分类】 *Euonymus hamiltonianus* Wall.,为卫矛科卫矛属植物。

【俗 名】 毛脉西南卫矛。

【习性及生境】 生于海拔300~1 500 m的山地林中、沟谷、林缘。

【识别特征】 落叶小乔木,高5~6 m。小枝具4棱。叶对生,卵状椭圆形、长圆状椭圆形或椭圆状披针形,先端尖或钝,基部楔形或圆,边缘具浅波状钝圆锯齿,侧脉7~9对。花4数,白绿色。花萼裂片半圆形;花瓣长圆形或倒卵状长圆形;雄蕊具花丝,生于扁方形花盘边缘上;子房4室,具花柱。蒴果倒三角形或倒卵圆形,熟时粉红带黄色。种子棕红色,外被橙红色假种皮。花期5—6月,果期9—10月。

【药用部位】 根、根皮、茎皮、枝叶。

【采收加工】 全年均可采收。洗净,鲜用,或剥皮晒干。
【产地及分布】 国内分布于华南及甘肃、陕西、湖北、安徽、江西、四川、贵州、云南。湖南全省山地散见,产石门、
慈利、桃源、桑植、沅陵、花垣、溆浦、洞口、武冈、新宁、城步、江永。
【性味归经】 味甘、微苦,性微温,归肝、胃经。
【功用主治】 祛风湿、强筋骨、活血解毒;主治风寒湿痹、腰痛、跌打损伤、血栓闭塞性脉管炎、痔疮、漆疮。
【用法用量】 内服:煎汤,15~30 g;或浸酒。外用:适量,煎汤洗;或鲜品捣敷。

(1)治血栓闭塞性脉管炎:西南卫矛根30~125 g,土牛膝15~30 g。水煎服,连服数十剂。
(2)治痔疮:西南卫矛根、桂圆肉各125 g。水煎服。

省沽油科

438. 锐尖山香圆

【药材名称】 锐尖山香圆。
【学名及分类】 *Turpinia arguta* (Lindl.) Seem.,为省沽油科山香圆属植物。
【俗　　名】 黄柿、尖树、两指剑、五寸铁树等。
【习性及生境】 生于海拔200~1 200 m的山地阴湿林下。
【识别特征】 落叶灌木。单叶厚纸质,椭圆形或长椭圆形,先端尾尖,基部钝圆或宽楔形,具疏锯齿,齿尖具硬
腺体,侧脉平行,无毛;叶柄托叶生于叶柄内侧。顶生圆锥花序。花白色,花梗中部具2苞片;萼
片5,三角形,绿色;花瓣白色,无毛;花丝疏被柔毛;子房及花柱被柔毛。果近球形,幼时绿色,
转红色,干后黑色,粗糙,种子2~3。
【药用部位】 根叶。
【采收加工】 冬季挖取根部,洗去泥土,切片,晒干。夏秋采叶,晒干。
【产地及分布】 国内分布于华南及江西、四川、贵州。湖南全省广布。
【性味归经】 味苦,性寒,归肝、胃经。
【功用主治】 活血散瘀、消肿止痛;主治跌打损伤、脾脏肿大、乳蛾、疮疖肿毒。
【用法用量】 内服:煎汤,15~30 g。外用:适量,鲜品捣敷。

(1)治跌打损伤:①山香圆根、九头狮子草、接骨金粟兰各15 g。煎水兑酒服,并可外搽。②山香圆根30~60 g。
炖猪肉服。外用鲜叶捣烂敷患处。
(2)治脾脏肿大:两指剑干根30~60 g。炖猪肉吃。
(3)治疮疖肿毒:鲜山香圆叶捣烂敷患处。

439. 野鸦椿

【药材名称】 野鸦椿。
【学名及分类】 *Euscaphis japonica* (Thunb. ex Roem. & Schult) Kanitz,为省沽油科野鸦椿属植物。

【俗　　　名】红椋、芽子木要、山海椒、小山辣子、鸡眼睛、鸡肾蚵、酒药花、福建野鸦椿。

【习性及生境】生于海拔 1 600 m 以下的山坡、山谷、河边的丛林或灌木丛中。

【识别特征】落叶小乔木或灌木,高达 8 m,树皮灰褐色,具纵条纹,小枝及芽红紫色,枝叶揉碎后发出恶臭气味。叶对生,奇数羽状复叶,长(8~)12~32 cm,叶轴淡绿色,厚纸质,长卵形或椭圆形,稀为圆形,长 4~6(~9)cm,宽 2~3(~4)cm,先端渐尖,基部钝圆,边缘具疏短锯齿,齿尖有腺体,两面除背面沿脉有白色小柔毛外余无毛,主脉在上面明显,在背面突出,在两面可见,小叶柄长 1~2 mm,小托叶线形,基部较宽,先端尖,有微柔毛。圆锥花序顶生,花梗长达 21 cm,花多,较密集,黄白色,萼片与花瓣均5,椭圆形,萼片宿存,花盘盘状,心皮3,分离。菁葖果长 1~2 cm,果皮软革质,紫红色,有纵脉纹,种子近圆形,假种皮肉质,黑色,有光泽。花期5—6月,果期8—9月。

【药用部位】果实或种子。

【采收加工】秋季采收成熟果实或种子,晒干。

【产地及分布】国内分布于华中、华东、华南、西南及山西等地。湖南全省广布。

【性味归经】味辛、微苦,性温。

【功用主治】祛风散寒、行气止痛、消肿散结;主治胃痛、寒疝疼痛、泄泻、痢疾、脱肛、月经不调、子宫下垂、睾丸肿痛。

【用法用量】内服:煎汤,9~15 g;或泡酒。

(1)治头痛:野鸦椿干果 15~30 g,水煎服。

(2)治气滞胃痛:野鸦椿干果实 30 g。水煎服。

(3)治风疹块:野鸦椿干果 15 g,红枣 30 g。水煎服。

(4)治寒疝、肿痛:野鸦椿子(盐水炒)、荔核各 9 g,车前仁、小茴香各 15 g,猪腰子 1 副。水煎服。

(5)治睾丸肿:野鸦椿子 9 g,报春子树 6 g,枯桃子 6 g,红牛膝 6 g,瓜蒌壳 6 g,凤凰衣 6 g。水煎服。

(6)治子宫脱垂:①野鸦椿子 30 g,捣烂敷或水煎服。②野鸦椿子 6 g,杜仲 9 g,续断 9 g。水煎服。

黄杨科

440. 雀舌黄杨

【药材名称】雀舌黄杨。

【学名及分类】*Buxus bodinieri* H. Lév.,为黄杨科黄杨属植物。

【俗　　　名】小黄杨、矮黄杨、细叶黄杨。

【习性及生境】生于海拔 800~1 400 m 的石灰岩灌木丛中,现常栽培。

【识别特征】常绿灌木,高 3~4 m;枝圆柱形;小枝四棱形,被短柔毛,后变无毛。叶薄革质,通常匙形,亦有狭卵形或倒卵形,大多数中部以上最宽,先端圆或钝,往往有浅凹口或小尖凸头,基部狭长楔形,有时急尖,叶面绿色,光亮,叶背苍灰色,中脉两面凸出,侧脉极多,在两面或仅叶面显著,与中脉成 50°~60°角,叶面中脉下半段大多数被微细毛。花序腋生,头状,花密集;苞片卵形,背面无毛,或有短柔毛;蒴果卵形,宿存花柱直立。花期2月,果期5—8月。

【药用部位】根。

【采收加工】 全年均可采挖,洗净鲜用,或切片晒干。

【产地及分布】 国内分布于华中、华东、华南及陕西、甘肃、四川、贵州。湖南省内产桑植、石门、张家界、古丈、洞口、新宁、宜章、南岳。

【性味归经】 味苦、甘,性凉,归肺、心、胃经。

【功用主治】 祛风除湿、理气、止痛;主治风湿痹痛、胸腹气胀、疝气疼痛、牙痛、跌打伤痛。

【用法用量】 内服:煎汤,9~15 g。外用:适量,捣烂敷。

(1)治筋骨痛:细叶黄杨根五钱至一两,煎酒服。

(2)治目赤肿痛:细叶黄杨根一两,水煎,冲白糖或蜜糖,早晚空腹服。

(3)治吐血:细叶黄杨根煎汁,童便冲服。

(4)治声哑及腰痛:细叶黄杨根煎汁服。

441. 黄杨

【药材名称】 黄杨、千年矮。

【学名及分类】 *Buxus sinica*(Rehder & E. H. Wilson)M. Cheng,为黄杨科黄杨属植物。

【俗　　名】 锦熟黄杨、瓜子黄杨、黄杨木。

【习性及生境】 生于海拔600~2 000 m的山地林下,现栽培作观赏用。

【识别特征】 常绿灌木或小乔木,高1~6 m;枝圆柱形,有纵棱,灰白色;小枝四棱形,全面被短柔毛或外方相对两侧面无毛。叶革质,卵状椭圆形或长圆形,先端圆或钝,常有小凹口,不尖锐,基部圆或急尖或楔形,叶面光亮,中脉凸出,下半段常有微细毛,侧脉明显,叶背中脉平坦或稍凸出,中脉上常密被白色短线状钟乳体,全无侧脉,叶柄被毛。花序腋生,头状,花密集,被毛,苞片阔卵形。背部多少有毛。雄花:约10朵,无花梗,外萼片卵状椭圆形,内萼片近圆形,无毛,雄蕊连花药长4 mm,不育雌蕊有棒状柄,末端膨大。雌花:萼片长3 mm,子房较花柱稍长,无毛,花柱粗扁,柱头倒心形,下延达花柱中部。蒴果近球形。

【药用部位】 果实、根、茎枝及叶。

【采收加工】 茎枝:全年均可采,鲜用或晒干。叶:全年均可采,鲜用或晒干。

【产地及分布】 国内分布于华中、华东、华南及陕西、甘肃、四川、贵州。湖南省内产石门、桑植、武冈、城步。

【性味归经】 茎枝:味苦,性平。果实:味苦,性凉。根:味苦,微辛,性平。

【功用主治】 祛风除湿、理气、止痛;主治风湿痹痛、胸腹气胀、疝气疼痛、牙痛、跌打伤痛。

【用法用量】 茎枝内服:煎汤,9~15 g;或浸酒。茎枝外用:适量,鲜品捣烂敷。叶内服:煎汤,9 g;或浸酒。叶外用:适量,鲜叶捣烂敷。果实内服:煎汤,3~9 g。果实外用:适量,捣敷。根内服:煎汤9~15 g,鲜品15~30 g。

(1)治跌打损伤①黄杨木泡酒服。②黄杨木干枝叶30 g,青石蚕(水龙骨)12~15 g,嫩竹叶、厚朴各9~15 g。水煎,早、晚空腹各服1次。

(2)治暑月生疖:黄杨叶捣烂,涂之。

(3)治无名肿毒:鲜千年矮叶1把,捣茸,调蜂蜜敷患处。

(4)治湿疹作痒:黄杨叶,烘干,研细粉,敷患处。

(5)治风火牙痛:黄杨叶,煎水含漱。

（6）治跌打损伤：黄杨叶9g。浸酒饮之。

（7）治外伤出血：鲜千年矮叶，捣烂，外敷。

（8）束胎易产：大腹皮三钱，人参、陈皮各半钱，白术、芍药各一钱，甘草（炙）二钱，紫苏茎叶半钱，归身尾一钱。上作一服，入青葱五叶，黄杨脑七个，以水煎。食后服。于八九个月服十数帖。

（9）治风湿：千年矮根、三角风各30g，泡酒500ml，每次服30ml。

（10）治筋骨痛：黄杨根15g~30g。煎酒服。

（11）治湿热黄疸：黄杨根须、茵陈、凤尾草各15g。煎服。

（12）治劳伤咳嗽：千年矮根、秋海棠根、淫羊藿根、黄椒根、五香血藤各15g，泡酒500ml。每次服30ml。

（13）治伤风咳嗽：千年矮根及叶各15g。煨水服。

442. 野扇花

【药材名称】野扇花。

【学名及分类】 *Sarcococca ruscifolia* Stapf，为黄杨科野扇花属植物。

【俗　　　名】青鱼胆木树、大风消、三两金、三两银、土丹皮。

【习性及生境】生于海拔300~1 200 m的山地、林下、阴湿地。生于山坡、林下或沟谷中，亦有栽培。

【识别特征】常绿灌木，高达4 m；分枝密。幼枝被毛。叶革质，卵形、宽椭圆状卵形、椭圆状披针形或窄披针形，先端渐尖或尖，基部楔形或圆，中脉被微毛或无毛，离基三出脉。花序腋生，短总状或复总状，花序轴被微毛；苞片披针形或卵状披针形。花白色，芳香；雄花萼片3~5，宽椭圆形或卵形；雌花具小苞片多枚，窄卵形，覆瓦状排列。果红至暗红色，球形，宿存花柱2~3。花期10月，果期翌年2月。

【药用部位】根。

【采收加工】全年均可采挖。洗净，鲜用或晒干。

【产地及分布】国内分布于西南及陕西、甘肃、湖北、广西。湖南全省各地散见，产石门、桑植、沅陵、芷江、靖州、洞口、新宁、城步、通道、江永、平江、长沙。

【性味归经】味辛、苦，性平，归肝、胃经。

【功用主治】行气活血、祛风止痛；主治胃脘疼痛、风寒湿痹、跌打损伤。

【用法用量】内服：煎汤，9~15g，鲜品30~60g；或研末，0.9~1.5g。

选方

（1）治风湿性疼痛：野扇花9~15g，海风藤10~15g，水煎服。

（2）治胃痛：野扇花粉末1.5~2.4g。吞服，每日3次；或用鲜品9~15g，水煎服。

（3）治跌打损伤：野扇花鲜根30~60g，三七3g。水、酒各半煎服。

茶茱萸科

443. 马比木

【药材名称】马比木。

【学名及分类】*Nothapodytes pittosporoides*（Oliv.）Sleum.，为茶茱萸科假柴龙树属植物。

【俗　　名】野桂花、黄桅树、硬骨树、公黄珠子、追风伞。

【习性及生境】生于山地中。

【识别特征】矮灌木，稀小乔木。叶长圆形或倒披针形，先端长渐尖，基部楔形，对称。聚伞花序顶生，花萼钟形，膜质，三角形裂齿5，花瓣先端反折；花药卵圆形，子房近球形，花盘肉质，果实宿存。核果椭圆形或长圆状卵圆形，稍扁，熟时红色。花期4—6月，果期6—8月。

【药用部位】根皮。

【采收加工】全年均可采，挖取根部。洗净，剥取根皮，晒干。

【产地及分布】国内分布于陕西、甘肃、湖南、湖北、四川、贵州、广东、广西。湖南省内主要分布于湘西、蓝山、平江等地。

【性味归经】味辛，性温，归肝经。

【功用主治】祛风利湿、理气散寒；主治风寒湿痹、浮肿、疝气。

【用法用量】内服：煎汤，9~15 g。外用：适量，煎水熏洗患处。

（1）治关节疼痛：马比木适量。煨水熏洗患处。

（2）治浮肿：马比木、折耳根、苦蒜果各15 g。水服。

（3）治小儿疝气：马比木9 g。水服。

鼠李科

444. 多花勾儿茶

【药材名称】多花勾儿茶。

【学名及分类】*Berchemia floribunda*（Wall.）Brongn.，为鼠李科勾儿茶属植物。

【俗　　名】牛鼻角秧、牛鼻拳、扁担果、扁担藤、金刚藤、牛儿藤、熊柳根、黄鳝藤、牛鼻圈、勾儿茶等。

【习性及生境】生于海拔1 500 m以下的山地路旁或灌木林缘。

【识别特征】藤状或直立灌木。叶纸质，上部叶卵形、卵状椭圆形或卵状披针形，先端尖，下部叶椭圆形，先端钝或圆，稀短渐尖，基部圆，稀心形，上面无毛，下面干后栗色，无毛，或沿脉基部被疏柔毛，侧脉9~12对；托叶窄披针形，宿存。花常数朵簇生成顶生宽聚伞圆锥花序，花序轴无毛或被疏微毛。萼三角形；花瓣倒卵形，雄蕊与花瓣等长。核果圆柱状椭圆形，宿存花盘盘状；果柄长2~3 mm，无毛。花期7—10月，果期翌年4—7月。

【药用部位】 茎、叶或根。

【采收加工】 夏、秋季采收茎叶,鲜用或切断晒干。秋后采根,鲜用或切片晒干。

【产地及分布】 国内秦岭以南广布。湖南全省各地散见,产桑植、石门、慈利、沅陵、永顺、龙山、新宁、通道、城步、道县、宜章、南岳。

【性味归经】 味甘、微涩,性微温。

【功用主治】 祛风除湿、活血止痛;主治风湿痹痛、胃痛、痛经、产后腹痛、跌打损伤、骨关节结核、骨髓炎、小儿疳积、肝炎、肝硬化。

【用法用量】 内服:煎汤,15~30 g,大剂量60~120 g。外用:适量,鲜品捣敷。

选方

(1)治风湿关节痛:勾儿茶根60 g,五加皮根、钩藤根各30 g,猪脚一只。水煎服。

(2)治产后腹痛:多花勾儿茶30 g,黄酒250 ml。隔汤炖后,去渣加红糖30 g内服。

(3)治心胃痛,湿热黄疸,小儿脾积风:熊柳根30 g。煎服。

(4)治损伤肿痛:①多花勾儿茶60 g,山木鳖根及八角枫各30 g,75%乙醇500 ml。浸泡10 d,去渣取液外搽患处。②黄鳝藤鲜根皮捣烂,或干根皮研末,调红酒外敷。

(5)治风毒流注:熊柳根90~120 g,羊肉120 g,酌加酒、水齐半或用开水炖服。

(6)治慢性骨髓炎:勾儿茶、白簕花根各60 g,羊肉125 g,酌加酒水炖服。

(7)治肺结核,内伤咯血:勾儿茶30~60 g,水煎服。

(8)治静脉炎或淋巴结炎:多花勾儿茶60 g,蒲公英30 g,苍耳子15 g。水煎服。

(9)治荨麻疹:多花勾儿茶60 g,红糖30 g,黄酒250 ml隔汤炖1 h,分2次服。

(10)治小儿疳积:黄鳝藤干根15~30 g。水煎服。

(11)治湿热黄疸:熊柳藤30~60 g,玉柏12~15 g。水煎服。

(12)治肝硬化:勾儿茶根、柘树根各45 g。水煎服。

(13)治血小板减少症:勾儿茶、胡颓子根、盐肤木根、金樱子根各30 g。水煎服。

445. 勾儿茶

【药材名称】 光枝勾儿茶。

【学名及分类】 *Berchemia Sinica* C. K. Schneid,为鼠李科勾儿茶属植物。

【俗　　名】 光背勾儿茶、铁包金。

【习性及生境】 生于海拔200~1 500 m的山坡、沟边灌木丛中或林缘。

【识别特征】 小枝及花序轴、果梗均无毛,叶柄仅上面有疏短柔毛。本变种的叶较小,叶柄被毛,夏、秋开花,当年结实。其他特征同多花勾儿茶。

【药用部位】 茎藤或根。

【采收加工】 全年可采,洗净切片,晒干。

【产地及分布】 国内分布于西南及陕西、湖北、福建、广东、广西、海南。湖南全省广布。

【性味归经】 味苦、微涩,性平,归肝、肺经。

【功用主治】 消肿解毒、止血镇痛、祛风除湿;主治痈疽疔毒、咳嗽咯血、消化道出血、跌打损伤、烫伤、风湿骨痛、风火牙痛。

【用法用量】 内服:煎汤,1~3两。外用:捣敷或煎水洗。

（1）治肺痨久咳：铁包金六两，川破石六钱，甘草三钱。共煎服。

（2）治鼠疣（鼠痣）：铁包金水煎，常洗。

（3）治青蛇咬伤：铁包金捣烂，调米粉敷贴伤口。

（4）治肺结核，肺燥咳嗽，内伤咯血，肝炎：铁包金干品一至二两。水煎服。

（5）治跌打损伤，蛇咬伤：铁包金浸酒外擦。

（6）治关节风湿痛，流火（丝虫病淋巴管炎）：铁包金二至三两。水煎加黄酒冲服。

（7）治胃脘痛：铁包金一两，苏铁干花五钱。水煎服。

（8）治荨麻疹：铁包金一两。水煎服。

（9）治背痈：鲜铁包金一两。水炖服；另取鲜叶捣烂敷患处。

（10）治风毒流注，睾丸肿痛：铁包金一至二两。水煎或加黄酒冲服。

446. 马甲子

【药 材 名 称】马甲子。

【学名及分类】*Paliurus ramosissimus*（Lour.）Poir.，为鼠李科马甲子属植物。

【俗　　　名】鸟不占、冬打酱、铁口角、铁篱笆、勒子、白棘、棘刺、刺针、铁菱角、马甲间、水架勒。

【习性及生境】生于海拔700 m以下的山地、村边、绿篱，野生或栽培。

【识 别 特 征】落叶灌木，高达6 m；小枝褐色或深褐色，被短柔毛，稀近无毛。叶互生，纸质，卵状椭圆形或近圆形，顶端钝或圆形，基部宽楔形、楔形或近圆形，稍偏斜，边缘具钝细锯齿或细锯齿，稀上部近全缘，上面沿脉被棕褐色短柔毛，幼叶下面密生棕褐色细柔毛，后渐脱落仅沿脉被短柔毛或无毛，基生三出脉；叶柄被毛，基部有2个紫红色斜向直立的针刺。腋生聚伞花序，被黄色绒毛；萼片宽卵形；花瓣匙形。核果杯状，被黄褐色或棕褐色绒毛，周围具木栓质3浅裂的窄翅；果梗被棕褐色绒毛；种子紫红色或红褐色，扁圆形。花期5—8月，果期9—10月。

【药 用 部 位】根。

【采 收 加 工】全年采根。晒干。

【产地及分布】国内分布于西南及湖北、江苏、安徽、浙江、江西、福建、台湾、广东、广西。湖南全省各地散见，多为栽培。

【性味归经】味苦，性平，归肝、胃经。

【功 用 主 治】祛风散瘀、解毒消肿；主治风湿痹痛、跌打损伤、咽喉肿痛、痈疽。

【用 法 用 量】内服：煎汤，15~30 g。外用：适量，捣敷。

治劳伤出血：马甲子根、凌霄花、乌蔹莓各30 g。浸酒1 000 ml。每日3次，每次10 ml。

447. 长叶冻绿

【药 材 名 称】长叶冻绿。

【学名及分类】*Frangula crenata*（Sieb. et Zucc.）Miq.，为鼠李科裸芽鼠李属植物。

【俗　　　名】钝齿鼠李、苦李根、水冻绿、山黄、过路黄、山黑子、绿篱柴、山绿篱、绿柴、冻绿、长叶绿柴、黄药等。

【习性及生境】　生于海拔200~1900m的山地林下或灌木丛中。
【识别特征】　落叶灌木或小乔木,高达7m。顶芽裸露。幼枝带红色,被毛,后脱落,小枝疏被柔毛。叶纸质,倒卵状椭圆形、椭圆形或倒卵形,稀倒披针状椭圆形或长圆,先端渐尖,尾尖或骤短尖,基部楔形或钝,具圆齿状齿或细锯齿,上面无毛,下面被柔毛或沿脉稍被柔毛;叶柄密被柔毛。花两性;聚伞花序腋生,总花梗被柔毛。花梗被短柔毛;萼片三角形与萼筒等长,有疏微毛;花瓣近圆形,顶端2裂;雄蕊与花瓣等长而短于萼片;子房球形,花柱不裂。核果球形或倒卵状球形,绿色或红色,熟时黑或紫黑色,果柄无或有疏短毛,种子背面无沟。花期5—8月,果期8—10月。
【药用部位】　根、根皮。
【采收加工】　根、根皮秋后采收,鲜用或切片晒干,或剥皮晒干。
【产地及分布】　国内分布于华中、华南、西南及陕西、江苏、安徽、浙江、福建等地。湖南全省广布。
【性味归经】　味苦、辛,性平,有毒。
【功用主治】　清热解毒、杀虫利湿;主治疥疮、顽癣、疮疖、湿疹、荨麻疹、癞痢头、跌打损伤。
【用法用量】　外用:适量,煎水熏洗;或捣敷;或研末调敷;或磨醋擦患处。内服:煎汤,3~5g;或浸酒。

选方

(1)治疥疮:①长叶冻绿根皮60~120g,煎水洗,或浸酒服。②长叶冻绿根皮30g研粉,生猪油适量,拌匀,纱布包裹,放火上烘热,涂搽患处。③长叶冻绿根二重皮、乌桕皮、杉树皮各15g,研末。加火硝6g,油茶60g,调敷患处。

(2)治癞痢头:山绿篱根9g,水煎服。并煎汤洗擦患处。

(3)治疮毒、癞子:黎罗根、叶煎水外洗;或用根皮研末调茶油擦。

(4)治湿疹:长叶鼠李根30g,花椒9g,桉叶15g。煎水外洗。

(5)治牛皮癣:长叶鼠李根皮适量、用醋浸3d,过滤,每日洗搽3次,连续使用1个月左右。

(6)治癣:黎辣根全草30~60g,松杨根30g。共捣碎搽。

(7)治过敏性紫癜:鲜长叶冻绿根60g,猪肉125g。开水炖,早晚分服。

(8)治小儿蛔虫:①黎辣根15g煮浓汁,用汁煮鸡蛋1枚;②黎辣根根皮12g,苦楝子9枚,板蓝根9g。水煎服。

448. 薄叶鼠李

【药材名称】　薄叶鼠李。
【学名及分类】　*Rhamnus leptophylla* C. K. Schneid.,为鼠李科鼠李属植物。
【俗　　　名】　绛梨木子、借刺仔、苦李子、小刺槐。
【习性及生境】　生于海拔1500m的山坡、山谷或路旁灌木丛中。
【识别特征】　落叶灌木,稀小乔木。小枝对生或近对生,无毛,芽具鳞片,无毛。叶纸质,对生或近对生,倒卵形或倒卵状椭圆形,具圆齿或钝齿,上面无毛,下面脉腋有簇毛,侧脉3~5对,网脉不明显,上面凹下。花单性异株,4基数,有花瓣;花梗无毛;雄花10~20簇生短枝;雌花数朵至10余朵簇生短枝端或长枝下部叶腋,退化雌蕊极小,花柱2裂。核果球形,萼筒宿存,熟时黑色。种子宽倒卵圆形,背面具长为种子2/3~3/4纵沟。花期3—5月,果期5—10月。
【药用部位】　果实。
【采收加工】　8—9月果实成熟时采收。鲜用或晒干。
【产地及分布】　国内分布于华北、华中、华东、华南、西南及陕西、甘肃。湖南全省广布,分布于会同、靖州、攸县、保靖、慈利、浏阳、新宁、绥宁、零陵、郴州等地。

【性味归经】 味微苦、涩、辛,性平,有小毒,归脾、胃、大肠经。
【功用主治】 消食化滞、行水通便;主治食积腹胀、水肿、腹水、便秘、急性结肠炎,氧化锌中毒。
【用法用量】 内服:煎汤,5~15 g;或研末;或泡酒。

(1)治食积腹胀、便秘嗳气、胃痛、食欲不振:薄叶鼠李果15~24 g。碾碎水煎服。或研末吞服,6~9 g。
(2)治水臌:薄叶鼠李果15~30 g。碾碎煮糯米粥服。

449. 枣

【药 材 名 称】 枣。
【学名及分类】 *Ziziphus jujuba* (L.) Lam.,为鼠李科枣属植物。
【俗   名】 老鼠屎、贯枣、枣子树、红枣树、大枣、枣子、枣树、扎手树、红卵树。
【习性及生境】 生于海拔500 m以下的山区、丘陵或平原。
【识别特征】 落叶小乔木,稀灌木,高达10余米;树皮褐色或灰褐色;有长枝,紫红色或灰褐色,呈之字形曲
        折,具2个托叶刺,粗直,短刺下弯;短枝短粗,矩状,自老枝发出;当年生小枝绿色,下垂,单生或
        2~7个簇生于短枝上。叶纸质,卵形;具小尖头,基部稍不对称,近圆形,边缘具圆齿状锯齿,上
        面深绿色,无毛,下面浅绿色,基生三出脉;托叶刺纤细,后期常脱落。花黄绿色,两性,5基数,
        无毛,具短总花梗,单生或2~8个密集成腋生聚伞花序;萼片卵状三角形;花瓣倒卵圆形,基部有
        爪,与雄蕊等长;花盘厚,肉质,圆形,5裂;子房下部藏于花盘内,与花盘合生,2室,每室有1胚
        珠,花柱2半裂。核果矩圆形或长卵圆形,成熟时红色,后变红紫色,中果皮肉质,厚,味甜,核顶
        端锐尖,基部锐尖或钝,2室,具1或2种子,种子扁椭圆形。花期5—7月,果期8—9月。
【药用部位】 果实。
【采收加工】 秋季果实成熟时采收,一般随采、随晒。选干燥的地块搭架铺上席箔,将枣分级分别摊晒在席箔
        上晾晒,当枣的含水量下降到15%以下时可并箔,然后每隔几日揭开通风,当枣的含水量下降
        到10%时可贮藏。大枣果皮薄,含水分多,采用阴干的方法制干。
【产地及分布】 全国分布。湖南全省栽培,品种多样。
【性味归经】 味甘、性温,归心、脾、胃经。
【功用主治】 补脾胃、益气血、安心神、调营卫、和药性;主治脾胃虚弱、气血不足、食少便溏、倦怠乏力、心悸失
        眠、妇人脏躁、营卫不和。
【用法用量】 内服:煎汤,9~15 g。

治久患脾泻,脏腑虚滑,不进饮食:青州枣子去核,以木香瓣破如枣核大,置枣中,十数枚,以水一盏,煮俟软
熟,温嚼吃,以所煮汁送下。

450. 枳椇

【药 材 名 称】 枳椇。
【学名及分类】 *Hovenia acerba* Lindl.,为鼠李科枳椇属植物。
【俗   名】 鸡爪子、鸡丫子、枳椇子、鸡爪梨、鸡脚枣寄生、拐枣。

【习性及生境】　生于海拔1 200 m以下阳光充足的山坡、沟谷、旷野或疏林中,也常栽培于庭园内。
【识别特征】　高大乔木。小枝褐色或黑紫色。叶互生,厚纸质至纸质,宽卵形至心形,顶端长或短渐尖,基部截形或心形,常具细锯齿。二歧式聚伞圆锥花序,顶生和腋生,花两性,萼片具网状脉或纵条纹,花瓣椭圆状匙形,具短爪,花柱半裂。浆果状核果近球形,成熟时黄褐色或棕褐色,果序轴明显膨大,种子暗褐色或黑紫色。花期5—7月,果期8—10月。
【药用部位】　带花序轴的果实。
【采收加工】　10—11月果实成熟时连肉质花序轴一并摘下,晒干,取出种子。叶夏末采收,晒干。春季剥树皮,晒干。
【产地及分布】　国内秦岭以南广布。湖南全省广布。
【性味归经】　味甘,性平,归胃经。
【功用主治】　解酒毒、止渴除烦、止呕、利大小便;主治醉酒、烦渴、呕吐、二便不利。
【用法用量】　内服:煎汤,6~15 g;或泡酒服。

选方

(1)治饮酒多,发积为酷热,熏蒸五脏,津液枯燥,血泣,小便并多,肌肉消铄,专嗜冷物寒浆:枳椇子二两、麝香一钱上为末,面糊丸,梧桐子大。每服三十丸,空心盐汤吞下。

(2)治酒痨吐血:①枳椇子一两。煎,不拘时服,服至数十日愈。②拐枣120 g,红蔗糖30 g。炖猪心肺服。

(3)治醉酒:鲜拐枣30 g,煎冷水服。或枳椇子12 g,葛花9 g,煎冷水服。

(4)治热病烦渴,小便不利:枳椇子、知母各9 g,金银花24 g,灯心3 g,水煎服。

(5)治伤暑烦渴,头晕,尿少:枳椇子、竹叶各30 g,水煎服。

(6)治风湿瘫痪:拐枣果树150 g,紫薇树皮15 g,泡酒1 000 ml,早晚各服15~30 ml。

(7)治风湿麻木:拐枣120 g,白酒500 g,浸泡3~5 d,每次服1小酒杯,每日2次。

(8)治手足抽搐:枳椇果实、四匹瓦、蛇莓各15 g,水煎服。

(9)治小儿疳积:拐枣树种子9 g,研末,蒸鸡肝吃。

(10)治小儿惊风:枳椇果实30 g,水煎服。

(11)治死胎不出:枳椇子树上叶十四片。水、酒各一盏,煎八分服。

(12)治风湿麻痹:拐枣叶(或树枝)120 g,白酒500 g。浸泡3~5 d。每次服1小酒杯,每日2次。

葡萄科

451. 三叶地锦

【药材名称】　三叶地锦。
【学名及分类】　*Parthenocissus semicordata* (Wall.) Planch.,为葡萄科地锦属植物。
【俗　　　名】　小红藤、绿葡萄藤、喜马拉雅爬山虎、三爪风、大血藤。
【习性及生境】　常攀附于石上、墙壁或树干上。
【识别特征】　落叶木质藤本。小枝细弱,嫩时被疏柔毛,后脱落。芽绿色。卷须总状4~6分枝,嫩时顶端尖细而微卷曲,遇附着物时扩大成吸盘。叶多为3小叶复叶,稀混有3裂单叶,幼时绿色,中央小叶倒卵椭圆形或倒卵圆形,先端骤尾尖,基部楔形,侧生小叶卵状椭圆形或长椭圆形,先端短尾尖,基部不对称,下面中脉及侧脉被短柔毛;叶柄被疏短柔毛。伞房状多歧聚伞花序着生在短枝上。花瓣卵状椭圆形;子房扁球形。果实近球形,成熟时黑褐色。花期5—7月,果期9—10月。

【药用部位】 全株。

【采收加工】 秋、冬季采收根及茎,洗净后切片或切段,鲜用或晒干。夏、秋季采叶,鲜用或晒干。

【产地及分布】 国内分布于西南及甘肃、陕西、湖北。湖南省内产桑植、石门、永顺、武冈。

【性味归经】 味辛,性温。

【功用主治】 祛风除湿、散瘀通络;主治风湿痹痛、跌打损伤、骨折。

【用法用量】 内服:煎汤,10~15 g;或浸酒。外用:适量,煎水洗;或捣烂敷。

(1)治风湿:小红藤、三角风等份。煎水洗患处。

(2)治跌打损伤:小红藤、见血飞各30 g。泡酒服。

(3)治骨折:小红藤、赤葛根各等份。捣烂,加酒炒热包患处。

452. 绿叶地锦

【药材名称】 五叶壁藤。

【学名及分类】 *Parthenocissus laetevirens* Rehd.,为葡萄科地锦属植物。

【俗　　名】 大绿藤、五爪龙、山里七、爬墙风、五爪风、藤五加、青龙藤、五爪金龙、五盘藤。

【习性及生境】 攀缘于海拔200~800 m的墙壁、岩石上。

【识别特征】 落叶木质藤本。小枝圆柱形或有显著纵棱,嫩时被短柔毛,以后脱落无毛。卷须总状5~10分枝,卷须顶端嫩时膨大呈块状,后遇附着物扩大成吸盘。叶为掌状,小叶倒卵长椭圆形或倒卵披针形,最宽处在近中部或中部以上,顶端急尖或渐尖,基部楔形,边缘上面深绿色,无毛,显著呈泡状隆起,下面浅绿色;果实球形;种子倒卵形,顶端圆形,基部急尖成短喙,种脐在背面不明显,腹部中棱脊突出,两侧洼穴呈沟状,向上斜展达种子顶端。花期7—8月,果期9—11月。

【药用部位】 根、茎或叶。

【采收加工】 秋、冬季采收根及茎,洗净,切片或段,鲜用或晒干。夏、秋季采叶,鲜用或晒干。

【产地及分布】 国内分布于西南及江苏、安徽、河南、浙江、江西、湖北、广东。湖南全省各地散见。产于桑植、永顺、芷江、洞口、城步、新宁、江华、江永、南岳、新化等地。

【性味归经】 味辛,性温。

【功用主治】 祛风除湿、散瘀通络、解毒消肿;主治风湿痹痛、腰肌劳损、四肢麻木、跌打瘀肿、骨折、痈肿、毒蛇咬伤。

【用法用量】 内服:煎汤,10~15 g,鲜品倍量;或浸酒。外用:适量,煎水洗;或捣烂、研末调敷。

(1)治风湿痛:五叶壁藤60 g,牵牛风30 g。水煎,兑白酒服。

(2)治下肢慢性溃疡:青龙藤叶适量。研细粉调凡士林外敷。

(3)治毒蛇咬伤、疖肿:青龙藤鲜根捣烂,外敷伤口周围或患处。

453. 地锦

【药材名称】 爬山虎。

【学名及分类】 *Parthenocissus tricuspidata*(Siebold & Zucc.)Planch.,为葡萄科地锦属植物。

【俗　　名】 假葡萄藤、走游藤、飞天蜈蚣、枫藤、爬墙虎。

【习性及生境】攀缘于海拔1 000 m以下的疏林中、墙壁及岩石上,亦有栽培。

【识别特征】落叶木质藤本。树皮有皮孔,髓白色。枝条粗壮,卷须短,多分枝,顶端有吸盘。叶互生,花枝上的叶宽卵形,长8~18 cm,宽6~16 cm,常3裂,或下部枝上的叶分裂成3小叶,幼枝上的叶较小,常不分裂。聚伞花序常着生于两叶间的短枝上,长4~8 cm,较叶柄短;花5数;萼全缘;花瓣顶端反折,子房2室,每室有2胚珠。浆果小球形,熟时蓝黑色。花期6月,果期9—10月。

【药用部位】藤茎或根。

【采收加工】落叶前采茎,切段晒干,根全年可采。

【产地及分布】国内分布于东北、华北、华中、华东、华南、西南及陕西等地。湖南全省广布。

【性味归经】味辛、微涩,性温。

【功用主治】祛风止痛、活血通络;主治风湿痹痛、中风半身不遂、偏正头痛、产后血瘀、腹生结块、跌打损伤、痈肿疮毒、溃疡不敛。

【用法用量】内服:0.5~1.0两,水煎或泡酒服。外用:适量,根皮捣烂,酒调敷患处。

454. 刺葡萄

【药材名称】刺葡萄。

【学名及分类】*Vitis davidii* (Rom. Caill.) Foëx,为葡萄科葡萄属植物。

【俗　　　名】软刺风、野葡萄、刺芦瓜藤。

【习性及生境】生于海拔500~1 300 m的山地疏林中、湿地、沟谷。

【识别特征】木质藤本。小枝被皮刺,无毛。卷须2叉分枝。叶卵圆或卵状椭圆形,先端短尾尖,基部心形,基缺凹成钝角,每边有12~33锐齿,不分裂或微3浅裂,两面无毛,网脉明显,下面比上面突出,无毛常疏生小皮刺。圆锥花序与叶对生,花序梗无毛。花萼碟形,不明显5浅裂;花瓣呈帽状粘合脱落;子房圆锥形。浆果球形,成熟时紫红色。种子倒卵状椭圆形,腹面两侧洼穴向上达种子3/4处。花期4—6月,果期7—10月。

【药用部位】根。

【采收加工】秋、冬季采挖。洗净,切片,鲜用或晒干。

【产地及分布】国内分布于华东、华南、西南及陕西、甘肃、河南、湖北。湖南全省山地广布,分布于平江、炎陵、长沙及湘西等地。

【性味归经】味甘、微苦,性平,归肝、胃经。

【功用主治】散瘀消积、舒筋止痛;主治吐血、腹胀症积、关节肿痛、筋骨伤痛。

【用法用量】内服:煎汤,30~60 g,鲜品倍量;或浸酒。

治筋骨伤痛:刺葡萄根60~100 g。水煎,冲酒服。

455. 葡萄

【药材名称】葡萄。

【学名及分类】*Vitis vinifera* L.,为葡萄科葡萄属植物。

【俗　　　名】葡萄子、蒲陶、草龙珠、赐紫樱桃、琐琐葡萄、菩提子、索索葡萄。

【习性及生境】原产亚洲西部,为栽培水果。

【识别特征】 木质藤本。小枝圆柱形,有纵棱纹,无毛或被稀疏柔毛。卷须2叉分枝。叶卵圆形,显著3~5浅裂或中裂,中裂片顶端急尖,裂片常靠合,基部常缢缩,裂缺狭窄,间或宽阔,基部深心形,基缺凹成圆形,无毛或被疏柔毛;叶柄几无毛;托叶早落。圆锥花序密集或疏散,多花,与叶对生,基部分枝发达,花序梗几无毛或疏生蛛丝状绒毛;花梗无毛;花蕾倒卵圆形,顶端近圆形;萼浅碟形,边缘呈波状,外面无毛;花瓣呈帽状粘合脱落;雄蕊花丝丝状,花药黄色,卵圆形。果实球形或椭圆形;种子倒卵椭圆形,顶端近圆形,基部有短喙,种脐在种子背面中部呈椭圆形,种脊微突出,腹面中棱脊突起,两侧洼穴宽沟状。花期4—5月,果期8—9月。

【药用部位】 果实。

【采收加工】 夏、秋季果实成熟时采收。鲜用或风干。

【产地及分布】 原产亚洲西部,现我国各地普遍栽培。湖南全省均有分布。

【性味归经】 味甘、酸,性微温,归肺、脾、肾经。

【功用主治】 补气血、强筋骨、利小便;主治气血虚弱、肺虚咳嗽、心悸盗汗、烦渴、风湿痹痛、淋病、水肿、痘疹不透。

【用法用量】 内服:煎汤,15~30 g;或捣汁;或熬膏;或浸酒。外用:适量,浸酒涂擦;或捣汁含咽;或研末撒。

(1)强肾:琐琐葡萄、人参各一钱,火酒浸一宿,侵晨(指清晨)涂手心,摩擦腰脊,能助膂力强壮,若卧时摩擦腰脊,力助阳事坚强,服之尤为得力。

(2)治热淋,小便涩少,碜痛沥血:葡萄(绞取汁)五合,藕汁五合,生地黄汁五合,蜜五两。上相和,煎为稀饧,每于食前服二合。

(3)除烦止渴:生葡萄捣滤取汁,以瓦器熬稠,入熟蜜少许,同收,点汤饮。

(4)治咽喉红肿,热气尚浅者:甜葡萄汁加延胡索粉,徐徐饮之。

(5)治时气或疮疹发不出:葡萄子生为末,每服一二钱,温酒或米饮调下。

456. 葛藟葡萄

【药材名称】 葛藟葡萄。

【学名及分类】 *Vitis flexuosa* Thunb.,为葡萄科葡萄属植物。

【俗　　名】 割谷镰藤、野葡萄、栽秧藤。

【习性及生境】 生于海拔1 600 m以下的山地灌木丛中。

【识别特征】 落叶木质藤本,枝条细长,幼枝被灰白色绵毛,后变无毛。叶宽卵形或三角状卵形,长4~12 cm,宽3~10 cm,不分裂,顶端短尖,基部宽心形或近截形,边缘有波状小齿尖,表面无毛,背面主脉上有柔毛,脉腋间有簇毛。圆锥花序细长,有白色绵毛。浆果球形,熟后变黑色。花期5—6月,果熟期9—10月。

【药用部位】 藤汁。

【采收加工】 夏、秋季果实成熟时采收。鲜用或晒干。

【产地及分布】 国内分布于华北、华中、华东、华南、西南及陕西等地。湖南全省广布。

【性味归经】 味甘,性平,归肺、胃经。

【功用主治】 益气生津、活血舒筋;主治乏力、口渴、哕逆、跌打损伤。

【用法用量】 内服:煎汤,10~15 g。

治痢疾:葛藟叶、果各30~60 g。水煎服。

457. 蛇葡萄

【药材名称】 蛇葡萄。

【学名及分类】 *Ampelopsis glandulosa*（Wall.）Momiy.，为葡萄科蛇葡萄属植物。

【俗　　名】 野毛葡萄、芮蜡通、过风藤、山葡萄、烟火藤、野葡萄。

【习性及生境】 生于山谷疏林或灌木丛中。

【识别特征】 多年生草质藤本。茎具皮孔；幼枝被铁锈色短柔毛，卷须与叶对生，二叉状分枝，单叶互生，叶柄，有铁锈色短柔毛；叶片心形或心状卵形，顶端不裂或具不明显3浅裂，侧裂片小，上面绿色，下面淡绿色，两面均被铁锈色短柔毛.边缘有带小尖头的浅圆齿。花两性，二歧聚伞花序与叶对生，被铁锈色短柔毛；花白绿色，花梗基部有小苞片；花萼盘状，裂片有柔毛；花瓣外被柔毛；雄蕊5，与花瓣对生；子房扁球形，被杯状花盘包围。浆果球形，幼时绿色，熟时蓝紫色。花期6月，果期7—10月。

【药用部位】 茎叶。

【采收加工】 夏、秋季采收茎叶。洗净，鲜用或晒干。

【产地及分布】 国内分布于黑龙江、吉林、辽宁、河北、山东、河南、安徽、江苏、浙江、江西、湖南、湖北、四川、贵州、云南、福建、台湾、广东、广西。湖南省内主要分布于凤凰、炎陵等地。

【性味归经】 味苦，性凉，归心、肝、肺、肾经。

【功用主治】 清热利湿、散瘀止血、解毒；主治肾炎水肿、小便不利、风湿痹痛、瘀肿、内伤出血、疮毒。

【用法用量】 内服：煎汤，15~30g，鲜品倍量；或泡酒。外用：适量，捣敷；或煎水洗；或研末撒。

　　(1)治慢性肾炎：蛇葡萄叶粉15g，放鸭蛋白内搅匀，用茶油煎炒；另取山葡萄枝30g。冬瓜皮30g煎汤，以一部分代茶，与上述炒蛋白配合内服，另一部分洗擦皮肤。

　　(2)治风湿性关节炎：蛇葡萄藤茎60g，白酒250g。泡酒服，每日1次，每次15g。

　　(3)治跌打肿痛、无名肿毒：蛇葡萄鲜藤茎，三七叶。捣烂外敷。

　　(4)治外伤出血：蛇葡萄叶，丝瓜络共焙干研粉，撒于患处。

　　(5)治中耳炎：鲜山葡萄藤1根，洗净，截取1段，一端对患耳，另一端用口吹之，使汁滴入耳内。

　　(6)治风疹块：蛇葡萄60g，防风12g。煎服。

　　(7)治痫症：鲜山葡萄粗茎(去粗皮)90g，石决明10g。水煎服，每日1剂。

　　(8)治小便不利涩痛、肝炎、胃热呕吐、风湿性关节炎：野葡萄藤30~60g。煎服。

458. 羽叶牛果藤

【药材名称】 羽叶蛇葡萄。

【学名及分类】 *Nekemias chaffanjonii*（H. Lévl. et Vant.）J. Wen et Z. L. Nie，为葡萄科牛果藤属植物。

【俗　　名】 红籽藤、七能兰。

【习性及生境】 生于海拔400~1300m的山地沟谷、林缘，生于丘陵、路边及沙质土壤。

【识别特征】 落叶木质藤本。卷须2叉分枝。一回羽状复叶，小叶长椭圆或卵椭圆形，先端急尖或渐尖，基部宽楔形，边缘有尖锐细锯齿。伞房状多歧聚伞花序顶生或与叶对生。花萼碟形，花瓣卵状椭圆形，花盘波状浅裂，子房下部与花盘合生。果近球形。花期5—7月，果期7—9月。

【药用部位】 茎藤或根。

【采收加工】 秋季采收藤和根。洗净，晒干。根亦可鲜用榨汁。

【产地及分布】	国内分布于西南及湖北、安徽、江西、广西。湖南全省各地散见,产桑植、石门、慈利、张家界、沅陵、花垣、永顺、龙山、芷江、新宁、江永、宜章。
【性味归经】	味辛、酸,性平,归肝经。
【功用主治】	祛风;主治劳伤、骨折、红肿性疮疖、风湿痹痛。
【用法用量】	内服:煎汤,15~30 g,鲜品倍量;或泡酒。外用:适量,捣敷;或煎水洗;或研末撒。

459. 三裂蛇葡萄

【药材名称】	三裂蛇葡萄。
【学名及分类】	*Ampelopsis delavayana* Planch.,为葡萄科蛇葡萄属植物。
【俗　　名】	野毛葡萄、芮蜡通、过风藤、山葡萄、烟火藤、野葡萄。
【习性及生境】	生于海拔300~1 000 m的山地灌木丛中或林缘。
【识别特征】	落叶木质藤木,长达十余米。根粗壮,外皮褐色,具纵沟。小枝、花序梗和叶柄通常有短柔毛。叶多数为掌状3全裂,中间小叶片长椭圆形或倒卵形,长3~8 cm,顶端渐尖,基部楔形,有短柄,侧生小叶片极偏斜,斜卵形,有时下部叶为单叶,3浅裂,宽卵形,基部心形,边缘有带凸尖的浅齿,表面近于无毛,背面有短柔毛。聚伞花序与叶对生,花序梗长2~3 cm;花淡绿色;花萼边缘稍分裂;花瓣5;雄蕊5。浆果球形或扁球形,熟时蓝紫色。花期5月,果熟期8—9月。
【药用部位】	根或茎藤。
【采收加工】	全年可采,以秋季为好,晒干用或鲜用。
【产地及分布】	国内分布于华南、西南及陕西、甘肃、江苏、浙江、江西、福建。湖南全省各地散见,产桑植、石门、张家界、凤凰、沅陵、永顺、龙山、武冈、新宁、永兴。
【性味归经】	味甘、苦,性凉。
【功用主治】	清热利湿、活血通络、止血生肌、解毒消肿;主治淋证、白浊、疝气、偏坠、风湿痹痛、跌打瘀肿、创伤出血、烫伤、疮痈。
【用法用量】	内服:煎汤,9~15 g,鲜品倍量;或泡酒。外用:适量,捣敷;或煎水洗;或研末撒。

(1)外伤出血:取三裂蛇葡萄、犁头尖各适量,混合研磨撒敷患处。

(2)风湿性腰酸腿疼痛:三裂蛇葡萄60 g,白酒500 ml,浸泡5~7 d,每服10 ml,一日3次。

460. 大齿牛果藤

【药材名称】	显齿蛇葡萄。
【学名及分类】	*Nekemias grossedentata* (Hand.-Mazz.) J. Wen & Z. L. Nie,为葡萄科牛果藤属植物。
【俗　　名】	野藤茶树、黄花倒水莲、花茶、钻骨风、甜茶藤、藤茶葡萄、渣刚、猪婆藤、野木通、麻喉子藤。
【习性及生境】	生于海拔400~1 300 m的山地林中、石上、沟边或灌木丛中。
【识别特征】	落叶木质藤本。小枝圆柱形,有显著纵棱纹,无毛。卷须2叉分枝,相隔2节间断与叶对生。小叶卵圆形,卵椭圆形或长椭圆形,顶端急尖或渐尖,基部阔楔形或近圆形,边缘每侧有2~5个锯齿,上面绿色,下面浅绿色,两面均无毛;叶柄无毛;托叶早落。花序为伞房状多歧聚伞花序,与叶对生;果近球形;种子倒卵圆形,顶端圆形,基部有短喙,种脐在种子背面中部呈椭圆形,上部

棱脊突出,表面有钝肋纹突起,腹部中棱脊突出,两侧洼穴呈倒卵形。花期5—8月,果期8—12月。

【药用部位】 茎叶或根。

【采收加工】 夏、秋季采收。洗净,鲜用或切片,晒干。

【产地及分布】 国内分布于江西、福建、湖北、湖南、广东、广西、贵州、云南。湖南省内产溆浦、新晃、洪江、会同、武冈、通道、洞口、新宁、江永、永兴、资兴、宜章。

【性味归经】 味甘、淡,性凉,归肺、肝、胃经。

【功用主治】 清热解毒、利湿消肿;主治感冒发热、咽喉肿痛、黄疸型肝炎、目赤肿痛、痈肿疮疔。

【用法用量】 内服:煎汤,15~30 g,鲜品倍量。外用:适量,煎水洗。

461. 白蔹

【药材名称】 白蔹。

【学名及分类】 *Ampelopsis japonica* (Thunb.) Makino,为葡萄科蛇葡萄属植物。

【俗　　名】 白根、昆仑、猫儿卵、鹅抱蛋、长姊妹、五山虎根、五出虎、九子莲、金晾母、见肿消、白根、九子不离娘、鸡婆抱蛋、肥猪菜。

【习性及生境】 生于海拔900 m以下的山地、荒坡及灌木丛中,也有栽培。

【识别特征】 落叶木质藤本。小枝无毛。卷须不分枝或顶端有短的分叉,相隔3节以上间断与叶对生。小叶羽状深裂或边缘深锯齿;掌状5小叶者中央小叶深裂至基部,关节间有翅,侧小叶无关节或有1个关节;3小叶者中央小叶有1个关节或无关节,基部窄呈翅状;下面无毛或脉上被短柔毛;叶柄无毛。聚伞花序通常集生,花序梗常卷曲,无毛。花萼碟形,边缘波状浅裂,花瓣宽卵形;花盘发达,边缘波状浅裂;子房下部与花盘合生,花柱棒状。果球形。种子腹面两侧洼穴向上达种子上部1/3处。花期5—6月,果期7—9月。

【药用部位】 块根。

【采收加工】 春、秋季采挖,除去茎及细须根,洗净,多纵切成两瓣、四瓣或斜切片,晒干。

【产地及分布】 国内分布于东北、华北、华中、华东及陕西、宁夏、福建、贵州、四川。湖南省内产张家界、江华、新宁。

【性味归经】 味苦、辛,性微寒,归心肝、脾经。

【功用主治】 清热解毒、散结止痛、生肌敛疮;主治疮疡肿毒、瘰疬、烫伤、湿疮、温疟、惊痫、血痢、肠风、痔瘘、白带、跌打损伤、外伤出血。

【用法用量】 内服:煎汤,3~10 g。外用:适量,研末撒涂。

选方

(1)治扭挫伤:见肿消2个,食盐适量。捣烂外敷。

(2)治金伤入肉,箭镞不出者:白蔹同丹皮或半夏为末,酒服。

(3)治耳廓冻伤:白蔹、黄柏各适量。为末,油调搽。

(4)治湿热白带:白蔹、苍术各6 g。研细末,每次3 g,每日2次,白糖水送下。

462. 乌蔹莓

【药材名称】 乌蔹莓。

【学名及分类】 *Causonis japonica* (Thunb.) Raf.，为葡萄科乌蔹莓属植物。

【俗　　　名】 地老鼠、铁散仙、酸甲藤、五甲藤、铁秤砣、痛婆婆、五爪金龙等。

【习性及生境】 生于海拔1 800 m以下的山坡、路旁灌木丛中。常攀缘于它物上。

【识别特征】 落叶草质攀缘性藤本。小枝圆柱形，有纵棱纹，无毛或微被疏柔毛。中央小叶长椭圆形或椭圆披针形，顶端急尖或渐尖，基部楔形，侧生小叶椭圆形或长椭圆形，顶端急尖或圆形，基部楔形或近圆形，上面绿色，无毛，下面浅绿色，无毛或微被毛。花序腋生；花序梗无毛或微被毛；花蕾卵圆形，顶端圆形；萼碟形，边缘全缘或波状浅裂；花瓣三角状卵圆形，外面被乳突状毛；花药卵圆形。果实近球形；种子三角状倒卵形，种脐在种子背面近中部呈带状椭圆形，上部种脊突出，表面有突出肋纹，腹部中棱脊突出，两侧洼穴呈半月形。花期3—8月，果期8—11月。

【药用部位】 全草或根。

【采收加工】 夏、秋季割取藤茎或挖出根部。除去杂质，洗净，切段，晒干或鲜用。

【产地及分布】 国内分布于陕西、甘肃、山东、江苏、安徽、浙江、江西、福建、台湾、河南、湖北、广东、广西、四川。湖南全省广布。

【性味归经】 味苦、酸，性寒，归心、肝、胃经。

【功用主治】 清热利湿、解毒消肿；主治热毒痈肿、疔疮、丹毒、咽喉肿痛、蛇虫咬伤、水火烫伤、风湿痹痛、黄疸、泻痢、白浊、尿血。

【用法用量】 内服：煎汤，15~30 g；浸酒或捣汁饮。外用：适量，捣敷。

(1)治一切肿毒、发背、乳痈、便毒、恶疮初起者：五叶藤或根一握，生姜一块。捣烂，入好酒一盏，绞汁热服，取汗，以渣敷之。用大蒜代姜亦可。

(2)治带状疱疹：乌蔹莓根，磨烧酒与雄黄，抹患处。

(3)治风湿瘫痪，行走不便：母猪藤45 g，大山羊30 g，大风藤30 g，泡酒500 g。每服15~30 g，日服2次，经常服用。

(4)治毒蛇咬伤，眼前发黑，视物不清：鲜乌蔹莓全草捣烂绞取汁60 g，米酒冲服。外用鲜全草捣烂敷伤处。

463. 三叶崖爬藤

【药材名称】 三叶崖爬藤。

【学名及分类】 *Tetrastigma hemsleyanum* Diels et Gilg，为葡萄科崖爬藤属植物。

【俗　　　名】 毒葡萄、三叶青、石老鼠等。

【习性及生境】 生于海拔1 000 m以下的山地疏林树上。

【识别特征】 落叶草质藤本。小枝细，无毛或被疏柔毛。卷须不分叉。3小叶复叶，小叶披针形、长椭圆状披针形或卵状披针形，先端渐尖，稀急尖，基部楔形或圆；花序腋生，下部有节，节上有苞片，或假顶生而基部无节和苞片，花二歧状着生在分枝末端；花序梗被短柔毛。花梗被灰色短柔毛；花萼碟形，萼齿细小，卵状三角形；花瓣卵圆形，先端有小角，外展，无毛；子房陷花盘中呈短圆锥状，花柱短。果近球形。种子倒卵状椭圆形，腹面两侧洼穴从下部斜展达种子顶端。花期4—6月，果期8—11月。

【药用部位】 块根。

【采收加工】 夏、秋季采收,鲜用或切片,晒干。

【产地及分布】 国内分布于西南及浙江、江西、福建、湖北、广东、广西、海南。湖南全省各地散见,产桑植、慈利、石门、张家界、沅陵、永顺、龙山、芷江、新宁、浏阳。

【性味归经】 味苦、辛,性凉。

【功用主治】 清热解毒、祛风活血;主治高热惊厥、肺炎、咳喘、肝炎、肾炎、风湿痹痛、跌打损伤、痈疗疮疖、湿疹、蛇伤。

【用法用量】 外用:适量,煎水洗;或研末调敷;或以鲜叶贴患处。

选方

(1)治小儿高热惊厥:石老鼠3 g,钩藤6 g,七叶一枝花根6 g。水煎服。

(2)治肺炎:石老鼠根、瓜子金、枸骨根各9 g。水煎服,每日1剂。

(3)治哮喘:石老鼠根、贝母、桔梗各3 g。水煎服,每日1剂。

(4)治百日咳:三叶崖爬藤块根3~6 g。磨米泔水,用竹沥适量,冲服。

(5)治肝炎:石老鼠根15 g,虎刺根、黄草根各30 g。水煎服,每1剂。

(6)治急、慢性肾炎:鲜三叶崖爬藤块根30 g。与青壳鸭蛋同煮熟服。

(7)治流行性腮腺炎:三叶青块根与醋磨成糊状,每月外搽3~5次。

(8)治急慢性结膜炎:三叶青块根和生理盐水磨汁,取澄清液,每日滴眼3~4次。

(9)治跌打损伤:石老鼠根30 g。研末,黄酒送服。

(10)治外伤出血:石老鼠根适量。晒干研末,撒敷包扎。

(11)治神经性皮炎:三叶青块根、米醋,磨成糊状,局部外敷。

(12)治毒蛇咬伤:酒浸的三叶崖爬藤块根3~6 g,立即嚼服;或三叶崖爬藤块根适量,捣烂绞汁,部分内服,部分外敷或调醋外敷。

464. 俞藤

【药材名称】 俞藤。

【学名及分类】 *Yua thomsonii* (M. A. Lawson) C. L. Li,为葡萄科俞藤属植物。

【俗　　名】 粉叶爬山虎、粉叶地锦。

【习性及生境】 生山坡、沟谷、灌丛或树林中,攀缘树上,海拔1 700~2 000 m。

【识别特征】 木质藤本。小枝褐色,卷须2叉分枝,相隔2节间断与叶对生。叶为掌状5小叶,草质,小叶披针形或卵披针形,顶端渐尖或尾状渐尖,基部楔形。花序为复二歧聚伞花序,与叶对生,萼碟形,全缘,花瓣5,稀4,花蕾时粘合,以后展开脱落,雄蕊5,稀4,花柱细。果实近球形,紫黑色,味淡甜。种子梨形。花期5—6月,果期7—9月。

【药用部位】 根。

【采收加工】 全年均可采,晒干或鲜用。

【产地及分布】 国内产华东、两湖、广西、黔东南及川东南。湖南省内分布于长沙、茶陵、衡阳、南岳、洞口、新宁、宜章、宁远、会同、洪江、泸溪。

【性味归经】 味涩,性凉。

【功用主治】 清热解毒、祛风除湿、活血散瘀、消肿止痛、清凉利尿;治无名肿毒、风湿劳伤、关节疼痛。

【用法用量】 内服:煎汤,15~25 g。

杜英科

465. 薄果猴欢喜

【药 材 名 称】薄果猴欢喜。

【学名及分类】*Sloanea leptocarpa* Diels，为杜英科猴欢喜属植物。

【俗　　　名】北碚猴欢喜。

【习性及生境】生长于海拔700~1 000 m的常绿林中。

【识 别 特 征】乔木，高达25 m；嫩枝被褐色柔毛，老枝秃寻争。叶革质，披针形或倒披针形，有时为狭窄长圆形，初时两面有柔毛，至少在脉上有毛，老叶上面秃净，下面脉上有毛，脉腋间有毛丛，先端渐尖，基部窄而钝，侧脉7~8对，在下面突起，全缘，干后常皱褶；叶柄稍纤细，被褐色柔毛。花生于当年枝顶的叶腋内，单生或数朵丛生；花柄纤细有柔毛；花瓣上端齿状撕裂，被短柔毛；雄蕊多数，有时较短，花药有毛；子房被褐色毛，花柱尖细。蒴果圆球形；针刺短，有柔毛；成熟时黑色，假种皮淡黄色，长为种子之半。花期4—5月，果实9月成熟。

【药 用 部 位】根。

【采 收 加 工】全年均可采，鲜用或晒干。

【产地及分布】国内分布于湖南、四川、贵州、云南、福建、广东、广西。湖南省内分布于绥宁、资兴、通道。

【性 味 归 经】味辛，性温。

【功 用 主 治】散寒行气、止痛；治虚寒胃痛、腹痛。

【用 法 用 量】1~3 g研粉冲服。

锦葵科

466. 扁担杆

【药 材 名 称】扁担杆。

【学名及分类】*Grewia biloba* G. Don，为锦葵科扁担杆属植物。

【俗　　　名】岩阿莎、细叶百解、土橡皮、扁担杠、独崽崽树、娃娃拳、光叶扁担杆、夹板子、串果崽子、拗山皮。

【习性及生境】生于海拔1 000 m以下的丘陵、低山路边草地、灌木丛或疏林中。

【识 别 特 征】落叶灌木或小乔木，多分枝。叶薄革质，椭圆形或倒卵状椭圆形，先端锐尖，基部楔形或钝，边缘有细锯齿。聚伞花序腋生，多花，萼片狭长圆形，花瓣短小，约为花萼1/4；雌雄蕊具短柄，花柱与萼片平齐，柱头扩大，盘状，有浅裂。核果红色。花期5—7月。

【药 用 部 位】全株。

【采 收 加 工】夏、秋季采收。洗净，晒干或鲜用。

【产地及分布】国内分布于华中及江苏、安徽、浙江、福建、台湾、广东、广西、四川、贵州。湖南全省广布。

【性 味 归 经】味甘、苦，性温，归肺、脾经。

【功用主治】 健脾益气、祛风除湿、固精止带;主治脾虚食少、久泻脱肛、小儿疳积、蛔虫病、风湿痹痛、遗精、崩漏、带下、子宫脱垂。

【用法用量】 内服:煎汤,9~15 g;或浸酒。外用:适量,鲜品捣敷。

(1)治风湿性关节炎:①扁担杆根120~150 g,白酒1 000 g。浸泡数日,每日2次,每次服1酒盅。②扁担杆枝叶配松叶、稀苍草各30 g。水煎服。

(2)治血崩、胎漏:扁担杆根30~60 g,算盘子根15~30 g。加鸡蛋煮熟后,去蛋壳、药渣,再煮沸服。

(3)治遗精、遗尿:扁担杆果30~60 g。水煎服。

(4)治久病虚弱、小儿营养不良:扁担杆果肉60~90 g。加糖蒸食。

(5)治骨髓炎:先以消毒药水洗净疮口,用鲜扁担杆根白皮捣烂敷,每日换1次,痊愈为止。可拔出小块死骨,亦可结合内服清热解毒药。

(6)治白带:娃娃拳30 g,紫茉莉根(去皮)30 g,白鸡冠花30 g,刺萝卜30 g。炖肉服。

(7)治睾丸肿痛:扁担杆根60 g。猪膀胱煲服。

(8)治脾虚食少、小儿积:娃娃拳30 g,糯米藤15 g,鸡矢藤15 g,土黄芪15 g。水煎服。

(9)治气痞:扁担杆皮、枝、叶各30 g,山楂叶12 g。煎水服。

467. 刺蒴麻

【药材名称】 黄花地桃花。

【学名及分类】 *Triumfetta rhomboidea* Jacq.,为锦葵科刺蒴麻属植物。

【俗　　名】 黄花虱麻头、千打槌、地桃花、黐头婆、玉如意、火蒴麻、生毛拦路虎、黄花虱母子。

【习性及生境】 生于海拔1 600 m以下的林边灌木丛中。

【识别特征】 亚灌木,高约1 m;多分枝。幼枝被灰褐色星状短柔毛。叶纸质,茎下部叶宽卵圆形,先端3裂,基部圆;茎上部叶长圆形,下面被柔毛,基出脉3~5,两侧脉直达裂片尖端,边缘有不规粗锯齿。聚伞花序数枝腋生:花序梗及花梗均极短。萼片窄长圆形,先端有角;花瓣短于萼片,黄色;雄蕊10;子房有刺毛。蒴果球形,不裂,具钩刺;有2~6种子。花期夏秋。

【药用部位】 根或全草。

【采收加工】 冬季或早春萌发前挖取根部,洗净泥沙,切片,鲜用或晒干。全草,全年均可采,切段,鲜用或晒干。

【产地及分布】 国内分布于华中及福建、广东、广西、海南、云南等地。湖南全省各地散见。

【性味归经】 味苦,性寒,归肺、膀胱经。

【功用主治】 清热利湿、通淋化石;主治风热感冒、痢疾、泌尿系统结石、疮疖、毒蛇咬伤。

【用法用量】 内服:煎汤,15~30 g。外用:适量,鲜叶捣敷。

(1)治石淋(泌尿系结石):黄花地桃花一至二两。水煎二次分服;服一至四剂后,可加车前草、透骨消同煎服。

(2)治感冒风热表证:黄花地桃花、鬼针草、金丝草同煎服。

468. 地桃花

【药 材 名 称】 地桃花。

【学名及分类】 *Urena Lobata* L.，为锦葵科梵天花属植物。

【俗　　　名】 天下捶、八卦拦路虎、假桃花、粘油子、八卦草、迷马桩、野桃花、梵尚花、羊带归、虱麻头、寄马桩、红孩儿、石松毛、牛毛七、半边月、拔脓膏、大梅花树、野茄子、山茄簸、油玲花、土杜仲、野桐乔、山棋菜、刀伤药、三角风、桃子草、刺头婆、千下锤、大迷马桩棵、土黄芪、巴巴叶、窝吼、地马椿、肖梵天花。

【习性及生境】 生于海拔 500 m 左右的山谷、林下、路边。

【识 别 特 征】 直立半灌木，有分枝，高达 1 m，全株被柔毛及星状毛。叶互生，下部叶心脏形或近圆形，上部叶椭圆形或近披针形，基部近圆形、心形或楔形，先端短尖，边缘具细锯齿，上面绿色，下面淡绿色，掌状网脉，中脉基部有一腺体；叶柄长 2~6 cm；托叶 2 枚，线形，早落。花单生叶腋或稍丛生；副萼 5 裂，裂片三角形；花萼 5 裂，裂片较副萼小，二者表面均被星状毛；花瓣 5，粉红色，呈椭圆形，基部与雄蕊管相连合；雄蕊合生，花丝连成管状，花药紫红色；雌蕊 1，花柱圆柱状，先端 10 裂，柱头头状，红色，被短毛，子房 5 室，外被短毛，每室胚珠 1 粒。蒴果扁球形，每一分蒴呈球状五等份楔形，具细毛和钩刺，钩呈星状，分蒴中各有种子 1 粒。花期 5—12 月。果期 6 月至次年 1 月。

【药 用 部 位】 根或全草。

【采 收 加 工】 全草全年均可采，切碎，晒干。根部于冬季挖取，切片，晒干。

【产地及分布】 国内分布于华中、华东、华南、西南。湖南全省各地散见，产石门、永顺、芷江、武冈、新宁、城步、江华、永兴。

【性 味 归 经】 味甘、辛，性凉，归脾、肺经。

【功 用 主 治】 祛风利湿、活血消肿、清热解毒；主治感冒、风湿痹痛、痢疾、泄泻、淋证、带下、月经不调、跌打肿痛、喉痹、乳痈、疮疖、毒蛇咬伤。

【用 法 用 量】 内服：煎汤，30~60 g；或捣汁；或浸酒。外用：捣敷。

(1) 治流感，小儿肺炎：肖梵天花全草 9 g，万年青 6 g，陈石灰 6 g。水煎服。

(2) 治风湿痹痛：肖梵天花、三桠苦、两面针、昆明鸡血藤各 30 g。水煎服。

(3) 治痢疾，白带：寄马桩根 30 g，飞扬草 15 g。水煎服。

(4) 治毒蛇咬伤：肖梵天花鲜根二重皮 30 g，雄黄、五灵脂各 6 g。酒炖服，渣外敷伤口。

469. 梵天花

【药 材 名 称】 梵天花。

【学名及分类】 *Urena procumbens* L.，为锦葵科梵天花属植物。

【俗　　　名】 野棉花、野茄子树、土棉花。

【习性及生境】 生于海拔 500 m 左右的山坡灌木丛中。

【识 别 特 征】 小灌木，高达 1 m。小枝被星状绒毛。茎下部叶近卵形，掌状 3~5 深裂达叶中部以下，中裂片倒卵形或近菱形，先端钝，基部圆或近心形，具锯齿；小枝上部叶中部浅裂呈葫芦形，两面被星状毛；叶柄被星状柔毛，托叶钻形，早落。花单生或簇生叶腋。小苞片基部合生，疏被星状柔毛；花萼被星状柔毛;花冠淡红色,花瓣5,倒卵形;雄蕊柱无毛,与花瓣等长;花柱分枝10。分果近球形,分果片具锚状刺和长硬毛。种子圆肾形,近无毛。花期6—9月。

【药用部位】 全草。

【采收加工】 夏、秋季采挖全草。洗净,除去杂质,切碎,晒干。

【产地及分布】 国内分布于浙江南部、江西南部、福建、台湾、广东、广西、海南、贵州。湖南省内产新宁、城步、江华、江永。

【性味归经】 味甘、苦,性凉,归肝、大肠经。

【功用主治】 祛风利湿、清热解毒;治风湿痹痛、泄泻、痢疾、感冒、咽喉肿痛、肺热咳嗽、风毒流注、疮疡肿毒、跌打损伤、毒蛇咬伤。

【用法用量】 内服:煎汤,9~15 g,鲜品15~30 g。外用:适量,捣敷。

(1)治风毒流注:梵天花12 g,土连翘12 g,羊肉240 g。酌加酒水各半炖3 h服,每日1次。

(2)治痢疾:梵天花9~15 g,黄连根12 g。水煎服。

(3)治毒蛇咬伤:梵天花鲜叶捣烂,洗米水浸洗伤口,渣敷伤部。并用梵天花鲜根二重皮30 g,五灵脂9 g,雄黄末3 g。酒水煎服。

470. 甜麻

【药材名称】 甜麻。

【学名及分类】 *Corchorus aestuans* L.,为锦葵科黄麻属植物。

【俗　　名】 水丁香、假黄麻、野木槿、雨伞草、长果山油麻、山黄麻、铁茵陈、藤连皂、土巨肾、野麻、络麻、针筒草。

【习性及生境】 生于海拔600 m以下的荒地、旷野、村旁、路边、田边。

【识别特征】 一年生草本或亚灌木,高约1 m。叶卵形,先端尖,基部圆,两面疏被长毛,边缘有锯齿,基部有1对线状小裂片,基出脉5~7条。花单生或数朵组成聚伞花序,生叶腋,花序梗及花梗均极短。萼片5,窄长圆形;上部凹陷呈角状,先端有角,外面紫红色;花瓣5,与萼片等长,倒卵形,黄色;雄蕊多数,黄色;子房长圆柱形,花柱圆棒状,柱头喙状,5裂。蒴果长筒形,具纵棱6条,3~4条呈翅状,具多数种子。花期夏季。

【药用部位】 全草。

【采收加工】 9—10月选晴天挖取全株,洗去泥土,切段,晒干。

【产地及分布】 国内分布于华中、华东、华南。湖南省内产保靖。

【性味归经】 味淡,性寒。

【功用主治】 清热解暑、消肿解毒;主治中暑发热、咽喉肿痛、痢疾、小儿疳积、麻疹、跌打损伤、疮疥疖肿。

【用法用量】 内服:煎汤,15~30 g。外用:适量,捣敷;或水煎洗患处。

471. 冬葵

【药材名称】 冬葵。

【学名及分类】 *Malva verticillata* var. *crispa* L.,为锦葵科锦葵属植物。

【俗　　名】 冬苋菜、滑滑菜、土黄芪、荠菜粑粑叶。

【习性及生境】 栽培蔬菜。

【识别特征】 一年或二年生草本,高0.5~1.3 m。茎直立,不分枝,被柔毛。叶近圆形,常5~7裂,裂片三角状圆形,具锯齿,并极皱曲(幼叶尤明显),两面无毛或疏被糙伏毛或星状毛;叶柄疏被柔毛,托叶卵状披针形,被星状柔毛。花小,单生或数朵簇生叶腋,近无花梗或梗极短;小苞片3,线状披针形,疏被糙伏毛;花萼浅杯状,5裂,裂片三角形,疏被星状柔毛;花冠白或淡紫红色;花瓣5,较萼片略长。分果扁球形;分果背面平滑,两侧具网纹。种子肾形,暗褐色。花期5—9月。

【药用部位】 根、茎、叶及子(冬葵果)。

【采收加工】 叶:夏、秋季采收,鲜用。种子:春季种子成熟时采收。果实:夏、秋二季果实成熟时采收,除去杂质,阴干。根:夏、秋季采挖,洗净,鲜用或晒干。

【产地及分布】 全国各地栽培。湖南全省广布。

【性味归经】 味甘,性寒,归大肠、小肠、膀胱经。

【功用主治】 果实:利水通淋、滑肠通便、下乳;主治淋病、水肿、大便不通、乳汁不行。叶:清热、利湿、滑肠、通乳;主治肺热咳嗽、咽喉肿痛、热毒下痢、湿热黄疸、二便不下、疮疖痈肿、丹毒。根:清热利水、解毒;主治水肿、热淋、带下、乳痈、疳疮、蛇虫咬伤。

【用法用量】 叶内服:煎汤,10~30 g,鲜品可用至60 g,或捣汁。叶外用:适量,捣敷;研末调敷,或煎水含漱。种子内服:煎汤,6~15 g;或入散剂。果实:3~9 g。根内服:煎汤,1~2两;捣汁或研末。根外用:烧存性研末调敷。

叶:

(1)治时行黄病:用葵叶煮汁饮之。

(2)治诸淋小便赤涩,茎中疼痛:葵菜(择取叶并嫩心)三斤(细切),粟米三合(净淘)、葱白(去须叶)一握(细切)。上以水五升,先煮葵菜至三升,绞去葵菜,取汁下米并葱白,更入浓煎豉汁五合,同煮为粥,空心顿食之,不尽,分为两度,一日取尽。

(3)治诸瘘:先以泔清温洗,以棉拭水,取葵叶微火暖贴之疮,引脓,不过二三百叶,脓尽即肉生。忌诸杂鱼、蒜、房室等。

(4)治小儿发斑,散恶毒气:用葵菜叶绞取汁,少少与服之。

(5)治烫火伤:葵菜为末敷之。

(6)治蛇蝎螫:熟捣葵取汁服。

果实:

(1)治热淋:可与石韦、瞿麦、滑石等同用,如石韦散。

(2)治血淋及妊娠子淋:可单用本品。

根:

(1)消中日夜尿七八升:葵根如五升盆大两束,以水五斗,煮取三斗,宿不食,平旦一服三升。

(2)治消渴饮水过多,小便不利:葵根茎叶五两,切。上药以水三大盏,入生姜一分,豉一合,煮取二盏,去滓,食后分温三服。

(3)治热淋、小肠不利,茎中急痛:车前子一合,葵根一两半(锉用)。上药以水一大盏(半),煎至一盏,去滓,食前分为三(二)服。

(4)治二便不通胀急者:生冬葵根二斤(捣汁三合),生姜四两(取汁一合),和匀,分二服,连用即通。

(5)治口吻疮:葵根烧作灰,热敷之。

(6)治气虚浮肿:葵根一两,水煎兑糖服。

(7)治乳汁少:葵根二两,煨猪肉吃。

（8）治妊娠卒下血：葵根茎烧作灰，以酒服方寸匕，日三。

（9）治小儿褥疮：葵根烧末敷。

（10）治虺蛇毒：葵根捣敷。

（11）治项生瘿瘤，咽喉内气粗喘促，喉内有痰声，响而不止：土黄芪一两（蜜炒），皮硝三钱，猪眼子五钱（新瓦焙去油）。共为细末，蜜丸，每服三钱，滚水送下，吃至三天后，人面消瘦，至七天后可愈。

472. 马松子

【药材名称】马松子。

【学名及分类】*Melochia corchorifolia* L.，为锦葵科马松子属植物。

【俗　　　名】木达地黄。

【习性及生境】生于低海拔地区的田野、荒地。

【识别特征】亚灌木状草本，高不及1 m。枝黄褐色，略被星状柔毛。叶薄纸质，卵形、长圆状卵形或披针形，稀不明显3浅裂，先端尖或钝，基部圆或心形，有锯齿，上面近无毛，下面略被星状柔毛，基生脉5。花排成顶生或腋生密聚伞花序或团伞花序；小苞片线形，混生在花序内。花萼钟状，5浅裂，外面被长柔毛和刚毛，内面无毛，裂片三角形；花瓣5，白色，后淡红色，长圆形，基部收缩；雄蕊5，下部连合成筒，与花瓣对生；子房无柄，5室，密被柔毛，花柱5，线状。蒴果球形，被长柔毛。种子卵圆形，略成三角状，褐黑色。花期夏秋。

【药用部位】茎、叶。

【采收加工】夏、秋季采收，扎成把，晒干。

【产地及分布】分布于我国华中、华东、华南及四川等地。湖南全省各地散见，产石门、芷江、凤凰、新宁。

【性味归经】味淡、性平。归脾、肝经。

【功用主治】清热利湿、止痒；主治急性黄疸型肝炎、皮肤痒疹。

【用法用量】内服：煎水，3~6 g。外用：适量，煎水洗，或研末敷患处。

473. 陆地棉

【药材名称】陆地棉。

【学名及分类】*Gossypium hirsutum* L.，为锦葵科棉属植物。

【俗　　　名】大陆棉、美洲棉、墨西哥棉、高地棉、美棉、高原棉、细绒棉。

【习性及生境】栽培植物。

【识别特征】一年生草本或亚灌木，高0.6~1.5 m。小枝疏被长柔毛。叶宽卵形，基部心形或平截，裂片宽三角状卵形，先端尖，基部宽，上面近无毛，沿脉被粗毛，下面疏被长柔毛；叶柄疏被柔毛，托叶卵状镰形，早落。花单生叶腋。花梗常较叶柄略短；小苞片3，分离，基部心形，具1个腺体，被长硬毛和纤毛；花萼杯状，裂片三角形，具缘毛；花冠白或淡黄色，后淡红或紫色；雄蕊花药排列疏散。蒴果卵圆形，具喙。种子卵圆形，分离，具白色长棉毛和灰白色不易剥离的短棉毛。花期6—10月。

【药用部位】种子上的棉毛、根、种子。

【采收加工】棉毛：秋季采收。棉花根：秋季采收，晒干。

【产地及分布】全国各地棉区广泛栽培。湖南全省各地散布。

【性味归经】 味甘,性温。

【功用主治】 止血;主治吐血、便血、血崩、金疮出血。

【用法用量】 棉花子内服:煎汤,2~4钱;或入丸、散。棉花子外用:煎水熏洗。根内服:煎汤,15~30 g。

棉毛:

(1)治吐血、下血:棉花(烧灰)、枳壳、麝香。米饮下。

(2)治崩血:棉花、血余灰、百草霜、棕灰、莲花心、当归、茅花、红花,泥包(烧)存性,加麝(香),酒下。

根:

(1)治小儿营养不良:棉花根五钱至一两,红枣十个。水煎,服时加食糖适量。

(2)治体虚咳嗽气喘:棉花根、葵花头、薄菜各一两。水煎服。

(3)治贫血:棉花根、丹参各等量。共研细末,加水制成丸剂,每日三次,每次二钱。

(4)治子宫脱垂:棉花根六两,生枳壳四钱。煎汤,一日分二次服,连服数天。

棉花子:

(1)治阳痿不起:棉花子(水浸,晒干,烧酒拌炒,去壳用仁)半斤,破故纸(盐水炒)、韭菜子(炒)各二两。为末,葱汁为丸,梧子大。每服二钱,空心酒下。

(2)治肾子大小偏坠:棉子煮汤入瓮,将肾囊坐入瓮口,俟汤冷止。一二次散其冷气自愈。

(3)治虚怯劳瘵,久嗽吐血不止:棉花子不拘多少,童便浸一宿,为末。每服一钱,侧柏叶汤下。

(4)治盗汗不止:棉子仁三四钱,每日煎汤一碗,空心服三四日。

(5)治乳汁缺少:棉花子三钱,打碎,加黄酒二匙,水适量,煎服。

(6)治胃寒作痛:新棉花子炒黄黑色,研末,每天服一至二次,每次二钱,用淡姜汤或温开水调服。

(7)治肠风、肠红下血:淮棉花核一升,槐米七钱。用天目芽茶四两,泡汁,将二味炒燥,入茶汁内,复泡又炒,如此数次,汁干为度,磨末。每服三钱,空心酒调下。

(8)治肠风下血:生柿子二个,竹刀切去蒂核,以棉花子塞入柿内,仍盖好,瓦上煅存性,研细末,米饮热调服,重者三服。

(9)治痔:棉花子,槐树梗、叶,煎汤洗熏。

(10)治痔漏:棉花子仁六两,乌梅六两。共捣烂为丸,梧桐子大。早晚各服三钱,开水送下。

(11)治血崩:①棉花子仁(炒黄色)、甘草、黄芩等份。为末。每服二钱,空心黄酒下。②陈棕、棉花子。二味烧灰存性,黄酒送下。

(12)治经水过多不止:棉花子,瓦器炒尽烟,为末。每服二钱,空心黄酒下。

474. 木芙蓉

【药材名称】 木芙蓉。

【学名及分类】 *Hibiscus mutabilis* L.,为锦葵科木槿属植物。

【俗　　名】 三变花、九头花、拒霜花、铁箍散、转观花、清凉膏等。

【习性及生境】 生于河谷、村旁。

【识别特征】 落叶灌木或小乔木,高达5 m。小枝、叶柄、花梗和花萼均密被星状毛与直毛相混的细绒毛。叶卵状心形,裂片三角形,先端渐尖,具钝圆锯齿,上面疏被星状毛和细点,下面密被星状细绒毛;叶柄,托叶披针形,常早落。花单生枝端叶腋。花梗近顶端具节;小苞片8,线形,密被星状绵毛,基部合生;花萼钟形,裂片5,卵形,先端渐尖;花冠初白或淡红色,后深红色,花瓣5,近圆形,基部具髯毛;雄蕊无毛;花柱疏被柔毛,柱头头状。蒴果扁球形,被淡黄色刚毛和绵毛,果片5。种子肾形,背面被长柔毛。花期8—10月。

【药用部位】 花、叶、根。

【采收加工】 夏秋摘花蕾,晒干,同时采叶阴干研粉贮存;秋、冬挖根、晒干。

【产地及分布】 国内分布于辽宁以南至华中、华东、华南、西南。湖南全省各地散生或栽培。

【性味归经】 味辛、微苦,性凉,归肺、心、肝经。

【功用主治】 花:清热解毒、凉血止血、消肿排脓;主治肺热咳嗽、吐血、目赤肿痛、崩漏、白带、腹泻、腹痛、痈肿、疮疖、毒蛇咬伤、水火烫伤、跌打损伤。叶:清肺凉血、解毒消肿;主治肺热咳嗽、目赤肿痛、痈疽肿毒、恶疮、缠身蛇丹、脓疱疮、肾盂肾炎、水火烫伤、毒蛇咬伤、跌打损伤。根:清热解毒、凉血消肿,主治痈疽肿毒初起、臁疮、目赤肿痛、肺痈、咳喘、赤白痢疾、妇女白带、肾盂肾炎。

【用法用量】 叶外用:研末调敷或捣敷。花内服:煎汤,2~4钱(鲜者1~2两)。花外用:研末调敷或捣敷。根外用:捣敷或研末调敷。根内服:煎汤,鲜者1~2两。

叶:

(1)治阳疮肿疡,根脚散漫:五倍子一两(微炒),生大黄四钱,秋芙蓉叶六钱。醋一钟入杓内熬滚,投药末搅匀,敷患上留顶,以纸盖之,干则以醋扫之。一方加寒食面五钱。阴疽以及皮色不变、脓肿无头者,不可敷。

(2)治阳疮红焮,收根束毒:芙蓉叶(秋采)六钱,榆面二两,生大黄五钱,皮硝一两。研细,葱汁、童便调敷留顶,不特收束根脚,初起敷之可消。

(3)治痈疽肿毒:重阳前取芙蓉叶(研末),端午前取苍耳(烧存性,研末)等份,蜜水调涂四围,其毒自不走散。

(4)治缠身蛇丹(带状疱疹):木芙蓉鲜叶,阴干研末,调米浆涂抹患处。

(5)治烫火灼疮:油调芙蓉末敷。

(6)治赤眼肿痛:芙蓉叶末,水和,贴太阳穴。

(7)治小儿患锁喉:芙蓉叶捣汁,和鸡蛋煎成小块,贴囟门及肚脐。

(8)治久咳羸弱:九尖拒霜叶为末,以鱼鲊蘸食。

(9)治偏坠作痛:芙蓉叶、黄柏各二钱。为末,以木鳖子仁一个,磨醋调涂阴囊。

(10)治小儿惊风肚痛及急惊风:木芙蓉嫩叶,捣烂,和入鸡蛋煎熟作饼,贴儿脐上,冷则随换。

花:

(1)治吐血、子宫出血、火眼、疮肿、肺痈:芙蓉花三钱至一两,煎服。

(2)治痈疽肿毒:木芙蓉花、叶,丹皮。煎水洗。

(3)治蛇头疔、天蛇毒:鲜木芙蓉花二两,冬蜜五钱。捣烂敷,日换二至三次。

(4)治水烫伤:木芙蓉花晒干,研末,麻油调搽。

(5)治灸疮不愈:芙蓉花研末敷。

(6)治虚痨咳嗽:芙蓉花二至四两,鹿衔草一两,黄糖二两,炖猪心肺服;无糖时加盐亦可。

(7)治经血不止:拒霜花、莲蓬壳等份。为末,每用米次下二钱。

475. 木槿

【药材名称】 木槿。

【学名及分类】 *Hibiscus syriacus* L.,为锦葵科木槿属植物。

【俗　　名】 榇、日及、朝开暮落花、藩篱草、花奴玉蒸。

【习性及生境】 栽培植物。

【识别特征】 落叶灌木。小枝密被黄色星状绒毛。叶菱形或三角状卵形,基部楔形,具不整齐缺齿,基脉3。花单生枝端叶腋,花萼钟形,裂片5,三角形,花冠钟形,淡紫色,花瓣5,雄蕊花柱分枝5。蒴果卵圆形,具短喙。种子肾形。花期7—11月。我国中部各省原产,除东北外全国大部湿润半湿润区均有栽培。主供园林观赏,茎皮富含纤维,可入药。

【药用部位】 花、根、皮、茎皮或根皮、果实。

【采收加工】 叶:全年均可采,鲜用或晒干。果实:9—10月果实现黄绿色时采收,晒干。根:全年均可采挖,洗净,切片,鲜用或晒干。茎皮或根皮:4—5月,剥下茎皮或根皮,洗净晒干。花:大暑至处暑间,选晴天早晨,花半开时采摘,晒干。

【产地及分布】 国内分布于黄河以南至华中、华东、华南等地。湖南全省广布,多为栽培。

【性味归经】 味甘、苦,性凉,归脾、肺、肝经。

【功用主治】 花:清热利湿、凉血解毒;主治肠风泻血、赤白下痢、痔疮出血、肺热咳嗽、咯血、白带、疮疖痈肿、烫伤。根:清热解毒、消痈肿;主治肠风、痢疾、肺痈、肠痈、痔疮肿痛、赤白带下、疥癣、肺结核。茎皮或根皮:清热利湿、杀虫止痒;主治湿热泻、肠风泻血、脱肛、痔疮、赤白带下、阴道滴虫、皮肤疥癣、阴囊湿疹。叶:清热解毒;主治赤白痢疾、肠风、痈肿疮毒。果实:清肺化痰、止头痛、解毒;主治痰喘咳嗽、支气管炎、偏头痛、黄水疮、湿疹。

【用法用量】 叶内服:煎汤,3~9 g,鲜品30~60 g。叶外用:适量敷。果实内服:煎汤,9~15 g。果实外用:适量,煎水熏洗。根内服:煎汤,15~25 g,鲜品50~100 g。根外用:适量,煎水熏洗。茎皮或根皮内服:煎汤,1~3钱。茎皮或根皮外用:酒浸涂搽或煎水熏洗。花内服:煎汤,1~3钱(鲜者1~2两);研末,0.5~1.0钱。

 选方

叶:

治疔疮疖肿:木槿鲜叶,和食盐捣烂敷患处。

果实:

治咳嗽痰喘:木槿子9~15 g,丝瓜藤50 g,煎服。

根:

(1)治消渴:木槿根一二两。水煎,代茶常服。

(2)治痔疮肿痛:藩篱草根煎汤,先熏后洗。

(3)治水肿:鲜木槿根一两,灯心草一两。水煎,食前服,日服二次。

(4)治妇女白带:鲜木槿根一二两,装入约一斤重的公鸡腹内(去肠杂并洗净),酌加开水炖两小时,饭前分二三次吃完鸡肉和汁。

花:

(1)治下痢噤口:红木槿花去蒂,阴干为末,先煎面饼二个,蘸末食之。

(2)治赤白痢:木槿花一两(小儿减半),水煎,兑白蜜三分服。赤痢用红花,白痢用白花,忌酸冷。

(3)治吐血、下血、赤白痢疾:木槿花九至十三朵。酌加开水和冰糖炖半小时,饭前服,日服二次。

(4)治风痰壅逆:木槿花晒干,焙研,每服一二匙,空心沸汤下,白花尤良。

(5)治反胃:千叶白槿花,阴干为末,陈米汤调送三五口;不转,再将米饮调服。

(6)治妇人白带:木槿花二钱,为末,人乳拌,饭上蒸熟食之。

(7)治疔疮疖肿:木槿花(鲜)适量,甜酒少许,捣烂外敷。

茎皮或根皮:

(1)治大肠脱肛:槿皮或叶煎汤熏洗,后以白矾、五倍末敷之。

(2)治赤白带下:槿根皮二两,切,以白酒一碗半,煎一碗,空心服之。

(3)治头面钱癣:槿树皮为末,醋调,重汤炖如胶,敷之。

(4)治牛皮癣:川槿皮一两,半夏五钱,大枫子仁十五个。上锉片,河、井水各一碗,浸露七宿,取加轻粉一钱,任水中,以秃笔蘸涂疮上,覆以青衣,夏月治尤妙。但忌浴数日,水有臭涎更效。

(5)治牛皮癣癞:川槿皮一斤,勿见火,晒燥磨末,以好烧酒十斤,加榆面四两,浸七日为度,不时蘸酒搽擦。二三十年者,搽一年断根。如无川槿,土槿亦可代之。

(6)治癣疮:川槿皮煎,入肥皂浸水,频频擦之;或以槿皮浸汁磨雄黄(擦之)。

476. 苘麻

【药材名称】 苘麻。

【学名及分类】 *Abutilon theophrasti* Medikus,为锦葵科苘麻属植物。

【俗　　名】 白麻、桐麻、青麻、野棉花、叶生毛冬葵子、磨盘草、点因子草、磨仔盾、毛盾草、野芝麻、紫青、绿管、野荷、野麻、鬼馒头草、金盘银盏。

【习性及生境】 生于海拔1 700 m以下的路旁、荒地、灌草丛中。

【识别特征】 一年生亚灌木状直立草本。茎枝被柔毛。叶互生,圆心形,先端长渐尖,基部心形,具细圆锯齿,两面密被星状柔毛;叶柄被星状柔毛;托叶披针形,早落。花单生叶腋。花梗被柔毛,近顶端具节;花萼杯状,密被绒毛,裂片5,卵状批针形;花冠黄色,花瓣5,倒卵形;雄蕊柱无毛;心皮15~20,顶端平截,轮状排列,密被软毛。分果半球形,分果。种子肾形,黑褐色,被星状柔毛。花期6—10月。

【药用部位】 全草或叶。

【采收加工】 夏季采收。鲜用或晒干。

【产地及分布】 全国(除青藏高原)广布,东北有栽培。湖南省内产石门、桑植、武冈。

【性味归经】 味苦,性平,归肝、胆、大肠经。

【功用主治】 清热利湿、解毒开窍;主治痢疾、中耳炎、耳鸣、耳聋、睾丸炎、化脓性扁桃体炎、痈疽肿毒。

【用法用量】 内服:煎汤,10~30 g。外用:适量,捣敷。

选方

(1)治慢性中耳炎:苘麻鲜全草60 g,猪耳适量,水煎服;或苘麻15 g,糯米30 g,毛蚶20粒,水煎服。

(2)治小儿聤耳有疮及恶肉:白麻秸(取皮)一合,花燕脂十颗(雄黄少许)。上捣筛,细研,敷耳中令满,一两度愈。

(3)治化脓性扁桃体炎:苘麻、一枝花各15 g,天胡荽9 g。水煎服或捣烂绞汁服。

(4)治痈疽肿毒:苘麻鲜叶和蜜捣敷。如漫肿无头者,取鲜叶和红糖捣敷,内服子实一枚,日服2次。

477. 黄蜀葵

【药材名称】 黄蜀葵。

【学名及分类】 *Abelmoschus manihot* (L.) Medik.,为锦葵科秋葵属植物。

【俗　　名】 黄葵、秋葵、棉花葵、水棉花、棉花七、棉花蒿、黄秋葵、假芙蓉等。

【习性及生境】 常生于山谷草丛、田边或沟旁灌丛间。

【识别特征】 一年生或多年生草本,高1~2 m,全株疏被长硬毛。叶近圆形,掌状5~9深裂,裂片长圆状披针形,先端渐尖,具粗钝锯齿;叶柄托叶披针形。花单生枝端叶腋。小苞片4~5,卵状披针形,疏被长硬毛;花萼佛焰苞状,近全缘,顶端具5齿,较小苞片略长,被柔毛,果时脱落;花冠漏斗状,淡黄色,内面基部紫色,花瓣5,宽倒卵形;子房被毛,5室,每室具多颗胚珠,花柱分枝5,柱头紫黑色,匙状盘形。蒴果卵状椭圆形,被硬毛。种子多数,肾形,被多条由短柔毛组成的纵条纹。花期7—10月。

【药用部位】 花、叶、茎、根。

【采收加工】 花:7—10月,除留种外,分批采摘花蕾,晒干。叶:春、夏季采收,鲜用或晒干。茎:秋、冬季采集,晒干或烘干。根:秋季挖取,洗净,晒干。

【产地及分布】 国内分布于西南及台湾、湖北、广东、广西、海南等地。湖南省内分布于新宁、武冈、石门、慈利、宜章、东安、洪江、凤凰。

【性味归经】 花:味甘、辛,性凉。叶:味甘,性寒。茎:味甘,性寒。根:味甘、苦,性寒。

【功用主治】 花:利尿通淋、活血止血、消肿解毒;主治淋证、吐血、衄血、崩漏、胎衣不下、痈肿疮毒、水火烫伤。叶:清热解毒、接骨生肌;主治热毒疮痈、尿路感染、骨折、烫火伤、外伤出血。茎:清热解毒、通便利尿;主治高热不退、大便秘结、小便不利、疔疮肿毒、烫伤。根:利水、通经、解毒;主治淋证、水肿、便秘、跌打损伤、乳汁不通、痈肿、聤耳、腮腺炎。

【用法用量】 花内服:煎汤,5~15 g;或研末,3~6 g。花外用:适量,研末调敷;或浸油涂。叶外用:适量,鲜品捣敷。叶内服:煎汤,10~15 g,鲜品可用至30~60 g。茎内服:煎汤,5~10 g。茎外用:油浸搽。根内服:煎汤,9~15 g;或研末,每次1.5~3.0 g。根外用:适量,捣敷;或研末调敷;或煎水外洗。

 选方

花:

(1)治砂石淋:黄蜀葵花一两,炒,捣罗为散,每服一钱匕,食前米饮调下。

(2)治小便血淋疼痛:大黄(煨)、人参、蛤粉、黄蜀葵花(焙)。上药各等份为细末,每服一钱,灯心煎汤调服,日三次。

(3)治鼻衄不止:酸石榴花一分,黄蜀葵花一钱,上锉,每服一钱,水一盏,煎至六分,不拘时温服。

(4)治肺痨吐血:黄蜀葵花一两,上为散。每服一钱匕,糯米饮调下。食后服。

(5)治红崩白带:黄蜀葵鲜花、鲜鸡冠花(红崩用红花,白带用白花)各120 g。炖肉,数次分服。

(6)治肺热咳嗽:黄蜀葵花9 g,冬花9 g,桔梗9 g,黄芩9 g,百合6 g,白前9 g,白果仁6 g。水煎服。

(7)治痈疽肿毒恶疮:黄蜀葵花,用盐掺,取入瓷器密封,经年不坏,患处敷之。

(8)治瘰疬疮疖:黄蜀葵花15 g,鲜蒲公英15 g。共捣烂,用鸡蛋清调敷患处。

(9)治烫伤:黄蜀葵花放麻油内浸泡,待溶成糊状,涂患处,每日2~3次。

(10)治小儿口疮:黄蜀葵花烧末敷。

(11)治小儿木舌:黄蜀葵花(为末)一钱,黄丹五分。敷之。

(12)治小儿秃疮:黄蜀葵花、大黄、黄芩等份。为末,米泔净洗,香油调搽。

叶:

(1)治痈疽:鲜黄蜀葵叶一握,洗净后和冬蜜共捣烂,敷患处,日换两次。

(2)治尿路感染:黄蜀葵茎叶9 g。煎服。

(3)治烫火伤:鲜黄蜀葵叶,捣敷。

茎:

(1)治尿路感染:黄蜀葵茎叶9 g。煎服。

(2)防治产褥热:黄蜀葵茎及根30 g。用鸡汤煎服或水煎取汁,煮鸡蛋2枚,加甜酒少许服。

（3）治烫伤：黄蜀葵皮浸油搽。

（4）治气血虚：蜜炙黄蜀葵茎及根30 g，星宿菜6 g。用瘦猪肉煎汤服。

根：

（1）治淋疾：每用黄蜀葵根五钱至一两五钱，水煎服。

（2）治水肿：刚毛黄蜀葵根、水杨柳、水灯草根各9~15 g。煨水服。

（3）治腹水：刚毛黄蜀葵根、蜂蜜各30 g。煨水服。泻水后另用槲寄生15 g煨水服，可防复发。

（4）治肺热咳嗽：黄蜀葵根21 g。水煎，酌加冰糖化服。

（5）治产后乳少：①黄蜀葵根30 g。煮黄豆或猪腿服。②黄蜀葵根60 g，玉竹60 g，通草10 g。炖猪蹄服。

（6）治跌打损伤：黄蜀葵根、透骨消、红牛膝、散血草、泽兰、血通、香樟根各15 g。水煎服。

（7）治红白痢疾：黄蜀葵鲜根15~30 g，或干品3~9 g。水煎服，每日服2次。

（8）消疮排脓：黄蜀葵根，捣烂敷。

（9）治疳疔，痔疮：黄蜀葵根，煎水洗。

478. 箭叶秋葵

【药材名称】 五指山参。

【学名及分类】 *Abelmoschus sagittifolius*（Kurz）Merr.，为锦葵科秋葵属植物。

【俗　　名】 红花马宁。

【习性及生境】 生于低丘、草坡、旷地、稀疏松林或干燥的瘠地。

【识别特征】 多年生草本，高达1 m，具萝卜状肉质根。小枝被糙硬长毛。茎下部叶卵形，茎中部以上叶卵状戟形、箭形或掌状3~5浅裂或深裂，裂片宽卵形或宽披针形，基部心形或戟形，具锯齿或缺刻，上面疏被刺毛，下面被长硬毛；叶柄疏被长硬毛，托叶线形，被毛。花单生叶腋。花梗密被糙硬毛；小苞片6~12，线形，疏被长硬毛；花萼佛焰苞状，顶端具5齿，密被细绒毛；花冠红或黄色，花瓣5，倒卵状长圆形；花柱分枝5，柱头扁平。蒴果椭圆形，被刺毛，顶端具短喙。种子具由腺点排成的纵条纹。花期5—9月。

【药用部位】 根，叶。

【采收加工】 秋、冬季采挖，洗净，切片，晒干。

【产地及分布】 国内分布于华南及贵州、云南等地。湖南全省广布。

【性味归经】 味微甘，性平。

【功用主治】 滋阴清热、排脓拔毒；主治肺结核、肺燥咳嗽、产后便秘、神经衰弱，外用治痈疮肿毒。

【用法用量】 内服：煎汤，10~15 g。

（1）治产后便秘，神经衰弱：根4~5钱，水煎服。

（2）治痈疮肿毒：鲜叶捣烂或用叶研粉调红糖外敷。

479. 蜀葵

【药材名称】 蜀葵。

【学名及分类】 *Alcea rosea* L.，为锦葵科蜀葵属植物。

【俗　　名】 棋盘花、麻秆花、一丈红、蜀季花、斗篷花、馎馎花、光光花、熟季花、端午花等。

【习性及生境】	栽培植物。
【识别特征】	二年生直立草本,高达2m,茎枝密被刺毛。花呈总状花序顶生单瓣或重瓣,有紫、粉、红、白等色;花期6—8月,蒴果,种子扁圆,肾形。喜阳光,耐半阴,忌涝。原产四川,故名曰"蜀葵"。因在6月麦子熟时开花,故又名"大麦熟"。
【药用部位】	根、叶、花、种子。
【采收加工】	春秋采根,晒干切片;夏季采花,阴干;花前采叶;秋季采种子,晒干。
【产地及分布】	原产我国西南地区。全国各地广泛栽培。湖南全省各地庭园栽培。
【性味归经】	味甘,性凉。
【功用主治】	根:清热、解毒、排脓、利尿;用于肠炎、痢疾、尿道感染、小便赤痛、子宫颈炎、白带。种子:利尿通淋;用于尿路结石、小便不利、水肿。花:通利大小便、解毒散结;用于大小便不利、梅核气,并解河豚毒。叶:外用治痈肿疮疡、烧烫伤。
【用法用量】	花内服:煎汤,1~2钱;或研末。花外用:研末调敷。根内服:煎汤,1~2两;或入丸、散。根外用:捣敷。种子内服:煎汤,3~9g;或研末。种子外用:适量,研末调敷。

花:

(1)治妇人白带下,脐腹冷痛,面色萎黄,日渐虚损:白蜀葵花五两。阴干,捣细罗为散,每于食前,以温酒调下二钱。如赤带下,亦用赤花。

(2)治二便关格,胀闷欲死:蜀葵花一两(捣烂),麝香半钱。水一大盏,煎服,根亦可用。

(3)治痎疟及邪热:蜀葵花白者。阴干,为末服之。

(4)治鼻面酒皶及皯䵟:蜀葵花一合,研细,腊月脂调敷,每夜用之。

(5)治蝎螫:蜀葵花、石榴花、艾心等份,并取阴干,合捣,和水涂之螫处。

(6)治烫伤:棋盘花三朵,泡麻油二两,搽患处。

根:

(1)治小便淋沥:葵花根一撮。洗净,锉碎,用水煎五七沸服。

(2)治血崩、吐血:棋盘花根二两。煨甜酒吃。

(3)治白带增多:棋盘花根一两。炖猪肉吃或煨水服。

(4)治大便不通:棋盘花根、冬苋菜各一两。煨水服。

(5)治肠痈:蜀葵根一钱,大黄一钱。水煎服。

(6)治内痈有败血,腥臭殊甚,脐腹冷痛,用此排脓下血:单叶红蜀葵根、白芷各一两,白枯矾、白芍药各五钱。为末,黄蜡熔化,和丸梧子大。每空心米饮下二十丸,待脓血出尽,服十宣散补之。

(7)治诸疮肿痛不可忍者:葵花根,去黑皮捣,若稠,点井花水少许,若不稠,不须用水,以纸花如膏贴之。

种子:

(1)治小儿大便不通:捣白花胡葵子末,煮汁服。

(2)催生:蜀葵子二钱,滑石三钱。为末,水服五钱。

(3)治水肿、大小便不畅、尿路结石:蜀葵子研粉,每服二钱,开水送下,每日二次。

480. 田麻

【药材名称】	田麻。
【学名及分类】	*Corchoropsis crenata* Siebold & Zucc.,为锦葵科田麻属植物。
【俗　　　名】	黄花喉草、白喉草、野络麻。

【习性及生境】 生于丘陵或低山坡或多石处。

【识别特征】 一年生草本。枝被星状柔毛。叶卵形或窄卵形,边缘有钝齿。花单生于叶腋,有细梗;萼片5,窄披针形;花瓣5,黄色,倒卵形;发育雄蕊15,每3枚成束,退化雄蕊5枚,与萼片对生,匙状线形,子房被星状柔毛。蒴果角状圆筒形,被星状柔毛。果期秋季。除西北外遍布全国,朝鲜、日本有分布。可供纤维。

【药用部位】 全草。

【采收加工】 夏、秋季采收。切段,鲜用或晒干。

【产地及分布】 国内分布于东北、华东、华中、华南及西南等地。湖南省内主要分布于长沙、南岳、衡山、祁东、洞口、新宁、武冈、石门、慈利、桑植、桃江、安化、宜章、桂东、江永、芷江、洪江、湘西、凤凰、保靖、永顺。

【性味归经】 味苦,性凉,归心、胃经。

【功用主治】 清热利湿、解毒止血;主治痈疖肿毒、疥疮、小儿疳积、白带过多、外伤出血。

【用法用量】 内服:煎汤,9~15 g;大剂量可用至30~60 g。外用:适量,鲜品捣敷。

(1)治疳积,痈疖肿毒:毛果田麻叶或全草9~15 g。水煎服。

(2)治外伤出血:毛果田麻鲜全草适量,捣烂外敷。

481. 梧桐

【药材名称】 梧桐。

【学名及分类】 *Firmiana simplex*（L.）W. Wight,为锦葵科梧桐属植物。

【俗　　名】 中国梧桐、国桐、桐麻、桐麻碗、瓢儿果树、青桐皮。

【习性及生境】 生于1 100 m以下的村旁、林缘。

【识别特征】 落叶乔木,高达16 m;树皮青绿色,平滑。叶心形,裂片三角形,顶端渐尖,基部心形,两面均无毛或略被短柔毛,基生脉7条,叶柄与叶片等长。圆锥花序顶生,花淡黄绿色;萼5深裂几至基部,萼片条形,向外卷曲,外面被淡黄色短柔毛,内面仅在基部被柔毛;花梗与花几等长;雄花的雌雄蕊柄与萼等长,下半部较粗,无毛,花药15个不规则地聚集在雌雄蕊柄的顶端,退化子房梨形且甚小;雌花的子房圆球形,被毛。蓇葖果膜质,有柄,成熟前开裂成叶状,外面被短茸毛或几无毛,每蓇葖果有种子2~4个;种子圆球形,表面有皱纹。花期6月。

【药用部位】 叶、花、根、茎皮及种子。

【采收加工】 根、茎皮随时可采;夏季采花;秋季采集种子及叶,分别晒干。

【产地及分布】 国内分布于华北至华南、西南。湖南全省各地散生。

【性味归经】 味甘,性平,归心、肺、肾经。

【功用主治】 顺气和胃、健脾消食、止血;主治胃脘疼痛、伤食腹泻、疝气、须发早白、小儿口疮、鼻衄。

【用法用量】 叶内服:煎汤,0.5~1.0两。叶外用:鲜叶敷贴,煎水洗或研末调敷。种子内服:煎汤,3~9 g;或研末,2~3 g。种子外用:适量,煅存性研末敷。根内服:煎汤,9~15 g,鲜品30~60 g;或捣汁。根外用:捣敷。梧桐白皮内服:煎汤,10~30 g。梧桐白皮外用:适量,捣敷,或煎水洗。花内服:煎汤,6~15 g。花外用:适量,研末调涂。

叶:

(1)治风湿骨痛,跌打骨折,哮喘:梧桐叶五钱至一两,水煎服。

(2)治发背欲死:梧桐子叶,鏊上煿成灰,绢罗,蜜调敷之,干即易之。

(3)治背痛:取梧桐鲜叶,洗净,用银针密刺细孔,并用醋浸,整叶敷贴患部。

(4)治痔疮:梧桐叶七张,硫黄五分。以水、醋各半煎汤,先熏后洗。

(5)治臁疮:取梧桐鲜叶,洗净,用银针密刺细孔,再用米汤或开水冲泡,全叶敷患处,日换两次。

(6)治刀伤出血:梧桐叶研成细末,外敷伤口。

(7)治泄泻不止:梧桐叶不拘多少,用水煎十数沸,只浴两足后跟,其泻即止。若浴之近上,大便反闭。

种子:

(1)治疝气:梧桐子炒香,剥(去)壳食之。

(2)治伤食腹泻:梧桐子炒焦研粉,冲服,每服一钱。

(3)治白发:梧桐子三钱,何首乌五钱,黑芝麻三钱,熟地五钱。水煎服。

根:

(1)治风湿疼痛:梧桐鲜根一两至一两五钱(干的八钱至一两二钱)。酒水各半同煎一小时,内服,加一个猪脚同煎更好。

(2)治哮喘:梧桐根五钱至一两。水煎服。

(3)治骨折:梧桐根皮、三百棒、震天雷、大血藤,捣敷或水煎服。

(4)治热淋:梧桐根(去粗皮),捣烂,浸淘米水内,用布绞汁,加白糖服。

(5)治肿毒:梧桐根、水桐根、桂花树根皮、苎麻根。皆去粗皮,捣烂外敷,亦可内服。

花:

(1)治水肿:梧桐花(干)三至五钱。水煎服。

(2)治烧烫伤:梧桐花研粉调涂。

瑞香科

482. 结香

【药 材 名 称】 结香。

【学名及分类】 *Edgeworthia chrysantha* Lindl.,为瑞香科结香属植物。

【俗　　　名】 黄瑞香、喜花、打结花、梦冬花。

【习性及生境】 生于海拔400~1 800 m的山坡、山谷林下或灌木丛中。

【识 别 特 征】 落叶灌木,高达2 m。茎皮极强韧;小枝粗,常3叉分枝,棕红或褐色,幼时被绢状毛,叶迹大。叶互生,纸质,椭圆状长圆形、披针形或倒披针形,先端急尖,基部楔形,两面被灰白色丝状柔毛,侧脉10~20对;叶柄被毛。先叶开花,头状花序顶生或侧生,下垂,有花30~50朵,结成绒球状,花序梗被白色长硬毛、苞片,针形,渐尖,被毛,开花时脱落;花黄色,芳香;裂片4,近圆形;花盘浅杯状,膜质,边缘不整齐。果卵形,绿色,顶端有毛。花期冬末春初,果期春夏。

【药 用 部 位】 花蕾、根。

【采 收 加 工】 花蕾:冬末或初春花未开放时采摘花序,晒干备用。根:全年均可采,挖根,洗净,切片晒干。

【产地及分布】 国内分布于华中及河北、陕西南部、安徽、江苏、浙江、广东、广西、四川、云南。湖南全省各地散见,产石门、沅陵、城步、新宁、通道、江华、炎陵、南岳。

【性 味 归 经】 味甘,性平。

【功用主治】 滋养肝肾、明目消翳;主治夜盲、翳障、目赤流泪、羞明怕光、小儿疳眼、头痛、失音、夜梦遗精。

【用法用量】 花蕾内服:煎汤,3~15 g;或研末。根内服:煎汤,6~15 g;或泡酒。根外用:适量,捣敷。

花蕾:

(1)治夜盲症:结香花10 g,夜明砂10 g,谷精草25 g,猪肝1具。将猪肝切几个裂口,再将前三味研细末撒入肝内,用线扎好,放入砂锅内煮熟。分服。

(2)治胸痛,头痛:结香花15 g,橘饼1块。水煎服。

(3)治肺虚久咳:结香花9~15 g。水煎服。

根:

(1)治风湿筋骨疼痛,麻木,瘫痪:结香根10 g,威灵仙10 g,常春藤30 g。水煎服。

(2)治跌打损伤:结香根10 g,红活麻根15 g,铁筷子根15 g,山高粱根15 g。泡酒或水煎服。

(3)治遗精:结香根10 g,黄精10 g,黄柏10 g,猪鬃草10 g,夜关门10 g,合欢皮10 g。水煎服。

483. 了哥王

【药材名称】 了哥王。

【学名及分类】 *Wikstroemia indica* (L.) C. A. Mey.,为瑞香科荛花属植物。

【俗　　名】 九信菜、鸟子麻、山麻皮、埔银、雀仔麻、假黄皮、地棉、指皮麻、石棉皮、消山药、大黄头树、金腰带、荛花、大救驾、南岭荛花、刀口药、细叶树、涩朵背、小救驾、铁金细、透骨草、打不烂、呆了、每观南。

【习性及生境】 生于海拔500 m以下的山坡灌木丛中、路旁、村边。

【识别特征】 落叶灌木,高达2 m。枝红褐色,无毛。叶对生,纸质或近革质,倒卵形、长圆形或披针形,先端钝或尖,基部宽楔形或楔形,侧脉细密,与中脉的夹角小于45°,无毛。顶生短总状花序;花数朵,黄绿色,花序梗无毛。花梗长1~2 cm;萼筒筒状,几无毛,裂片4,宽卵形或长圆形;雄蕊8,2轮,着生于萼筒中部以上;花盘常深裂成2或4鳞片;子房倒卵形或长椭圆形,无毛或顶端被淡黄色绒毛,花柱极短,柱头头状,果椭圆形,无毛,成熟时暗紫黑色或鲜红色。花果期夏秋。

【药用部位】 茎叶。

【采收加工】 5—9月采收,切段,晒干或鲜用。

【产地及分布】 国内分布于浙江南部、江西南部、福建、台湾、广东、广西、贵州、云南。湖南省内产新宁、通道、东安、江华、临武、宜章、衡阳。

【性味归经】 味苦、辛,性寒,有毒,归肝、胃经。

【功用主治】 清热解毒、化痰散结、消肿止痛;主治痈肿疮毒、风湿痛、瘰疬、跌打损伤、蛇虫咬伤。

【用法用量】 内服:煎汤(宜久煎4 h以上)6~9 g。外用:捣敷,研末调敷或煎水洗。

(1)治痰火瘰(腋下鼠蹊生核疮或四肢挛痛):了哥王叶15 g,加入食盐少许,共捣烂敷患处,敷3~5次可愈。

(2)治无名肿毒:了哥王叶捣烂,加米酒少量,敷患处。

(3)治疔疮肿毒,蛇虫咬伤,小儿头疮:南岭荛花鲜茎叶捣烂,外敷或绞汁外涂。

(4)治梅毒,下疳:地棉根叶60 g,青壳鸭蛋1只,先将鸭蛋轻轻打裂,和地棉根叶加水适量煎4 h,至水干为度。取蛋去壳,热酒送下。冷食无效,服后卧床盖被。

(5)治热眼起膜:埔银根叶、鸡蛋白、黄糖各适量,共捣烂,做成药饼状,敷患眼,2~3 d即愈。

(6)治打伤:埔银叶捣汁,兑酒服。

484. 小黄构

【药材名称】 小黄构。

【学名及分类】 *Wikstroemia micrantha* Hemsl.，为瑞香科荛花属植物。

【俗　　名】 野棉皮、黄构。

【习性及生境】 生于海拔400~1 200 m的沟边、坡地或灌木丛中。

【识别特征】 落叶小灌木，高达1 m。幼枝纤细，无毛，绿色；芽被黄色绒毛。叶对生或近对生，窄长圆形或长椭圆形，稀倒披针形或匙形，先端钝或具细尖，基部楔形或圆，无毛，边缘反卷，下面灰绿色，侧脉5~7对，略明显。短总状花序，单生、簇生或组成顶生圆锥花序。花黄或黄绿色；萼筒窄圆筒状，微被毛，裂片4，卵形；雄蕊8，2轮，下轮生于萼筒中部以上，上轮生于萼筒喉部，几无花丝；花盘鳞片1枚，长方形，顶端深凹或分离为2~3线形鳞片；子房倒卵形，顶端被淡黄色绒毛，花柱短。果紫黑色，卵形。花果期秋冬。

【药用部位】 茎皮或根。

【采收加工】 全年均可采。洗净，切片，晒干。

【产地及分布】 国内分布于西南及陕西南部、甘肃南部、湖北、广东、广西。湖南省内产桑植、石门、张家界、龙山、永顺、保靖。

【性味归经】 味甘，性平，归肺、胃经。

【功用主治】 止咳化痰、清热解毒；主治咳嗽、百日咳、痈肿疮毒、风火牙痛。

【用法用量】 内服：煎汤，9~15 g。

485. 芫花

【药材名称】 芫花。

【学名及分类】 *Daphne genkwa* Sieb. et Zucc.，为瑞香科瑞香属植物。

【俗　　名】 药鱼草、闷头花、搜山虎、芫花根、闷头根、地棉花、祖师麻、尽江子、九龙花、浮胀草、黄木戟、蜀桑、鱼毒、老鼠花、去水头痛花、儿草、败花、翻藤树、泥鳅树、半泡树、洋画眉、真天呆、紫荆花。

【习性及生境】 生于1 600 m的以下丘陵、荒地、田边、灌木丛中。

【识别特征】 落叶灌木，高达1 m。多分枝，幼枝纤细，黄绿色，密被淡黄色丝状毛，老枝褐色或带紫红色，无毛。叶对生，稀互生，纸质，卵形、卵状披针形或椭圆形，上面无毛，幼时下面密被丝状黄色柔毛，老后仅叶脉基部疏被毛，侧脉5~7对；叶柄被灰色柔毛。花3~7朵簇生叶腋，淡紫红或紫色，先叶开花。花梗短，被灰色柔毛；萼筒外面被丝状柔毛；裂片4，卵形或长圆形，先端圆，外面疏被柔毛；分别着生于萼筒中部和上部，花盘环状，不发达；子房倒卵形密被淡黄色柔毛，花柱短或几无花柱，柱头橘红色。果肉质，白色，椭圆形，包于宿存花萼下部，具种子1粒。花期3—5月，果期6—7月。

【药用部位】 根皮、花。

【采收加工】 春季花开前采摘，拣去杂质，干燥。

【产地及分布】 国内分布于华北、华中、华东及甘肃、陕西、四川。湖南全省广布。

【性味归经】 味辛、苦，性温，有毒，归肺、脾、肾经。

【功用主治】 根皮：消肿解毒、活血止痛。花：泻水逐饮、解毒。

【用法用量】 内服：煎汤，1.5~3.0 g；研末服0.6~1.0 g，每日1次。外用：研末调敷；或煎水洗。

（1）治疥疮：芫花15 g、黑胡椒3 g。为末。凡士林调搽患处。

（2）治骨髓炎：芫花15 g，鸡蛋3个。水煮，去汤吃蛋。

486. 毛瑞香

【药材名称】毛瑞香。

【学名及分类】*Daphne kiusiana* var. *atrocaulis*（Rehd.）F. Maek.，为瑞香科瑞香属植物。

【俗　　名】山瑞香、野梦花、紫茎瑞香、白花瑞香。

【习性及生境】生于海拔400~1 500 m的山地灌木丛中、林缘。

【识别特征】常绿直立灌木，高0.5~1.2 m；枝深紫色或紫红色，通常无毛，有时幼嫩时具粗绒毛；腋芽近圆形或椭圆形，鳞片卵形，顶端圆形，稀钝形，除边缘具淡白色流苏状缘毛外无毛，通常褐色。叶互生，有时簇生于枝顶，叶片革质，椭圆形或披针形，两端渐尖，基部下延于叶柄，边缘全缘，微反卷，上面深绿色，具光泽，下面淡绿色，中脉纤细，上面通常凹陷，下面微隆起，侧脉6~7对，纤细，上面微凸起，稀微凹下；叶柄两侧翅状，褐色。花白色，有时淡黄白色，簇生于枝顶，呈头状花序，花序下具苞片；苞片褐绿色易早落，长圆状披针形，两面无毛，顶端尾尖或渐尖，边缘具短的白色流苏状缘毛；几无花序梗，花梗长1~2 mm，密被淡黄绿色粗绒毛；花萼筒圆筒状，外面下部密被淡黄绿色丝状绒毛，上部较稀疏，裂片4，卵状三角形或卵状长圆形，长约5 mm，顶端钝尖，无毛；雄蕊8，2轮，分别着生于花萼筒上部及中部，花丝长约2 mm，花药长圆形；花盘短杯状，边缘全缘或微波状，外面无毛；子房无毛，倒圆锥状圆柱形，顶端渐尖，窄成短的花柱，柱头头状。果实红色，广椭圆形或卵状椭圆形。

【药用部位】茎皮及根。

【采收加工】夏、秋季采挖，洗净，鲜用或切片晒干。

【产地及分布】国内分布于江苏、安徽、浙江、江西、台湾、湖北、广东、四川、贵州。湖南全省各地散见，产石门、桑植、永顺、泸溪、城步、新宁、武冈、江华、炎陵、临武、南岳。

【性味归经】味辛、苦，性温，有毒。

【功用主治】祛风除湿、活血止痛、解毒；主治风湿痹痛、劳伤腰痛、跌打损伤、咽喉肿痛、牙痛、疮毒。

【用法用量】内服：煎汤，3~10 g；研末，0.6~0.9 g；或泡酒。外用：适量，捣敷。

（1）治跌打损伤：毛瑞香根或茎皮（去粗皮、芯），用童便浸1个月后洗净。每次6 g，酒水炖服，连服3~4次。

（2）治咽喉炎：毛瑞香鲜根6~9 g。加凉开水，捣烂绞汁咽服。

487. 瑞香

【药材名称】瑞香。

【学名及分类】*Daphne odora* Thunb. in Murray，为瑞香科瑞香属植物。

【俗　　名】睡香、蓬莱紫、风流树、毛瑞香、千里香、山梦花等。

【习性及生境】生于山野、溪边的阴湿处。

【识别特征】常绿直立灌木。枝粗壮，常二歧分枝；小枝无毛，紫红或紫褐色。叶互生，纸质，长卵形或长圆形，先端钝，基部楔形，全缘，两面无毛，上面中脉凹下，侧脉9~13对，两面均显著；叶柄疏被淡黄色丝状毛或无毛。头状花序顶生,多花;苞片披针形或卵状披针形,无毛。花外面淡紫红色,内面肉红色,萼筒壶状,外面无毛;裂片4,卵形或卵状披针形,基部心形,与萼筒等长;雄蕊8,2轮;花盘环状;子房长圆形,无毛,顶端钝尖,花柱短,柱头头状。果红色。花期3—5月,果期7—8月。

【药用部位】 根、叶、花、树皮。

【采收加工】 花:冬末春初采收,鲜用或晒干。叶:夏季采收,鲜用或晒干。根:夏季采挖,洗净,切片晒干。

【产地及分布】 国内分布于浙江、江西、四川、贵州。湖南省内有栽培。

【性味归经】 味甘、辛,性平。

【功用主治】 祛风除湿、活血止痛;主治风湿性关节炎、坐骨神经痛、牙痛、乳腺癌初起、跌打损伤。

【用法用量】 花内服:煎汤,3~6 g。花外用:捣敷,或煎水含漱。叶内服:煎汤,3~6 g。叶外用:适量,捣敷;研末调敷;或煎水洗。根内服:煎汤,3~6 g;或研末。

花:

(1)治齿痛:白瑞香花或根皮6 g。水煎,打入鸡蛋2个(去壳整煮),俟蛋熟,食蛋及汤。或用鲜瑞香花杵烂,含痛处。

(2)治咽喉肿痛:鲜白瑞香花及根12 g。放碗中捣烂,加开水擂汁服。

(3)治风湿痛:瑞香花6 g,桂枝9 g。水煎服。并用瑞香树皮及叶120~240 g,煎水洗患处。

(4)治眼痛:野梦花30 g。煎水服,并熏洗患处。

(5)治乳岩初起:鲜瑞香花捣烂,加少许鸡蛋白同捣匀敷,每日换1次。

(6)治吹乳:瑞香花二十朵,如无,用叶二十一片,同陈灶糖捣敷。

叶:

(1)治人中疗:先以银针挑破,后用瑞香花叶十四瓣,盐十四粒,饭十四粒,共捣烂。敷于疮上,日夜换之。

(2)治面部各种疔症:鲜瑞香叶,洗净,蜂蜜少许。共和捣烂敷患处,每日换1~2次。

(3)治风湿病:瑞香茎叶,煎水洗。

(4)治胎动流血,产后血晕:瑞香茎叶12 g,虎耳草30 g。水煎服。

根:

(1)治胃脘痛:瑞香根150 g,瑞香花30 g。研末。每日1次,每次3 g,开水送服。

(2)治跌打损伤:瑞香根皮或树皮。水煎服。

(3)治毒蛇咬伤:瑞香根,用烧酒磨成浓汁,涂伤口周围及肿胀部分,干又涂。

胡颓子科

488. 蔓胡颓子

【药材名称】 蔓胡颓子。

【学名及分类】 *Elaeagnus glabra* Thunb.,为胡颓子科胡颓子属植物。

【俗　　名】 半天子、胡颓子。

【习性及生境】 生于海拔1 100 m以下的山地疏林、灌木丛中。

【识别特征】 常绿蔓生或攀缘灌木,长达5 m。无刺;幼枝被锈色鳞片。叶革质或薄革质,卵形或卵状椭圆形,稀长椭圆形,先端渐尖或长渐尖,基部圆,稀宽楔形,上面深绿色,有光泽,幼时具褐色鳞片,下面铜绿或灰绿色,被褐色鳞片。花淡白色,下垂,密被银白色和少数褐色鳞片,常3~7花簇生叶腋短枝成伞形总状。萼筒漏斗形,在裂片之下扩展,向基部渐窄,在子房之上微缢缩,裂片宽卵形,内面具星状柔毛;花柱无毛,顶端弯曲。果长圆形,被锈色鳞片,熟时红色。花期9—11月,果期翌年4—5月。

【药用部位】 果实。

【采收加工】 春季果实成熟时采摘。鲜用或晒干。

【产地及分布】 国内分布于江苏、安徽、浙江、江西、福建、台湾、湖北、广东、广西、四川、贵州。湖南全省各地散见,产石门、永顺、龙山、芷江、武冈、新宁、城步、浏阳。

【性味归经】 味辛、微涩,性平,归胃、大肠经。

【功用主治】 收敛止泻、止痢;主治肠炎、腹泻、痢疾。

【用法用量】 内服:煎汤,9~18 g。

选方

治肠胃腹泻:蔓胡颓子果10~15 g,水煎服。

489. 木半夏

【药材名称】 木半夏。

【学名及分类】 *Elaeagnus multiflora* Thunb. in Murray,为胡颓子科胡颓子属植物。

【俗　　名】 枣皮树、骆驼花、多花胡颓子、小米饭树。

【习性及生境】 生于海拔500~1 800 m的向阳山坡、灌木丛中。

【识别特征】 落叶直立灌木,高达3 m。常无刺,稀老枝具刺;幼枝密被褐锈色或深褐色鳞片,老枝无鳞片,黑色或黑褐色。叶膜质或纸质,椭圆形、卵形或倒卵状椭圆形,先端钝尖,基部楔形,上面幼时被白色鳞片或鳞毛,下面密被灰白色和散生褐色鳞片,侧脉5~7对,两面均不甚明显,叶柄锈色。花白色,被银白色和少数褐色鳞片,常单生新枝基部叶腋;花梗细弱;萼筒圆筒状,在裂片下面扩展,在子房之上缢缩,裂片宽卵形,内面疏被白色星状毛;雄蕊着生萼筒喉部稍下,花丝极短;花柱直立,稍弯曲,无毛,稍伸出萼筒喉部,不超过雄蕊。果椭圆形,被锈色鳞片,熟时红色;果柄细,下弯。花期5月,果期4—7月。

【药用部位】 果实、根、叶。

【采收加工】 果实:6—7月采收果实,鲜用或晒干。根:夏、秋季采挖,洗净切片,晒干。叶:夏、秋季采叶,晒干。

【产地及分布】 国内分布于华中、华东、华南、西南及河北、陕西。湖南全省广布。

【性味归经】 味淡、涩,性温。

【功用主治】 平喘、止痢、活血消肿、止血;主治哮喘、痢疾、跌打损伤、风湿关节痛、痔疮下血、肿毒。

【用法用量】 果实内服:煎汤,15~30 g。根内服:煎汤9~24 g;或浸酒。根外用:适量、煎汤洗。叶内服:煎汤,9~15 g。叶外用:适量,煎汤洗。

选方

果实:

(1)治咳嗽气喘:木半夏果实30 g。水煎服。

(2)治痢疾:木半夏果实9~15 g。水煎服。

(3)治跌打损伤、风湿关节痛:木半夏果实9~24 g。煎服。

(4)治跌扑损伤吐血:木半夏果实15 g,仙桃草9 g。煎服。

(5)治痔疮下血:木半夏果实、炒地榆各15 g。煎水,空腹服。

根:

(1)治跌打损伤:木半夏根9~24 g,大血藤、红花、红牛膝、茜草、乳香、没药各9 g。浸酒。酌量分服。

(2)治慢性泻痢:木半夏根30 g。水煎去渣,加赤砂糖,每日分2次温服。

(3)治慢性肝炎:木半夏根白皮、白茅根各30 g。煎服。

(4)治痔疮:木半夏根15~24 g。炖猪大肠服。

(5)治恶疮,疥疮:木半夏根9~24 g。煎服。

叶:

(1)治咳嗽喘息:木半夏叶9 g。煎水加红糖1食匙调服。

(2)治跌打损伤:木半夏叶煎水洗,并以渣敷患处,每日2次。

490. 胡颓子

【药材名称】 胡颓子。

【学名及分类】 *Elaeagnus pungens* Thunb.,为胡颓子科胡颓子属植物。

【俗　　名】 比珈哪、淘米子树、半春子、清明子、清明良、羊头泡、白叶丹、羊奶奶、半钱子、小青注、鸡卵子树、榀树窝、黄羊奶树、冷皮消、冬至、郎郎崽、张公钓鱼、豆子树、姐姐树。

【习性及生境】 生于海拔200~1 200 m的向阳山坡或路旁。

【识别特征】 常绿直立灌木,高达4 m。刺顶生或腋生,密被锈色鳞片。叶革质,椭圆形或宽椭圆形,两端钝或基部圆,上面幼时被银白色和少数褐色鳞片,下面密被鳞片,侧脉7~8对,上面凸起,下面不明显。花白色,下垂,密被鳞片,1~3花生于叶腋锈色短枝;萼筒圆筒形或近漏斗状圆筒形,在子房之上缢缩,裂片三角形或长圆状三角形,内面疏生白色星状毛;花丝极短,花药长圆形;花柱直立,无毛,上端微弯曲。果椭圆形,幼时被褐色鳞片,熟时红色;果核内面具白色丝状绵毛。花期9—12月,果期翌年4—6月。

【药用部位】 果实。

【采收加工】 4—6月果实成熟时采收。晒干。

【产地及分布】 国内分布于江苏、安徽、浙江、江西、福建、湖北、广东、广西、四川、贵州。湖南全省广布。

【性味归经】 味甘、酸,性平,归胃、肺、肝经。

【功用主治】 收敛止泻、健脾消食、止咳平喘、止血;主治泄泻、痢疾、食欲不振、消化不良、咳嗽气喘、崩漏、痔疮下血。

【用法用量】 内服:煎汤,9~15 g。外用:适量,煎水洗。

(1)治腹泻、不思饮食:胡颓子果15~24 g。水煎服。

(2)治痢疾:胡颓子果15 g。水煎服。

(3)治脚软无力:胡颓子果15 g,席草根15 g。煮鸡蛋食。

(4)治咳嗽哮喘:胡颓子适量,炒枯研末,加炒米粉等量拌匀,每日服2次,每次10 g。酌加白糖或蜂蜜,用开水冲服。

(5)治崩漏、白带、大便下血经久不愈：胡颓子果实60g，猪大肠90g，大枣5个。黄酒适量，加水煮熟，吃肠喝汤。

(6)治痔疮：胡颓子果煎水，洗患处。

(7)治跌打损伤：胡颓子果15~30g。水煎服。

杨柳科

491. 垂柳

【药材名称】柳。

【学名及分类】*Salix babylonica* L.，为杨柳科柳属植物。

【俗　　名】水柳、垂丝柳、清明柳。

【习性及生境】耐水湿，也能生于旱处。

【识别特征】落叶乔木，树冠开展而疏散。树皮灰黑色，不规则开裂；枝细，下垂，淡褐黄色、淡褐色或带紫色，无毛。芽线形，先端急尖。叶狭披针形或线状披针形，先端长渐尖，基部楔形两面无毛或微有毛，上面绿色，下面色较淡，锯齿缘；叶柄有短柔毛；托叶仅生在萌发枝上，斜披针形或卵圆形，边缘有齿牙。花序先叶开放，或与叶同时开放；雄花序有短梗，轴有毛；雄蕊花药红黄色；苞片披针形，外面有毛；雌花序有梗，轴有毛；子房椭圆形，无毛或下部稍有毛，无柄或近无柄，花柱短；苞片披针形，外面有毛；蒴果带绿黄褐色。

【药用部位】叶、花序、根皮或树皮、枝条、根及须状根、茎枝蛀孔中的蛀屑、带毛种子。

【采收加工】叶：5—8月采收，鲜用或晒干。花序：春季花初开放时采收，鲜用或晒干。根皮或树皮：全年均可采根皮，去栓皮；春秋季采剥树皮，切片，鲜用或晒干。枝条：全年可采，切断晒干。根及须状根：4—10月采挖，鲜用或晒干。茎枝蛀孔中的蛀屑：6—10月采收，晒干。带毛种子：4—5月果实将成熟时采收，干燥。

【产地及分布】国内分布于长江流域及华南、西南，北方有栽培。湖南全省广布，多为栽培，主要分布于南岳、邵阳、隆回、新宁、宜章、资兴、洪江、永顺。

【性味归经】叶：味苦，性寒，归肺、肾、心经。花序：味苦，性寒。根皮或树皮：味苦、辛，性寒。枝条：味苦，性寒，归胃、肝经。根及须状根：味苦，性寒。

【功用主治】叶：清热、解毒、利水、平肝、止痛透疹；主治慢性气管炎、尿道炎、膀胱炎、膀胱结石、白浊、高血压、痈疽肿毒、烫火伤、关节肿痛、牙痛、痧疹、皮肤瘙痒。花序：祛风利湿、止血散瘀；主治风水、黄疸、咯血、吐血、便血、血淋、经闭、疮疥、齿痛。树皮或根皮：解毒、杀虫、止痒；主治癣疮、鹅掌风、烫伤。枝条：祛风利湿、解毒消肿；主治风湿痹痛、小便淋浊、黄疸、风疹瘙痒、疔疮、丹毒、龋齿、龈肿。根及须状根：利水通淋、祛风除湿、泻火解毒；主治淋证、白浊、水肿、黄疸、痢疾、白带、风湿疼痛、黄水疮、牙痛、烫伤、乳痈。茎枝蛀孔中的蛀屑：祛风除湿、止痒；主治风疹、筋骨疼痛、湿气腿肿。带毛种子：凉血止血、解毒消痈；主治吐血、创伤出血、痈疽、恶疮。

【用法用量】叶内服：煎汤，15~30g，鲜品30~60g。叶外用：煎水洗；或捣敷；或研末调敷；或熬膏涂。花序内服：煎汤，6~12g；或研末，3~6g；或捣汁。花序外用：烧存性，研末敷。树皮或根皮外用：捣敷；或煎水洗。枝条内服：煎汤，15~30g。树皮或根皮外用：煎水含漱；或熏洗。根及须状根内服：煎汤，15~30g。根及须状根外用：煎水熏洗；或酒煮温熨。带毛种子内服：研末；或浸汁。带毛种子外用：敷贴；或研末调搽；或烧成灰撒。

选方

叶：

(1)治老年慢性气管炎：鲜垂柳叶、鲜栗叶、鲜侧柏叶各60 g。水煎服(煎1 h以上)，10 d为1个疗程，间隔2~3 d，再服1个疗程。

(2)治高血压病：新鲜柳树叶250 g。水煎浓缩成100 ml，分2次服，6日为1个疗程。

(3)治卒得恶疮，不可名识者，及面上恶疮：柳叶或皮，水煮汁，入少盐频洗之。

(4)治疖肿，乳腺炎：柳树叶切碎煮烂，过滤，浓缩至糖浆状，外敷。

(5)治背痈：垂柳鲜叶、鲜丝瓜各适量。捣烂敷患处。

花序：

(1)治热郁小水不通：柳花，煎汤饮之。

(2)治走马牙疳：杨花烧存性，入麝香少许。搽。

枝条：

(1)治小便淋浊不清：柳枝一握，甘草三钱。煎汤饮之。

(2)治黄疸：柳枝三大升。以水一斗，煮取浓汁，搦半升。一服令尽。

(3)治急、慢性肝炎：一寸以内嫩柳枝60 g。加水1 000 ml，煎至200 ml，每日1剂，分2次服。

(4)治疗毒及反花疮：煎柳枝叶作膏涂之。

(5)治天灶丹毒，赤从背起：柳木灰水调涂之。

(6)治齿断肿，连耳脑肿疼：垂柳枝、槐白皮、桑白皮、白杨皮各一握。上药细锉，每用半两，以水一大盏，煎至七分，去滓，入盐一钱，搅令匀，热含冷吐。

根及须状根：

(1)治黄水湿疮：水柳须烧存性，研末，麻油调涂。

(2)治风火牙痛：水柳须15~21 g，猪精肉60~90 g。以汤煎药服。

(3)治痔疮：水柳须60~90 g，水煎滚，加入皮硝9 g，再煎数滚，倾入罐或盆内；另用圆桶1只，将罐放桶中，坐桶上，使药气熏入肛内，水冷为止，渣再煎，日熏2次。

(4)治瘿病：柳根三十斤。以水一斛，煮得五斗，同米三斗酿之，酒成。先食服一升，日三。

(5)治哮喘：垂柳根30 g。放入羊肚内炖服。

茎枝蛀孔中的蛀屑：

(1)治风瘾疹：柳蛀屑一斤，菵草根一斤，黄栌木一斤(挫)，盐二合。上药，以水五斗，煎至三斗，去滓。暖室中看冷热，洗浴后，宜避风。

(2)治柔风筋骨疼痛，手脚拳挛：柳蛀粪二升。上一味，甄上炊一饭顷。摊于床上，著旧夹衣盖衬，令患人卧，蒸熨所患处。

(3)治湿气腿肿：空心柳树中屑，取出筛细，入锅内炒热，以臭泔水洒湿，又炒，加面少许拌匀。趁热取起，敷腿上，候水出再炒，敷数次。

带毛种子：

(1)治吐血：柳絮，不拘多少。焙干，碾为细末。温米饮下。

(2)治金疮血出不止：柳絮封之。

(3)治一切恶毒，脓血胀痛不溃化：柳絮敷上，脓泄毒减。

(4)治脚气：将柳絮烧成灰敷患处。未溃者用香油调敷，已破出水者烧灰干敷。

(5)治冻疮局部溃烂或流水：将柳絮煅成炭灰状，研面。先将局部用温开水(或过氧化氢溶液)冲洗清洁，将药面均匀撒入创面，敷料包扎，隔日换1次。

492. 山桐子

【药材名称】 山桐子。
【学名及分类】 *Idesia polycarpa* Maxim.，为杨柳科山桐子属植物。
【俗　　名】 背叶一串珠。
【习性及生境】 生于向阳山坡或林中。落叶乔木。生于250~1 500 m疏林、阳坡。
【识别特征】 落叶乔木。幼枝疏被柔毛。叶互生，卵圆形或卵形，先端渐尖，基部心形，掌状5出脉，疏生锯齿。圆锥花序顶生或腋生，下垂，花单性，雌雄异株，花下位，萼片长圆形，无花瓣，雄花雄蕊多数，花丝不等长，着生于花盘上，退化子房极小，雌花退化雄蕊多数。浆果红色，球形，种子卵圆形。花期5—6月，果期6—11月。
【药用部位】 树皮。
【采收加工】 秋季采收，晒干。
【产地及分布】 国内分布于华中、华东、西南、华南及甘肃、陕西等地。湖南全省山地散见，分布于茶陵、炎陵、凤凰、涟源、桃江、洞口、新宁、城步、郴州。
【性味归经】 味苦、涩，性凉，归肝、大肠经。
【功用主治】 清热利湿、散瘀止血、消肿止痛；主治麻风、神经性皮炎、风湿、肠炎、手癣。
【用法用量】 内服：煎汤，6~9 g。外用：适量，煎水洗。

493. 柞木

【药材名称】 柞木。
【学名及分类】 *Xylosma congesta*（Lour.）Merr.，为杨柳科柞木属植物。
【俗　　名】 凿子木、凿头木、柞树、葫芦刺、刺柞。
【习性及生境】 生于海拔900 m以下的丘陵疏林、村边。
【识别特征】 常绿灌木或乔木，高达9 m。枝条具有腋生刺。叶宽卵形或椭圆状卵形，先端短尖或渐尖，基部宽楔形或圆，有钝齿，无毛，侧脉4~6对。花单性，雌雄异株；总状花序，腋生，被柔毛。萼片4~6，淡黄或黄绿色；无花瓣；雄花雄蕊多数，花盘由多数腺体组成，位于雄蕊外围；雌花花盘圆盘状，边缘稍呈浅波状；花柱短，柱头2浅裂。浆果黑色，球形，花柱宿存。具2~3种子。花期5—7月，果期9—10月。
【药用部位】 树皮、枝叶、树枝、根。
【采收加工】 树皮：夏、秋季剥取树皮，晒干。枝叶：全年均可采，晒干。树枝：全年均可采，锯下树枝，切段晒干。根：秋季采挖根，洗净，切片晒干备用，亦可鲜用。
【产地及分布】 国内分布于华中、华东、华南、西南及甘肃、陕西等地。湖南全省广布。
【性味归经】 味苦、酸，性微寒。
【功用主治】 清热利湿、催产；主治湿热黄疸、痢疾、瘰疬、梅疮溃烂、鼠瘘、难产、死胎不下。
【用法用量】 树皮内服：煎汤，6~9 g；或研末。枝叶外用：适量，捣敷；或研粉，酒、醋调敷。树枝内服：煎汤，15~30 g。根内服：煎汤，12~18 g，鲜品60~120 g；或烧存性研末酒调。

树皮：

（1）治鼠瘘：柞木皮五升。上一味，以水一斗，煮熟去皮、煎，令汁得二升，稍稍服尽。当有宿肉出即愈。

(2)治鼠咬伤:柞木皮二钱,当归三分,川芎三分,金银花一钱,大黄五分,甘草一分。水煎服。

枝叶:

(1)治诸般痈肿发背:柞木叶四两(干),干荷叶、金樱根(萱草)、甘草节、地榆各一两。上同锉,捣为煮散。每服半两,水二碗,煎至一碗,分两服,早晚各一,并淬再煎一服。脓血者自干,未成者自消。忌饮食毒。

(2)治痈疖初起:鲜柞木叶,捣烂敷患处,下则更换。

(3)治跌打骨折,扭伤脱白:整复后,取柞木叶研粉,加酒、醋调敷。

根:

(1)治痢疾:柞木根90 g。煎汤服。

(2)治肺结核咯血:鲜柞木根皮60~120 g。水煎服。

堇菜科

494. 七星莲

【药材名称】 七星莲。

【学名及分类】 *Viola diffusa* Ging. in DC.,为堇菜科堇菜属植物。

【俗　　　名】 蔓茎堇菜、七星莲、野白菜、黄瓜香、匍伏堇。

【习性及生境】 生于海拔300~1 000 m的山地疏林下、阴湿地。

【识别特征】 一年生草本,根状茎短。匍匐枝先端具莲座状叶丛。叶基生,莲座状,或互生于匍匐枝上;叶卵形或卵状长圆形,先端纯或稍尖,基部宽楔形或平截,边缘具钝齿及缘毛,叶柄具翅。花较小,淡紫或浅黄色,萼片披针形,侧瓣倒卵形或长圆状倒卵形,下瓣距极短;柱头两侧及后方具肥厚的缘边,中央部分稍隆起,前方具短喙。蒴果长圆形。花期3—5月,果期5—8月。

【药用部位】 全草。

【采收加工】 夏、秋季挖取全草,洗净,除去杂质,晒干或鲜用。

【产地及分布】 国内分布于华中、华南及甘肃、陕西、安徽、福建、浙江、四川、云南、西藏等地。湖南全省广布。

【性味归经】 味苦、辛,性寒,归肺、肝经。

【功用主治】 清热解毒、散瘀消肿、止咳;主治疮疡肿毒、眼结膜炎、肺热咳嗽、百日咳、黄疸型肝炎、带状疱疹、水火烫伤、跌打损伤、骨折、毒蛇咬伤。

【用法用量】 内服:煎汤,9~15 g,鲜品30~60 g;或捣汁。外用:适量,捣敷。

选方

(1)治疮毒红肿:野白菜、芙蓉叶各15 g。共捶细,敷于患处,每日换1次。

(2)治急性结膜炎、睑缘炎:黄瓜香15 g(鲜草30 g),水煎服,并用鲜草适量,捣烂敷患侧太阳穴,每日换2次。

(3)治肺脓疡:匍伏堇、筋骨草各30 g。水煎服。

(4)治百日咳:匍伏堇40 g,麻雀肉3只,冰糖少许。水炖,食肉喝汤。

(5)治小儿久咳音嘶:匍伏堇15 g,加冰糖炖服。

(6)治急性黄疸型肝炎:匍伏堇、茵陈、岩柏、大青叶各30 g,鸭跖草、海金沙各15 g。水煎服。

(7)治急性肾炎:匍伏堇30~60 g。捣烂煎蛋,半吃半敷脐部,每日1次,连治3次。

(8)治骨折:野白菜、接骨丹、泽兰、赤葛及苎麻根各等份(上五味均用鲜品)。捶茸包敷伤处,再用杉木皮夹住捆好,3 d换药1次。

(9)治毒蛇咬伤:鲜匍伏堇、鲜木芙蓉花各等量。加冷茶少许,捣烂外敷,每日换药2次,同时内服清热解毒药。

(10)治烫伤:匍伏堇、连钱草。共捣烂,加鸡蛋清调敷。

495. 紫花地丁

【药材名称】 紫花地丁。
【学名及分类】 *Viola philippica* Cav.,为堇菜科堇菜属植物。
【俗　　名】 箭叶堇菜、犁头草。
【习性及生境】 生于田间、荒地、山坡草丛、林缘或灌木丛中。
【识别特征】 多年生草本,无地上茎。根状茎短,垂直,节密生,淡褐色。基生叶莲座状;下部叶较小,三角状卵形或窄卵形,上部者较大,圆形、窄卵状披针形或长圆状卵形,先端圆钝,基部平截或楔形,具圆齿,两面无毛或被细毛;叶柄果期上部具宽翅,托叶膜质,离生部分线状披针形,疏生流苏状细齿或近全缘。花紫堇色或淡紫色,稀白色或侧方花瓣粉红色,喉部有紫色条纹;花梗与叶等长或高于叶;萼片卵状披针形或披针形,基部附属物短;花瓣倒卵形或长圆状倒卵形,内面无毛或有须毛,有紫色脉纹;距细管状,末端不向上弯;柱头三角形,两侧及后方具微隆起的缘边,顶部略平,前方具短喙。蒴果长圆形,无毛。花果期4月中下旬至9月。
【药用部位】 全草。
【采收加工】 5—6月间果实成熟时采收全草。洗净,晒干。
【产地及分布】 分布于全国大部分地区。湖南省内广布。
【性味归经】 味苦、辛,性寒,归心、肝、脾经。
【功用主治】 清热解毒、凉血消肿;主治疔疮痈疽、丹毒、痄腮、乳痈、肠痈、瘰疬、湿热泻痢、黄疸、目赤肿痛、毒蛇咬伤、烫伤。
【用法用量】 内服:煎汤,10~30 g,鲜品30~60 g。外用:适量,捣敷。

选方

(1)治目疾:箭叶堇菜、小苦菜、满天星各15 g。嚼敷患处。

(2)治伤口流水:箭叶堇菜叶、鱼蜡叶、线鸡尾、鸡矢藤各适量。捣烂敷或洗伤处。

(3)治火烫伤:箭叶堇菜全草。捣烂,取汁搽患处。

(4)治刀伤出血:箭叶堇菜全草。嚼烂,敷患处。

(5)治无名肿毒:箭叶堇菜全草。嚼烂,敷患处。

(6)治麦粒肿:鲜犁头草80 g。将鲜草洗净,加植物油和食盐少许,入锅内炒熟,稍加水煮,连苗顿服。每日1次,连吃2~3次,不仅近期疗效好,且可防止复发。

(7)治急性结膜炎、角膜溃疡、虹膜睫状体炎:鲜犁头草、鲜半边莲各30 g。洗净,捣烂,加人乳少许,敷眼皮上,每日2次。

(8)治急性乳腺炎、疔疮:鲜犁头草80 g,鲜半边莲50 g,甜酒糟60 g。共捣烂,外敷患处(勿敷住乳头)。

(9)治野菌中毒、盐卤中毒:鲜犁头草100 g,地浆水(取1 m深处之黄土,加水调成稀泥浆,取澄清液即为地浆水)。鲜草捣汁,兑地浆水1碗服之。

(10)治松毛虫病:鲜犁头草适量。洗净,捣烂,外敷患处。

(11)治产后瘀血痛:鲜犁头草30 g,鸡蛋2个。将犁头草切碎,与鸡蛋搅匀,加油炒熟,再加水煎服。

(12)治痈疖:鲜犁头草、酢浆草各适量。捣敷患处,每日换药2次。

(13)治一切肿、乳腺炎:紫花地丁软膏(紫花地丁稠膏,蜂蜡)外用涂敷,每日换药1~2次。置阴凉干燥处储存。

(14)治慢性骨髓炎:千年老鼠屎(紫背天葵)、紫花地丁、蒲公英、木芙蓉花叶各适量。

496. 如意草

【药材名称】 堇菜。

【学名及分类】 *Viola arcuata* Blume,为堇菜科堇菜属植物。

【俗　　　名】 消毒药、谷草、灶萝草、如意草。

【习性及生境】 生于海拔250~1 200 m的湿草地、杂木林林缘、田野、宅旁及山坡草丛、灌木丛中。

【识别特征】 多年生草本,高达20 cm。根状茎粗短,密生多条须根。地上茎常数条丛生,无毛。基生叶宽心形或肾形,先端圆或微尖,基部宽心形,具圆齿,两面近无毛;茎生叶少,与基生叶相似,基部弯缺较深,幼叶垂片常卷折;叶柄具窄翅;基生叶的托叶褐色,下部与叶柄合生;茎生叶的托叶离生,卵状披针形或匙形,常全缘。花小,白或淡紫色;花梗细弱;萼片卵状披针形,先端尖,基部附属物短,末端平截,具浅齿,边缘窄膜质;上方花瓣长圆形,侧瓣长圆形,内面基部有短须毛,下瓣倒卵形,距浅囊状,先端微凹,下部有深紫色条纹;柱头2裂,裂片稍肥厚而直立,裂片间的前方有斜生的短喙,喙端具圆形的柱头孔,蒴果长圆形,无毛。花果期5—10月。

【药用部位】 全草。

【采收加工】 7—8月采收。洗净,鲜用或晒干。

【产地及分布】 国内分布于华中、华东、华南、西南及吉林、辽宁、河北、陕西、甘肃等地。湖南全省散布,分布于炎陵、桂东、会同、绥宁、桑植等地。

【性味归经】 味微苦,性凉,归肺、心、肝、胃经。

【功用主治】 清热解毒、止咳、止血;主治肺热咳嗽、乳蛾、眼结膜炎、疔疮肿毒、腹蛇咬伤、刀伤出血。

【用法用量】 内服:煎汤,15~30 g,鲜品30~60 g;或捣汁。外用:适量,捣敷。

选方

(1)治肺热咳嗽:鲜堇菜60 g,鱼腥草15 g,马兜铃30 g。水煎温服。

(2)治结膜炎:堇菜、千里光各30 g。共捣烂取汁,滴眼,每日3次。

(3)治蛾子:鲜堇菜少许。捣烂泡淘米水,含嘴里(吞下无妨)随时更换。另用堇菜适量,兑淘米水,捣烂敷于颈项下,以蛾消为度。

(4)治一切红肿及癀毒:消毒药、芙蓉花叶、小血藤叶、生半夏、夏枯草各等份。晒干研成末,调开水敷患处。

(5)治腹蛇咬伤:如意草、紫花地丁。捣烂,外敷。

(6)治刀伤:堇菜适量,茅根酌量。嚼烂,敷伤处。

497. 柔毛堇菜

【药材名称】 柔毛堇菜。

【学名及分类】 *Viola fargesii* H. Boiss.,为堇菜科堇菜属植物。

【俗　　　名】 雪山堇菜、岩生堇菜、尖叶柔毛堇菜。

【习性及生境】 生于400~1 600 m的山地林下、草丛中。

【识别特征】多年生草本,植株被白色柔毛。根状茎较粗。匍匐枝较长。叶近基生或互生于匍匐枝上;叶卵形或宽卵形,有时近圆形,先端圆,稀具短尖,基部宽心形,有时较窄,密生浅钝齿,下面沿中脉毛较密;叶柄托叶大部分离生,先端渐尖,具长流苏状齿。花白色;花梗常高于叶丛,中部以上有2对生小苞片;萼片窄卵状披针形或披针形,基部附属物短;花瓣长圆状倒卵形,侧瓣内面基部稍有须毛;子房圆锥状,无毛,柱头顶部略平,两侧有缘边,前方具短喙。蒴果长圆形。花期3—6月,果期6—9月。

【药用部位】全草。

【采收加工】7—8月采收。洗净,鲜用或晒干。

【产地及分布】国内分布于华中、华东、华南、西南及西藏。湖南全省广布。

【性味归经】味微苦,性寒。

【功用主治】清热解毒、祛瘀生新;治骨折、跌打伤痛、无名肿毒。

【用法用量】内服:煎汤,15~30 g,鲜品30~60 g;或捣汁。外用:适量,捣敷。

同如意草。

498. 深圆齿堇菜

【药材名称】堇菜。

【学名及分类】*Viola davidii* Franch.,为堇菜科堇菜属植物。

【俗　　　名】浅圆齿堇菜。

【习性及生境】生于林下、林缘、山坡草地、溪谷或石上荫蔽处。

【识别特征】多年生草本,几无地上茎。根状茎斜生,节短而明显。叶近基生;叶卵形或卵圆形,先端圆,基部深心形,具6~8对浅圆齿,下面常带红色,干后有褐色腺点;叶柄托叶大部分离生,宽披针形,先端长渐尖,具流苏状疏齿。花白或淡紫色;花梗超出叶,或与叶近等长;萼片披针形或卵状披针形,先端尖,基部附属物短呈平截;花瓣长圆状倒卵形,侧瓣内面基部有须毛,下瓣较短有囊状距;子房长圆形,无毛,柱头两侧具宽而明显的缘边,前方具向上而直伸的短喙,喙端具粗大的柱头孔。蒴果长圆形,无毛。花期4—6月。

【药用部位】全草。

【采收加工】7—8月采收。洗净,鲜用或晒干。

【产地及分布】国内分布于江西、福建、湖北、湖南、广西、四川、贵州、云南、西藏。湖南省内分布于新宁、桑植、宜章、桂东、江华、龙山。

【性味归经】味微苦,性寒。

【功用主治】清热解毒、祛瘀生新;治骨折、跌打伤痛、无名肿毒。

【用法用量】内服:煎汤,15~30 g,鲜品30~60 g;或捣汁。外用:适量,捣敷。

499. 戟叶堇菜

【药材名称】戟叶堇菜。

【学名及分类】*Viola betonicifolia* Sm. in Rees,为堇菜科堇菜属植物。

【俗　　　名】尼泊尔堇菜、箭叶堇菜。

【习性及生境】 生于海拔1 400 m以下的田野路边、山坡草地、灌木丛中、林缘。

【识别特征】 多年生草本，无地上茎。叶基生，莲座状，叶窄披针形、长三角状戟形或三角状卵形，基部平截或略浅心形，有时宽楔形，基部垂片开展并具牙齿，疏生波状齿，两面无毛或近无毛；叶柄上半部有窄翅，托叶褐色，离生部分线状披针形或钻形，全缘或疏生细齿。花白或淡紫色，有深色条纹；花梗基部附属物较短；上方花瓣倒卵形，侧瓣长圆状倒卵形，内面基部密生或有少量须毛，下瓣常稍短，距管状，粗短，直或稍上弯；柱头两侧及后方略增厚成窄缘，前方具短喙，喙端具柱头孔。蒴果椭圆形或长圆形，无毛。花果期4—9月。

【药用部位】 全草。

【采收加工】 7—8月采收。洗净，鲜用或晒干。

【产地及分布】 国内分布于华中、华东、华南及陕西、甘肃、四川、云南、西藏等地。湖南全省散见，产桑植、石门、永顺、洞口、龙山、新宁、武冈、宜章、长沙、南岳。

【性味归经】 味微苦、辛，性寒。

【功用主治】 清热解毒、散瘀消肿；主治疮疡肿毒、喉痛、乳痈、肠痈、黄疸、目赤肿痛、跌打损伤、刀伤出血。

【用法用量】 内服：煎汤，15~30 g，鲜品30~60 g；或捣汁。外用：适量，捣敷。

500. 萱

【药材名称】 萱。

【学名及分类】 *Viola moupinensis* Franch.，为堇菜科堇菜属植物。

【俗　　　名】 黄堇、筋骨七、茖叶细辛、细辛、乌泡连等。

【习性及生境】 生于海拔500~1 600 m的山地疏林、草丛中。

【识别特征】 多年生草本。叶基生，叶片心形或肾状心形，花后增大呈肾形，先端急尖或渐尖，基部弯缺狭或宽三角形，两侧耳部花期常向内卷，叶柄有翅。花较大，淡紫色或白色，具紫色条纹，萼片披针形或狭卵形，花瓣长圆状倒卵形，侧方花瓣里面近基部有须毛，下方花瓣具囊状距，明显长于萼片的附属物。种子大，倒卵状。花期4—6月，果期5—7月。产秦岭以南至华东西部各省。

【药用部位】 全草或根茎。

【采收加工】 夏、秋季采收，洗净，鲜用或晒干。

【产地及分布】 国内分布于西南及陕西、甘肃、江苏、安徽、浙江、江西、福建、湖北、广东、广西。湖南全省广布。

【性味归经】 味微甘、涩，性寒。

【功用主治】 清热解毒、活血止痛、止血；主治疮痈肿毒、乳房硬肿、麻疹热毒、头痛、牙痛、跌打损伤、骨折、咯血、刀伤出血。

【用法用量】 内服：煎汤，9~15 g；或泡酒。外用：适量，捣敷。

选方

(1)治痈疽红肿咬痛：细辛，不拘等份，煎汤，点酒服。有脓者溃，无脓者散。

(2)治痈肿疔疮：茖叶细辛15 g，水煎服。或用蒲公英煎服，药渣外敷，或另用鲜品捣烂敷患处。

(3)治乳痈：乌泡连、黄瓜香及拦路虎各等份。捣烂，拌酒糟或用酒炒热，敷患处。

(4)治麻疹热毒：鲜茖叶细辛全草和金银花各9 g。水煎服。

(5)治刀伤：鲜乌泡连，嚼烂敷伤口；化脓者加锯木条叶。

(6)治白带：茖叶细辛、仙鹤草、龙葵各适量。炖肉吃。

旌节花科

501. 中国旌节花

【药材名称】中国旌节花。

【学名及分类】*Stachyurus chinensis* Franch.，为旌节花科旌节花属植物。

【俗　　名】山通草、小通草、水凉子、小通藤等。

【习性及生境】生于海拔400~1 600 m的山地疏林、灌木丛中。

【识别特征】落叶灌木。叶于花后发出，纸质至膜质，卵形至长圆状椭圆形，先端渐尖或短尾状渐尖，基部钝圆或近心形，具圆齿状锯齿，叶柄通常暗紫色。穗状花序腋生，先叶开放。花黄色，萼片4，黄绿色，卵形，花瓣4，卵形；雄蕊8，与花瓣等长；子房瓶状。果圆球形。花期3—4月，果期5—7月。

【药用部位】茎髓、嫩茎叶、根。

【采收加工】茎髓：秋季将嫩枝砍下，剪去过细或过粗的枝，然后用细木棍，将茎髓捅出，再用手拉平，晒干。嫩茎叶：夏季采收嫩茎叶，鲜用。根：夏、秋季采挖根，洗净，切片晒干。

【产地及分布】国内分布于西南及陕西、甘肃、湖北、安徽、浙江、江西、福建、台湾、广东、广西。湖南全省山地广布。

【性味归经】味甘、淡，性凉，归肺、胃、膀胱经。

【功用主治】清热、利水、通乳；主治热病烦渴、小便黄赤、尿少或尿闭、急性膀胱炎、肾炎、水肿、小便不利、乳汁不通。

【用法用量】茎髓内服：煎汤，3~6 g。嫩茎叶外用：适量，捣敷。根内服：煎汤，15~30 g；或浸酒。

茎髓：

(1)治小便黄赤：小通草6 g，木通4.5 g，车前子9 g(布包)。煎服。

(2)治热病烦躁，小便不利：小通草6 g，栀子、生地、淡竹叶、知母、黄芩各9 g。煎服。

(3)治急性尿道炎：小通草6 g，地肤子、车前子(布包)各15 g。煎服。

(4)治小便不利：小通草15 g。车前仁15 g，水菖蒲15 g，火酒草3 g，生石膏3 g。煎服。

(5)治淋病，小便不利：滑石30 g，甘草6 g，小通草9 g。水煎服。

(6)治产后乳汁不通：小通草6 g，王不留行9 g，黄蜀葵根12 g。煎水当茶饮。如因血虚乳汁多，加猪蹄1对，炖烂去药渣，吃肉喝汤。

(7)治乳少：黄芪30 g，当归15 g，小通草9 g。水煎服。

(8)治闭经：小通草、川牛膝各9~15 g。水煎服。

(9)治心烦失眠：(通条树)髓3.0~4.5 g拌朱砂。水煎服。

根：

(1)治风湿麻木：钻地风、追风伞(青藤)、八角枫等的根各30 g，大、小血藤各15 g。泡酒服。

(2)治跌打损伤：钻地风根30 g，大血藤、小血藤、见血飞的根各15 g。泡酒服。

(3)治乳少：钻地风根30 g。炖猪肉吃。

502. 西域旌节花

【药材名称】 小通草。

【学名及分类】 *Stachyurus himalaicus* Hook. f. et Thoms. ex Benth.，为旌节花科旌节花属植物。

【俗　　　名】 空藤杆、通条树、喜马山旌节花、短穗旌节花。

【习性及生境】 生于海拔500~1 700 m的山地沟谷、林缘。

【识别特征】 落叶灌木或小乔木。叶坚纸质或薄革质，披针形或长圆状披针形，先端渐尖或长渐尖，基部钝圆，具细密的锐锯齿，齿尖骨质并加粗，叶柄紫红色。穗状花序腋生，花黄色，萼片4，宽卵形，花瓣4，倒卵形；雄蕊8，通常短于花瓣，花药黄色；子房卵状长圆形。果近球形，具宿存花柱。花期3—4月，果期5—8月。产陕西、华东东南部、两湖、两广及西南各省，喜马拉雅东段有分布。茎髓供药用。

【药用部位】 茎髓。

【采收加工】 秋季割取茎。将茎截成段，趁鲜取出髓部，理直，晒干。秋季将嫩树枝砍下，剪去过细或过粗的枝，然后用细木棍将茎髓捅出，拉平，晒干即成。

【产地及分布】 国内分布于西南及陕西、湖北、江西、台湾、广东、广西。湖南全省山地广布。

【性味归经】 味甘、淡，性凉，归肺、胃、膀胱经。

【功用主治】 清热、利水、通乳；主治热病烦渴、小便黄赤、尿少或尿闭、急性膀胱炎、肾炎、水肿、小便不利、乳汁不通。

【用法用量】 内服：煎汤，3~6 g。

选方

（1）治小便黄赤：小通草6 g，木通4.5 g，车前子9 g(布包)。煎服。

（2）治热病烦躁，小便不利：小通草6 g，栀子、生地、淡竹叶、知母、黄芩各9 g。煎服。

（3）治急性尿道炎：小通草6 g，地肤子、车前子(布包)各15 g。煎服。

（4）治小便不利：小通草15 g。车前仁15 g，水菖蒲15 g，火酒草3 g，生石膏3 g。煎服。

（5）治淋病，小便不利：滑石30 g，甘草6 g，小通草9 g。小煎服。

（6）治产后乳汁不通：小通草6 g，王不留行9 g，黄蜀葵根12 g。煎水当茶饮。如因血虚乳汁多，加猪蹄1对，炖烂去药渣，吃肉喝汤。

（7）治乳少：黄芪30 g，当归15 g小通草9 g。水煎服。

（8）治闭经：小通草、川牛膝各9~15 g，水煎服。

（9）治心烦失眠：(通条树)髓3.0~4.5 g拌朱砂。水煎服。

柽柳科

---

503. 柽柳

【药材名称】 柽柳。

【学名及分类】 *Tamarix chinensis* Lour.，为柽柳科柽柳属植物。

【俗　　　名】 柽、河柳、殷柳、雨师、人柳、赤柽木、三春柳、春柳、三眠柳、长寿仙人柳、观音柳、垂丝柳、雨丝、蜀柳、西河柳、赤柽柳、山柽柳。

【习性及生境】 生于水溪边、村边。

【识别特征】 乔木或灌木,高3~6(~8)m;老枝直立,暗褐红色,光亮,幼枝稠密细弱,常开展而下垂,红紫色或暗紫红色,有光泽;嫩枝繁密纤细,悬垂。叶鲜绿色,稍开展,先端尖,基部背面有龙骨状隆起,常呈薄膜质;上部绿色营养枝上的叶钻形或卵状披针形,半贴生,背面有龙骨状突起。花大而少;苞片线状长圆形,或长圆形,渐尖;萼片狭长卵形,具短尖头,背面具隆脊;花瓣粉红色,通常卵状椭圆形或椭圆状倒卵形,稀倒卵形,较花萼微长,果时宿存;花盘5裂,裂片先端圆或微凹,紫红色,肉质;花丝着生在花盘裂片间,自其下方近边缘处生出;子房圆锥状瓶形,花柱棍棒状。蒴果圆锥形。花期4—9月。

【药用部位】 嫩枝叶。

【采收加工】 4—8月采收,晒干。

【产地及分布】 国内分布于华北、西北、华中、华东、华南,从东部至西南部有栽培。湖南省内产张家界、长沙,为栽培。

【性味归经】 味甘、辛,性平,归肺、胃、心经。

【功用主治】 疏风、解表、透疹、解毒;主治风热感冒、麻疹初起、疹出不透、风湿痹痛、皮肤瘙痒。

【用法用量】 内服:煎汤,10~15 g;或入散剂。外用:煎汤擦洗。

选方

(1)治瘹疹发不出,咳嗽,烦闷,躁乱:西河柳叶,风干为末。水调四钱,顿服立定。

(2)治麻疹伏而过期不出:西河柳为末。以茅根煎汤下三四钱,白水下亦可。

(3)治一切风,不问远近:柽叶半斤(细锉。如无,枝叶亦可),荆芥半斤(细锉)。上二味,以水五升,煮取二升,滤去滓,澄清。白蜜五合,梨汁五合,竹沥五合,上相和,以新瓷瓶盛,用油单子盖紧系于釜中,以重汤煮,勿令水入,从初五更煮至日出后即住。每服一小盏,日二服。

(4)治风湿痹痛:西河柳、虎杖根、鸡血藤各30 g。水煎服。

(5)治痞:用观音柳煎汤,露一宿,至五更饮数次。痞自消。

(6)治酒病:长寿仙人柳,不以多少,晒干为细末。每服一钱,用酒调下。

<hr>

秋海棠科

504. 秋海棠

【药材名称】 秋海棠。

【学名及分类】 *Begonia grandis* Dry.,为秋海棠科秋海棠属植物。

【俗　　名】 岩丸子等。

【习性及生境】 生于海拔500~1 000 m的林下阴湿地,深山水沟旁。

【识别特征】 多年生草本。根状茎近球形。茎直立,有分枝,有纵棱,近无毛。茎生叶互生,具长柄;叶片轮廓宽卵形至卵形,先端渐尖至长渐尖,基部心形,偏斜,边缘具不等大的三角形浅齿,齿尖带短芒,并常呈波状或宽三角形的极浅齿,上面褐绿色,常有红晕,幼时散生硬毛,逐渐脱落,老时近无毛,下面色淡,带红晕或紫红色,沿脉散生硬毛或近无毛,掌状脉,带紫红色,近中部分枝,呈羽状脉;叶柄有棱,近无毛;托叶膜质,长圆形至披针形,先端渐尖,早落。花葶,有纵棱,无毛;花粉红色。花期7月开始,果期8月开始。

【药用部位】　茎、叶、根、花、果。

【采收加工】　夏、秋季采茎,初冬采果。晒干或鲜用。

【产地及分布】　国内分布于陕西、山西至山东以南,西至西南。湖南全省山地广布。

【性味归经】　味酸、涩,性凉,归肝、肺经。

【功用主治】　茎、叶:解毒消肿、散瘀止痛、杀虫;主治咽喉肿痛、疮痛溃疡、毒蛇咬伤、跌打瘀痛、皮癣。根:化瘀、止血、清热利湿;主治跌打损伤、吐血、咯血、衄血、刀伤出血、崩漏、血瘀经闭、月经不调、带下、淋浊、泻痢、胃痛、咽喉肿痛。花:杀虫解毒;主治皮癣。果:解毒、消肿;主治毒蛇咬伤。

【用法用量】　茎叶外用:适量,鲜品捣敷;或绞汁含漱。根内服:煎汤,9~15 g;或研末,每次3~6 g。根外用:适量,捣敷;或研末敷;或捣汁含漱。花外用:适量,捣汁调蜜搽。果实外用:鲜品适量,捣敷或捣汁搽。

茎叶:

(1)治跌打损伤疼痛:鲜秋海棠茎叶加甜米酒各适量,捣烂外敷痛处。

(2)治风湿痹痛:秋海棠10 g,骨碎补15 g,桑寄生30 g,大血藤30 g,虎耳草12 g。水煎服。

根:

(1)治跌打重伤心悸,剧痛:一口血、连钱草各3 g。捣茸冲酒服。

(2)治损伤疼痛:秋海棠块根研末,开水送服6 g。

(3)治劳伤咳嗽或吐血:一口血、见血飞、大血藤、淫羊藿、六月雪各15 g。煨水服。

(4)治肺热吐血:秋海棠6 g,血余炭3 g。共研细末,白茅根30 g,煎水冲服。

(5)治血瘀经闭:秋海棠6 g,牛膝15 g,泽兰12 g。煎服。

(6)治痛经,产后出血,月经不调:一口血、见血飞、红丝毛(珍珠菜)、川芎各6 g。水煎服。

(7)治崩漏,白带:①红白二丸、石泽兰各6 g。水煎服。②秋海棠、椿根白皮各9 g。煎服。

(8)治淋浊,白浊:白秋海棠块根末,开水送服3 g;血尿用红秋海棠块根末,开水吞服6 g。

(9)治湿热白浊:秋海棠、黄柏、全蝎各3 g。共研细末,分2次,早晚用白糖水冲服。

(10)治月家病(子宫内膜炎、阴道炎):一口血适量,用童便泡7 d后,研末。每次6 g,蒸鸡吃。

(11)治痢疾:红白二丸6 g。水煎,加红糖服。

(12)治胃痛,腹痛,急慢性肠炎:一口血研末。每次3 g,每日2~3次,开水吞服。

(13)治咽喉肿痛:一口血120 g。加冷开水2小碗,捣烂取汁,含漱数次。

果实:

治毒蛇咬伤:鲜秋海棠茎叶、果实各适量,捣烂外敷患处周围及肿处;另用金银花、鸭跖草各30 g,野菊花15 g,煎水当茶饮。

505. 中华秋海棠

【药材名称】　中华秋海棠。

【学名及分类】　*Begonia grandis* subsp. *sinensis* (A. DC.) Irmsch.,为秋海棠科秋海棠属植物。

【俗　　　名】　螃蟹七、红白二元、红白二丸、岩丸子、血竹子、山海棠。

【习性及生境】　生于阴湿的岩石上。

【识别特征】　中型草本。茎高20~40(~70)cm,几无分枝,外形似金字塔形。叶较小,椭圆状卵形至三角状卵形,长5~12(~20)cm,宽3.5~9.0(~13.0)cm,先端渐尖,下面色淡,偶带红色,基部心形,宽侧下延呈圆形,长 0.5~4.0 cm,宽 1.8~7.0 cm。花序较短,呈伞房状至圆锥状二歧聚伞花序;花小,雄蕊多数,短于 2 mm,整体呈球状;花柱基部合生或微合生,有分枝,柱头呈螺旋状扭曲,稀呈 U 字形。蒴果具 3 不等大之翅。

【药用部位】 果实、根茎或全草。

【采收加工】 夏季开花前采挖根茎,除去须根,洗净,晒干或鲜用。

【产地及分布】 国内分布于河北、山西、陕西、湖北、贵州等地。湖南省内主要分布于双牌、桂东、会同、桑植、安化、城步、隆回、洞口等地。

【性味归经】 味苦、酸,性微寒,归心、肝、胃经。

【功用主治】 活血调经、止血止痢、镇痛;主治崩漏、月经不调、赤白带下、外伤出血、痢疾、胃痛、腹痛、腰痛、疝气痛、痛经、跌打瘀痛。

【用法用量】 内服:煎汤,6~15 g;研末或泡酒。外用:适量,捣敷。

(1)治红崩白漏:①属热胜者,经期来量多,红白二元全草 3~6 g。水煎 1 次服。②红崩属寒性者,在月经来前用红白二元 0.3~0.6 g,夜眠树上的细皮 6 g,麻皮(白松树皮)6 g。水煎 1 次服。

(2)治月经不调:①红白二元 6 g,青龙、勾丁各 6~9 g。水煎服。②红白二元粉 3~6 g。热酒冲服。

(3)治吐血:红白二元块茎 3 g。研末,开水吞服。

(4)治痢疾、瘀血腹痛:红白二元 9 g。水煎服或嚼服。

(5)治胃痛、腹痛、急慢性肠炎:红白二元研末。每次 3 g,每日 2~3 次,开水吞服。

(6)治疝气痛、急性胃痛:红白二元 15~30 g。酒、水各半煎服。

506. 掌裂叶秋海棠

【药材名称】 水八角。

【学名及分类】 *Begonia pedatifida* H. lév.,为秋海棠科秋海棠属植物。

【俗　　名】 螃蟹七、红白二元、红白二丸、岩丸子、血竹子、山海棠等。

【习性及生境】 生于海拔 400~1 100 m 的林下的阴湿地、石上。

【识别特征】 多年生肉质草本。根状茎粗,长圆柱状,节密,有残存褐色的鳞片和纤维状之根。叶自根状茎抽出,偶在花葶中部有 1 小叶,具长柄;叶片轮廓扁圆形至宽卵形,基部截形至心形;叶柄密被或疏被褐色卷曲长毛;托叶膜质,卵形,先端钝,早落。花葶疏被或密被长毛;花白色或带粉红,呈二歧聚伞状,被毛或近无毛;苞片早落;蒴果下垂,果梗无毛;种子长圆形,淡褐色,光滑。花期 6—7 月,果期 10 月开始。

【药用部位】 根茎。

【采收加工】 9—10 月采挖,除去茎叶、根须及泥沙,洗净,切片,晒干或鲜用。

【产地及分布】 国内分布于江西、湖北、广东、广西、四川、贵州。湖南省内产桑植、石门、沅陵、永顺。

【性味归经】 味酸,性凉。

【功用主治】 活血止血、利湿消肿、止痛、解毒;主治吐血、尿血、崩漏、外伤出血、水肿、胃痛、风湿痹痛、跌打损伤、疮痈肿毒、蛇咬伤。

【用法用量】 内服:煎汤,9~15 g,鲜品 30~60 g;或研末,6~9 g。外用:适量,鲜品捣敷;或研末撒。

选方

(1)治吐血：水八角30 g，猪鬃草30 g，见血清15 g，白茅根15 g，棕树根15 g。水煎兑白糖温服。每日3次。

(2)治全身浮肿，尿血：掌裂叶秋海棠根18 g，乌韭根15 g，车前9 g。水煎服。

(3)治外伤出血：蜈蚣七、天南星各等量。共研细末，撒敷伤口。

(4)治胃痛：掌裂叶秋海棠12~16 g，甜酒适量，水煎，酌加糖调服。

(5)治急性关节炎：掌裂叶秋海棠根15 g。水酒煎服；若关节痛甚，用掌裂叶秋海棠鲜根适量，酒糟少许，捣烂外敷。

(6)治跌打损伤：掌裂叶秋海棠根适量，晒干研末，每服6 g，开水送服；另用鲜根适量，甜酒糟少许，捣烂外敷。

(7)治无名肿毒，穿盘疽：掌裂叶秋海棠根适量捣敷。

(8)治血栓性静脉炎：蜈蚣七30 g，瓜子金根、香血藤各15 g。水、酒各半煎服。

(9)治五步蛇、银环蛇咬伤：掌裂叶秋海棠根30 g，大青叶15 g，万年青叶三片(均鲜)。水煎服，药渣捣烂外敷。

(10)治麻风：掌裂叶秋海棠鲜根90 g。煎水服。

葫芦科

507. 南赤瓟

【药材名称】南赤瓟。

【学名及分类】*Thladiantha nudiflora* Hemsl. ex Forbes et Hemsl.，为葫芦科赤瓟属植物。

【俗　　名】毛冬瓜瓟、毛王瓜、山王瓜瓟、狗屎瓜瓟、球字莲瓟、球子草、地苦瓜、黑瓜倒瓟、野冬瓜瓟、球子莲瓟、地黄瓜瓟。

【习性及生境】生于海拔1 900 m以下的山地沟边、林缘或山坡灌木丛中。

【识别特征】草质藤本。全体密生柔毛状硬毛；根块状。茎草质攀缘状，有较深的棱沟。叶柄粗壮；叶片质稍硬，卵状心形、宽卵状心形或近圆心形，先端渐尖或锐尖，边缘具胼胝状小尖头的细锯齿，基部弯缺开放或有时闭合，上面深绿色，粗糙，有短而密的细刚毛，背面色淡，密被淡黄色短柔毛，基部侧脉沿叶基弯缺向外展开。卷须稍粗壮，密被硬毛，下部有明显的沟纹，上部2歧。雌雄异株。种子卵形或宽卵形，顶端尖，基部圆，表面有明显的网纹，两面稍拱起。春、夏开花，秋季果成熟。

【药用部位】根或叶。

【采收加工】春、夏季采叶，鲜用或晒干。秋季挖根，鲜用或切片晒干。

【产地及分布】国内分布于华东、华南、西南及陕西、湖北。湖南全省各地散见，产石门、永顺、张家界、凤凰、沅陵、洞口、武冈、新宁、江华、宜章、祁阳。

【性味归经】味苦，性凉，归胃、大肠经。

【功用主治】清热解毒、消食化滞；主治痢疾、肠炎、消化不良、脘腹胀闷、毒蛇咬伤。

【用法用量】内服：煎汤，9~18 g。外用：鲜品适量，捣敷。

（1）治肠炎,菌痢:南赤飑叶18 g,苋、水蓼各9 g,水煎服。

（2）毒蛇咬伤:南赤飑成熟果实或鲜根捣烂敷。

（3）治消化不良,脘腹胀闷:南赤飑鲜叶120 g,水煎服。

508. 冬瓜

【药材名称】　冬瓜。

【学名及分类】　*Benincasa hispida* (Thunb.) Cogn.,为葫芦科冬瓜属植物。

【俗　　　名】　白瓜、水芝、地芝、枕瓜。

【习性及生境】　栽培植物。

【识别特征】　一年生蔓生或架生草本;茎被黄褐色硬毛及长柔毛,有棱沟。叶柄粗壮,被黄褐色的硬毛和长柔毛;叶片肾状近圆形,5~7浅裂或有时中裂,裂片宽三角形或卵形,先端急尖,边缘有小齿,基部深心形,弯缺张开,近圆形,表面深绿色,稍粗糙,有疏柔毛,老后渐脱落,变近无毛;背面粗糙,灰白色,有粗硬毛,叶脉在叶背面稍隆起,密被毛。卷须被粗硬毛和长柔毛。雌雄同株;花单生。种子卵形,白色或淡黄色,压扁,有边缘。

【药用部位】　果实。

【采收加工】　夏末、秋初(7—8月),果实成熟时采摘。

【产地及分布】　全国各地普遍栽培,原产我国南部及印度。湖南全省各地广泛栽培。

【性味归经】　味甘、淡。

【功用主治】　利尿、清热、化痰、生津、解毒;主治水肿胀满、淋证、脚气、痰喘、暑热烦闷、消渴、痈肿、痔漏,并解丹石毒、鱼毒、酒毒。

【用法用量】　内服:煎汤,60~120 g;或煨熟;或捣汁。外用:适量,捣敷;或煎水洗。

（1）治十种水气,浮肿喘满:用大冬瓜一枚,先于头边切一盖子,取去中间瓤不用,以赤小豆水淘净,倾满冬瓜中,再用盖子合了,用竹签签定,以麻线系,纸筋、黄泥固济,窖干,用糯糠两大箩,埋冬瓜在内,以火着糠内煨之,候火尽取出,去泥刮冬瓜令净,薄切作片子,并豆一处焙干。上为细末,水煮面糊为丸,如梧桐子大。每服50丸,煎冬瓜子汤送下,不拘时候,小便利为验。

（2）治下肢虚肿:冬瓜肉150 g,黑鱼1条约500 g(去除内脏及腮,洗去血渍),加水1 000 ml及适量姜、葱白、盐,加热至沸后改文火煮1 h,冬瓜、鱼、汤一起服用,隔日1剂。

（3）治热淋,小便涩痛,壮热,腹内气壅:冬瓜一斤,葱白一握,去须细切,冬麻子半升。上捣麻子,以水二大盏绞取汁,煮冬瓜、葱白作羹,空腹食之。

（4）治老人消渴烦热,心神狂乱,躁闷不安:冬瓜半斤去皮,豉心二合绵裹,葱白半握。上以和煮作羹,下五味调和,空心食之,常作粥佳。

（5）治消渴能饮水,小便甜,有如脂麸片,日夜六七十起:冬瓜一枚,黄连十两。上截瓜头去瓤,入黄连末,火中煨之,候黄连熟,布绞取汁,一服一大盏,日再服,但服二三枚瓜,以差(瘥)为度。一方云以瓜汁和黄连末,和如梧桐子大,以瓜汁空肚下三十丸,日再服,不瘥,增丸数。忌猪肉、冷水。

（6）治哮喘:未脱花蒂的小冬瓜一个,剖开填入适量冰糖,入蒸笼内蒸取水,饮服三四个即效。

（7）面黑令白:冬瓜一个。竹刀去皮切片,酒一升半,水一升,煮烂滤去滓,熬成膏,瓶收。每夜涂之。

509. 栝楼

【药材名称】栝楼。

【学名及分类】*Trichosanthes kirilowii* Maxim.，为葫芦科栝楼属植物。

【俗　　名】地楼、泽巨、瓜蒌、泽姑、黄瓜、天圆子、柿瓜、果蠃、王菩、天瓜、药瓜、野瓜楼菜、大瓜楼菜、黄葫芦、屎瓜楼、木瓜楼、半边红、野苦瓜、温把陀、老鼠瓜、牛皮菜、苦菜、野西瓜、冬股子、老虎瓜、黑瓜打等。

【习性及生境】生于海拔300~1 500 m的山坡林下、草地、村旁田边或灌木丛中；生于向阳之山坡、林缘、溪边、路旁草丛中及路边。

【识别特征】攀援藤本；块根圆柱状，淡黄褐色。茎多分枝，被伸展柔毛。叶纸质，近圆形，常3~5(~7)浅至中裂，裂片菱状倒卵形、长圆形，常再浅裂，叶基心形，两面沿脉被长柔毛状硬毛，基出掌状脉5；叶柄被长柔毛，卷须被柔毛，3~7歧。雌雄异株；雄总状花序单生，被柔毛，顶端具5~8花；小苞片倒卵形或宽卵形，具粗齿，被柔毛；萼筒筒状，被柔毛，裂片披针形，全缘；花冠白色，裂片倒卵形，具丝状流苏；花丝被柔毛。雌花单生；花梗被柔毛。果椭圆形或圆形，黄褐或橙黄色。种子卵状椭圆形，棱线近边缘。花期5—8月，果期8—10月。

【药用部位】果实、皮、根。

【采收加工】秋季果实成熟时，连果柄剪下，置通风处阴干。

【产地及分布】国内分布于华北、华东、华南及辽宁、陕西、甘肃、湖北、四川、贵州、云南。湖南全省各地散见，分布于长沙、资兴、郴州、通道、新邵、安化、麻阳、凤凰、桂东、平江、炎陵、会同、石门、蓝山、洞口、桑植等地。

【性味归经】果实：味甘、微苦，性寒，归肺、胃、大肠经。栝楼皮：味甘，微苦，性寒，归肺、胃经。栝楼根：味甘、微苦，性微寒，归肺、胃经。

【功用主治】果实：清热化痰、宽胸散结、润燥滑肠；主治肺热咳嗽、胸痹、结胸、消渴、便秘、痈肿疮毒。栝楼皮：清肺化痰、利气宽胸散结；主治肺热咳嗽、胸胁痞痛、咽喉肿痛、乳癖乳痛。栝楼根：清热生津、润肺化痰、消肿排脓；主治热病口渴、消渴多饮、肺热燥咳、疮疡肿毒。

【用法用量】内服：煎汤，9~12 g；或捣汁；或入丸、散。外用：适量，捣敷。

（1）治肺热痰实壅滞，润肺化痰，利咽膈：大栝楼五枚（去壳取瓤并子，点剁，令极匀细微，以白面同和作饼子，焙干，捣罗为末，秤三两），杏仁（去皮、尖，双仁，麸炒令黄，研令极细）、山芋各三两，甘草（炙，取末）一两。上四味，……更用盐花三分，细研同和匀，每服一钱，沸汤点服。

（2）治干咳无痰：熟瓜蒌捣烂绞汁，入蜜等份，加白矾一钱，熬膏，频含咽汁。

（3）治肺痿咯血不止：栝蒌五十个（连瓤，瓦焙），乌梅肉五十个（焙），杏仁（去皮、尖，炒）二十一个。为末。每服一捻，以猪肺一片切薄，掺末入内，炙熟，冷嚼咽之，日二服。

（4）治胸痹不得卧，心痛彻背者：栝楼实一枚（捣），薤白三两，半夏半斤，白酒一升。上药同煮取四升，温服一升，日三服。

（5）治痰饮胸膈痞满：大栝楼（洗净，捶碎）、半夏（汤浸七次，锉）。俱焙干为末，用洗栝楼水熬成膏，研为丸，如梧桐子大，生姜汤下二十丸。

（6）治肝气躁急而胁痛：大瓜蒌（连皮捣烂）一枚（重一二两者），粉甘草二钱，红花七分。水煎服。

（7）治小结胸病，正在心下，按之则痛，脉浮滑者：黄连一两，半夏半升（洗），栝楼实大者一枚。上三味，以水六升，先煮栝蒌，取三升，去滓，内诸药，煮取二升，去滓，分温三服。

（8）治乳痈：栝楼一两，乳香一钱。上为细末，每服一钱，温酒调下。

(9)治一切痈疽已溃未溃者:栝楼一个(杵细),大甘草节二钱,没药一钱(研末)。上用酒二碗,煎一碗,去渣,入没药服。

(10)治时疾发黄,心狂烦热,闷不认人:大栝楼实一枚(黄者),以新汲水九合浸,淘取汁,下蜜半大合,朴消(硝)八分,合搅,令消尽。分再服。

(11)治肠风下血:栝蒌一个(烧为灰),赤小豆半两。上二味,杵罗为末,空心酒调下一钱。

(12)治便毒初发:黄瓜蒌一个,黄连五钱。水煎,连服效。

(13)治产后乳无汁:栝楼末,井花水服方寸匕,日二服。

(14)治赤眼痛不可忍:小团瓜蒌(曝干)、槐花(炒)、赤芍药。上等份为末,每服二钱,临卧温酒下。

(15)治咽痛烦闷,咽物即痛,因于虚热:瓜蒌一枚,白僵蚕(微炒)五分,桔梗七钱半,甘草(炒)三钱。上为细末,少许干掺。

510. 中华栝楼

【药 材 名 称】 中华栝楼。
【学名及分类】 *Trichosanthes rosthornii* Harms,为葫芦科栝楼属植物。
【俗 名】 瓜蒌。
【习性及生境】 生于荒地、山谷、沟边、疏林中。
【识 别 特 征】 攀援藤本;块根条状,肥厚,淡灰黄色,具横瘤状突起。茎具纵棱及槽,疏被短柔毛,有时具鳞片状白色斑点。叶片纸质,轮廓阔卵形至近圆形,3~7深裂,通常5深裂,几达基部,裂片线状披针形、披针形至倒披针形,先端渐尖,边缘具短尖头状细齿,叶基心形,上表面深绿色,疏被短硬毛,背面淡绿色,无毛,密具颗粒状突起,掌状脉5~7条,上面凹陷,被短柔毛,背面突起,侧脉弧曲,网结,细脉网状;叶柄具纵条纹,疏被微柔毛。卷须2~3歧。花雌雄异株。果实球形或椭圆形,光滑无毛,成熟时果皮及果瓤均呈橙黄色。种子卵状椭圆形,扁平,褐色,距边缘稍远处具一圈明显的棱线。花期6—8月,果期8—10月。
【药 用 部 位】 果实。
【采 收 加 工】 按成熟情况,成熟一批采摘一批。采时,用剪刀在距果实15 cm处,连茎剪下。悬挂通风干燥处晾干,即成全栝楼。
【产 地 及 分 布】 国内分布于甘肃东南部、陕西南部、江西、湖北西南部、四川东部、贵州、云南东北部。湖南省内主要分布于衡山、洞口、新宁、平江、石门、桑植、宜章、道县、宁远、沅陵、辰溪、新晃、洪江、永顺。
【性 味 归 经】 味甘、微苦,性寒,归肺、胃、大肠经。
【功 用 主 治】 清热化痰、宽胸散结、润燥滑肠;主治肺热咳嗽、胸痹、结胸、消渴、便秘、痈肿疮毒。
【用 法 用 量】 内服:煎汤,9~20 g;或入丸、散。外用:适量,捣敷。

同栝楼。

511. 葫芦

【药 材 名 称】 葫芦。
【学名及分类】 *Lagenaria siceraria*(Molina)Standl.,为葫芦科葫芦属植物。
【俗 名】 白瓜、葫芦瓜、瓢瓜、木瓜、凹颈瓜、提水瓜。
【习性及生境】 栽培植物。

【识别特征】 一年生攀援草本;茎、枝具沟纹,被粘质长柔毛,老后渐脱落,变近无毛。叶柄纤细,有和茎枝一样的毛被,顶端有2腺体;叶片卵状心形或肾状卵形,先端锐尖,边缘有不规则的齿,基部心形,弯缺开张,半圆形或近圆形,两面均被微柔毛,叶背及脉上较密。卷须纤细,初时有微柔毛,后渐脱落,变光滑无毛。雌雄同株,雌、雄花均单生。种子白色,倒卵形或三角形,顶端截形或2齿裂,稀圆。花期夏季,果期秋季。

【药 用 部 位】 果实。

【采 收 加 工】 秋季采摘已成熟但外皮尚未木质化的果实,去皮用。

【产地及分布】 我国各地栽培。湖南全省散布。

【性 味 归 经】 味甘、淡,性平,归肺、脾、肾经。

【功 用 主 治】 利水、消肿、通淋、散结;主治水肿、黄疸、消渴、淋病、痈肿。

【用 法 用 量】 内服:煎汤,9~30 g;或煅存性研末。

(1)治头面、全身浮肿:霜打葫芦、黄瓜皮各15 g,蝼蛄7个(焙),小青蛙2个(焙)。共研末,匀4次,黄酒冲服,每日服1次。

(2)治水肿:葫芦瓢子1个,赤小豆30 g。水煎,每日服2次。

(3)治肾炎:葫芦瓢子1个,枸杞、党参、黄芪各9 g。水煎,每日服2次。

(4)治脚气浮肿:葫芦瓜30 g,鲫鱼60~120 g。煮食。

(5)治高血压,烦热口渴,肝炎黄疸,尿路结石:鲜葫芦捣烂绞汁,以蜂蜜调服,每服半杯至1杯,每日2次。或煮水服亦可。

(6)治齿断,或退或肿,牙齿动摇疼痛:甜葫芦八两,牛膝四两。为粗散,每用五钱,水一盏半,煎至一盏,去渣,微热漱,多时吐之,误咽不妨,食后并临卧时,日漱三四服。

512. 黄瓜

【药 材 名 称】 黄瓜。

【学名及分类】 *Cucumis sativus* L.,为葫芦科黄瓜属植物。

【俗　　　名】 胡瓜、刺瓜、王瓜、勒瓜。

【习性及生境】 栽培植物。

【识别特征】 一年生蔓生或攀援草本;茎、枝伸长,有棱沟,被白色的糙硬毛。卷须细,不分歧,具白色柔毛。叶柄稍粗糙,有糙硬毛;叶片宽卵状心形,膜质,两面甚粗糙,被糙硬毛,3~5个角或浅裂,裂片三角形,有齿,有时边缘有缘毛,先端急尖或渐尖,基部弯缺半圆形,有时基部向后靠合。雌雄同株。果实长圆形或圆柱形,熟时黄绿色,表面粗糙,有具刺尖的瘤状突起,极稀近于平滑。种子小,狭卵形,白色,无边缘,两端近急尖。花果期夏季。

【药 用 部 位】 果实。

【采 收 加 工】 夏季采收果实,鲜用。

【产地及分布】 我国各地普遍栽培。湖南全省广泛栽培。

【性 味 归 经】 味甘、性凉,归肺、脾、胃经。

【功 用 主 治】 清热、利水、解毒;主治热病口渴、小便短赤、水肿尿少、水火烫伤、汗斑、痱疮。

【用 法 用 量】 内服:适量,煮熟;或生啖;或绞汁服。外用:适量,生擦;或捣汁涂。

(1)治腹泻:黄瓜藤120 g,萹蓄60 g,扁豆15 g。水煎服。

(2)治小儿高热:黄瓜藤15 g,银花9 g,青木香3 g。水煎服。

(3)治火烫伤、水烫伤:老黄瓜捣汁,加地榆,大黄末。调桐油搽。

(4)治汗斑:黄瓜1段(去瓤),硼砂适量。研末,纳黄瓜内,取汁擦。

(5)治痤痱:黄瓜1枚。切作段子,擦痱子上。

(6)治鼻塞不通气:黄瓜根6 g,丝瓜根6 g,辛夷3 g。水煎服。

513. 绞股蓝

【药材名称】 绞股蓝。

【学名及分类】 *Gynostemma pentaphyllum* (Thunb.) Makino,为葫芦科绞股蓝属植物。

【俗　　　名】 小苦药、公罗锅底、落地生、遍地生根、七叶胆。

【习性及生境】 生于海拔300~1 900 m的山谷密林中、山坡疏林下灌木丛中。

【识别特征】 草质攀援植物;茎细弱,具分枝,具纵棱及槽,无毛或疏被短柔毛。叶膜质或纸质,鸟足状,具3~9小叶,通常5~7小叶,叶柄被短柔毛或无毛;小叶片卵状长圆形或披针形,先端急尖或短渐尖,基部渐狭,边缘具波状齿或圆齿状牙齿,上面深绿色,背面淡绿色,两面均疏被短硬毛,侧脉6~8对,上面平坦,背面凸起,细脉网状;小叶柄略叉开。卷须纤细,2歧,稀单一,无毛或基部被短柔毛。花雌雄异株。果实肉质不裂,球形,成熟后黑色,光滑无毛,内含倒垂种子2粒。种子卵状心形,灰褐色或深褐色,顶端钝,基部心形,压扁,两面具乳突状凸起。花期3—11月,果期4—12月。

【药用部位】 全草。

【采收加工】 每年夏、秋季可采收3~4次。洗净,晒干;北方一年可采收两次,南方可收3~4次,当植株茎蔓长达3 m左右时,选晴天,在距地面15 cm处收割,保留3~4片绿叶,以利重新萌发,最后一次可齐地面收割。

【产地及分布】 国内分布于华中、华东、华南、西北及陕西、甘肃。湖南全省山地广布,分布于桂东、会同、绥宁、新宁、双牌、平江、麻阳等地。

【性味归经】 味苦、微甘,性凉。归肺、脾、肾经。

【功用主治】 清热、补虚、解毒;主治体虚乏力、疲劳失精、白细胞减少症、高脂血症、病毒性肝炎、慢性胃肠炎、慢性气管炎、湿热黄疸、脘腹疼痛、咳嗽日久。

【用法用量】 内服:煎汤,15~30 g;研末,3~6 g;或泡茶饮。外用:适量,捣烂涂擦。

 选方

(1)治慢性支气管炎:绞股蓝晒干研粉,每次3~6 g,吞服,每日3次。

(2)治劳伤虚损,遗精:绞股蓝15~30 g,水煎服,每日一剂。

514. 苦瓜

【药材名称】 苦瓜。

【学名及分类】 *Momordica charantia* L.,为葫芦科苦瓜属植物。

【俗　　　名】 癞瓜、凉瓜、锦荔瓜。

【习性及生境】 栽培植物。

【识别特征】 一年生攀缘状柔弱草本。茎、枝被柔毛。卷须不分歧;叶卵状肾形或近圆形,5~7深裂,裂片卵状长圆形,具粗齿或有不规则小裂片。雌雄同株。雄花:单生叶腋;花梗中部或下部具1绿色苞片,肾形或圆形;花萼裂片卵状披针形;花冠黄色,裂片倒卵形;雄蕊3,离生,药室2回折曲。雌花:单生;花梗基部常具1苞片;子房密生瘤状突起。果纺锤形或圆柱形,多瘤皱,成熟后橙黄色,顶端3瓣裂。种子多数,具红色假种皮,两端各具3小齿,两面有刻纹。花果期5—10月。

【药用部位】 果实、种子、花、藤、根。

【采收加工】 秋季(9—10月)采收果实。切片晒干或鲜用。

【产地及分布】 全国各地普遍栽培。湖南全省广布。

【性味归经】 味苦,性寒,归心、脾、肺经。

【功用主治】 果实:祛暑涤热、明目、解毒;主治暑热烦渴、消渴、赤眼疼痛、痢疾、疮痈肿毒。苦瓜子:温补肾阳;主治肾阳不足、小便频数、遗尿、阳痿。苦瓜花:清热解毒;主治疮痈肿毒、梅毒、痢疾。苦瓜藤:清热解毒;主治痢疾、疮痈肿毒、胎毒、牙痛。苦瓜根:清湿、解毒;主治湿热泻痢、便血、疔疮肿毒、风火牙痛。

【用法用量】 内服:煎汤,6~15 g,鲜品30~60 g;或煅存性研末。外用:适量,鲜品捣敷;或取汁涂。

(1)治中暑、暑热烦渴:鲜苦瓜截断去瓤,纳好茶叶再合起,悬挂阴干。用时取6~9 g煎汤,或切片泡开水代茶服。

(2)治烦热消渴引饮:苦瓜绞汁调蜜冷服。

(3)治痢疾:鲜苦瓜捣绞汁1小杯泡蜂蜜服。

(4)治痈肿:鲜苦瓜捣烂敷患处。

(5)治汗斑:鲜苦瓜去瓤及种子,用砒霜0.6 g,研末,纳入瓜内,以物盖口,用火烤出汁,取汁涂患处。

515. 马㼎儿

【药材名称】 马㼎儿。

【学名及分类】 *Zehneria japonica* (Thunb.) H. Y. Liu,为葫芦科马㼎儿属植物。

【俗　　名】 丝串珠、野浆瓜、马瓜儿。

【习性及生境】 生于海拔500~1 600 m的山地草地中、沟边、路旁或灌木丛中。

【识别特征】 攀缘或平卧草本;茎、枝纤细,疏散,有棱沟,无毛。叶柄细,初时有长柔毛,最后变无毛;叶片膜质,多型,三角状卵形、卵状心形或戟形,不分裂或3~5浅裂,上面深绿色,粗糙,脉上有极短的柔毛,背面淡绿色,无毛;顶端急尖或稀短渐尖,基部弯缺半圆形,边缘微波状或有疏齿,脉掌状。雌雄同株。雄花:单生或稀2~3朵生于短的总状花序上;花序梗纤细,极短,无毛;花梗丝状,无毛;花萼宽钟形,基部急尖或稍钝;花冠淡黄色,有极短的柔毛,裂片长圆形或卵状长圆形;雄蕊3,生于花萼筒基部,花丝短,花药卵状长圆形或长圆形,有毛,药室稍弓曲,有毛,药隔宽,稍伸出。雌花:在与雄花同一叶腋内单生或稀双生;花梗丝状,无毛,花冠阔钟形;子房狭卵形,有疣状凸起,花柱短,柱头3裂,退化雄蕊腺体状。果梗纤细,无毛;果实长圆形或狭卵形,两端钝,外面无毛成熟后橘红色或红色。种子灰白色,卵形。花期4~7月,果期7—10月。

【药用部位】 块根或全草。

【采收加工】 夏、秋季采收,挖块根。除去泥土及细根,洗净,切厚片;茎叶切片,鲜用或晒干。

【产地及分布】 国内分布于江苏、浙江、江西、福建、湖北、广东、广西、四川、贵州、云南。湖南全省广布。

【性味归经】 味甘、苦,性凉,归肺、肝、脾经。

【功用主治】 清热解毒、消肿散结、化痰利尿;主治痈疮疖肿、痰核瘰疬、咽喉肿痛、疰腮、石淋、小便不利、皮肤湿疹、目赤黄疸、痔瘘、脱肛、外伤出血、毒蛇咬伤。

【用法用量】 内服:煎汤,15~30 g。外用:适量,捣敷;或煎水洗。

治红斑狼疮:马胞儿根15 g,马勃12 g。用水大半碗,煎煮片刻,每日服1~2次。

516. 南瓜

【药材名称】 南瓜。
【学名及分类】 *Cucurbita moschata*(Duch. ex Lam.)Duch. ex Poiret,为葫芦科南瓜属植物。
【俗　　名】 金瓜、唤瓜、北瓜、番瓜。
【习性及生境】 栽培植物。
【识别特征】 一年生蔓生草本;茎常节部生根,伸长达2~5 m,密被白色短刚毛。叶柄粗壮,被短刚毛;叶片宽卵形或卵圆形,质稍柔软,有5角或5浅裂,稍钝,侧裂片较小,中间裂片较大,三角形,上面密被黄白色刚毛和茸毛,常有白斑,叶脉隆起,各裂片之中脉常延伸至顶端,成一小尖头,背面色较淡,边缘有小而密的细齿,顶端稍钝。卷须稍粗壮,与叶柄一样被短刚毛和茸毛,3~5歧。雌雄同株。种子多数,长卵形或长圆形,灰白色,边缘薄。
【药用部位】 果实。
【采收加工】 夏、秋季采收成熟果实。一般鲜用。
【产地及分布】 全国各地普遍栽培。湖南全省广泛栽培。
【性味归经】 味甘,性平,归肺、脾、胃经。
【功用主治】 解毒消肿;主治肺痈、哮痈肿、烫伤、毒蜂蜇伤。
【用法用量】 内服:适量,蒸煮或生捣汁。外用:适量,捣敷。

(1)治胸膜炎、肋间神经痛:南瓜肉煮熟,摊于布上,敷贴患部。
(2)治糖尿病:南瓜250 g(煮熟),每晚服食。5日后,每日早晚各吃250 g。
(3)治肺痈:南瓜500 g,牛肉250 g。煮熟食之(勿加盐、油),连服数次后,再服六味地黄汤5~6剂。
(4)治外伤出血:南瓜适量,捣烂敷伤口。

517. 西瓜

【药材名称】 西瓜。
【学名及分类】 *Citrullus lanatus*(Thunb.)Matsum. et Nakai,为葫芦科西瓜属植物。
【俗　　名】 水瓜、寒瓜。
【习性及生境】 栽培植物。
【识别特征】 一年生蔓生藤本;茎、枝粗壮,具明显的棱沟,被长而密的白色或淡黄褐色长柔毛。卷须较粗壮,具短柔毛,2歧,叶柄粗,具不明显的沟纹,密被柔毛;叶片纸质,轮廓三角状卵形,带白绿色,两面具短硬毛,脉上和背面较多,3深裂,中裂片较长,倒卵形、长圆状披针形或披针形,顶端急尖或渐尖,裂片有羽状或二重羽状浅裂或深裂,边缘波状或有疏齿,末次裂片通常有少数浅锯齿,先端钝圆,叶片基部心形。雌雄同株。雌、雄花均单生于叶腋。种子多数,卵形,黑色、红色,有时为白色、黄色、淡绿色或有斑纹,两面平滑,基部钝圆,通常边缘稍拱起,花果期夏季。

【药用部位】 果瓤。

【采收加工】 6—8月(夏季)采收成熟果实,一般鲜用。

【产地及分布】 全国各地普遍栽培。湖南全省各地广泛栽培。

【性味归经】 味甘,性寒,归心、胃、膀胱经。

【功用主治】 清热除烦、解暑生津、利尿;主治暑热烦渴、热盛津伤、小便不利、喉痹、口疮。

【用法用量】 内服:适量,取汁饮;或作水果食。

选方

(1)治胃经热甚,舌燥烦渴,或神昏不寐者:好红瓤西瓜剖开,取汁一碗,徐徐饮之。

(2)治阳性水肿:大西瓜1个,开一小孔,灌入捣烂的紫皮大蒜2头,蒸熟后,服汁。每次1碗,每日服2次。

(3)治中暑,小便不利:西瓜汁适量,冲莲子心汤服。

(4)治夏、秋腹泻,烦躁不安:西瓜、大蒜。将西瓜切开十分之三,放入大蒜七瓣,用草纸包七至九层,再用黄泥全包封,用空竹筒放入瓜内出气,木炭火烧干。研末,开水吞服。

(5)治口疮甚者:用西瓜浆水徐徐饮之。

(6)治痔突出,坐立不便:用西瓜煮汤熏洗。

千屈菜科

518. 圆叶节节菜

【药材名称】 圆叶节节菜。

【学名及分类】 *Rotala rotundifolia* (Buch.–Ham. ex Roxb.) Koehne,为千屈菜科节节菜属植物。

【俗　　名】 水苋菜、水马桑、水豆瓣、肉矮陀陀、井水草、水松叶、狗牙齿。

【习性及生境】 生于水田边或潮湿处。

【识别特征】 一年生草本,各部无毛;根茎细长,匍匐地上;茎单一或稍分枝,直立,丛生,高5~30 cm,带紫红色。叶对生,无柄或具短柄,近圆形、阔倒卵形或阔椭圆形,顶端圆形,基部钝形,或无柄时近心形,侧脉4对,纤细。花单生于苞片内,组成顶生稠密的穗状花序,花序每株1~3个,有时5~7个;花极小,几无梗;苞片叶状,卵形或卵状矩圆形,约与花等长,小苞片2枚,披针形或钻形,约与萼筒等长;萼筒阔钟形,膜质,半透明,裂片4,三角形,裂片间无附属体;花瓣4,倒卵形,淡紫红色,长约为花萼裂片的2倍;雄蕊4;子房近梨形,花柱长度为子房的1/2,柱头盘状。蒴果椭圆形,3~4瓣裂。花、果期12月至次年6月。

【药用部位】 全草。

【采收加工】 夏、秋季采集。洗净,晒干或鲜用。

【产地及分布】 国内分布于华中、华东、华南、西南。湖南全省广布。

【性味归经】 味苦、涩,性凉,归肝、脾、肺、肾经。

【功用主治】 清热利湿、消肿解毒;主治痢疾、淋病、水臌、急性肝炎、痈肿疮毒、牙龈肿痛、痔肿、乳痈、急性脑膜炎、急性咽喉炎、月经不调、痛经、烫火伤。

【用法用量】 内服:煎汤,9~15 g。外用:适量,捣敷。

（1）治急性乳腺炎、疮疖肿毒：水马桑鲜草。捣烂敷（去节下白色须根）或嚼敷，已溃者留穿孔处不敷，每日1次。并可煎水内服、外洗。

（2）治子宫颈糜烂：水马桑全草。煎水冲洗，另以全草研粉撒布。

（3）治牙肿痛、痔疮肿痛：水马桑鲜草。捣烂敷。

（4）治热咳、热淋、热痢：水马桑全草30 g。水煎服。

（5）治毒蛇、犬咬伤：水马桑鲜草。捣烂敷。

（6）治火淋：水马桑全草。醪糟煎服。

（7）治尿潴留：水马桑全草30 g，石菖蒲15 g。水煎服。

（8）治乳痈：水苋菜、侧耳根、鲜薄荷。捣烂外敷。

（9）治尿道感染：水苋菜30 g，车前草30 g，银花藤30 g，牛耳大黄30 g。水煎服。

519. 紫薇

【药材名称】紫薇。

【学名及分类】 *Lagerstroemia indica* L.，为千屈菜科紫薇属植物。

【俗　　名】痒痒树、无皮树、紫槿树、紫荆、怕痒树。

【习性及生境】生于海拔1 200 m以下的丘陵灌木丛中。

【识别特征】落叶灌木或小乔木，高可达7 m；树皮平滑，灰色或灰褐色；枝干多扭曲，小枝纤细，具4棱，略成翅状。叶互生或有时对生，纸质，椭圆形、阔矩圆形或倒卵形，顶端短尖或钝形，有时微凹，基部阔楔形或近圆形，无毛或下面沿中脉有微柔毛，侧脉3~7对，小脉不明显；无柄或叶柄很短。花淡红色或紫色、白色，常组成顶生圆锥花序；花梗中轴及花梗均被柔毛；花萼外面平滑无棱，但鲜时萼筒有微突起短棱，两面无毛，裂片6，三角形，直立，无附属体；花瓣6，皱缩，具长爪；雄蕊36~42，外面6枚着生于花萼上，比其余的长得多；子房3~6室，无毛。蒴果椭圆状球形或阔椭圆形，幼时绿色至黄色，成熟时或干燥时呈紫黑色，室背开裂；种子有翅。花期6—9月，果期9—12月。

【药用部位】花、叶、根、茎皮和根皮。

【采收加工】花：5—8月采花，晒干。叶：春、夏季采收，洗净，鲜用，或晒干备用。根：全年均可采挖，洗净，切片，晒干，或鲜用。茎皮和根皮：5—6月剥取茎皮，秋、冬季挖根，剥取根皮，洗净，切片，晒干。

【产地及分布】国内分布于吉林、河北、陕西、山东、江苏、安徽、浙江、江西、福建、河南、湖北、广东、广西、海南、四川、贵州、云南，各地多为栽培。湖南全省广布。

【性味归经】味苦、微酸，性寒。

【功用主治】清热解毒、活血止血；主治疮疖痈疽、小儿胎毒、疥癣、血崩、带下、肺痨咯血、小儿惊风。

【用法用量】花内服：煎汤，10~15 g；或研末。花外用：适量，研末调敷，或煎水洗。叶内服：煎汤，10~15 g；或研末。叶外用：适量，捣敷，或研末敷，或煎水洗。根内服：煎汤，10~15 g。根外用：适量，研末调敷，或煎水洗。茎皮或树皮内服：煎汤，10~15 g；或浸酒；或研末。茎皮或树皮外用：适量，研末调敷；或煎水洗。

选方

花：

（1）治风丹：紫薇花30 g。煎水煮醪糟服。

（2）治痈疽肿毒，头面疮疖，手脚生疮：紫薇根或花研末，醋调敷，亦可煎服。

（3）治产后崩漏：紫薇花、灶心土各15 g。煎水，服时兑白酒少许。

(4)治肺结核咯血:紫薇花、鱼腥草等量。研末,每服9g。

(5)治小儿惊风:紫薇干花3~9g。煎服。

叶:

(1)治痈疮肿毒,刀伤:紫薇鲜叶捣烂外敷。

(2)治赤白痢疾,急性传染性黄疸型肝炎:紫薇根、叶各15g。水煎服。

(3)治湿疹作痒:鲜紫薇叶,捣烂,纱布包擦;或干叶煎水温洗。

(4)治创伤出血:紫薇叶30g,人发灰4.5g。研极细末,外用。

根:

(1)治痈疽肿毒,头面疮疖,手脚生疮:紫薇根或花研末,醋调敷,亦可煎服。

(2)治痢疾:紫薇根、白头翁各15g。煎服。

(3)治赤白痢疾,急性传染性黄疸型肝炎:紫薇根、叶各15g。水煎服。

(4)治烧烫伤,湿疹:紫薇根适量,水煎外洗。

(5)治偏头痛:紫薇根30g,猪瘦肉60g(或鸡、鸭蛋各1个)。同煮服。

(6)治牙痛:紫薇鲜根30g。煮猪精肉食。或煎水取汁,煮鸡蛋2个服。

(7)治痛经:紫薇根、丹参各9g,制香附、益母草各12g,川芎4.5g。煎服。

(8)治关节结核:紫薇根60g。水煎服。并于患处隔姜艾灸,每日灸1~2次。

(9)治藤黄中毒,黄疸:鲜紫薇根30g。水煎糖调服。

茎皮和根皮:

(1)治无名肿毒:痒痒树树皮研末,调酒敷患处。

(2)治乳房红肿:紫荆皮120g。打粉加蜂糖调匀外敷。

(3)治肝炎:怕痒树根皮、黄饭花根各15g。煨水服。

(4)治癣疥:怕痒树根皮研末,调醋敷患处。

(5)治鹤膝风:怕痒树树皮研末。每次3g,用酒吞服。

(6)治产后流血不止:怕痒树根皮、益母草、荠菜各15g。煨水服。

(7)治白带:怕痒树根皮、胭脂花根、白鸡冠花各15g。煨水服。

(8)治妇女月经提前,腹痛(经水鲜红者):紫荆皮、黄柏皮、粉丹皮各9g。煎水服。

(9)治跌打损伤、红肿久不消退者:紫荆皮90g,黄柏皮、青皮、雄黄、栀子、大黄、三棱、莪术各30g。打粉,加面粉调和外敷。

520. 石榴

【药 材 名 称】 石榴。

【学名及分类】 *Punica granatum* L.,为千屈菜科石榴属植物。

【俗　　　　名】 天浆、甘石榴。

【习性及生境】 栽培植物。

【识 别 特 征】 落叶灌木或乔木,高通常3~5m,稀达10m,枝顶常成尖锐长刺,幼枝具棱角,无毛,老枝近圆柱形。叶通常对生,纸质,矩圆状披针形,顶端短尖、钝尖或微凹,基部短尖至稍钝形,上面光亮,侧脉稍细密;叶柄短。花大,1~5朵生枝顶;萼筒通常红色或淡黄色,裂片略外展,卵状三角形,外面近顶端有1黄绿色腺体,边缘有小乳突;花瓣通常大,红色、黄色或白色,顶端圆形;花丝无毛。浆果近球形,通常为淡黄褐色或淡黄绿色,有时白色,稀暗紫色。种子多数,钝角形,红色至乳白色,肉质的外种皮供食用。

【药用部位】 果皮、花、叶、根。

【采收加工】 皮:秋季果实厚熟,顶端开裂时采摘,除去种子及隔瓤,切瓣晒干,或微火烘干。花:夏秋采,晒干。根:秋季采挖,忌用铁器。叶:夏秋采,晒干。

【产地及分布】 全国各地栽培。湖南全省各地栽培。

【性味归经】 味酸、涩,性温,小毒,归大肠经。

【功用主治】 涩肠止泻、止血、驱虫;主治泄泻、痢疾、肠风下血、崩漏、带下、虫积腹痛、痈疮、疥癣、烫伤。

【用法用量】 叶内用:15~30 g。叶外用:适量,煎水洗,或捣敷。皮内服:煎汤,0.8~1.5钱;或入散剂。皮外用:煎水熏洗;或研末调涂。花内服:煎汤,1~2钱;或入散剂。花外用:研末撒;或调敷。根内服:煎汤,6~12 g。

皮:

(1)治久痢不瘥:陈石榴焙干,为细末,米汤调下三四钱。

(2)治妊身暴下不止,腹痛:安石榴皮二两,当归三两,阿胶二两(炙),熟艾如鸡子大二枚。上四物以水九升,煮取二升,分三服。

(3)治粪前有血,令人面黄:酢石榴皮,炙研末,每服二钱,用茄子枝煎汤服。

(4)治脱肛:石榴皮、陈壁土,加白矾少许,浓煎熏洗,再加五倍子炒研敷托上之。

(5)治诸虫心痛不可忍,多吐酸水:酸石榴皮一两(锉),桃符二两(锉),胡粉一两,酒二合,槟榔末二钱。上件药,以水二大盏,煎前二味至一盏,去滓,下胡粉、槟榔、酒,更煎一沸,稍热,分为三服。

(6)驱绦虫、蛔虫:石榴皮、槟榔各等份,研细末,每次服二钱(小儿酌减),每日二次,连服二天。

(7)治丁肿恶毒:以针刺四畔,榴皮着疮上,以面围四畔灸之,以痛为度,仍用榴末敷上,急裹,经宿,连根自出也。

(8)治牛皮癣:①石榴皮蘸极细的明矾粉搓患处,初搓时微痛。②石榴皮(炒炭),研细末一份,麻油三份,调成糊状。用时将药油摇匀。以毛笔蘸药匀涂患处,每日二次。

(9)预防稻田皮炎:石榴皮二两,五倍子二两,地榆(炒黑)二两,明矾五两。取清水五斤,将前三味药放入水内煎沸后,再煎十分钟,然后加入明矾,用木棒不断搅拌,至明矾全部溶于水中,再煎至剩下药液三斤左右,去渣冷却备用。用时须在下水前将手、脚在药液中浸泡一下;也可用棉花球蘸涂。待药液干后入水工作。每次出水休息,必须如前浸涂后再下水工作。

(10)治脚肚生疮,初起如粟,搔之渐开,黄水浸淫,痒痛溃烂,遂致绕胫而成痼疾:酸榴皮煎汤冷定,日日扫之,取愈乃止。

(11)治烫火烫伤:石榴果皮适量。研末,麻油调搽患处。

花:

(1)治鼻衄不止:酸石榴花一分,黄蜀葵花一钱。上二味,捣罗为散,每服一钱匕,水一盏,煎至六分,不拘时候温服。

(2)治鼻血石榴花适量,研末,每次用一分,吹入鼻孔。

(3)治九窍出血:石榴花,揉塞之。

(4)治金疮刀斧伤破血流:石灰一升,石榴花半斤,捣末,取少许敷上。

(5)治肺痈:石榴花、牛膝各二钱,银花藤五钱,百部三钱,白及、冰糖各一两,煨水服。

(6)治中耳炎:石榴花,瓦上焙干,加冰片少许,研细,吹耳内。

根:

(1)治蛔虫病:石榴根皮六钱。煎汤,分三次服,每半小时一次,服完后四小时再服盐类泻剂。

(2)治寸白虫:醋石榴根,切,一升。水二升三合,煮取八合,去滓,着少米作稀粥。空腹食之。

(3)治肾结石:石榴树根、金钱草各一两。煎服。

(4)治女子血脉不通,赤白带下:石榴根一握。炙干,浓煎一大盏,服之。

(5)治牙疳、鼻疳、衄血:石榴根皮或花二钱。水煎服。